U0802700

普通外科和急诊外科的核心问题

Core Topics in General and Emergency Surgery

第3版

注意

医学在不断进步。虽然有关安全问题的注意事项必须遵守，但是由于新的研究和临床经验在不断拓宽我们的知识，在治疗和用药方面做出某些改变也许是必需的或适宜的。建议读者核对所开每种药品生产厂商的最新产品信息，确认推荐剂量、服药方法与时间及禁忌证。决定患者服药剂量和最佳治疗方式的责任在于实施治疗的医师，即有赖于其个人经验和对每位患者的了解。出版商和著者对可能引起的人身或财产的任何损伤和（或）损失，不承担任何责任。

出版者

A Companion to Specialist Surgical Practice

外科专科医师临床实践指南

Core Topics in General and Emergency Surgery

普通外科和急诊外科的核心问题

第3版

主　编　Simon Paterson–Brown

主　译　李　非

副主译　孙长怡

北京大学医学出版社

图书在版编目(CIP)数据

普通外科和急诊外科的核心问题：第3版/（ ）布朗（Brown, S.P.）著；李非主译.—北京：北京大学医学出版社，2009

（外科专科医师临床实践指南）

书名原文：Core Topics in General and Emergency Surgery

ISBN 978-7-81116-352-0

Ⅰ.普… Ⅱ.①布… ②李… Ⅲ.外科学—研究②急救—外科学—研究 Ⅳ.R6

中国版本图书馆CIP数据核字(2007)第154937号

北京市版权局著作权合同登记号：图字：01-2006-6924

Core Topics in General and Emergency Surgery, 3rd edition
Simon Paterson-Brown
ISBN-13: 978-0-7020-2733-8
ISBN-10: 0-7020-2733-2
Copyright © 2005 by Elsevier Limited. All rights reserved

Authorized Simplified Chinese translation from English language edition published by the Proprietor.
978-981-259-807-3
981-259-807-3

Elsevier (Singapore) Pte Ltd.
3 Killiney Road, #08-01 Winsland House I, Singapore 239519
Tel: (65) 6349-0200, Fax: (65) 6733-1817
First Published 2009
2009年初版

Simplified Chinese translation Copyright © 2009 by Elsevier (Singapore) Pte Ltd and Peking University Medical Press. All rights reserved.

Published in China by Peking University Medical Press under special agreement with Elsevier (Singapore) Pte Ltd. This edition is authorized for sale in China only, excluding Hong Kong SAR and Taiwan. Unauthorized export of this edition is a violation of the Copyright Act. Violation of this Law is subject to Civil and Criminal Penalties.

本书简体中文版由北京大学医学出版社与Elsevier (Singapore) Pte Ltd.在中国境内（不包括香港特别行政区及台湾）协议出版。本版仅限在中国境内（不包括香港特别行政区及台湾）出版及标价销售。未经许可之出口，是为违反著作权法，将受法律之制裁。

普通外科和急诊外科的核心问题（第3版）

主　　译：李　非
出版发行：北京大学医学出版社（电话：010-82802230）
地　　址：（100191）北京市海淀区学院路38号 北京大学医学部院内
网　　址：http://www.pumpress.com.cn
E-mail：booksale@bjmu.edu.cn
印　　刷：北京画中画印刷有限公司
经　　销：新华书店
责任编辑：韩忠刚　**责任校对：**杜　悦　**责任印制：**郭桂兰
开　　本：889mm×1194mm　1/16　**印张：**21　**字数：**642千字
版　　次：2009年1月第1版　2009年1月第1次印刷
书　　号：ISBN 978-7-81116-352-0
定　　价：109.00元
版权所有，违者必究
（凡属质量问题请与本社发行部联系退换）

译者名单

(以姓氏拼音排序)

陈　宏　　首都医科大学附属宣武医院普通外科
李　非　　首都医科大学附属宣武医院普通外科
刘东斌　　首都医科大学附属宣武医院普通外科
齐宝聚　　首都医科大学附属宣武医院普通外科
孙长怡　　首都医科大学附属宣武医院急诊科
孙　競　　首都医科大学附属宣武医院急诊科
卫文栋　　首都医科大学附属宣武医院普通外科
吴　伟　　首都医科大学附属宣武医院急诊科
信明军　　首都医科大学附属宣武医院普通外科
张小丽　　首都医科大学附属宣武医院普通外科
张　雁　　首都医科大学附属宣武医院普通外科
赵磊光　　首都医科大学附属宣武医院普通外科
郑亚民　　首都医科大学附属宣武医院普通外科

《外科专科医师临床实践指南》编译委员会

丛书主任委员 王 杉

丛 书 委 员 （以姓氏笔画排序）

王 俊 王深明 江泽飞 朱继业

李 非 郑成竹 姜可伟 赵丽沛

译者前言

什么是指导我们医疗临床实践的标准?" 事莫明于有效，论莫定于有证"。建立在循证医学实践基础上的指导意见越来越受到人们的推崇。《普通外科和急诊外科核心问题》一书是《外科专科医师临床实践指南》系列丛书中的一本。该书就是建立在循证医学基础上，为外科医生提供普通外科和急诊外科领域当前最新进展、最新手术和治疗方法的培训和提高用书。

为满足日益增长的循证医学需要，作者一如既往地尽一切可能引用随机对照试验 meta 分析、系统综述等重要文献，并在正文中展示关键参考文献支持循证医学证据。正文和参考文献中的" 手术刀符号" 相互呼应，提示讨论的诊治方法的循证医学证据，便于读者查询。另外每章最后都有章节重点的总结，便于读者全面掌握。

我们的翻译团队中既有临床检验丰富的外科教授，也有中青年医生、博士、硕士研究生，在繁忙的临床工作的同时从事此项工作，作为主译，对他们的努力，心存感激。

由于翻译水平有限，难免存在问题，敬请广大同道评判指正。

《礼记》载“博学之，审问之，慎思之，明辨之，笃行之”。与同道共勉。

李　非
首都医科大学宣武医院外科学教授

序言

《外科专科医师临床实践指南》丛书是为了满足外科医师进一步高水平训练的需要而编写的；它也可以作为临床工作实践中更新知识，获得相关外科领域循证医学信息的工具。在实际编写中我们尽量达到以上目的，但是同时我们认识到本系列丛书不可能涵盖浩如烟海的所有外科文献。而且，限于篇幅和时间，很难完全与出版时的最新医学进展完全同步。本丛书第一版于1997年出版，第二版于2001年出版。在本书第三版中，我们和众多编写人员补充了大量重要的相关外科领域的新知识。在每一章节，我们都尽量列出了以循证医学为基础的信息要点。参见序言后面的“外科循证医学实践”。

我们非常感谢在本书编写中做出贡献的每一位编者。感谢他们的热忱和辛勤工作，在紧迫的时间内为我们广大读者奉献出了尽可能准确和最新的医学信息。我们全体人员为John Farndon教授的突然去世感到悲伤，他在第一版和第二版中编写了乳腺外科和内分泌外科章节。他是一名卓越的天才编者。在本版丛书中，我们请Mike Dixon和Tom Lennard继续补充编写该章。

在此非常感谢Elsevier公司的大力支持。希望本书能够满足广大读者需要提供最新的和实用的医学知识。无论在医疗实践训练和培训咨询中，读者都能找到有价值的信息。

O. James Garden bsc, MD, Chb, MD,

Simon Paterson-Brown MB BS, Mphil, MS,

外科循证医学实践

在《外科专科医师临床实践指南》第3版中，我们努力在外科实践中结合使用恰当的循证医学原则，参见文中及相关文献的阐述。外科循证医学的详细介绍由 Kathryn Rigby 和 Jonathan Michaels 书写，收录于《普通外科和急诊外科的核心问题》。读者可以参见相关章节，深入了解证据水平。在此我们很高兴为大家提供这一章内容的摘要。

随着循证医学的发展，我们可以获得大量证据资源。最可靠的证据包括随机对照试验（RCTs）、系统综述、meta 分析和观测研究。依据证据水平，本书把证据分成如下3级：

1. **毫无疑问的确凿证据** 来源于高质量的 RCTs、系统综述和高质量的综合研究，如决策分析、成本效果分析或大规模观测数据列表。可以直接应用于目标人群并可以得到确切结果。
2. **存在一定几率的证据** 来源于高质量的文献综述。因为存在异质性、实验方法问题或缺乏相关人群研究，而不能得到高标准的结论。
3. **未被证明的证据** 缺乏做出决策或是相反结论的足够证据。

依据不同证据，本书采用的推荐强度分级如下：

a. 强烈推荐。除非产生明确副作用可停止。
b. 基于充分证据推荐使用，但需要考虑其他相关因素（比如：患者意愿、当地设备条件、审核批准或可用资源限制）。
c. 有效性缺乏充分证据的推荐。但是鉴于实际情况或资金因素可以同意使用。

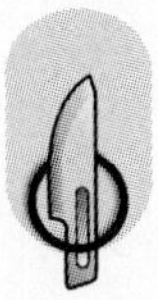

与合理证据相关的正文和参考文献旁边都标注了“手术刀”符号，便于读者去研究。

目录

第一章

外科循证医学实践

Kathryn A. Rigby and
Jonathan A. Michaels

摘要

循证医学是在患者诊治过程中，使用当前最好的证据做出明智的决策。循证医学实践的过程就是把系统研究获得的最佳证据，结合应用到临床实际中。

循证医学的概念在 19 世纪就已经被提出来，但是直到 20 世纪最后几十年才得到发展和繁荣。外科循证医学的应用可以追溯到 John Hunter 和 美国人 Ernest Amory Codman，为了提高对患者的医疗水平，他们认识到进行外科效果研究的必要性[1]。

在 19 世纪中叶的巴黎， Pierre-Charles Alexander Louis 使用统计学的方法，评价了放血疗法的疗效，从而结束了施行多年的水蛭放血疗法。 Ernest A Codman 1895 年在马萨诸塞州开始了外科职业生涯。他对肩关节疾病非常感兴趣，成为了这一领域的专家，他同时还在成立美国外科医师学会中发挥了作用。他创建了“最终结果”的理念，这一观点认为所有医院应当对每一名住院患者进行长期追踪观察，以明确治疗是否有效，并找到原因，避免后来患者在治疗中犯同样的错误[2]。Codman 还首创了骨肉瘤的登记记录方法。

在英国，循证医学最重要的倡导者之一是 Archie Cochrane。他在军队监狱行医时，进行了酵母治疗营养不良性水肿的实验。这些经历使他相信医学治疗的可靠性和科学性可以得到证实。1972 年，他出版了专著《Effectiveness and Efficiency》。Cochrane 提倡在医学研究中，把随机对照试验 (RCT) 作为“金标准”，并且在可能的情况下对这些 RCT 研究进行系统综述。最早的系统综述之一是在早产儿中使用皮质类固醇激素改善肺功能的研究。虽然在单个的 RCT 研究中不能得到明确有效的治疗结果，但是系统综述表明，皮质类固醇激素可以有效降低新生儿发病率和死亡率。结果明确表明使用这一并不昂贵的治疗措施可以使新生儿并发症导致的死亡率减少 30%～50%[3]。Cochrane 协作网作为国民卫生服务体系 (National Health Service, NHS) 研究和发展计划的一部分 1992 年在英国成立了。

随后在 1995 年，英国第一个循证医学中心在牛津大学 Nuffield 临床医学部成立了。其中做出重大贡献的是美国人 David Sackett。他在 1994 年任加拿大 McMaster 大学临床流行病学主任，并率先对医学生展开自我学习的教学。

以此为开端，循证医学引起了人们浓厚的兴趣。Cochrane 协作网得到了飞速发展，医学和外科领域的许多系统综述小组纷纷成立。循证医学并不仅仅局限于住院治疗领域，还广泛应用于护理、牙科和全科医学。许多新的循证医学杂志得到出版发行。

临床经验缺乏有效价值，所以在日新月异的医学实践中，临床工作者必须紧跟医学研究的进展，把最新的研究成果应用到临床实践中。医学研究和临床经验单取其一都不足以保证高质量的治疗效果，两者必须互补。Sackett 等认为在每天的医疗实践中称职的医生都应熟知和遵守以下 5 个循证步骤[4]。

1. 把需要的医学信息转化成能回答的医学问题。
2. 能够追踪到能够回答这一问题的最佳证据（可来自于临床检查、实验室检验、研究结果或其他途径）。
3. 对证据的有效性和实用性能够严格评价。
4. 把研究评价的结果应用于临床实践中去。
5. 评价临床效果。

本章主要讨论这些循证步骤：问题的提出、证据的严格评价、证据的合并处理，指导制定临床指南，并且在实践中进行必要的补充和调整。研究机构和组织具有地区性的差异，虽然在世界各国有许多类似机构，本章主要是以英国的卫生机构为重点。本章最后列出了这些机构的联系方法和网址。

对循证医学的需求

1991 年，人们还广泛地认为只有小部分的医学干预措施是以可靠的科学证据为基础的[5]。Nuffield 临床医学部 Jonathan Ellis 和他的同事对 109 位住院患者的治疗措施进行了综述[6]。随后对这些治疗进行的评估主要包括治疗措施的证据支持水平。作者发现治疗措施中 82%是有证据基础的。但是他们同时指出，在其他专业中应当进行类似的研究。NHS 在两篇政府文件中提到了循证医学的重要意义，*The new NHS*[7] 和 *A First Class Service*[8]。这些都促进医疗服务框架和国立临床技术研究所（NICE）的发展。

在外科领域，从高质量的 RCT 研究中获得证据受到一定限制，因为在临床医学实践中应当遵循伦理规范。也就是说，在考虑一个试验研究之前，必须要对干预措施的不确定水平有充分的认识。比如设计一个对硬脑膜外血肿钻孔引流效果判定的随机对照试验是不道德的。因为以往资料数据表明这一治疗有很好的疗效，对部分患者设立对照而不进行钻孔引流清除血肿是不符合医疗道德的。

因为患者对外科医生的双手充满了信任，所以许多外科医生向患者解释临床治疗中的不确定性时，常常感到非常为难。由于这种信任和临床研究的实施存在两难境地，所以外科领域的高质量证据非常少。比如在美国，虽然缺乏对前列腺癌患者施行前列腺切除术疗效的证据，这一治疗措施依然广泛应用[9]。

在外科领域，由于市场因素、患者的期望和临床医务人员对治疗措施改进的需求使得新技术得到迅速广泛应用。比如对于腹腔镜外科，许多人认为它切口小、疼痛轻和住院时间短，效果一定优于其他手术。在许多医院将其常规应用并替代其他治疗后，人们才开始关注其真实的疗效和培训的必要性。1996 年，在 Sheffield 的一个外科小组发表了一个前瞻性单盲随机对照试验研究，比较了小切口胆囊切除术和腹腔镜胆囊切除术的疗效[10]。他们证明与小切口胆囊切除术相比，腹腔镜胆囊切除术在术后恢复时间、住院时间和误工时间方面并无优势，而且手术操作时间长、价格昂贵[10]。

MRC 腹腔镜腹股沟疝治疗试验小组进行了一个多中心大规模随机对照试验比较腹腔镜和开腹疝修补术的疗效[11]。结果表明腹腔镜手术可以使活动时间提前、术后 1 年内相对疼痛较轻，但是严重并发症增多、复发率增高、花费增加。他们建议腹腔镜疝修补手术应当在特定的外科手术中心进行。NICE 出版的临床指南中规定腹腔镜疝修补手术仅适用于双侧或复发性疝。

与药物试验不同，外科治疗效果对手术操作者具有依赖性。一些人认为手术操作者的经验和技巧可以影响 RCT 研究的结果，所以不适合于试验研究。虽然手术操作会影响试验产生偏倚，北美颈动脉内膜切除术的实验表明，通过合适的实验设计可以最大限度地克服这一因素的影响[12]。只有经过充分的外科操作训练、并证实有低的并发症发生率的外科医师才能被纳入外科实验研究中。

这些例子表明，在一个新技术被应用到医疗服务体系以前，需要对其有效性和成本–效益进行高质量的研究。

然而，持怀疑态度的人表示了对循证医学的一些担心。循证医学可能会贬低临床经验和本能，代替为本本医学，忽视基本的医学训练（如询问病史、体格检查、实验室检查）和夯实病理生理学基础的情况。另一个担心是购买者和管理者会以此为借口削减成本和减少预算。

无论如何，循证医学规范了我们的医疗过程，并且提出了问题，依据存在的证据做出回答，或者确定需要进行新研究的领域。虽然在成本效益分析中发挥重要作用，但是它还不是一个完全的替代指标，而且有时还会造成成本的增加[13]。

循证医学的步骤

循证医学需要一个严格的步骤，以保证临床干预措施基于最佳证据。第一步总是针对临床需要提出问题，这个问题应该是清楚的、有针对性、重要的而且是可能回答的。提出问题的方法就是思考以下三个因素：

- 这一问题适用于什么人群？
- 给予什么干预措施（与其他干预措施相比较有何不同）？
- 干预效果如何？

“胆囊炎最好的治疗方法是什么？”这种问题需要改进的更加清楚，以便于得到充足证据支持的答案。更好的问题应当这样提出，“对于患急性胆囊炎的成年住院患者（适用人群），早期开放胆囊切除术、腹腔镜胆囊切除术或保守治疗比较（干预措施）是否可以降低住院死亡率、并发症发生率和缩短住院时间（效果）？”进一步完善这个问题，“还需要什么干预治疗措施，效果如何？”

问题确定后，进一步解决问题的步骤如下：

1. 搜索相关文献资料，获得所有有助于回答这个问题的文献。
2. 严格评价发表的实验研究，是否具有解决问题的内在和外延的有效性（**内在有效性**包括研究结果如何避免偏倚和混杂；**外延有效性**包括这个研究结果是否适用于其他人群，特别是提出问题的适用人群）。
3. 是否可以找到相关的系统综述和 meta 分析，对于不同资料和研究进行了综合评价分析。
4. 对于获得的问题答案写入相关医学指南或通过其他方法指导临床实践。
5. 对于这一“最佳答案”应当继续关注、追踪，并不断更新临床证据和医学进展，使其不断完善。

医学证据的来源

一旦问题提出，循证的下一步是获得所有的相关文献资料。对于大多数医务工作者来说，首先会选择专业杂志，许多临床医生会订阅自己专业领域的杂志，在图书馆查询相关领域的杂志。然而，由于有如此大量的文献发表，即使在非常专业的领域，完全阅读和评价所有相关文献资料是不可能办到的。

获得相关资料的方法还可以阅读来源于其他出版物的包括索引、摘要的文献合集，比如美国国立医学图书馆编辑的 MEDLINE 数据库和 EMBASE 数据库。近年来，通过因特网服务、电子出版物和在线数据库的发展，使得广泛全面的检索成为可能。

还有不断丰富的经过选择、评价与合并多篇原始文献的杂志等可供选择。

所以，为循证医学提供证据来源是非常丰富的，包括：

- 媒体：杂志、在线数据库、CD-ROM、因特网服务。
- 独立组织：检索机构和制药企业。
- 健康服务机构：本地、地区和国家等不同级别的健康消费者和服务提供者。
- 医学专业机构。

本章附录将提供部分机构组织详细的联系方法和服务内容。

期刊杂志

以下列出一些可供选择的提供二次文献处理的杂志，对于循证医学实践来说，这是非常重要的，它对原始文献进行了筛选和综述。

循证医学（EBM）

循证医学由美国医师学会（ACP）和英国医学杂志（BMJ）出版集团联合创建于 1995 年 10 月。ACP 杂志编辑部拥有一个对大量杂志进行处理的编辑团队，从 1991 年开始，他们对大量的临床相关文献资料进行筛选、评价并书写摘要。这些工作，可以使医学工作者，能够及时地跟踪临床实践的最新进展。循证医学是以英国杂志为基础，扩展涵盖了广泛的美国杂志以及来源于 Cochrane 协作网的系统综述和约克综述文献中心的报道。

循证护理（EBN）

与循证医学类似，不同的是它主要涵盖护理专业相关领域。由皇家护理学院和 BMJ 出版集团联合编辑出版。

循证卫生保健（EBHC）

由 Churchill Livingstone （Harcourt）出版发行，它包括文献摘要、循证医学相关文献和系统综述结果。

循证购买

由 Ben Toth 编辑，NHS 研发中心出版发行。主要收集支持决策的有关健康保健的文献。

循证精神健康

BMJ 出版集团和健康信息研究中心（Health Information Research Unit）、Mc Master 大学流行病和生物统计部、NHS 研发中心联合编辑出版。季刊，评估和推荐临床相关研究。

循证健康政策和管理

由 J.A. Muir 和 Anne Donaldson 主编，Churchill Livingstone （Harcourt）出版发行。

因特网资源

因特网越来越成为更多信息和证据的有效来源地。在本章附录中我们给出了部分因特网资源的具体网址，注意这些资源内容和网址可能随时有变更。部分杂志和数据库是提供免费使用的，但有一些需要订阅。例如，MEDLINE 可以通过国立医学图书馆 PUBMED 提供因特网的免费搜索服务。英国医学杂志和美国医学联合会（JAMA）都在提供免费的文献电子版本。这些媒介与传统出版物相比还有许多优势，包括更加便捷的检索、与相关资料的超链接以及为进一步研究提供原始数据、支持材料和相关机构组织。但是，有些问题依然存在，网络资源缺乏质量控制、医学材料存在质量疑虑、出版者多为商业机构或是利益集团。

网络医疗信息组织（Organising Medical Networked Information，OMNI）是一个有用的因特网资源库，它为英国和全世界范围提供医疗、生物和卫生管理资源。领导机构是国立医学研究图书馆委员会。合作机构包括剑桥大学、诺丁汉大学医学图书馆、皇家医学院、爱德华医学基金会和 Wellcome 医学中心。

专业机构

COCHRANE 协作网

英国的流行病学家受启发创建了 COCHRANE 协作网，它可以对相关文献进行标准化处理、质量评价并不断更新。这一重要的成就被忽略将是非常遗憾的。这将是为患者提供最佳医疗的关键进步。我们也希望对治疗方法得出明确的结论，以后不再进行重复的实验。

COCHRANE 图书馆是 COCHRANE 协作网的电子出版物，包括几个数据库。

- COCHRANE 系统综述数据库 收录系统综述以及在研究中的系统综述草案，并不断根据需要和作者回应进行更新。
- COCHRANE 随机对照试验注册数据库是当前最大的 RCT 数据库。数据来源于其他数据库资料或手工检索杂志获得。这里包括许多未被 MEDLINE 和 EMBASE 收录的 RCT。
- 有效的回顾分析摘要数据库（DARE）收录了被 NHS 综述研究和推广中心的同行评议人员或其他权威人员严格评价和推荐的系统综述资源。
- COCHRANE 系统综述方法数据库 提供科学研究方法学方面的文献目录。
- 系统综述员手册 包括系统综述研究的信息、综述组的细节。并且本手册也有精装本[14]。

COCHRANE 图书馆定期进行升级和更新。通过 CD-ROM 和因特网发行[3]。为了使其研究结果可以被广泛使用，没有版权限制。

循证医学中心

是由医学权威、NHS 研发中心、医学院校和牛津大学医院协作创建。它的首要作用是提供循证医学证据和健康实践数据。它实施医学实践并进行循证教育，其成员从事大量的循证医学实践并和 COCHRANE 协作网密切合作。

NHS 机构

NHS 综述研究和推广中心（CRD）

CRD 在约克大学创建于 1994 年 1 月。资金来源于苏格兰、威尔士及北爱尔兰健康中心和 NHS 委员会，但独立于政府。他与英国 COCHRANE 协作网是类似机构。他们都是对 NHS 研发中心的支持。它的建立主要是与卫生保健人员一起提高 NHS 综述的标准和鼓励相关研究。它包括两个数据库：

- NHS 经济评价数据库 包括卫生健康相关措施和卫生经济学评价、研究质量评估。
- DARE 数据库（见上文）。

NHS 健康技术评价机构（HTA）

HTA 是 NHS 提供资金为高端领域研究建立的。它包括许多关键领域的原始文献和系统综述资源。出版者提供了详细 HTA 项目研究进度和已完成研究的专题。

严格评价

证据评价的过程是对文献中的医学证据进行质量评估。我们在必要时对其科研质量和临床适应证进行严格评价。

在阅读文献中，我们发现同一课题的不同的试验研究，而且可能得到不同的研究结论。哪些值得信赖，可以应用到临床实践中呢？在改变我们的临床治疗策略前需要对所有有价值的信息进行评价以判断是否可以使用。

随机对照试验（RCT）

RCT 是一种对研究对象进行随机的相互对照的研究，是评价干预措施有效性的金标准方法[15]。随机方法是获得因果关系有效性联系的唯一方法[16]。还没有其他的方法可以更有效地防止偏倚。

不幸的是，并不是所有的临床试验都做得那么好，甚至一些已发表的文献也并不令人满意。他们的结论存在争议和误导，在接受他们的结果之前，有必要仔细考虑一下实验设计、实施和得到的结论。首先，我们需要一种方法可以有效进行质量评价。

显然，我们有必要为临床实验推荐一种标准。1994 年，两个小组提出了一种标准，并随后和出版商合作推出，称之为 CONSORT 标准（表 1.1）[17,18]。这一标准列出了任何临床试验应该遵循的一系列指标，现在，许多杂志（如英国医学杂志、美国医师协会杂志、柳叶刀等）鼓励作者投稿时填写 CONSORT 表格[18]。严格评价标准（CSAP）是为了提高试验有效性而设计的项目。它推荐使用一种有 10 到 11 个问题的列表来评价 RCT、定性研究和系统综述的有效性。

综上所述，相关文献必须经过严格评价有效性，保证实验方法正确有效，所得结论才能可靠，才能尽量避免因为机会、偏倚和混杂造成的失真。

- 机会 存在随机误差，可以导致不精确。
- 偏倚 存在系统误差，可以导致不准确。
- 混杂 由于外界因所致造成的系统误差，会影响到结果的准确性；如果未加考虑，可能导致偏倚和推论错误。

一个好的试验设计应当尽量减小机会影响、避免偏倚、考虑和排除混杂因素。所以在试验设计时应当采取的方法包括：随机、盲法、统计分析方法和合适的样本量大小。同时还要考虑到资助者和作者偏好的影响。对于评价方法和研究标准的问题还将在其他地方提及[19]。

文献系统综述

文献系统综述就是对某一方面的文献进行全面的收集评价和综合分析，得出彻底、准确和具有可重复性的结论。

医学文献正在呈爆炸式的增长，大约每年有 20 000 种杂志发表 2 000 万篇文章。与现代医学发展保持同步是非常困难的，我们还看到，对同一问题的试验研究还存在许多相互矛盾的结果，基础数据不清楚。系统综述就是全面系统地收集相关文献资料，进行质量评价和筛选，进行定量或定性合成，

表 1.1 • 随机对照试验研究 CONSORT 标准

部分	内容
标题	明确研究为随机试验
摘要	使用标准格式
背景介绍	介绍预期假设、临床目的和分组设计或变量分析
方法	
方案	研究人群，纳入和排除标准
	干预措施和实施时间
	首次和重复测量的结果，最小允许误差，说明如何确定样本数量
	统计分析的原理和方法
	前瞻性确定试验中止原则
设计	保证随机
	设计好分组表格
	充分隐藏分组
	保证隔离试验的设计者和实施者
盲法	盲法机制（如胶囊、药片等安慰剂）
	保证治疗的相似性
	分组控制
	保证试验参与者、干预实施者、结果评价者和统计分析者之间的双盲
结果	
参与者分析	介绍患者组成、人数、随访时间、随机方法、干预措施和测量
统计分析	说明首次测量和重复测量结果以及误差，分析误差原因
	完成试验的人数
	列出综合数据、统计方法以便可以重复结果
	对于治疗组的预期可能对产生的结果进行分析和纠正
	说明与设计方案的背离以及原因
讨论	对研究结果的意义、准确性和偏倚原因进行分析，讨论内部和外部有效性
	解释数据，明确全部有效性的证据

得出去伪存真、综合可靠的结论[20]。

系统综述和传统的叙述性文献综述相比，它的好处在于：可以对许多小的试验结果进行综合处理，通过样本合并而数量增加，治疗效果将会更加清楚可靠。这样可以缩短新的医疗技术应用到临床上的时间。比如，如果对患者心肌梗死后使用抗凝制剂的研究及早进行系统综述后发现其明确的疗效，就可以尽早在临床实践中进行推广[21,22]。可见，通过系统综述可以使干预措施的疗效和副作用尽早地显现出来。

不幸的是，对于已报道的试验，并不是所有的综述者都进行了严格的研究和综合，从而没有对 RCT 研究缺陷进行避免。Cochrane 协作网正在对这一问题进行纠正并致力于系统综述的方法学研究。它提出了许多有用的和可靠的方法，可以适用于所有的系统综述员。Cochrane 协作网建议每一位系统综述员必须遵守一定的格式、客观的方法，以便其他综述者可以得到重复的结果。

在系统综述中，对于临床研究存在的差异性进行统一的评价，方法是非常重要的。我们在下面详细介绍这种方法，其重要部分如下：

1 为明确的问题建立系统综述方案

方案包括：

- 明确对所有 RCT 进行系统综述的目的
- 纳入 RCT 的合格标准（包括患者分组、干预方法、试验设计等）
- 明确的疗效指标

在 Cochrane 协作网，每一篇系统综述在没有明确结果之前，都必须遵守标准的评价方法以保证得到高质量的评价结果、避免重复劳动和减少偏倚误差。

2 文献检索

应当搜索所有发表的和未发表的文献资料，包括非英语文献、灰色文献、参考文献、公司报告（很多药物公司自己的研究报告中有很多重要的信息）和个人研究。研究方法和内容应当详细描述，以便于再次综述研究和允许读者添加综述发表后的新的文献报道。我们常用的原始文献来源于 MEDLINE 数据库，但是有一定的局限性。他只收录了大约所有图书馆文献资料（超过 1000 万篇）的 1/3[23]。对文献检索者来说，大概只能检索到全部符合要求的试验研究的 1/5[24]。同时应当检索其他电子和索引数据库，无论发表的地点和适用的语言，包括手工检索以检索到最大量的相关文献资料。这是巴尔的摩 Cochrane 中心进行的数据库收集任务之一。

然而，有一点我们必须要知道，存在潜在的发表偏倚：那些阳性试验结果比阴性试验结果更容易发表[25]，并且更容易被其他文章引用[26]。

3 评价研究

评估每一个试验研究，是否符合纳入标准。对于纳入的试验研究进一步严格评价，须有两个独立的系统综述员进行独立评价其有效性、相关性和可靠性。排除的试验研究应当报道和修正。如果有需要的信息在发表的文献中未能得到，尽力联系原始文献作者获得。如果可能对系统综述员应当隐藏原始作者和杂志名称，以尽量减少人为偏倚。

Cochrane 系统综述员可以通过 Cochrane 系统综述员手册[14]和联系 Cochrane 中心获得帮助[27]。

4 数据综合

试验研究根据质量和权重评价后，结果就应当被合并处理了。必须决定哪些数据进行合并和选用何种合并方法。还应当考虑到亚组分析和敏感性分析。统计方法采用 meta 分析的方法，将在下面叙述。

5 讨论

综述者应当进行总结分析。针对目的、方法、结果进行讨论。考虑到以下方面：

- 研究质量
- 可能存在异质性（需要从各研究的试验对象、随机方法、参与时间和统计学方法等方面查找原因）
- 偏倚
- 机会
- 结果的适用范围

对于任何研究，综述者都有可能做得比较差，所以读者应当严格地评价综述质量。由于遗漏部分文献、选择性偏倚（如排除外文杂志）或纳入不正确的研究（例如考虑了不同组病人或不相关的结果）都可能造成系统误差。系统综述的结果可能和高质量大样本 RCT 结果不同，这将在以下 meta 分析进行讨论。

META 分析

Meta 分析是一种特殊的统计方法，对数个单独研究结果进行合并处理，得出系统文献综述[28]。

我们必须认识到 meta 分析是指合并分析多个研究结果的统计方法，而不是进行回顾得到相似的结果，虽然这种方法有时也会用到[28]。

临床研究的常见问题是常常因为样本数量和实验设计的原因造成结果不清楚。系统综述应当设计减少这些问题，根据试验设计质量的优劣和样本的大小赋予不同的权重。Meta 分析作为一种统计工具用来合并研究结果，提高了结果的可靠性。

Meta 分析对于不同的数据类型（计数数据、计量数据或个人数据）采取不同的统计方法[14]。有两种常见模式用于分析试验结果：固定效应模型（Logistic 回归，Mantel-Haenszel 检验和 Peto 方法）和随机效应模型[29]。对于试验结果没有异质性的结果采取固定效应模型。对于各个试验结果间存在异质性的采取随机效应模型。在 meta 分析中，应当根据对结果的影响程度确定各个文献权重比例，可以计算相对危险度和比数比。

异质性

临床试验由几部分组成[19]，所以只有在所有纳入综合的试验研究存在同质性时 meta 分析结果才具有有效性，橘子和苹果是无法相加的[30]。如果试验间没有可比性或是异质性被忽略，那么综合分析的结果可能导致错误的结论。

图 1.1 列出了一个例子，综合 19 个关于肝硬化早期食管静脉曲张破裂，应用腔镜硬化剂治疗对死亡率影响的 RCT，进行综合 meta 分析[31]。每一个研究结果的统计差异用圆点表示，水平线表示 95%可信区间（CI）。如果水平线没有穿过垂直有效线，表示 95%的几率存在组间差异。在这个例子中，我们发现，各试验间存在异质性，一些试验的 CI 低限已经超越了部分试验的高限。异质性的存在有多种原因：患者选择和试验设计的临床差异、试验方法的差异。如果兼容性存在较大差异，异质性检验的结果可以反映出来[32]。但是，这种统计学方法缺乏效

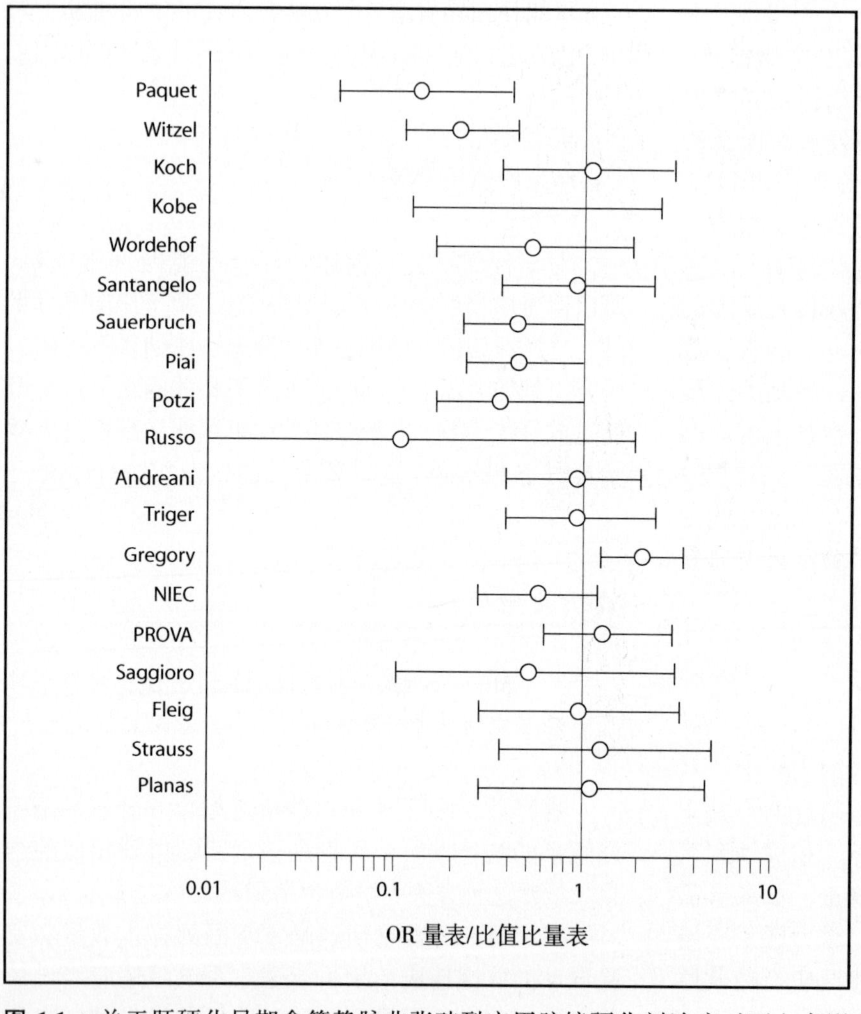

图 1.1 • 关于肝硬化早期食管静脉曲张破裂应用腔镜硬化剂治疗对死亡率影响的 19 个 RCT 的 meta 分析。Chalmer I, Altman DG, Ssytematic reviews, London, BMJ 出版 1995 P.119 经允许

力，那些异质性检验合格的试验间并不是完全同质的，我们必须要考虑到同质性的大小强度。

Meta 分析的基本原则就是基于原始研究的试验方法有相似性，其结果的差异是由于样本随机误差造成的[28]。

认识 meta 分析的意义要从正反两方面看待。一方面，meta 分析可合并小样本试验的样本量，增强检验效能；另一方面，meta 分析也有局限性，它不能对于复杂的临床问题给予简单明确的回答。如果存在临床设计、文献发表偏倚和方法学的异质性使用不当，还可能得出错误的结果。如果使用得当，在进行临床决策时，它能成为一个非常有用的工具。

图 1.2 是一个关于心肌梗死使用镁制剂治疗的 meta 分析[33]。每一个研究圆点所在位置代表纳入病例数和比值比（OR）。钻石符号表示所有研究综合后的结果。这篇文献[34]发表于 1993 年，表明急性心肌梗死患者静脉应用镁制剂是安全有效的。大部分试验研究也支持治疗的阳性作用。但是，1995 年，ISIS-4 进行的一个纳入 58050 名患者的大规模 RCT 试验研究，得出了相反的结论。它分为三个组，其中一组怀疑心肌梗死的患者给予静脉镁制剂治疗。结果在图上可以看出，没有发现明确的疗效，和前面的结论正好相反。

一些人会认为这是一个统计方法的问题。但同时应当注意的是进行 meta 分析是应该严格评价文献、获得高质量的研究。对于相互矛盾结论的研究应当注意以下几点[30,33]：

- 发表性偏倚，因为阳性结果更容易发表。
- 小样本实验研究统计学权重低
- 临床异质性

临床指南

临床指南是指在特定的临床环境中，有助于医生和患者得到最佳健康保健的系统的先进的指导意见[36]。

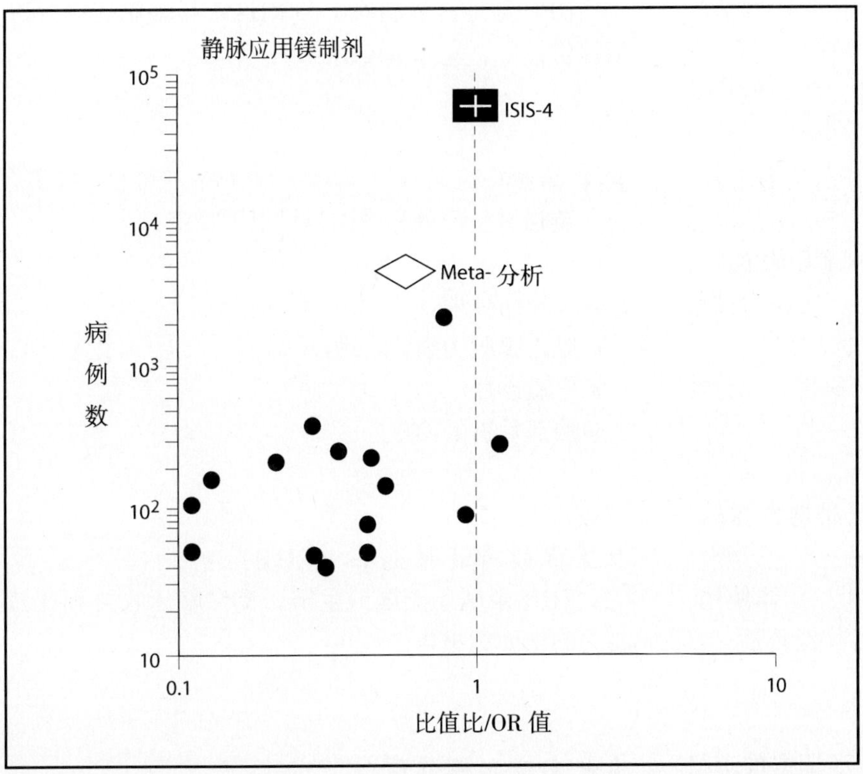

图 1.2 • 对心肌梗死患者使用镁制剂治疗的 meta 分析。每一个研究圆点所在位置代表纳入病例数和比值比（OR）。钻石符号表示所有研究综合后的结果。Egger M, Smith GD. BR MED J 1995; 310: 752–4 经允许

医学卫生领域越来越提倡循证医学。在哮喘[37]、慢性咽炎[38]、心血管病[39]等疾病治疗的领域循证为基础的临床指南得到了长足发展。在英国，就有超过 2000 个临床指南或草案。在实践应用中，循证基础的研究相比非循证研究更加容易被推荐[40]。英国卫生部也遵循使用以循证为基础临床指南的原则[41]。

指南有多种用途：

- 应用循证方法回答专业医学问题。
- 帮助临床决策。
- 可以使国家卫生事业标准化，提供改善卫生服务质量的途径，可以更容易审核和评估。
- 有助于使有限的医疗资源发挥最大的功效。
- 为患者和卫生机构提供教育。

为了实践临床循证和应用的原则，必须进行证据强度、局限性和临床应用范围之间的关系研究[42]。

然而，一般情况下，我们要说一下临床指南实际应用的一些问题。

- 有一些临床证据是伪造的或没有相关性的，特别是有一小部分发表的文献是这样的。
- 临床指南并不能适用于所有患者，所以他只是针对疾病而不是患者。
- 临床工作者可能感到他们在工作中失去自主性、能动性。
- 标准化的临床指导可能扼杀人的天赋和阻碍创新。
- 临床指南制定了束缚工作的框架。比如为城市制定的指南很难在农村得到贯彻执行。

Grimshaw 和 Russel[43] 认为证据的可靠性、充分性依赖于 3 个方面：

- 来源于何地、如何得到的：研究是地方性的、国家性的，还是国际间的合作研究。
- 如何发布和推广：特殊的教育使用、团体使用，还是在杂志上公开发表或通过邮件广泛传播。
- 如何实践应用。

英国现在有很多临床指南的制定和证据推荐机构。

英国国家临床评价鉴定机构（NICE）

NICE 是 1994 年 4 月 1 日由英国政府创建的权威卫生机构，包括行政部门和民间组织，和 NHS 同样一起为患者提供卫生健康评估和最佳治疗方法的指导。它对所有临床治疗方法进行全面的评估，包括生活质量、死亡率和花费收益比。如果一种治疗方法推荐给 NHS，它将决定是否在临床推广使用。

苏格兰院际指南网络（SIGN）

SIGN 创建于 1933 年，目的是为了改善苏格兰地区患者临床治疗的收益和效率。发布和推广经证实可以促进临床治疗的临床指南。SIGN 是一个临床和卫生健康专业的网络组织，包括所有英国皇家医学、护理、药学和相关卫生专业的大学。它与苏格兰地区的 NHS 机构和其他民间组织和政府机构紧密合作完成工作。SIGN 秘书处位于爱丁堡皇家医师大学。

发展与评价委员会（DEC）

DEC 为地区级组织，和 NHS 一样为临床医疗决策提供指南，它和 NICE 密切合作。

皇家学院

英格兰皇家外科学院提供以下指南：

- 头外伤处理。
- 成人腹股沟疝的处理。
- 胃镜诊疗。
- 踝部骨折的诊疗。

卫生保健有效性公告（EHB）

EHB 隶属于英国卫生部，提供临床收益和花费相关的全面的报告。

有效实践和保健组织

此组织为 Cochrane 协作网的下属组织，回顾和总结临床指南的应用。

临床指南同样需要严格的评价，Cluzeau 制定的框架可用于此[44]。他用 37 个问题评价了临床指南的以下三个不同方面：

- 严格的制定。
- 内容和上下文关系。
- 应用。

框 1.1 • 证据分类

1.系统综述和 meta 分析
2.确定结果的随机对照试验（统计学意义）
3.没有确定结果的随机对照试验（统计学意义）
4. 序列研究
5. 病例对照研究
6. 交叉试验研究
7. 病例报告

整体治疗

整体治疗（Integrate Care Pathways, ICP）广为人知，曾叫做整体治疗计划、协作治疗计划、加强医疗途径、临床总体治疗。ICP 是临床实践指南的进展，是最近几年发展起来的，它的策略是制定一系列诊治小组和程序，协调进行高质量的医疗护理。进行多学科训练，以患者为中心，基于最佳有效的证据，为制定最适宜的临床策略和程序服务。

ICP 是几乎所有传统临床指南的进一步发展，它针对某一患者在一定疾病治疗周期内，制定全面的和所有与之相关的整体治疗计划。对于任何疾病进展的可能，给予最佳证据，提供明确有效的和具有可行性的实践选择。

证据分级

传统的证据分层认为，原始研究应注意统计学意义，并在临床实践决策中考虑到证据的权重。框 1.1[19] 列出了早期的一种分类方法。但是必须记住，这只是一种粗糙的指导，它要求必须对每一个研究进行评估和权衡。虽然 meta 分析来源于并高于 RCT 研究，但是好的高质量 RCT 研究会比糟糕的 meta 分析更加有用。同理，糟糕的 RCT 研究可能比不上一个设计良好的序列研究。已发表的列表有助于评价各种研究类型的方法质量问题[19]。

当然，类似的列表同样适用于系统综述[19,45,46]。系统综述的准备是一个复杂的过程，包括一系列步骤和程序，每一步都可能存在偏倚，导致结论偏差。这个列表可以用于准备系统综述时的指导，在系统综述中尽量避免每一步的偏倚发生（表 1.2）[47]。

系统综述应当是准确、有效和高权重的，为临床决策和制定临床指南提供高质量的医疗信息。在进行临床推荐时，应当提供证据强度评估的级别。这就需要一个证据的分级系统。一些分级方法以前曾经报道过（比如抗血栓治疗学会建议[48]或表 1.3 列出了证据和推荐强度的分级）。

在教科书、临床指南和 ICP 中，列明证据和推荐的分级可以更容易让使用者对新的文献数据和本领域信息资料进行解释和调整。根据这些信息使用者也可以根据患者的实际情况和当地条件进行筛选灵活使用。

1979 年加拿大健康监测中心 CTFPHE 第一家采用推荐强度分级[49]。此后，陆续发表了几种证据分级标准，但大部分不是专为临床指南设计。健康政策和研究组织 AHCPR 发表了一种分级系统，但很多人认为过于复杂，不太适合于临床指南实践中应用[50]。该组织提倡循证指南制定时，标注证据推荐级别。循证医学中心制订了一个更为复杂的分级标准，包括前瞻性、诊断分析和经济学评价[51]。

表 1.2 • 评价资料偏倚和预防偏倚的方法

资料	检测
确定问题	问题是否有明确指向
明确研究	是否曾进行了相关研究
研究的选择	纳入标准是否合适
研究评价	有效性是否进行了充分评价
数据收集	是否向研究者收集缺失数据
数据合并	回顾评价结果的敏感性分析
结果解释	结论是否基于回顾证据
	基于证据强度是否值得推荐
	有效使用范围是否调整
	得出“没有有效证据”结论时，是否进行了解释
	是否进行了亚组分析并进行了解释

表 1.3 • 证据和推荐强度的分级

分类	描述
证据	
Ⅰa	随机对照试验的 meta 分析
Ⅰb	至少一个 RCT
Ⅱa	至少一个非随机的对照研究
Ⅱb	至少一个其他类型的类似的实验研究
Ⅲ	非实验性描述研究，比如比较研究或回顾病例对照研究
Ⅳ	专家委员会意见或专家的临床经验，或两者兼有
推荐强度	
A	基于Ⅰ类证据的直接结果
B	基于Ⅱ类证据的直接结果或基于Ⅰ类证据的推论
C	基于Ⅲ类证据的直接结果或基于Ⅱ类证据的推论
D	基于Ⅳ类证据的直接结果或基于Ⅲ类证据的推论

这些分级标准都过于复杂。为了制定教科书、临床指南和医疗路径，一个清晰的、易于理解、便于区分证据间差距和格式标准化的分级标准是最合适的。

确定证据强度

在确定证据强度的时候，需要考虑以下三个主要影响因素。

- 研究类型和质量。
- 结果的可靠性。
- 应用中比较研究的纳入研究对象和临床指南推荐使用的人群。

研究类型和质量

Meta 分析、系统综述和 RCT 研究被认为是高质量的有效证据。但是，在一些情况下，这些研究可能不一定合适或是脆弱的。所以推荐往往还基于其他一些研究，包括流行病学研究、综合证据、决策分析和成本效益分析。

对于任何的研究类型，都有一系列的方法学质量评价标准。为了进行严格的评价，广泛地采用了方法学的技术描述[19]。不可避免的是，对于缺乏必要信息的个别研究和判断是否存在研究缺陷，需要一定程度的主观判断。

结果的可靠性

来源于发表的研究证据强度的判定不仅有赖于研究的类型和质量，还在于相关研究结果同质性和差异性的大小。高质量研究得到的结果可能广泛可信、或有部分冲突、也可能完全矛盾。花费效益的敏感性分析或决策分析可能得出不确定的结论。

应用

一系列临床指南中的证据强度都有一定的应用范围。比如：一个针对住院患者的高质量研究可以作为住院病人制定指南的高级别证据，但是对于门诊患者就是低级别证据。

证据分级系统

下面列出本书使用的简便的证据分级系统。表 1.4 是详细介绍。为了一定的目的，下面三种证据分级是需要的，它与一些相关的分级标准是类似的。

1. 完全确定的证据：符合医学文献要求，达到统计学检验有效（比如：$P<0.05$）。
2. 可能有效的证据：高质量的文献综述不能得到确定的结论。原因可能是有矛盾的证据或不确定的结论；实验方法质量欠佳；缺乏指南对应的适应人群的研究。当高质量研究不能得到时，也只能得到可能有效的结论。也可能发生这种情况，所有有效性研究全部都达到了，但最后得到的结果却是一个可能的结论。
3. 不能证明有效。

所有循证的指南都需要定期更新，因为不断有新的证据出现。在一些领域，许多证据日新月异、快速涌现。相关研究的新发现应当不断补充到指南中。

推荐分级

推荐强度分级和证据强度分级是分离的，有时可能是不一致的。比如，由于一些昂贵的新技术只能在少数机构中进行实验研究，可能导致证据的缺乏；相反，一些高质量证据支持有效的治疗方法由于收益较小而且过分昂贵，被不予推荐。

下面列出推荐强度的分级方法，详细见表 1.4。

A. 强烈推荐，必须遵循。
B. 有证据支持有效，但有其他因素，在实践中根据实际情况选用。
C. 没有充分的证据支持有效性，但是在部分情况下，比如为了减少花费、减少错误几率可以考虑。

循证医学的实施

卫生专业机构常常为了临床需要寻找证据，但是许多医学证据往往是缺乏可信性、可行性或延展性。可是，当它证实是一个有效的证据时，又往往不能得到及时的应用。James Lancaster 1601 年就发现柠檬酸可以治疗坏血病，1747 年，James Lind 才重复了实验，1799 年，英国海军才使用到这一信息，直到 1865 年才最终实现商业应用。有价值的研究结果被延迟应用，最终的受害者是患者。

表 1.4 • 证据和推荐强度的分级方法

分类	描述
证据	
Ⅰ	毫无疑问的确凿证据。来源于高质量 RCTs、系统综述和高质量的综合研究，如决策分析、成本效果分析或大规模观测数据列表。可以直接应用于目标人群并可以得到确切结果。
Ⅱ	存在一定几率的证据。来源于高质量的文献综述因为存在异质性、实验方法问题或缺乏相关人群研究，而不能得到高标准的结论。
Ⅲ	未被证明的证据。缺乏做出决策或是相反结论的足够证据。
推荐	
A	强烈推荐。除非产生明确副作用可停止。
B	基于充分证据推荐使用，但需要考虑其他相关因素（比如：患者意愿、当地设备条件、审核批准或可用资源限制）。
C	有效性缺乏充分证据的推荐。但是在实际或资金因素可以同意使用。
其他	
	证据应当清晰明确，原始数据完备。早期回顾需要的单个证据在工作中应视为已知资料使用。

不同的组织人群对于同一成功的研究结果，在使用时也需要适当变化。

- 卫生从业人员（包括医生、护士等）。
- 健康服务提供者或购买者。
- 研究人员。
- 患者和公众。
- 政府机构（包括团体、地方或国家）。

每一组织都有自己不同的优先考虑的问题，以保证满足自己不同的需求。对于推荐研究的应用存在一些潜在的羁绊。临床从业人员可能由于害怕对传统和教条的更改卷入纠纷，而不愿改变。他们也可能缺乏了解新的知识进展，不能跟踪更新发表的文献。缺乏对一些新技术如腹腔镜、介入化疗等技术的了解，即使是非常有效的技术，也可能阻碍其应用。研究人员可能偏离临床实际和卫生机构的需求，而专注于医学不恰当的问题和制定一些不切实际的指南。管理者常常屈从于政治政策的需要或者受到资金资助的误导。有效资源，可能受到使用的限制，新技术可能无法购买；由于可能造成相关机构成本增加，一些潜在的省钱措施无法得到引进实施。

患者和一般公众也会受到卫生组织的影响。他们会受到有影响媒体的宣传蛊惑，要求试用一些时髦的或曾产生奇迹的诊断治疗方法。而这些治疗方法可能是不切实际的或者被证明是无效的。他们还会受到以前治疗成功或失败的病例的影响。比如，一些治疗可能难于接受、或者使患者依从性差，特别是改变饮食习惯、戒烟或参加锻炼。所有这些因素都会导致应用的延迟。

下面一些方法可以改善这种情况：

- 提供一些便利的方式，比较容易地获得最佳证据、查询电子数据库、系统综述和临床相关杂志。
- 健全疾病管理机制，比如临床指南、ICPs 和电子提示。

- 计算机决策支持系统。
- 改善教育机制。从业人员必须定期和积极地接受新的证据，而不是视而不见。过时的证据传播毫无意义。
- 建立有效机制使患者更加依从于卫生专业机构的建议。他们提供的信息必须是清晰、准确、正确和有积极疗效的。

临床实践和研究之间存在差距，在临床实践中，不同应用的方法差异也需要证据评价有效性。NHS 的中央研发委员会建立了一个咨询委员会深入研究这些问题，并确定了 20 个问题优先考虑作为评估标准，见框 1.2[52]。

EPOC 总结了循证医学实践应用的不同方法，把它们分为以下三类：[53]

- 持续有效：教育范本和交互吻合。
- 部分时间有效：草案和回馈意见。
- 几乎无效：分布在打印指南中。

一些组织已经注意到应用性的循证实践。

- 临床疗效促进组织[54]（PACE）。
- 医疗实施项目购买组织[55]（PLIP）。
- 指导实践研究与购买机构[56]（GRIPP）。

研究成果成功应用于临床实践决定于多种因素。英国的 NAHAT（National Association of Health Authorities and Trusts）已经制定了一个行为步骤指导这一过程[57]。

但是必须记住，EBM 并不是专家和临床人员的核心组织。卫生机构广泛听取科研、宣传推广、临床应用和经济评价等多方面的意见。管理者必须承担来自临床疗效、地方或国家花费支出的压力。卫生系统各个组成部分协调合作，患者将会最终受益。

审核

审核是指对医疗质量系统地严格分析，包括诊断治疗程序、资源利用、治疗效果和患者生活质量[58]。

框 1.2 • NHS 的中央研发委员会确定的优先考虑作为评估标准的问题

1. 被医务专业人员或其他人员认可理解的当前证据和资料的影响。
2. 被临床工作人员使用的关于医学有效性的信息和原则。
3. 临床工作人员间的风险交流和不确定性的管理。
4. 医疗服务机构贯彻实施研究中的核心。
5. 为什么是临床工作人员而非其他人员给予研究发现修正临床实践。
6. 临床实践修正治疗安全性控制核心。
7. 临床实践修正治疗相关的专家、管理者、组织者和商业影响因素。
8. 为了促进证据推广对临床医疗护理人员的干预指导。
9. 当地执行的研究和发展的项目。
10. 效果及成本-效果的监控，研究结果实施中的信息反馈。
11. 为了促进证据推广的教育策略。
12. 对临床医疗人员、患者/消费者、购买者的技术培训的效果及成本-效果分析。
13. 促进证据推广的大学教育的核心。
14. 对制定临床实践指南的影响。
15. 对促进证据推广的提示和支持系统的效果及成本-效果分析。
16. 促进证据推广的媒体运作的核心。
17. 为了促进证据推广对专家和管理者变化的影响。
18. 以证据为基础的实践中对通用医疗政策的影响。
19. 为了改善医疗效果对国家医疗指南的影响。
20. 政策制定者对以研究为基础的证据的使用。

卫生部门已经制定出了审核医疗卫生运转和发展的审核政策[58,59]。在医疗服务过程中的每一个人都有责任对卫生服务质量进行审核和评估。1996 年，Donabedian 总结了实施医疗服务中的以下三个重要组成部分[60]。

- 医疗设施：指相关医疗资源，包括手术室数量、病床数和医护人员。
- 医疗程序：指患者管理，包括病人的运送、药物的使用、护理程序。
- 疗效：指干预措施的结果。包括误工时间、住院时间、并发症发生率、死亡率。

审核是一个动态的不断循环修正的过程。标准确认，证据收集（图 1.3）。再分析结果。如果研究结果经分析发现变化，需要修正结论；如果目的发生变化，需要满足新的需要的证据。这种审定周而复始。这个循环的关键是在以循证标准作为开端。如果最初制定的标准是武断和凭空的，再多的修改也于事无补。英格兰皇家外科学院 RCSE 已经发表了他们自己的审核标准[61]。

在英国推进审核应用的结果是 1993 年围手术期死亡原因国家调查组（NCEPOD）的建立。这个国家级组织制定了一系列的基于综述研究的推荐报告。这一过程存在很高的参与率，报道和推荐会影响实践应用中的进一步修正。比如，许多手术由于安全性差和不必要，而成为过时的手术方案被废除。

总结

本章主要讲述了关于外科循证医学实践应用的问题。主要内容：

- 提出明确和可能回答的问题。
- 收集确认相关证据。
- 证据的严格评价。
- 通过系统综述或 meta 分析得到综合分析结论。
- 通过临床指南或 ICP 进行发布推广。
- 通过审核机制监督临床使用和不断修正。
- 综合新的证据和临床进展进行常规修订。

通过本书和本系列丛书中的其他分册，我们希望努力寻求一套循证医学实践的方法。从 RCT 研究和系统综述收集高质量证据，对相关临床问题进行推荐指导。所有的临床工作者都有义务保证按照在当前最佳证据的前提下工作，以便有效利用有限的医疗资源，使患者得到最大的收益。

（郑亚民）

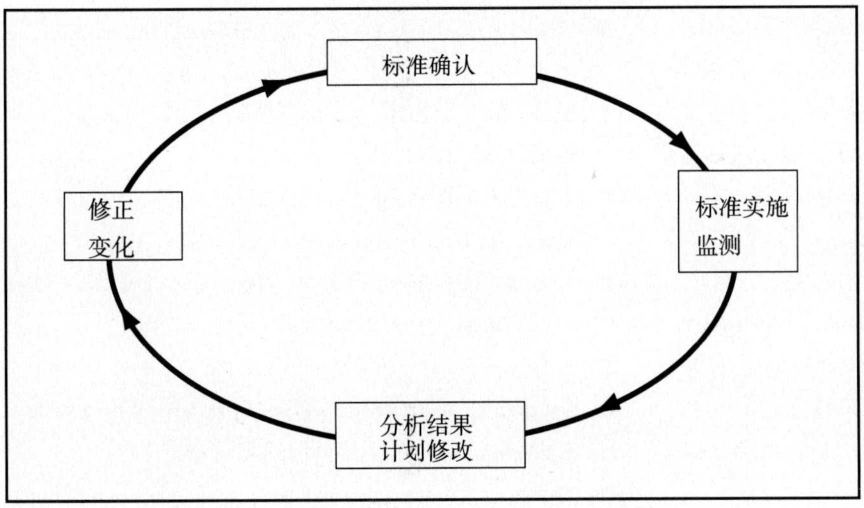

图 1.3 • 审核循环图

参考文献

1. Sackett D, Rosenberg WMC, Muirgray JA et al. Evidence based medicine: what it is and what it isn't. Br Med J 1996; 312:71–2.
2. Kaska S, Weinstein JN. Historical perspective. Ernest Amory Codman, 1869–1940. A pioneer of evidence–based medicine: the end result idea. Spine 1998; 23:629–33.
3. Cochrane Collaboration. The Cochrane collaboration: preparing, maintaining and disseminating systematic reviews of the effects of health care. Oxford: Cochrane Centre, 1999.
4. Sackett D, Richardson WS, Rosenberg W. Evidence–based medicine: how to practice and teach EBM. New York: Churchill Livingstone, 1997.
5. Smith R. Where is the wisdom? Br Med J 1991; 303:798–9.
6. Ellis J, Mulligan I, Rowe J et al. Inpatient general medicine is evidence based. Lancet 1995; 346:407–10.
7. Department of Health. The new NHS: modern, dependable. London: Department of Health, 1997.
8. Department of Health. A first class service. London: Department of Health, 1998.
9. Wilt T, Brawer MK. The Prostate Cancer Intervention Versus Observation Trial: a randomized trial comparing radical prostatectomy versus expectant management for the treatment of clinically localized prostate cancer. J Urol 1994; 152: 1910–14.
10. Majeed A, Troy G, Nicholl JP et al. Randomised, prospective, single–blind comparison of laparoscopic versus small–incision cholecystectomy. Lancet 1996; 347:989–94.
11. Anon. Laparoscopic versus open repair of groin hernia: a randomised comparison. The MRC Laparoscopic Groin Hernia Trial Group. Lancet 1999; 354:185–90.
12. Anon. Beneficial effect of carotid endarterectomy in symptomatic patients with high–grade carotid stenosis. North American Symptomatic Carotid Endarterectomy Trial Collaborators. N Engl J Med 1991; 325:445–53.
13. Hunter D. Rationing and evidence–based medicine. J Eval Clin Pract 1996; 2:5–8.
14. Clarke M, Oxman AD (eds). Cochrane Reviewers Handbook 4.1.1 (updated December 2000). Oxford: Cochrane Library, 2000 (Issue 4).
15. Guyatt G, Sackett DL, Sinclair JC, Hayward R, Cook DJ, Cook RG for the Evidence–Based Medicine Working Group. Users' guides to the medical literature. IX. A method for grading health care recommendations. JAMA 1995; 274: 1800–4.
16. Altman D. Randomisation. Br Med J 1991; 302:1481–2.
17. Begg C, Cho M, Eastwood S et al. Improving the quality of reports on randomized controlled trials. Recommendations of the CONSORT Study Group. [Not in English] Rev Esp Salvd Publa 1998; 72:5–11.
18. Altman D. Better reporting of randomised controlled trials: the CONSORT statement. Br Med J 1996; 313:570–1.
19. Greenhalgh T. How to read a paper: the basics of evidence based medicine. London: British Medical Journal Publications, 1997; vol xvii, p. 196.
20. Mulrow C. Rationale for systematic reviews. Br Med J 1994; 309:597–9.
21. Lau J, Schmid CH, Chalmers TC. Cumulative meta–analysis of clinical trials builds evidence for exemplary medical care. J Clin Epidemiol 1995; 48:45–57; discussion 59–60.
22. Antman E, Lau J, Kupelnick B, Chalmers TC. A comparison of results of meta–analyses of randomized control trials and recommendations of clinical experts. Treatments for myocardial infarction. JAMA 1992; 268:240–8.
23. Greenhalgh T. How to read a paper. The MEDLINE database. Br Med J 1997; 315:180–3.
24. Adams C, Power A, Fredrick K, Lefebvre C. An investigation of the adequacy of MEDLINE searches for randomized controlled trials (RCTs) of the effects of mental health care. Psychol Med 1994; 24:741–8.
25. Easterbrook P, Berlin JA, Gopalan R, Matthews DR. Publication bias in clinical research. Lancet 1991; 337:867–72.
26. Gotzsche P. Reference bias in reports of drug trials. Br Med J (Clin Res) 1987; 295:654–6.
27. Fullerton–Smith I. How members of the Cochrane Collaboration prepare and maintain systematic reviews of the effects of health care. Evid–Based Med 1995; 1:7–8.
28. Sackett D. Clinical epidemiology: a basic science for clinical medicine, 2nd edn. Boston: Little Brown, 1991; vol xviii, p. 441.
29. Thompson S, Pocock, S. Can meta–analysis be trusted. Lancet 1991; 338:1127–30.
30. Anon. Magnesium, myocardial infarction, meta–analysis and

mega-trials. Drug Ther Bull 1995; 33:25-7.

31. Chalmers I, Altman DG. Systematic reviews. London: British Medical Journal Publications, 1995; p. 50.

32. DerSimonian R, Laird N. Meta-analysis in clinical trials. Controlled Clin Trials 1986; 7:177-88.

33. Egger M, Smith GD. Misleading meta-analysis. Br Med J 1995; 310:752-4.

34. Yusuf S, Teo K, Woods K. Intravenous magnesium in acute myocardial infarction. An effective, safe, simple, and inexpensive intervention. Circulation 1993; 87:2043-6.

35. Anon. ISIS-4: a randomised factorial trial assessing early oral captopril, oral mononitrate, and intravenous magnesium sulphate in 58 050 patients with suspected acute myocardial infarction. ISIS-4 (Fourth International Study of Infarct Survival) Collaborative Group. Lancet 1995; 345:669-85.

36. Field MJ, Lohr KN. Clinical practice guidelines: directions for a new program. Washington, DC: National Academy Press, 1990; p. 160.

37. Anon. North of England evidence based guidelines development project: summary version of evidence based guideline for the primary care management in adults. North of England Asthma Guideline Development Group. Br Med J 1996; 312:762-6.

38. Anon. North of England evidence based guidelines development project: summary version of evidence based guideline for the primary care management angina. North of England Stable Angina Guideline Development Group. Br Med J 1996; 312:827-32.

39. Eccles M, Freemantle N, Mason J. North of England evidence based guideline development project: guideline on the use of aspirin as secondary prophylaxis for vascular disease in primary care. North of England Aspirin Guideline Development Group. Br Med J 1998; 316:1303-9.

40. Grol R, Dalhuijsen J, Thomas S. Attributes of clinical guidelines that influence use of guidelines in general practice: observational study. Br Med J 1998; 317:858-61.

41. NHS Executive. Clinical guidelines: using clinical guidelines to improve patient care within the NHS. Leeds: NHS Executive, 1996.

42. Gray J, Haynes RD, Sackett DL et al. Transferring evidence from health care research into medical practice. 3. Developing evidence-based clinical policy. Evid-Based Med 1997; 2:36-8.

43. Grimshaw J, Russell IT. Effect of clinical guidelines on medical practice: a systematic review of rigorous evaluations. Lancet 1993; 342:1317-22.

44. Cluzeau F, Littlejohns P, Grimshaw J, Feder G. Appraisal instrument for clinical guidelines. London: St George's Hospital Medical School, 1997.

45. Oxman A, Guyatt GH. Guidelines for reading literature reviews. Can Med Assoc J 1988; 138:697-703.

46. Oxman A, Cook DJ, Guyatt GH. Users' guides to the medical literature. VI. How to use an overview. Evidence-Based Medicine Working Group. JAMA 1994; 272:1367-71.

47. Oxman A. Checklists for review articles. Br Med J 1994; 309:648-51.

48. Cook D, Guyatt GH, Laupacis A, Sackett DL. Rules of evidence and clinical recommendations on the use of antithrombotic agents. Chest 1992; 102:305S-311S .

49. Canadian Task Force on the Periodic Health Examination. The periodic health examination. Can Med Assoc J 1979; 121:1193-254.

50. Hadorn DC, Baker D, Hodges JS, Hicks N. Rating the quality of evidence for clinical practice guidelines. J Clin Epidemiol 1996; 49:749-54.

51. Centre for Evidence-based Medicine. Levels of evidence and grades of recommendations. Oxford: Centre for Evidence-based Medicine, 1999. http://cebmjr2.ox.ac.uk/docs/levels.html

52. NHS Central Research and Development Committee. Methods to promote the implementation of research findings in the NHS: priorities for evaluation: report to the NHS Central Research and Development Committee. London: Department of Health, 1995.

53. Bero L, Grilli R, Grimshaw J, Harvey E, Oxman A, Thomson MA. Closing the gap between research and practice. In: Haines A, Donald A (eds) Getting research findings into practice. London: BMJ Publications, 1998; pp. 27-35.

54. Dunning M, Abi-aad G, Gilbert G, Gillam S, Livett H. Turning evidence into everyday practice. London: King's Fund, 1999.

55. Evans D, Haines A. Implementing evidence based changes in healthcare. Oxford: Radcliffe Medical Press, 2000.

56. Dunning M, McQuay H, Milne R. Getting a GRiPP. Health Serv J 1994; 104:18-20.

57. Appleby JWK, Ham C. Acting on the evidence: a review of clinical effectiveness: sources of information, dissemination,

and implementation. Birmingham: National Association of Health Authorities and Trusts, 1995.

58. Department of Health. Clinical audit: meeting and improving standards in health care. London: Department of Health, 1998; p. 14.

59. Department of Health. The evolution of clinical audit. Heywood: Health Publications Unit, 1994.

60. Donabedian A. Evaluating the quality of care. Millbank Memorial Federation of Quality 1996; 3:166–203.

61. Royal College of Surgeons of England. Clinical audit in surgical practice. London: Royal College of Surgeons of England, 1995.

附录：可能有用的因特网资源网址

以下提供了一些因特网资源的详细信息，注意网址和在线内容随时会有变化，在以下这些网址资源中有些提供了相关资源网站的链接，例如 ScHARR 网络提供了其他一些有用网址广泛和不断升级的资源列表。

循证医学、系统综述组织机构

Aggressive Research Intelligence Facility (ARIF)
http://www.bham.ac.uk/arif/index.htm

CASP (Critical Appraisal Skills Program)
http://update-software.com/CASP

Centre for Evidence-based Child Health
http://www.gosh.nhs.uk/ich/html/academicunits/paed_epid/cebh/about.htm

Centre for Evidence-based Medicine
University Department of Psychiatry, Warneford Hospital, Headington, Oxford OX3 7JX
Tel. 01865 226485
http://cebm.net

Centre for Evidence-based Mental Health
http://www.cebmh.com

Centre for Evidence-based Nursing
http://www.york.ac.uk/healthsciences/centres/evidence/cebm.htm

Department of Health R&D Strategy Home Page
http://www.doh.gov.uk/research/index.htm

McMaster University
http://hiru.mcmaster.ca

NHS Centre for Reviews and Dissemination
University of York, Heslington, York YO1 5DD
Tel. 01904 433634
email: crd@york.ac.uk
http://www.york.ac.uk/inst/crd/

National Institute for Clinical Excellence
http://www.nice.org.uk/

OMNI (Organising Medical Networked Information) Project
http://www.omni.ac.uk

Resources for Evidence-based Surgery
A site created for all surgeons and the related medical community, hosted by the Royal College of Surgeons of England.
http://www.rcseng.ac.uk/services/library/hi_resources/ebs_html

Sheffield Centre for Health and Related Research (ScHARR)
An introduction to evidence-based practice is available on the Internet called 'Netting the Evidence', produced by Andrew Booth from Sheffield University. This is a comprehensive guide to a range of sources and tools on the web in EBM.
Regent Court, 30 Regent Street, Sheffield S1 4DA
Tel. 0114 2768555
email: mailto:abooth@sheffield.ac.uk
http://www.shef.ac.uk/~scharr/ir/netting/net.html

Unit for Evidence-Based Practice and Policy
Subunit of the Department of Primary Care and Population Sciences at UCL, maintained by Trish Greenhalgh.
http://www.ucl.ac.uk/openlearning/uebpp/uebpp.htm

UK Cochrane Centre
Summertown Pavilion, Middle Way, Oxford OX2 7LG
Tel. 01865 516300
email: general@cochrane.co

Internet access to the Cochrane library and databases:
http://www.update-software.com/cochrane

Home page:
http://hiru.mcmaster.ca/cochrane/default.htm

Controlled Trials Register, listings of ongoing MRC and NRR clinical trials:
http://www.controlled-trials.com/default.asp

循证医学实践相关综述和摘要资源

ACP Journal Club
http://www.acpjc.org

Bandolier (topics in EBM reviewed for the NHS R&D Directorate)
http://www.jr2.ox.ac.uk:/bandolier/

Cochrane Systematic Reviews (abstracts only)
http://www.cochrane.org/cochrane/revabstr/mainindex.htm

Effective Health Care Bulletins
http://www.york.ac.uk/inst/crd/ehcb.htm

Evidence-based Health Care
http://www.harcourt-international.com/journals/ebhc

Evidence-based Medicine
http://www.ebm.bmjjournals.com/

Evidence-based Purchasing
http://www.epi.bris.ac.uk/rd

因特网杂志

eBMJ (Electronic version of the *British Medical Journal*)
http://www.bmj.com

Journal of the American Medical Association (*JAMA*)
http://jama.ama-assn.org/

Canadian Medical Association Journal (*CMAJ*)
http://www.cmaj.ca/

数据库、图表资料库

University of Hertfordshire Library
Contains up-to-date information on journals and other publications on EBM with access to many EBM internet resources.

Library and Media Services, College Lane, Hatfield, Hertfordshire AL10 9AD
Tel. 01707 284678
email: c.cox@herts.ac.uk
http://www.herts.ac.uk/lis/subjects/health/ebm.htm

PUBMED (the free version of MEDLINE)
http://www.ncbi.nlm.nih.gov/PubMed/

Best Evidence
http://www.acponline.org/catalog/electronic/best_evidence.htm

Clinical Evidence
A formulary along the lines of the British National Formulary summarising the best evidence for clinical interventions.
http://www.evidence.org/index-welcome.htm

临床指南和医疗路径资源

AHRQ (Agency for Healthcare Research and Quality)
Provides practical health-care information, research findings and data to help consumers.
http://www.ahcpr.gov/

Cedars-Sinai Medical Center, Health Services Research
Home page: http://www.csmc.edu/

HealthCare: Clinical Information Index Page
Clinical information on evidence-based practice, clinical guidelines, medical effectiveness, pharmaceutical therapy, new technology and screening.
http://www.ahcpr.gov/clinic/

Leicester GH guidelines
http://www.le.ac.uk/Li/lgh/library/internet/audit.htm

National Guideline Clearinghouse
Resource for evidence-based clinical practice guidelines and related documents. The site provides guidelines in multiple medical fields.
http://www.guideline.gov/index.asp

National Electronic Library for Health
http://www.nelh.nhs.uk/carepathways

National Pathways Association
http://www.the-npa.org.uk/

Scottish Intercollegiate Guidelines Network (SIGN)
http://www.sign.ac.uk

有用的教材（教科书）

Cochrane Collaboration Handbook
http://www.cochrane.org/cochrane/hbook.htm

第二章

外科效益和卫生经济学

Jonathan A. Michaels and
Russell Slack

摘要

循证医学要求所有医疗决策者，不但要把临床管理看作对待个体患者行为的基础，更要作为医疗政策。认真考虑已有证据，充分合理使用已有医疗资源，以便有机会获得最佳收益。然而，这些证据很少是清晰明了的，往往存在许多充满矛盾的医疗建议，主要原因在于收益测量存在差异、花费评估方法的不同和经济学评估观点的差异。

本章将解决以下问题：收益测量、医疗成本计算、卫生经济学评估方法。考虑有效收益测量时严格区分了普通疾病和特殊疾病，阐明和使用了健康相关生活质量、质量调整生存时间和效用的概念。鉴别了成本、收费和资源的区别。接下来讨论了折扣、敏感性分析和边际成本。最后，介绍了卫生经济学的应用，包括：最小化成本分析（CMA）、成本-效果分析（CEA）、成本效用分析（CUA）、成本效益分析（CBA），还讨论了成本效果分析联合列表的使用。本章内容并不是全面系统学习这一专题，而是使大家认识到一些重要的观点，当评价证据时可能使用到不同的测量方法和经济评价方法。

收益测量方法

临床工作者在评价医疗收益时，常常考虑生物学指标，比如血压、血糖水平和骨密度值等；但是往往忽略了程序性收益，如再发病入院率、再治疗率和并发症发生率。这些数据是有效客观、便于测量和方便进行不同治疗方案间的收益比较。然而，当前的医学服务现状使医疗从业人员需要考虑更多。我们需要把重点更多地放在患者实际生活质量方面。现在，评价疗效不仅需要考虑到治疗措施、有效率和药物疗程等情况，还要考虑到患者生理、心理情况和社会状态。所以，相当多的研究和关注焦点注意到，从 1980 年代开始，主观的非生物学的评价方法逐渐发展起来。

当使用者考虑从众多的检测手段中选择合适的测量方法时，应当首先认真考虑一下选择什么标准。还应当考虑一下，我们感兴趣的问题是什么，希望得到什么样的回答，是否这种检测手段可以回答我们的问题。这些都需要认真思考，因为检测分析和测量评估不但耗费金钱，而且占用了患者和医护人员的宝贵时间。进一步讲，不合适的方法使用在错误的地方会产生错误的结果，得到错误的结论。

我们还应当注意到选择健康评测工具的心理学特性，特别是其可靠性和有效性。可靠性指是否具有可重复性，比如对于同样的患者，在不同的环境和条件下，相同的检测方法会得到相同的结果。在一些研究中，我们对同一样本采用某一方法检测得到一系列结果，我们应当考虑到这些变化的结果是否反映了样本这段时间真实的变化。通过在相同条件下不同时间反复评测比较结果，可以评价重复测量的可靠性。同理，管理者在不同时间对相同患者应用同样的测量方法检测得到的结果应当具有高度的一致性。比如，Collin 等发现一名训练有素的护士和两名专业医师使用 BEARTHEL 列表评价同一群患者得到结果是相同的[1]。

另一个值得考虑的问题是心理监测标准的有效性，也就是说评价标准的测量结果可以准确地反映出我们的目的。我们应当担忧的是一些工具是可靠的但是没有意义，而不是有意义但缺乏可靠性。三个方面有效性需要描述，第一，内容有效性，选用工具应当是适度的、毫无异议的，判断内容有效性包括判断所有相关概念是明确和没有争议的。比如，监测哮喘患者的问题列表应当保证患者明白所有相关概念。第二，标准有效性。使用这些标准可与金标准作比较判断有效性。但这只是理论性的概念，因为很少情况下有金标准可以用来作比较。最后，结构有效性。这与发现不同模式的相关关系有关。比如，如果一种方法可以预测到患者对于 A 和 B 两种治疗方案会选择前者，那么实际临床决策中，人们更倾向于面对前一治疗方案。这都需要选用不同的方法达到结构的有效[2]，这些方法可以有效地处理好结构间的相关关系。

收益测量的方法选择并不是直线型的，应当根据患者类型，考虑测量方法的心理学特点。根据不同的患者人群，选择不同的测量方法。比如，比较两种药物治疗高血压的疗效，血压测量的物理方法就可以满足要求。而当检测肾移植效果的时候，就应当考虑到死亡率、生存质量等更全面的问题。

对于特定的问题选择合适的收益测量方法是很重要的，同一研究，不同的检测方法，会得到不同的结果。比如为了比较行为锻炼和血管重建对血管病患者跛行的治疗效果，选择测量踝血管测压和行走距离两种指标。在一段时期内，血管重建可以改善踝血管压力但不改善行走距离；行为锻炼可以改善行走距离，但对踝血管压力无影响。这个例子表明对于相同的患者和疾患评价治疗测量方法的不同可能得到不同的结论。

下面介绍一些常用的收益评价测量的指标。

死亡率

死亡率是指在一定时期受试人群死亡的百分比。计算方法：死亡人数/总人数。

死亡率常常作为有效率测量和治疗效果的评测指标。比较容易得到，有很好的可行性，反映治疗的终点效果。死亡率可以提供非常有用的信息，所以在解释时应当非常谨慎。第一，与操作和诊断相关的死亡率常常仅指住院患者的死亡率或者是术后一段时期比如 30 天内的死亡率。短时期内生存率的变化可能只反映了不同医院或机构的个体差异。长期存活率在肿瘤和慢性疾病中有报道。在解释这些的时候，由于开始点和时间框架的选择差异，结果会发生变化。比如，在普查人群中，生存时间会相对延长，和外科或内科治疗的患者比较，手术早期死亡率可能抵消部分生存时间[4]。鉴于这个原因，与一段时期内的总死亡率相比，生存曲线可能更为必要。考虑到治疗早期生存的重要性，还需要进行折扣计算。第二，死亡率是一个局部测量指标，而且在多数情况下，并不是一个最恰当的测量指标。许多研究报道了死亡率而忽略了其他重要的指标比如并发症发生率和生存质量等。生存质量更为复杂而且不便采集。在低死亡率发生的研究中，应用死亡率指标是有局限性的。在这些研究中，需要更为敏感的测量指标。

我们还有必要明确病例选择混杂对死亡率的影响。比如，在研究中有一种趋势，使用样本结果解释全体人群。没有考虑到人群的个体差异性，使用研究结果会造成误导和偏差，这一点搞清楚是非常重要的。疾病严重性的差异和并发症发生率的不同可以明显影响对死亡率的解释。Sowden 和 Sheldon 在冠状动脉旁路移植手术和重症监护护理的研究中，阐述了病例混杂的重要性[5]。他们报道在冠状动脉搭桥手术中，低心排量和死亡率之间的相关关系，其强度会随病例选择的变化而调整。Jone 和 Rowan 在对成人重症监护研究中发现，一旦把严重疾病患者调整为全部实际住院患者，监护病房的高死亡率也就消失了。这些例子表明，在研究中应当充分考虑到影响结果的任何因素，尽量避免偏倚。

特定状态收益测量

本节特定状态的概念是指对特定患者人群包括特定疾患和其他有治疗禁忌的患者而设计的测量工具。这类测量工具常常被解释成在特定疾病状态下使用，但是许多时候包括非疾病状态比如老年人、创伤和妊娠期的患者[7]。

健康状态的测量并不仅仅局限于一般测量。有许多例子表明，演剧人员和临床工作者更加感兴趣对某一特定状态或者疾病的测量。为了达到这一目的，设计了许多特定工具，而且是很有必要的。1987 年，Spilker 确定了 300 种检测工具，许多在当前依然广泛使用。比如，对关节炎患者使用 AIMS 列表[9]；心脏病患者的 SAS 列表[10]；测量疼痛的 MPQ 问答列表[11]。这些测量工具有不同的分类数目，选项数目。问题选项通过自己填写或询问检查填写。这些问题换算为不同分值，大多数是简单的分值，比如 1~5 分。所有分值分类或综合计算分析。

特定测量工具的优点是测量恰当，更好地反映了健康变化[12]。缺点是排除了相关潜在的并发症项目，并且不容易和疾病模型相适应。一般性测量由于可以适应不同的状态和治疗而被广泛使用。在卫生预算进行健康计划时，一般性测量指标可以作出比较和决断，相比特定状态指标更有助于确认技术效果[7]。

疼痛的测量

在许多医疗疾病状态中，疼痛是常见和重要的症状，应当得到特殊考虑。许多一般性和特殊测量工具包括疼痛状态的测量，还有许多专门设计的工具测量疼痛水平。这些工具不能像血液标本的临床检测一样直接得到结果，它需要通过患者自己的主观判断得到。

主观性测量允许重复测量已得到合适的结果。疼痛测量的主观性工具相比其他工具有许多优势，但是对于交流困难的患者存在问题。比如低龄儿童和丧失感觉表达能力的患者。对于那些丧失意识和终末期患者的疼痛水平测量也存在困难。

在其他收益测量时，使用者可以选择二元列表、分类列表或可视性标尺方法。在这里，我们可以考虑选择疼痛缓解标尺 (pain–relief scales) 或疼痛强度标尺 (pain–intensity)。在许多情况下，我们不仅仅需要测量治疗或干预措施对疼痛作用的影响，还常常需要测量疼痛的状态。根据需要选择使用疼痛缓解标尺或疼痛强度标尺。但我们需要判断治疗的副作用比如头晕等症状时，选择疼痛缓解标尺包含更多的内容，它比强度标尺更为合适一些。疼痛缓解标尺需要患者对治疗前后的疼痛状态作出判断和比较。这些对患者来说可能比较复杂，也容易使人对其有效性产生疑问。

疼痛表现具有个体差异性，最广泛应用的测量工具是 McGill 疼痛问答列表[11]。

这一常用工具是为成人设计的，并且发展成一些特殊疼痛类型和强度的测量工具。它尽量给出了一个可计量的完整的疼痛状态描述。这些问答在 15~20 分钟内，可以通过检查者和患者之间的交谈全部完成。这个测量工具包括 78 个描述性单词，20 条选项，每条包括不同程度描述疼痛的 3 到 5 个单词选项。从 3 个维度上反映疼痛状态：感官性、心理感受和自我评估。最终可以得到 3 类指标：疼痛频率、疼痛等级和疼痛总量。

最近几年，对 McGill 疼痛问答列表进行了全面的研究，证明对中、重度急、慢性疼痛患者进行评估测量是非常可靠的。而且在分析一些难于解释的疼痛时，这一列表也是非常有用的。在对伴有淋巴水肿的恶性肿瘤患者进行队列分析时，这一列表的敏感性优于分类列表和模拟量表[13]。

健康相关生存质量

近年来，对健康相关生存质量的测量研究进入了高潮，毫无疑问这些发展受益于研究分析需求的刺激，而且它还可以作为制定卫生政策的基础。

这些检测工具对与健康相关的生存质量进行了广泛的评估，包括一般问答列表和一些特殊工具。范围包括自觉症状、物理功能、心理情况和社会工作状态。可以进行一般测量也可进行特殊评估；可以得到整体综合评分，也可得到单一测量指标。像 EQ–5D、SF–36 等指标常常为首选[14]。对常用的 3 个工具在下面进行了详细介绍。

EQ–5D

在健康相关生存质量测量工具中，EQ–5D 可以得到简单的指数指标。在超过 40 篇发表的文献中被报道使用[14]。这一测量方法是 5 个国家 7 个医学中心联合制定的[15]。当前版本包括 5 个维度（原始版本包括 6 个），要求患者完成 5 个项目的问答。它只有 2 页易于回答的问答题，甚至可以简化为 1 页问题。患者自己完成或通过医患交谈填写完毕只需花费几分钟时间，并且真实反映率非常高[14]。EQ–5D 划分 5 个维度分析：自主性、一般反映、疼痛、焦虑不适、紧张。每一维度分为 3 个程度水平，这样可以确定 243 种生存状态。进一步讲，这种方法就是一种视觉模拟量表（VAS），指数评分从 0（最差活动状态）到 100（最理想活动状态）。

SF-36

SF-36是一种自判定问题列表，包括36个问题。涵盖多个层面：功能状态、满意度和健康状况。每个层面的回答评分从0到100，0代表最差健康状态，100代表最佳健康状态。各层面分数不要简单综合成一个分数评测。这些问题需要在5分钟内完成，得到最大真实性反映。方式可以是患者填表、面对面问答或电话询问[16]。

这个问题列表可以应用于一系列临床实践中，可以监测不同的人群，有很好的心理学特性。详尽的信息被分度为一定的分数，便于计算机辅助处理，得到可以发表的比较数据。对于文化水平低的患者，复杂问题的理解和回答可能存在问题，除此之外，这个列表适用范围是很广泛的[16]。

诺丁汉健康评测

诺丁汉健康评测（Nottingham health profile，NHP）检测自身压力状态。包括两个部分，每一部分都可以独立应用。第一部分，最为常用。包括6个小部分：灵活性、疼痛、睡眠、社会孤独感、情感反映、精力。每一小（共38种状态）部分分为不同的状态，如精力水平分为三级，情感反应分为5级。第二部分，反应他们对日常生活的健康状态反映，包括7个小部分：工作、家务、社会生活、家庭生活、性生活、兴趣爱好和休假活动。对这两部分的回答都为“是”或“不是”[17]。

分数设置危险性，0代表无，1代表有。每一部分从0最差健康状态到100最佳健康状态。NHP为自填写设计，适合于信函调查，也可以应用于访谈。一般来讲，最好在5分钟内完成。

质量调整生存时间

质量调整生存时间（Quality-djusted life-years，QAL）是一个对生存质量和生存时间都有效的测量方法。包括存活时间以及有效生活质量权重[18]。另一个替代指标是健康生存时间（healthy years equivalent，HYE）。

评估每年健康权重评分在0到1之间。0代表生活质量等同于死亡，1代表完全健康。比如，一名患者接受了外科手术治疗，他将继续存活一段时间，这一段时间就是质量调整的生存时间。如果患者手术后生活质量与完全健康生活相比较只占到80%，那么每年的生活质量权重为0.8。

QALY常被决策者和研究者应用于比较不同类型的健康状态和治疗效果。也可以用来研究经济学评价，一个新的手术效果与以前手术疗效比较，需要保证进一步有质量的生存时间。得到QALY结果可以使用QALY联合列表[19]。这在进行医疗决策时非常有用，但是必须注意检查获得质量调整生存率的依据资料和证据[20-23]。

最近，HYE作为QALY的短期替代指标发展起来。HYE表示假定的患者相当于完全健康生活的时间，等同于患者受影响降低质量的生活时间换算为完全健康生活的时间。实际上，这可以看作完全治愈健康生活效果指标，但是HYE应用受到一定批评，对是否可以替代QALY存在争议[25,26]。QALY可以作为有效的疗效评价指标，他更能反映个体患者优先选择的问题。面对多个治疗进行选择时，人们会倾向于最佳质量调整生存时间。

效用

生存质量权重有三种主要的方法获得。标准概率法、视觉模拟量表法和时间交换法。将在以下分别描述，通过与一般健康普通人生活质量的比较获得质量评分可以用来评价治疗效用。获得效用权重的方法依然在不断研究完善，很明显，依据不同方法会获得不同的效用值。进一步讲，对一般人群和特定患者来讲，得到认同的合适效用值往往是存在矛盾的[28]。

视觉模拟量表

VAS方法就是让患者在一条直观性类比列表中标注出自己的健康状态。这一条标尺一端为0，表示死亡；另一端为1，表示完全健康。在0和1之间划出100个等分。如果患者标定自己的健康状态为55，那么他的健康效用为0.55。VAS优点是简便易用，但是他的缺点是健康状态的存在不均衡性，所以不同个体对于健康的认识也不同。VAS另一个问题是患者标注的不确定性，在20到30间、70到80间摆动是很常见的。由于这些问题，理论性的偏倚使得到确定的生活质量权重比较困难[29]。

标准概率（博弈）法

第二种方法是标准概率（博弈）法。使用这种方法，通过比较博弈一定几率（*P*）的健康生活和一定几率（1–*P*）的死亡风险得到健康质量权重。当患者在两者选择中等效时的几率 *P* 值，就是到健康质量权重。比如我们比较 10 年心脏病带病生存和可能健康生存 10 年，但有一定死亡几率。*P* 值为 0.6，也就是说接受治疗，60%机会完全健康生活，40%即时死亡风险。如果患者认为二者等价，那么质量权重就是 0.6。这一方法的好处是以预期效果理论为基础[29]。但是缺点是这一可能性的概率概念难于理解。另一个缺点是这种假设的预期生活状态并不是真实生活。我们面对生活质量极大改善，同时这种治疗存在极大风险的情况是很少发生的。

时间成本权衡法

第三种方法是时间成本权衡法[30]。*D* 表示患病生存时间，*X* 表示患者认为的等效的完全健康生存时间，权重就是 *X/D*。比如判断一名心脏病患者生存 10 年，如果患者认为其只是相当于健康生活了 6 年，那么生活质量权重是 0.6（6/10）。

成本、收费和资源利用

通过以上讨论，可以看出，从卫生经济学角度来讲，医疗干预的收益评价有多种方法，包括经济学评价。对每一个治疗干预来说，无论是收益还是成本的评估都是非常重要的。为了确定所有相关的成本花费，有必要列出所有相关的花费项目。所以，首先我们需要确定哪些资源是必需的，哪些资源是不必要的。评估所有的必需资源花费，需要有相应的评价方法和标准单位。比如，评估工作人员的时间成本就以小时为单位；评估特定药物消耗，就以药物剂量为单位。相关标准单位见表 2.1。

表 2.1 所列项目是直接和明了的。医务人力资源消耗是工作时间，计算参照工资水平。比如，诊疗咨询成本花费就是所有参与医务人员所有的耗费时间乘以工资计算所得。其他主要成本包括医疗服务的医疗耗材、管理费用、资产折旧等，这些可以依照市场价格计算。另外，社会服务、急救服务和患者及家庭花费可以采用同样的方法计算。

在以上各项中，众所周知对一些项目花费进行准确计算是很困难的。比如，患者及家庭耗费时间机会成本的计算就是复杂的。对于耗费时间价值的金钱评估也是难以得到一致认定的。习惯性的做法是对不同市场价格间进行比较换算。比如，GERARD 采用根据护工工资标准计算家庭帮助伤残人员的花费成本。但是，这种不同市场间的比照存在机会性。比如家务劳动的成本花费，因为它的性质不能是规律和均衡的，所以进行相关参照是几乎不可能的。在这种情况下，我们推荐的是采用平均女性

表 2.1 • 资源使用和测量方法

资源	测量方法	价值评估
健康服务		
医疗服务时间	工作时间	工资水平
设备	数量/单位	市场价格
资金	数量/单位	市场价格
管理成本	数量/单位	市场价格/工资水平
其他服务		
咨询	数量/单位	市场价格
急救	数量/单位	市场价格
志愿服务	数量/单位	消耗成本
患者和家庭		
个人时间	投入时间	工资水平
开支	数量/单位	市场价格和实际消费
误工时间	时间	工资水平加额外收入

家务劳动的工资标准进行计算[32]。

但我们计算直接的和简单的成本时，一定要考虑到相关的复杂的成本核算。

基础年度成本计算

首先，我们应当考虑是否应当计算卫生消费的基础年度成本。这里是讲，因为考虑到通货膨胀，年度中的成本计算应当进行调整。我们假设通货膨胀率为 6%，那么需一年时间中 1060 英镑的医疗设备消费经调整，现在投入的成本就是 1000 英镑。虽然这两种（现在和 1 年时间中）成本花费数量不同，但是它们是等价的。当我们考虑到，不同医疗措施，不同持续时间、不同花费和增长速度时，这个问题就变得非常重要了。我们看一个 Donaldson 和 Shackley 的例子，假设同一疾患采用了不同治疗措施：手术和药物治疗（表 2.2）。假定治疗效果一样，但成本花费不同。年通货膨胀率为 5%，表示当前 1000 英镑，等效于一年时间 1050 英镑，两年时间的 1102.5 英镑。当我们比较表中两种方法总花费时发现，手术治疗总成本低于药物治疗，较小的成本获得了相同的效果。但是当我们计算调整后的基础年度成本发现，两种治疗的成本花费是相同的，没有任何一种治疗有特别好的优势成本。

折扣

并不是所有医疗成本和效益在同一时间同时发生。比如，接种疫苗的成本早期发生，而其对个人和社会的效益是在以后的时间里显现出来的。一般来讲，个人更倾向于早期获得效益，即时支付成本。在这种情况下，我们采用折扣的方法计算未来预期

表 2.2 • 基础年度成本计算（假定 5%通货膨胀率）

选项	成本增长			
	即时	第 1 年	第 2 年	总和
外科治疗	3000			
药物（未进行通货膨胀调整）	1000	1050	1102.5	3125.5
药物（进行通货膨胀调整）	1000	1000	1000	3000

的成本花费和收益[33]。

这是我们考虑到在不同时间点发生的成本或收益应当赋予不同的权重。对于权重比率和是否成本和收益采用同一权重比率还缺乏统一意见。选择合适的比率无疑将对结果产生影响。在英格兰和苏格兰推荐的权重比率为 6%。习惯认为成本和收益权重比率相同[34-35]。如果对于不同治疗措施花费不同成本、得到不同收益时候，这种折扣计算会明显影响结果。特别是在身体保健和预防医学中是非常重要的。

敏感性分析

对于资源利用、成本和收益的评价结果存在不确定性。敏感性分析就是应用于这种情况下，看关键变量变化对评价结果的影响程度。我们需要看到是否存在因为关键变量变化而对结果产生影响。

在诸多变量中对几个关键变量进行敏感性分析是可行的。一般来讲这些变量包括通货膨胀率和折扣率。尽管敏感性分析一直得到推荐，但是 Briggs 和 Sculpher 在文献综述报道发现[36]，只有 39%的文章采用了至少一种方法的敏感性分析。只有 14%的文章考虑到不确定性进行了修正。24%的文章没有考虑到结果的不确定性。

下面介绍几种常用敏感性分析方法。

简单敏感性分析

对评价中一个或几个在一定范围发生变化的变量参数进行简单敏感性分析是最常见的。对评价一个变量变化可以单独引起结果变化情况下，使用单因素分析；对评价两个或多个变量同时变化引起结果变化情况下，使用多因素分析。应当注意，在对多个变量变化的多因素敏感性分析时，如何解释显得比较困难。

临界分析

在一个变量上下变化可以导致结果能够从一种结论变为另一种结论时，临界分析可以分析变量的关键价值[37]。评价和确定特殊变量时，临界分析最为常用。比如，分析一种新药的价格如何确定。这种分析方法的主要局限性在于，在一系列变量变化中，只能确定某种关键变量进行敏感性分析[36]。

远端分析

在变量分析中，考虑某一变量以及相关变量变化对结果同时造成影响时，使用远端分析。比如，评价两种替代治疗方法时，应考虑到任何一种治疗方法价格的高低变化都会对质量方法评价结果产生影响。这种方法对于两个相关变量变化共同影响结果时，非常有效果。但是问题在于确定相关联合变量比较困难[36]。

随机概率敏感性分析

当分析一系列变量变化时使用随机概率敏感性分析。这种方法可以处理一系列不确定变量的评价。比如，确定影响价格的一系列变量因素。进行随机概率敏感性分析可以使用 Monte Carlo 等技术方法。在评价一个整体患者时，对部分患者进行概率分析是被推荐的，当然，选取的患者人群比例越高越好，最好接近 100%[36]。

边际成本

边际成本是指在医疗卫生项目中，增加的或节省的成本。它与成本变量相对，可以从总体成本中分离出来的成本总和。

在考虑成本或收益变化时，边际成本常常需要评价。增加额外病例或是改变医疗项目，都应当计算边际成本。比如评价胸透对 50~65 岁女性的价值时，如果要想把年龄 40~50 女性的情况已增加进去，那么就会增加这一研究的增加病例需要的额外成本。相对于成本变量，这一边际成本的考虑非常重要[36]。

Donaldson 和 Shackley 举了一个例子说明这个问题[32]。在一个医院，住院老人护理成本每年 25 000 英镑，如果少入院一名患者，就可以节约一份成本，多入院一名患者就会增加一份成本。但是二者不是平行的，因为医院里一些成本变量，比如仪器设备，医护工资、投资不会由于单个或小量患者数量的变化而发生明显变化。

成本分析总结

本章阐明了在进行成本评估中，选用合适的方法的重要性。否则，将会得到不正确的结果。推荐使用成本分析。很明显，并不是所有研究都采用了合适的方法进行成本分析。但我们评价其结论时，看其是否进行了恰当的成本分析是非常重要的。

卫生经济学评价

评估医疗项目的经济学评价是被广泛接受和采纳的。相对于社会需求来说，卫生资源永远处于供不应求的状态。很明显，医疗资源紧张，应当充分利用和合理分配有限的医疗资源。特别是当前科学技术和人群结构不断发展变化的情况下，这些问题愈来愈多。这里引入机会成本的概念，由于医疗资源的稀缺，应用于某一人群的医疗资源，对另外人群就意味着失去。这种收益来源于有可能不能得到的医疗资源，其对应的就是机会成本。

有必要确定的是站在谁的角度进行经济评价，是患者个人、还是 NHS、医院、医疗服务机构、政府或者全社会的角度。如果我们站在全社会的角度，那么我们应当考虑到所有地方、所有时间发生的成本和收益。

在医疗实践中，可以应用经济学评估的一系列方法描述医疗干预措施当时及以后一段时间内的成本[38]。每种成本评价方法包括成本认定、测量、哪些是必须的，并进行价值评定。

经济学评价包括四个主要方法：最小化成本分析、成本–效果分析、成本效用分析、成本效益分析（表 2.3），将在以下讲述。

表 2.3 • 经济学评价方法

经济学评价方法	测量单位
最小化成本分析	治疗效果相同；考虑成本
成本–效果分析	生活时间和质量；自然寿命年
成本效用分析	生活时间和质量；QALY、HYE
成本效益分析	生活时间和质量；换算为货币单位

最小化成本分析

成本最小化分析常常看作成本效果分析的一种形式，不过这里我们把它看作一种独立的经济学评估方法。当我们考虑到不同治疗措施治疗效果没有什么不同的情况下，应当优先考虑成本。比如，在治疗静脉曲张时，不同方案：一日病房和住院治疗。假设治疗效果没有差异，那么最佳选择成本花费最小的方法一日病房。但是，如果没有明确证据表明治疗效果完全一样，最小成本分析可能会得到错误的结论。

成本-效果分析

成本-效果分析应用于医疗措施和医疗规划中，成本和收益都不同的情况。如果把收益用标准单位表示，就可以比较成本花费大小进行经济评估。对于治疗效果观察延长生命的效果，标准单位常常用一个寿命年表示。如果观察高血压治疗效果，常以降低一个血压为单位。如果比较不同方法预防冠心病的效果，那么减少冠心病发生率就是干预效果评价的标准单位。

为了评价成本效果，成本常用单位治疗效果表示（成本效果比率）。但是这种方法常常注重生活数量而忽视了生活质量，一定程度上限制了它的应用。进一步讲，不同措施获得的效果状态相同，只是数量不同，就可使用这种评价方法。如果不同治疗措施得到的治疗结果状态不同，那么就不能用这种评价方法。所以，成本效果分析适用于同一领域不同方法的比较，而不适用于干预治疗中替代治疗间的比较。

举个例子，比较口服药物和颈动脉内膜剥脱术预防脑卒中发生的效果，可以适用成本-效果分析；但比较它们和换瓣术治疗中风的效果时，就不合适了。

成本效用分析

如上所述，成本效果分析不能比较两个完全不同的卫生项目。因为不同领域疾病不同，效果表示也不同。

成本效用分析是成本效果分析的一种特殊形式。将效果单位换算为同一单位如 QALY、 HYE，就可以对不同领域干预措施进行经济学比较。常用的是获得每个质量调整生命年效果进行成本比较。下面还将讨论成本效果联合列表。

成本效益分析

成本效益分析是将医疗服务的成本和收益都用货币单位来表示进行分析的一种方法。它采用相同的单位分析所花的成本。很难找到其他方法评价不同效果的干预措施经济学价值。这种方法就是将成本和收益都用货币表示，以得到效果评价。当然，对于治疗效果的货币化被人们广泛接受还有很多困难。

经济学评价方法的选择

根据评价目的和内容不同，正确选择合适的经济学评价方法。如果，医疗措施获得相同的效果，最小化成本分析是最简便易行的方法。虽然成本-效果分析最为常用，但应当注意它的应用限制。成本效用分析克服了一些成本-效果分析的限制，成本效益分析可以评价不同领域间替代治疗的经济学价值。

成本效果分析联合列表

在面对如何分配医疗资源时，决策者面临许多困难。当前这种决策越来越受到成本效果分析和成本效用分析的影响。根据寿命年或调整寿命年为单位，进行成本分析，可以比较不同医疗干预的经济价值。Williams 首先提出这种以调整寿命年为单位的成本效果分析联合列表。把干预措施分为强烈候选和次级候选项目[19]。这种分析列表的提倡有助于为决策者提供易于理解和有价值的信息资源。

然而，在使用成本效果分析联合列表时还会存在一些问题需要解释和解决。第一，由于研究开始时间的不同，由于技术改进和价格变动，研究获得的数据可能不能反映当前经济情况。第二，在研究中，采用了不同的折扣率，有些合适有些不合适，这些都会影响最后结果。第三，对于健康状态，不同的人群有不同的认知偏爱和优选权，选择何种生活质量评价标准存在困难。很明显，如果各个研究方法间有很高程度的同质性，那么经济评价结论对决策会有很高的价值。第四，在研究中会涉及许多成本计算方法，只有能换算成 QALY 调整寿命年为单位的成本才能进行比较。最后，应用这种方法进行统计学差异的比较，研究设计方法是非常重要的，特别是不同国家进行的研究进行比较，需要根据换算比率进行调整。

当然近年来，还涌现出一些其他的文献方法报道[20-23]。这些方法对决策都是有益的，但是在应用时不要忘记仔细选择、尽量避免造成偏差的机会。

医学伦理学问题

任何卫生经济学评价方法都会使伦理学问题变得更加复杂。特别是一定的方法可能对特定人群产生歧视性的结果，比如老年人和残疾人。这些方法在以全社会的角度看待卫生资源分配的时候还存在缺陷，比如需要优先考虑到社会公平[40]。认识到在没有充分考虑这些经济分析结论的全部潜在影响的时候，慎重使用是非常重要的。

总结

无论是个人医疗决定还是制定卫生医疗政策，我们越来越认识到需要认真考虑医疗效果和成本效果分析的证据。这就需要严格检验效果分析和经济学评价方法的有效性。特别是对于临床医生和研究人员，他们的研究成果关系到相关患者的收益，还会影响到相关治疗措施的价值判定。收益研究和经济学评价是一个新的研究领域，但是发展迅速。选择合适的方法是进行这项工作的首要问题。

● 要点

- 在评价外科治疗结果时，评价收益方法的选择是非常重要的，需要认真对待。
- 评价方法应当在临床中使用，并应当经以前研究证实有效。
- 外科评价常用测量指标包括：死亡率、标准疼痛问答列表、健康相关生活质量。
- 质量调整生存时间是常用到的评价收益的指标，可以通过许多方法计算获得。
- 治疗成本的评估应当包括医疗资源和价值的详细计算，还应当考虑到时间和价格变动。
- 有一些不同的经济学评价方法，包括：最小化成本分析、成本-效果分析、成本效用分析、成本效益分析。
- 成本效益分析列表可以用于比较不同医疗措施经济学价值的差异。但也应当考虑到技术改进和伦理学问题。

（郑亚民）

参考文献

1. Collin C, Wade DT, Davies S, Horne V. The Barthel ADL Index: a reliability study. Int Disabil Stud 1988; 10:61–3.
2. Campbell D, Fisk D. Convergent and discriminant validity by the multi–trait multi–method matrix. Psychol Bull 1959; 56:81–105.
3. Perkins JMT, Collin J, Creasy TS et al. Exercise training versus angioplasty for stable claudication. Long and medium term results of a prospective, randomised trial. Eur J Vasc Endovasc Surg 1996; 11:409–13.
4. Stockton D, Davies T, Day N, McCann J. Retrospective study of reasons for improved survival in patients with breast cancer in East Anglia: earlier diagnosis or better treatment. Br Med J 1997; 314:472–5.
5. Sowden A, Sheldon T. Does volume really affect outcome? Lesson from the evidence. J Health Serv Res Policy 1998; 3: 187–90.
6. Jones J, Rowan K. Is there a relationship between the volume of work carried out in intensive care and its outcome. Int J Technol Assess Health Care 1995; 11:762–9.
7. Brazier J, Dixon S. The use of condition specific outcome measures in economic appraisal. Health Econ 1995; 4:255–64.
8. Spilker B, Molihek FR, Johnston KA et al. Quality of life bibliography and indexes. Med Care 1990; 28 (suppl. 12) : DS1–DS77.
9. Meenan RF, Mason JH, Anderson JJ et al. AIMS2. The content and properties of a revised and expanded Arthritis Impact Measurement Scales Health Status Questionnaire. Arthritis Rheum 1992; 35:1–10.
10. Goldman L, Hashimoto B, Cook EF et al. Comparative reproducibility and validity of systems for assessing cardiovascular functional class: advantages of a new specific activity scale. Circulation 1227; 64:1227–34.
11. Melzack R. The McGill Pain Questionnaire: major properties and scoring methods. Pain 1975; 1:277–99.
12. Guyatt GH, Berman LB, Townsend M et al. A measure of quality of life for clinical trials in chronic lung disease. Thorax 1987; 42:773–8.
13. Carroll D, Rose K. Treatment leads to significant improvement. Effect of conservative treatment on pain in lymphoedema. Prof Nurse 1992; 8:32–3.
14. Brazier J, Deverill M, Green C et al. A review of the use of health status measures in economic evaluation. Health Technol Assess 1999; 3:1–164.
15. Euroqol Group. Euroqol: a facility for the measurement of health related quality of life. Health Policy 1990; 16:199–228.
16. Brazier JE, Harper R, Jones NM et al. Validating the SF–36 health survey questionnaire: new outcome measure for primary care. Br Med J 1992; 305:160–4.
17. Hunt SM, McKenna SP, McEwen J. Measuring health status. London: Croom Helm, 1986.
18. Torrance G. Measurement of health state utilities for economic appraisal: a review. J Health Econ 1976; 10:129–36.
19. Williams A. Economics of coronary artery bypass grafting. Br Med J (Clin Res Ed) 1985; 291:326–9.
20. Drummond M, Torrance G, Mason J. Cost effectiveness league tables: more harm than good? Social Sci Med 1993; 37:33–40.
21. Mason J, Drummond M, Torrance G. Some guidelines on the use of cost effectiveness league tables. Br Med J 1993; 306: 570–2.
22. Birch S, Gafni A. Cost–effectiveness ratios: in a league of their own. Health Policy 1994; 28:133–41.
23. Drummond M, Mason J, Torrance G. Cost –effectiveness league tables: think of the fans. Health Policy 1995; 31:231–8.
24. Mehrez A, Gafni A. Healthy–years equivalents versus quality–adjusted life years: in pursuit of progress. Med Decis Making 1993; 13:287–92.
25. Buckingham K. A note on HYE (Healthy Years Equivalent) . J Health Econ 1993; 11:301–9.
26. Johannesson M, Jonsson B, Karlsson G. Outcome measurement in economic evaluation. Health Econ 1996; 5:279–96.
27. Brazier J, Roberts J, Deverill M. The estimation of a preference–based measure of health from the SF–36. J Health Econ 2002; 21:271–92.
28. Johannesson M, O´Conor RM. Cost–utility analysis from a societal perspective. Health Policy 1997; 39:241–53.
29. von Neumann J, Morgenstern O. Theory of games and economic behavior. New York: Wiley, 1967.
30. Torrance GW, Thomas WH, Sackett DL. A utility maximization model for evaluation of health care programs. Health

Serv Res 1972; 7:118–33.

31. Gerard K. Determining the contribution of residential respite care to the quality of life of children with severe learning difficulties. Child Care Health Dev 1990; 16:177–88.
32. Auld C, Donaldson C, Mitton C, Shackley P. Economic evaluation. In: Detels R, Holland W, McEwan J, Omenn G. (eds) Oxford textbook of public health, 4th edn. Oxford: Oxford University Press, 2001.
33. Drummond MF. Methods for the economic evaluation of health care programmes, 2nd edn. Oxford: Oxford University Press, 1997.
34. Parsonage M, Neuburger H. Discounting and health benefits. Health Econ 1992; 1:71–6.
35. Cairns J. Discounting and health benefits: another perspective. Health Econ 1992; 1:76–9.
36. Briggs A, Sculpher M. Sensitivity analysis in economic evaluation: a review of published studies. Health Econ 1995; 4: 355–71.
37. Pauker SG, Kassirer JP. The threshold approach to clinical decision making. N Engl J Med 1980; 302:1109–17.
38. Drummond MF, Maynard AK. Purchasing and providing cost–effective health care. Edinburgh: Churchill Livingstone, 1993.
39. Mason J, Drummond M. Reporting guidelines for economic studies. Health Econ 1995; 4:85–94.
40. Ubel PA, DeKay ML, Baron J, Asch DA. Cost–effectiveness analysis in a setting of budget constraints: is it equitable? N Engl J Med 1996; 334:1174–7.

第三章

日间手术

Douglas Mcwhinnie

简介

2001年由英国政府提出NHS计划（National Health Service，国家健康服务），为使该计划更符合现代要求，其将病人置于计划框架的中心[1]。其观念是减少等待时间、完善预定系统、尊重病人选择。但是，政府面临着能力有限的压力，加快病人诊治的一种解决办法是通过加强全国日间手术计划减少病人的住院时间。

> 日间手术策略在2002年发起，其最主要的目的是到2005年使英国75%的择期手术由日间手术完成[2]。

日间手术可以定义为已选择好的病人当天入院接受计划手术，同一天回家。门诊手术病人或不需要手术室设备和/或全麻的内镜病人已不再被认为是接受了真正的日间手术。

在北美，日间手术经常被定义为接受手术的病人24小时内出入院。在英国的几家日间手术单位已接受了北美的这一概念，但是将其更名为“扩展日间手术（extended day surgery）”、“23小时外科”、“门诊外科（ambulatory surgery）”。由于定义不同，很难比较不同国家之间日间手术的统计学差异，但至少在英国，可以记录不同医院甚至不同外科医生在数据间的差异。

日间手术的发展

日间手术并非新概念。1909年，在为病儿设置的格拉斯哥皇家医院工作的James Nicholl报道了将近9 000名患有疝等疾病的患儿接受了日间手术[3]。在那时，Nicholl就强调适宜的家庭环境在日间手术的成功方面占有重要地位。10年之后，1919年爱荷华州Sioux市麻醉师Ralph Waters报道了“市区麻醉诊所”，在那里成人接受小的外科手术，并在几小时内回家[4]。

日间手术的现代阶段源于二战之后，由于人们认识到延长卧床时间与诸如深静脉血栓等术后并发症发生率高相关[5]。术后早期活动较早出院，使人们第一次注意到日间手术的经济效益[6]。1955年，爱丁堡的Eric Farquharson报道了一宗连续进行的458名腹股沟疝修补的日间手术，而在那时平均术后住院时间为2周[7]。于是日间手术对于外科等待名单的潜在影响也被考虑到了。

美国、加拿大和澳大利亚日间手术的发展由经济利益驱动，并较由国家发起的NHS计划的英国以较快的速度进展。第一批在医院建立的日间手术单位在1951年密歇根州的Grand Rapids及1952年洛杉矶投入使用。第一家独立的门诊外科中心直至1969年在亚利桑那州Phoenix开业。由于保险公司努力控制升高的医疗费用，在70和80年代这样的医疗中心有了很大的增加。

英国日间手术发展较慢。第一个独立的日间手术单位在1967年伦敦Hammersmith医院建立。70年代组建了更多的日间手术中心，但利用率不同。日间手术要求有顾问医生和麻醉师参与小或中等手术，通常对住院病人的手术由低年资医生就可完成。于是人们对于日间手术热情不高并因此得不到普及[8]。这也要求有文化改变，就是在术日晨见到患者要好于术前一天见到患者。

到1985年，足够的日间手术单位报告的良好的临床和经济学结果使英格兰皇家外科协会出版了一个名为日间手术指南的报告（1992 年修订）[9]。在那时，估计仅有 15%的择期病人接受日间手术，该报告建议 50%作为目标。在 1989 年，日间手术集会纪念显示需要一个专门的机构促进这项技术的开展，同时制定护理的技术标准，结果导致包括外科医师、麻醉师和护士在内的英国日间手术联合会（BADS）的建立。在同一年，通过 NHS 管理执行部门的花费-效益评估小组，政府进行了第一次推进日间手术的努力。他们得出结论日间手术治疗病人的花费明显低于住院手术病人，因此支持日间手术的开展[10]。到 1990 年，听证会取代了 NHS 外部稽核员，它介绍了一组包括 20 种适合日间手术的外科手术，允许不同医疗机构之间进行对比。这 20 种手术基本是小到中等手术（例如腹股沟疝修补、曲张静脉剥脱、关节镜检查、宫颈扩张和刮宫术）。数据显示在不同区变化很大，尤其腕管减压术变化最大。在一些中心全采用日间手术而另一些中心全采用住院手术。

1990 年代早期，进行了日间手术基础与实践方面的可观投资。1991 年，听证会报告“评价质量：对于日间手术病人的观点”一文指出与传统的住院手术治疗相比，80%的病人喜欢这种治疗方式，这对日间手术的发展起了极大的推动作用[12]。1993 年，国家日间手术任务书一文建议在全国 60%的择期手术采用日间手术的方式[13]。到 2001 年，听证会推出了目前的一组手术（框 3.1），其间包括了更多大的手术，如腹腔镜胆囊切除和痔切除术，也被加入了英国卫生部出版的《日间手术：手术指南》一书，这本书的出版是为了支持国家日间手术项目从而实现到 2005 年择期手术日间手术率达到 75%的目标[2]。

框 3.1 • 听证会规定的一组 25 种手术 2001

- 睾丸固定术
- 包皮环切术
- 腹股沟疝修补术
- 乳腺肿物切除术
- 肛裂扩张或切除术
- 痔切除术
- 腹腔镜胆囊切除术
- 曲张静脉剥脱或结扎
- 经尿道膀胱肿瘤切除术
- Dupuytren 挛缩切除术
- 腕管减压术
- 神经节切除术
- 关节镜
- 拇囊炎手术
- 金属物取出术
- 白内障取出加或不加植入
- 斜视矫形术
- 鼓膜切开术
- 扁桃体切除术
- 黏膜下切除术
- 鼻骨骨折复位术
- 棒球耳手术
- 宫颈扩张和刮宫/宫腔镜
- 腹腔镜
- 终止妊娠

日间手术的设备

日间手术的组织在几方面与住院手术不同。病人在手术日到医院，通过已经检查的结果进行全面评价。接下来进行手术，病人在日间病房恢复，然后由他们的照料者陪伴回家。整个入院程序是计划好的，在医院的标准程序保证了质量。任何该系统的问题将导致不必要的夜间留院，因此这就毫不奇怪日间手术的设备与住院手术不同。

开始，日间手术试着采用住院病房，但由于病人的计划床位经常在夜间被急诊病人占据，所以病人的手术计划经常在入院日取消。住院病房的环境是混杂的，有急诊病人、复杂的择期手术的病人和接受较小手术的日间手术病人。日间手术病人的护理质量经常由于病房内繁忙的医务人员自然地更多关注急性疾病病人而受损。而且，也无机制保证日间病人能够在当天晚上回家。

自成一体的日间手术单位或单独的日间手术病房因此而建立，非计划的夜间入院率急剧下降，由住院病房时的 14%降至独立病房的 2.4%[2]。这些单位可是自成一体的，也可与大医院一体，这样可利用医院能利用的各种支持体系。自成一体的日间手术单位在日间手术病区内有自己的手术室。日间手术病人手术时使用大手术室，而在入院及恢复过程中使用专用日间病房，这样可降低成本。如果病房与手术室间的距离很短，病人的转运很便捷。如果采用独立手术室，工作安排会更好。企图将日间手术排在大手术的后面，特别是术者是低年资医生时，将没有更多的时间用于恢复，并且当大手术超过预定范围时，将有被取消的危险。专门的日间手术通知单需要专业的人员来安排，因为对于手术室人员来讲，几个日间手术会比一个大手术更繁忙。

作为 NHS 的一部分，政府着手一个雄心勃勃的计划，建立较多的由公共资金或公共和私人资金共同资助的独立的或整合的日间手术治疗中心。这种日间手术或短期住院手术能力的增加使治疗能力限制减少，同时使日间手术率在全国迅速增加。

日间手术流程

传统的住院手术，病人来自于等待名单或如果为急诊直接从外科门诊入院。在日间手术，安排的程序是不同的。在很多医院，病人在外科门诊就诊，然后直接送去术前评估。虽然这样做病人有单次来院的优点，但是有些担心，如在一些病人由于短时间内给予大量信息使他们不能接受。实际上如果在外科门诊时病人已计划接受日间手术，很多病人认为在稍晚一些时间来评估门诊是方便的。现在很多外科大夫到社区医生的外科诊所出诊，在当地外科诊所外科咨询时间由有经验的护士进行术前评估。最近，一些医院接受了社区医生的快速通道，他们推荐病人直接到日间手术管理处进行术前评估。在这些病例，直到术日晨，医生才见到病人。这种方式仅适用于年轻病人或仅有简单外科问题的病人（图 3.1）。

病人选择

病人选择应考虑病人是否适合日间手术、术式是否适合日间手术和对不同病人评估主要和次要的并发症。影响病人日间手术选择的因素包括社会状况、年龄、肥胖和身体状况。对于 23 小时住院病人，选择条件可宽些。年龄和体质指数（BMI）无上限，每个病人可依据个人情况进行判断。社会因素很少限制入院，美国麻醉医师协会（ASA）标准中Ⅲ级的病人也适合日间手术。在区域性的综合医院，超过 50%的传统住院手术能通过扩展的日间手术完成[14]。

社会因素

全麻对脑功能的影响，也就是影响判断能力和运动协调性，应很好地评估。日间手术后，所有的

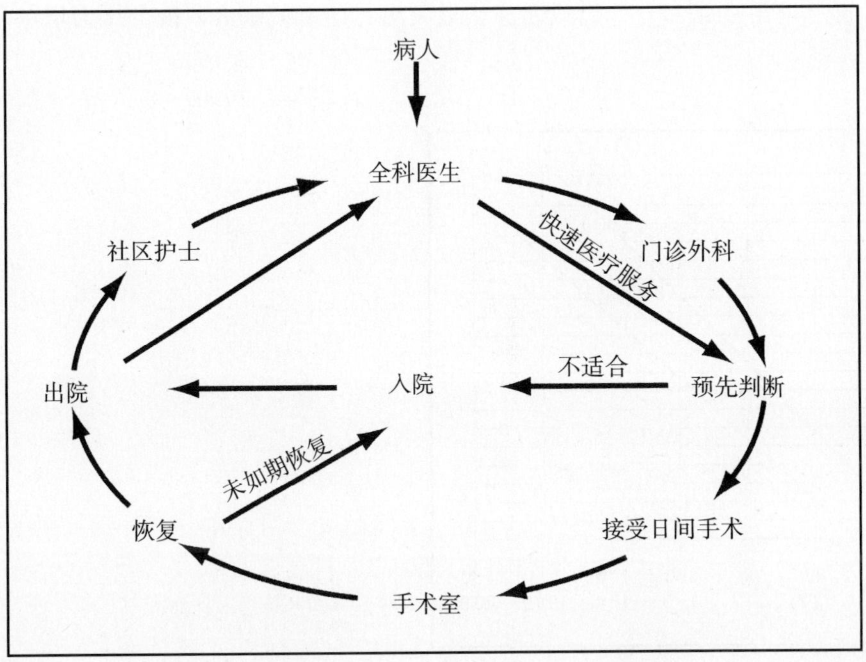

图 3.1 • 日间手术流程（参见图 3.1）

病人均应由有行为能力和责任能力的成年人 (年龄大于 16 岁) 陪同回家，陪同者应在术后第一个 24 小时内陪同。病人自己不能驾车回家，回家途中最好避免使用公交工具，途中时间长与不适感和呕吐增加相关[15]。为防止紧急情况出现，病人应居住在距医院车程在 1 小时之内的地方。病人的家居环境应是便利的，可使他们在舒适的环境中恢复。一般而言，在紧急状况下他们应能有电话使用、应有足够的卫生间设备、屋内楼梯尽量少，但是环境中的每项要求应根据个人情况判断。

年龄

虽然很多日间手术单位武断且不合逻辑地将 65 岁或 70 岁作为上限，但生物学年龄较编年史年龄更重要。老年患者更易于患呼吸道和/或心血管疾病，且陪同者也可能是老年人。但是，通过详细的术前评估，老年人可因迅速地回到熟悉的家居环境从而有更少的术后心理混乱状态而从日间手术获益。

体质指数（BMI）

肥胖可通过 BMI（kg/m²）和身高-体重表作为简易计算手册进行计算（图 3.2）。肥胖被定义为 BMI 等于或大于 30[16]，肥胖的患病率在 20 世纪 90 年代增加了一倍，现在 35%的成年人符合肥胖的定义[17]。由于吸入性麻醉药在脂肪蓄积导致恢复延迟，高度肥胖不宜日间手术，但是现在使用全静脉麻醉药诸如丙泊酚使这方面的问题较少[18]。肥胖病人存在的问题与合并症、外科术式和麻醉相关。肥胖与心脏病、糖尿病、裂孔疝、高血压和睡眠呼吸暂停相关，可能是这些并发因素而不是肥胖本身将肥胖病人排除于日间手术之外。肥胖病人手术需要更高的技术要求，并发症的发生率经常较高，术后血肿形成和为更好地外科显露而产生的疼痛率增加。麻醉问题包括静脉输液、插管和气道控制。建议肥胖病人手术安排在一天中较早时间，这样可保证纠正一些小的术后并发症而不妨碍病人回家。

日间手术安全 BMI 上限仍是有争议的。一些日间手术单位将 BMI 严格限制于 30，而另一些单位安全地将这一上限提高到 35、37 甚至 40[19]。

吸烟

吸烟者术中的并发症增加，例如气体交换功能受损和分泌物增加；术后的并发症包括支气管痉挛、肺部感染和切口并发症等增加[20]。术前评价的建议包括停止吸烟，即戒烟或暂时地在围手术期终止该习惯。对于那些希望戒烟的患者，应在手术前 6~8 周开始，因为这一时间是肺功能显著提高需要的最少时间[21]。这段时间也可以使人对尼古丁的躯体依赖（焦虑、抑郁或易激）消退，这些反应在戒烟后 2~4 天最大。最不利的吸烟停止的时间是术前一周，此时戒断症状最突出，这将使病人入院的压力增加[22]。

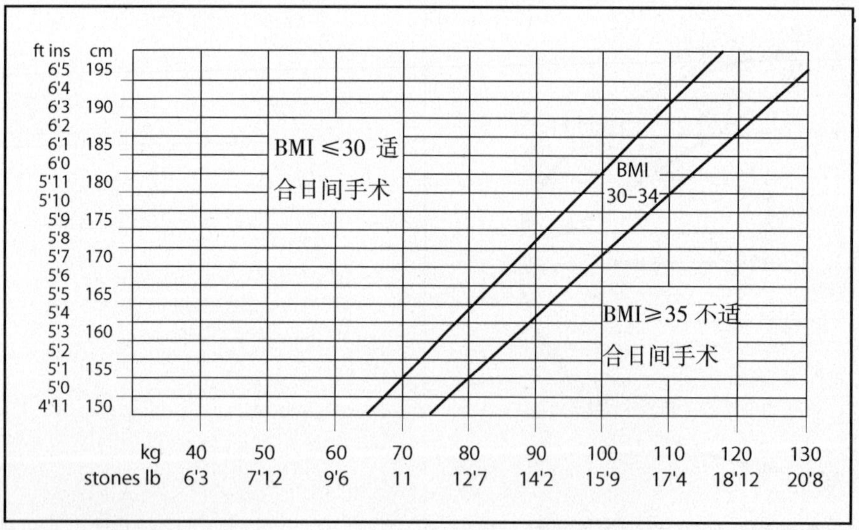

图 3.2 • 体质指数评价表

对那些想要继续吸烟的人来讲，术前暂时停止吸烟12小时使循环内碳氧血红蛋白浓度下降，可改善围手术期肺功能。

医学因素

1991年，ASA从躯体适应性角度将外科病人分为五类（框3.2），这为日间手术病人的选择提供了依据[23]。

ASA Ⅰ、Ⅱ级病人适于日间手术，ASA Ⅲ级病人适宜与否目前尚不明确。高血压、慢性肺疾患和有症状的心脏病增加了手术并发症的危险，但对于哮喘和胰岛素依赖性糖尿病患者尚无证据。

稳定的ASA Ⅲ级病人与ASA更低状态的病人有相同的非计划的夜间留院率[24]，ASA Ⅲ级病人并发症的增加与外科手术相关，而不是与伴随病相关。

糖尿病

糖尿病患者可成功地接受日间手术。1型糖尿病患者在围手术期较2型患者更难处理，有更大可能出现非计划留院。在术前数月疾病的稳定状态是成功入院的关键，特别是1型糖尿病患者。糖尿病患者疾病的稳定可通过此前几个月的血液检查、非计划入院、药物更换、低血糖和糖化血红蛋白水平（HbA_{tc}）进行评估。当HbA_{tc}低于8%说明病人适于日间手术。在成年糖尿病患者可成功进行大多数小到中等的外科手术，例如那些包括在听证会列出的25种中的手术（框3.1），但由于术后恶心和呕吐相对高的发生率，腹腔镜胆囊切除术被排除在外。只要可能，病人应接受局部或区域麻醉，这样可使病人免于术前空腹。但如果需要全麻，在术日晨不应服用糖尿病药物，手术应尽可能早安排，正常饮食应尽快恢复[25]。控制良好的非胰岛素依赖型糖尿病问题较少，而胰岛素依赖型糖尿病在手术日整个过程中需要加强监护，在很多单位认为不宜接受日间手术。

框3.2 ● 根据身体状况美国麻醉医师协会分级改写

Ⅰ级	健康
Ⅱ级	有应治疗的外科状况或另一种疾病引起的轻到中等的系统疾病，没有功能受限，包括已控制的高血压、轻度糖尿病和轻度哮喘
Ⅲ级	有功能受限的严重的系统疾病和糖尿病的并发症、严重哮喘、心肌梗死>6个月
Ⅳ级	经常威胁生命的严重系统疾病和不稳定心绞痛、严重的心、肺、肾、肝或内分泌功能不足
Ⅴ级	重病病人，即使外科干预生存预期时间不超过24小时

心脏病

麻醉时心肌梗死的危险在高血压病人是增加的，血压升高是一个最常见的术日取消计划的原因：因血压在术前评估时并未精确测量或治疗不充分。术前镇静药物的给予可降低边缘状态升高的血压，但是机制需要更多的探讨。只要运动耐受性好，很多有明显心血管疾病的病人仍能耐受手术。

不能安全接受日间手术的血压情况目前尚不清楚，但是一系列综述和30项观察性研究的meta分析表明当收缩压和舒张压分别180和110mmHg时，并无证据表明入院动脉血压和围手术期并发症相关[26]。

哮喘

使用吸入药物的年轻哮喘病人有良好的运动耐受则适合日间手术。仅有那些使用类固醇激素控制的哮喘病人不适宜日间手术或此前需要特殊的评估。在95%的哮喘患者非类固醇抗炎药物（NSAIDs）可安全用于止痛[27]。经常可通过非处方药的使用情况得到病人既往使用过类似药物而未诱发支气管痉挛的病史。

术前评估

病人在一天内入院、手术和出院需要提前周密的计划，整个过程在计划的日期和计划的时间完成。与传统的住院手术不同，传统手术时计划、评估和检查在入院日后或术前的日子进行，日间手术要求所有术前评估在入院日（DOSA）前提前完成，可提前至术前六周。因此，护理、麻醉和手术的评估在入院日是简单和迅速的，精确的术前评估可保证病人在当天由于临床原因被取消手术计划的可能性减小。取消计划不仅浪费医院的资源，而且使病人和家庭成员感到沮丧，经常打破工作的安排。

虽然严格的评估标准保证了病人的安全，考虑到他们的排除因素有些可被处理，评估过程也可发现那些能转行日间手术的病人。最常见的可补救因素包括治疗高血压和独自居住的病人找到晚间陪伴者。评估也使病人获得讨论焦虑的第二次机会，这在病人首次门诊就诊时经常未考虑到。早期将病人包含在内可提供一些灵活性和关于手术日期的选择，这样可改善手术时的缺席率。

日间手术术前评估最好是门诊由受过训练的评估护士进行。由于工作时间的限制和需要更多的时间密切观察的住院病人，由低年资的医生评估是不适宜的。

为使日间手术量最大化，需要进行一种文化转化从“入选”政策也就是“这个病人是否适合日间手术?”到“排除”政策，也就是“有什么原因使这个病人不适合日间手术?”。可通过以下几点完成对术前评估的再次设计：

- 对于接受听证会规定手术（框 3.1）中手术的所有病人均自动进行日间手术的评估。
- 全院对所有择期手术进行术前评估（手术相关排除标准：对大手术例如大范围的肠切除和大动脉动脉瘤修补）。

术前评估门诊使用病人问卷来筛查社会和医学相关问题。护士评估使病人有充足的咨询时间，同时护士更适于评估病人的社会状况。大多数问卷采用标准的格式快速筛选和确定日间手术的病人。问卷应关注于病人的一般健康状况，可增加一些特殊外科方面的附加问题（例如眼科、耳鼻喉科、整形外科）。

术前评估在那些明显适于或完全不适合日间手术的病人是很快的，不适合日间手术的病人将重新进入入院等候名单。大多数术前的时间和工作花费于那些处于日间手术边缘状态的病人，只有得到进一步检查结果，他们的日间手术的适应性才能明确。这些病人可与麻醉师和手术医生进行讨论，病人因此需要不止一次的术前门诊，但这些增加的就诊次数较病人入院手术相比还是经济的。日间手术的最主要的结果之一是：将接受中等大小手术的日间手术病人从住院手术病人中分离出来，导致住院病人为急性病人和高度依赖住院病人的混合，这就要求对住院病房技术力量进行再评价。

检查

无症状的日间手术病人不需要常规检查[28]，术前检查应当限于那些结果影响病人的治疗和预后的项目。检查项目不应当是规定的，而应根据病人的需要选择，因为通过病史询问便可知道需要检查的大部分项目。即使发现了一些小的异常，它们很少导致取消手术。仅在有贫血危险、慢性肾病、直肠出血或月经过多的情况下才检查全血细胞计数。相似地，只有病人存在肾病或服用利尿剂的情况下才检查尿素氮和电解质。尿液分析是术前检查的常规项目，但一些未预期到的疾病更多是仅通过问病史便可得到的。在牛津，30 000 名日间手术病人中进行常规尿液检查仅有一例因为未知的糖尿病而取消手术[18]。

ECG 异常的几率随年龄的增加而增加[29]，但是在日间手术小的 ECG 异常并不意味着不利的心血管术前状态[30]。术前 ECG 检查的指征仅包括胸痛、心悸和呼吸困难，但由于他们的合并症，这些病人经常已被排除于日间手术之外。也不必进行胸部 X 线片检查。如果需要进行胸部 X 线片检查，首先这样的病人可能被认为不宜日间手术。

对于镰状红细胞疾病的检测更有争议。有镰状红细胞疾病的病人经常在儿童期出现慢性溶血性贫血。在成人术前筛查并不是为了发现那些以前不知道的镰状红细胞疾病，而是为了发现那些有镰状红细胞特征的病人。但是由于人种的混合，高危人群（非洲、亚洲和地中海区域）在欧洲当今已经很难定义。进一步讲，恶化的镰状红细胞的表现（低血压、低氧血症和酸中毒）在日间手术时不太容易发生。

入院当日

在预先安排的手术日期到达日间手术单位时，大多数病历文书已经完成，繁琐的手续减到最少。任何环境的变更，无论是社会的还是医学的，在术前评估时均应被注意到。外科访视最好由术者进行，应该包括征求手术意见和确定正确的手术位置。最终的麻醉评估应当此时进行而不是在麻醉室进行，因为那时焦虑的水平很高。很多日间手术单位已经成功地实行了不同病人交错入院，这样对于病人和日间手术单位都更加便利。在大多数中心，12 小时禁食已经被更加现实的 4~6 小时内不进固体食物和 2 小时内不饮超过 300ml 的清流食代替。

病人出院

适宜日间手术的病人住院接受上述手术后通常需要至少 18~24 小时才能出院。在那时，很少再考虑术后并发症和麻醉的副作用。相对而言，如果要避免不可接受的并发症，日间手术出院必须采用严格的出院标准。回家前，每个病人都应由参与手术的医生和麻醉师看过后才能回家，但最终出院的决定由护士根据出院指南作出（框 3.3）。一些单位采用严格的评分系统[31]，包括生命体征、病人活动、术后恶心、呕吐（PONV）、疼痛和出血，但是是否这些成组的数据较框 3.3 列出的检查指标更好，是存在争议的。普通的标准有其局限性。例如，在日间手术病房无需帮助即可行走这一标准对于足部整形手术的病人不适用。在这种条件下，当然需要一般的标准，个体化的手术过程和手术类型需增加其他的特殊标准[32]。

框 3.3 ● 出院标准

生命体征稳定至少 1 小时
对于时间、地点和人物能进行正确的判断
疼痛控制满意、并且给予口服止痛药
掌握所提供的口服止痛药的用法，并提供给病人手写信息
能穿衣和行走（在适当的场合）
最低限度的恶心、呕吐或眩晕
可口服液体
最低限度的出血（或切口引流）
已经排尿（如果需要）
在回家的路上有负责任的护送人员
在以后的 24 小时内家中有负责任的看护者
关于术后护理，给予口头的和书面的指导
知道何时回院随诊（如果需要）
提供紧急情况下联系的电话号码

麻醉

日间手术可在四种基础麻醉下进行：镇静、局麻、区域麻醉和全麻，可用也可不用术前药。

术前用药

在日间手术，术前药指病人离开病房去手术前在日间病房所给的任何药物，经常是口服或直肠给药。目前有一个广泛共识，在日间手术无需给予抗焦虑的术前镇静药物，如果给予这种药物，恢复时间将延长。在大多数病例这样是正确的，但是大约19%的病人术前明显焦虑，他们从术前镇静药中获益[33]。年轻、女性、第一次经历全麻手术，尤其是乳腺手术，是高危人群。短效的苯二氮䓬类药物如羟基安定 20mg 口服或咪唑安定 15mg 口服均有效，但是恢复时间延长。标准的咪唑安定口感苦，如果口服需用一些甜味饮料来隐藏苦味。日间手术常用的其他术前药包括口服的雷尼替丁 150mg，用于已知的胃酸反流；如果手术过程很短，NSAIDs 可用于术后止痛。除此之外，病人的正常药物治疗，包括降压药应当按正常给予。

镇静

镇静，经常在口腔和内镜手术时使用，被定义为这样一种技术：能够使中枢神经系统产生抑制的一种或几种药物，可使治疗正常进行，同时维持与病人的语言交流[34]。在行胃肠内镜时镇静的标准监测方法在 1991 年发表，强调了一些安全问题如复苏设备的可用性和苯二氮䓬类的给予及安全使用[35]。病人对镇静药的反应差异相当大，应当逐渐给予达到需要的临床效果，同时避免过量。理想状态是镇静医生是有经验的麻醉医生，但在现实情况下并不总是可行的。手术过程中必须监测，包括末梢血氧监护仪检测血氧饱和度、评估病人的意识状态、ECG 和血压监测，特别是对有缺血性心脏疾病和心律失常病史的病人。通过鼻管或面罩给氧。

在手术过程中，尤其是经常在术中使用镇静药时，静脉镇静药应保持简单和一致，在成人使用咪唑安定按 0.07mg/kg 逐渐增加。由于可能发生低血压和呼吸抑制，在老年病人应减量。它是较地西泮好的一种可引起遗忘的镇静药，它的溶解性使注射时疼痛和静脉炎的发生率降低。由于它是一种短效的半衰期是2~4小时的药物，宿醉现象减少。如果过量，可给予竞争性的苯二氮草类拮抗剂氟吗西尼，但由于它的半衰期大约仅为1小时，应意识到可能发生再次镇静，必须避免病人过早出院。

地西泮镇痛是联合应用苯二氮草类药物和麻醉药物如哌替啶或吗啡。它经常应用于例如结肠镜等更加疼痛的内镜检查。长效的传统的鸦片类药物目前经常被更快起效的短效的药物如芬太尼（50~200μg i.v.）、阿芬太尼和瑞芬太尼代替，它们仅在几分钟内起效。

局部麻醉和区域麻醉

局麻的应用使术区感觉暂时消失，而区域麻醉时，神经在距手术野较远的地方被阻滞。由于同时使用镇静药，需要围手术期监测，包括末梢血氧，对于老年或有心血管疾病的病人行ECG和血压监测。可应用几种局麻药物（表3.1），过量时将发生毒性反应。血液内药物超过毒性水平导致口周麻刺感、耳鸣和眩晕。严重的超量反应包括意识丧失、惊厥或心律失常，因此需要控制剂量。肾上腺素可使血管收缩，故当与肾上腺素（1:200 000）一起使用时可给予较高剂量。肾上腺素可帮助止血、减缓吸收和延长麻醉。肾上腺素的给予在末端动脉手术时是禁忌，如阴茎、手指或脚趾。

局部或区域麻醉可单独使用，也可和镇静剂或全麻药物共同使用，在完成手术后延长疼痛缓解时间。可卡因，有缩血管作用，在鼻部手术之前局部用于鼻黏膜。阿美索卡因（丁卡因）有脏器毒性，主要用于眼科手术的局麻。丙胺卡因是短效药，血中毒性较低，在静脉区域麻醉中如Bier阻滞中很有用。用局麻药和肾上腺素进行术野浸润可在小的肿块切除术中应用。布比卡因（新的罗哌卡因）作用时间长，持续几个小时，但单纯神经麻醉需要30分钟起效，因此它是一种与全麻联合应用的在切口浸润或神经阻滞方面有效的辅助用药。经常进行的神经阻滞包括指神经阻滞、斜角肌阻滞、腕部阻滞、阴茎阻滞和腹股沟疝修补时的髂腹股沟神经、髂腹下神经和生殖股神经阻滞。

与世界其他地方相比，英国日间手术目前并不常规应用脊神经麻醉。脊神经麻醉的主要优势在于腰部以下的手术，例如膝部的关节镜手术、足部手术、痔切除术或其他小的直肠手术、神经手术和腹股沟疝修补。选择脊神经麻醉的主要指征是肥胖或由于心脏-呼吸系统疾病被排除到日间手术之外的病人[36]。

全麻

当应用一种药物或药物联合应用产生感觉及意识的丧失，用或不用肌松药，这时称为全麻。在日间手术，目前技术和药物的使用可通过全麻完成麻醉时间为90分钟的手术。1988年喉罩开始应用，喉罩的应用而不是气管插管使日间手术的麻醉发生了变化。喉罩应用时不需要肌松，更加快捷和方便，病人可耐受较浅的麻醉，恢复较快。用异丙酚诱导和维持的全静脉麻醉较吸入麻醉剂有很多优点，包括减少PONV、早期恢复和快速控制麻醉深度，使其更适合于日间手术。术后PONV很好地被预防而不是治疗。

表3.1 • 局麻药的剂量和应用

药物	剂量		应用
	单用	与肾上腺素合用	
可卡因	–	–	局部用
阿美索卡因（丁卡因）	–	局部用	
丙胺卡因	5	7	静脉区域麻醉
利诺卡因（利多卡因）	3	5	浸润神经阻滞
布比卡因	1–2	1–2	浸润神经阻滞，脊神经/硬膜外
罗哌卡因	1–2	1–2	浸润神经阻滞，脊神经/硬膜外

给予充足的水分可减少PONV，较长时间手术时应予静脉输液。当以20ml/kg剂量静脉输液时可显著降低术后困倦和眩晕的发生[37]。

由于麻醉的选择是PONV的主要因素，超过1小时手术或包括腹腔镜、牙科、斜视或矫正招风耳的手术与PONV的发生相关。一些类型的病人有PONV的倾向。女性较男性PONV有两到三倍增高[38]，可能在月经期最严重[39]。有PONV既往史或运动病的病人较普通人群的发病率高三倍。因此，有高发因素的病人或经历高PONV发生率相关手术的病人在麻醉诱导期应使用静脉预防性止吐药物。氟哌利多（0.5mg i.v.）很廉价，但是即使在很低的剂量也可引起困倦、不安、焦虑和急性肌张力障碍。昂丹司琼（4mg i.v.），5-羟色胺3型（$5-HT_3$）受体拮抗剂，副作用较少但是昂贵。明确的高危病人可以使用昂丹司琼。在PONV时，为了避免计划外的留院，除了花费高，昂丹司琼4mg i.v.是一种治疗选择。如果已经预防性使用了昂丹司琼但效果不明显，应试用氟哌利多。

麻醉时疼痛的控制基于一种多模式止痛概念，也就是联合应用一种或多种麻醉药或麻醉技术以减少副反应。通常的方法是使用NSAID或鸦片联合区域或局部麻醉。在恢复期，如果疼痛严重，可使用解救止痛剂，尤其是手术较预期的范围要大时。最好应用短效鸦片类药物如芬太尼或阿芬太尼，因为PONV副作用持续也较短。由于作用时间长，此时给予吗啡或哌替啶可导致非计划夜间留院。出院前在恢复室和病房，止痛剂给予应在疼痛暴发之前根据病人自己评估的实际疼痛给予。疼痛评估通常采用视觉评分从0至10表述，或描述性形式从不痛到可想象的最严重的疼痛。

手术

日间手术要求快速、安全和有效，这就要求有胜任外科手术的顾问医生或有经验的经过特别训练的人员。在过去，日间手术登记的中等手术经常由低年资的外科受训者在没有监督的情况下进行。毫不奇怪，这将导致手术时间延长、有些病人被取消已计划好的手术、手术并发症增加（例如出血或血肿形成）和不可避免的非计划夜间留院率增加。这样做提供低质量的治疗，应该被谴责。使人放心的是提供最适手术以下手术的单位的数量在减少。无论如何，很多顾问医生对日间手术的态度仍旧是不冷不热的，因为手术本身是普通的、令人厌倦的并缺乏复杂大手术的技术挑战。随着更多大的微创手术进入日间手术，作者高兴地看到，如果手术并发症维持在接近0，日间手术进行的中等到大手术是真正的外科挑战。

在特定的手术，不同医院和不同外科手术医师之间日间手术率差别很大。这些差别的原因是复杂的，并且在很大程度上是不能解释清楚的。必须考虑病人的意愿，但仅5%~10%的病人确实反对日间手术。居住在郊区的距医院车程超过1小时的病人更希望住院手术。大的教学医院希望吸引复杂的特殊病例，因此日间手术的数量占总手术量的比例较少。人口统计学也解释了为什么服务于较大比例的老年人群的医院日间手术较少。医疗小组人员可能对日间手术抱有强烈的赞成或反对的态度，这可影响到当地的日间手术率。

适宜日间手术的疾病

在1990年公布的听证会规定的最初20种日间手术被2001年公布的25种手术取代（框3.1）。日间手术采用的更新的麻醉技术和一些手术变为门诊手术，这就要求再评价外科术式以反映现代日间手术的能力。改变的外科实践和财政支出比例使最初列出的几种外科术式成为日间手术不良的比较标准。硬质的膀胱镜被可弯曲的膀胱镜代替，后者仅需在门诊局麻下完成。在很多单位，宫颈扩张和刮宫术已由门诊的宫腔镜检查代替。静脉曲张手术在很多健康机构仅用于静脉溃疡和静脉曲张导致的湿疹。这样的病人经常是年老的有很多合并症，需要住院手术或23小时手术。

但是，很多技术力量雄厚的日间手术单位能用日间手术的方式完成更多复杂的手术。在1999年，与超市相似，英国日间手术协会推荐在技术力量更雄厚的日间手术单位将附加的20项手术作为适于进行日间手术的“手推车”术式（框3.4）。这些术式包括更大的手术，例如：腹腔镜胆囊切除、胸腔镜交感神经切除、甲状腺部分切除和激光前列腺切除

框 3.4 • 英国日间手术联合会 1999 年公布的手术“手推车”，其中 50%适于日间手术

- 腹腔镜疝修补
- 胸腔镜交感神经切除术
- 下颌下腺切除
- 部分甲状腺切除术
- 浅表的腮腺切除术
- 乳腺肿物扩大切除加腋淋巴结清扫
- 痔切除术
- 尿道切开术
- 膀胱颈切开术
- 激光前列腺切除术
- 经子宫颈内膜切除术
- 眼睑手术
- 关节镜半月板切除术
- 关节镜肩部减压术
- 皮下乳房切除术
- 鼻整形术
- 牙槽手术
- 中耳整复术
- 腹腔镜胆囊切除术
- 蹈囊炎手术

术。手推车的概念是将 50%的上述手术以日间手术的方式完成作为目标。

外科实践：争议

乳腺手术

单纯切除活检或肿块切除很长时间以来被认为是日间手术。局部广泛切除和腋窝淋巴结切除/活检很有争议。这一手术本身适合日间手术，与住院手术有相同的并发症发生率如血肿、血清肿和感染[40]。在所有的病人，腋窝引流不是必需的[41]，但是这一手术的成功需要医院和社区的专业乳腺疾病治疗小组监督拔管、切口处理和提供适当的心理支持。

痔切除术

目前在英国，仅有 16%的痔切除术进行日间手术。可在日间手术时进行传统的 Milligan-Morgan 手术，但是手术造成的直肠的裸露面经常导致术后的不可忍耐的疼痛。新的痔手术如 Ligasure 痔切除术[42]、吻合器痔上黏膜环切术[43]和痔动脉结扎术[44]创伤更小，术后疼痛减轻因此更适于进行日间手术。脊神经或骶管麻醉[36]为日间手术提供了便利。术后护理包括不引起便秘的止痛剂、排便前使用缓泻剂避免因等待排便而不必要的住院、硝酸甘油油膏减轻局部疼痛和双唑泰栓抗生素减轻疼痛和术后继发出血[45]。

腹腔镜胆囊切除

在英国腹腔镜胆囊切除术日间手术率为 5%，并且在过去的几年中没有太大改变。这方面的原因与惧怕反应性出血、延迟出血和胆瘘有关。反应性出血发生在术后 4~6 小时，如果中午前做的手术出血可在同一天未下班前发生。延迟出血经常发生在胆囊切除术后 3~4 天，即使病人接受住院手术，他们在第二次明显出血前也已回家。在术后 48 小时前，胆瘘很少很明显，副肝管损伤经常是很隐蔽的，胆系热损伤需要几天才发生胆瘘，胆囊管残端漏也一样。同样地，如果病人住院手术，可能此时他也出院回家了。

成功的日间腹腔镜胆囊切除术依赖于严格的病人选择，在愿意接受手术的非肥胖病人进行，并且注意手术细节。接受腹腔镜胆囊切除日间手术的病人需要大约 6 小时的恢复时间，手术最好在术日较早时间进行。

年龄大于 50 岁和 ASA 分级Ⅱ级和Ⅲ级是不良预后因素[66,67]。

CO_2 不可逆地进入腹膜外间隙将导致特别不适，与制造气腹时良好的手术技术有关。由于膈肌刺激导致的肩部疼痛与膈下气泡的大小相关[48]，因此手术结束时应当尽可能地排出气体。腹膜腔内的血液是一种刺激，关腹前肝床止血和腹腔冲洗是值得的。虽然大多数腹腔镜术后疼痛从性质上讲是深在的，腹腔镜打孔的部位应用长效局麻药进行浸润（例如布比卡因）可减轻疼痛，在手术前或手术结束时浸润是无区别的[49,50]。穿刺点局麻可用 NSAIDs 加强，在手术开始时通过直肠或舌下给药。可能如此但并未被证明的是：减少穿刺点的数量或大小对术后疼痛的减轻有好处。

前列腺切除术

需要前列腺切除的病人一般年龄较大，由于合并症更不适于或很多人排除在日间手术之外。传统的经尿道前列腺切除术（TURP）可行日间手术，但术后的出血仍是一个问题。已有报道成功地进行日间激光前列腺切除术[51,52]，病人带尿管回家，大约一周后回日间手术单位进行拔管后检查。

甲状腺切除术（部分）

在非肥胖的非毒性甲状腺疾病的病人进行甲状腺部分切除术可能适于日间手术[53]。甲状腺在通过甲状腺切迹下方的颈部横切口较更大创伤的颈部项链状切口在解剖上更易于暴露。小心止血，病人可在门诊、医生出诊时或由社区护士拔出引流管（如果使用了引流管）。在英国，由于恐惧术后出血导致气管压迫将甲状腺手术排除于日间手术之外，但 23 小时手术目前很盛行。

胸腔镜交感神经切除术

单侧胸腔镜交感神经切除术手术时间一般为 30 分钟，因此适于日间手术[54]。进入胸腔的入路可选择两个 5mm 的 trocars 插入腋前线第三到第五肋间。一些术者喜欢采用 10mm 的有工作管道的 telescope，但是在一小部分人因肋间神经刺激将推迟出院。采用双腔气管内插管进行单侧肺通气目前已不需要；使用喉罩是安全的，在 trocar 插入前通过 veress 针胸腔内注入 600~800ml 二氧化碳使肺萎陷。手术结束后，肺在直视下再膨胀，2~3 小时后病人出院前检查胸片除外气胸。因明显气胸需胸腔引流和夜间留院的概率小于 1%。

扁桃体切除术

在英国，因为惧怕反应性出血，6%的扁桃体切除采用日间手术。但这种风险很小，在最近一项索尔兹伯里进行的涉及 668 名成人和儿童的扁桃体日间手术的报道反应性出血率为 3%，且发生在术后的第一个 6~8 小时，而这时病人仍在医院。

扁桃体切除术后病人继发出血大约为 1%，发生在出院后几天内，在家中可导致快速的气道梗阻和致死。索尔兹伯里再入院率高达 6%，这反映了他们在 24 小时内即使较小的出血也再入院以防发生大出血。

恢复

手术结束麻醉完成后,病人被运送到手术室的恢复室进行第一阶段恢复。以前病人在此停留一段时间，一般 30~60 分钟。但是随着短效麻醉药品的发展、创伤更小的外科手术技术的引入及病人的不同情况，病人在恢复室停留之前已适于进入第二阶段恢复。因此，“以时间为基础”的恢复已非必需，在很多单位已被“以标准为基础”的恢复取代，在这种情况下，出恢复室的标准为生命体征稳定、保护性反射恢复和能遵从指令。在日间手术病房内进行第二阶段恢复，病人恢复至允许他们安全回家的程度。有些病人离开手术间后适于直接进入第二阶段恢复（图 3.3），包括接受局麻或区域阻滞麻醉没给或仅给少量镇静药的病人。

术后并发症

准确的病人选择保证了术后并发症最少，但确实存在并发症情况，并发症被分为严重并发症和轻微并发症（框 3.5）[56]，在日间手术病人中，严重并发症的发生率较预期的为低[57]，发生率为 1/1455，并且不取决于 ASA 状态。死亡率低，为 1/66 500 至 1/11 273。

轻微并发症较常见，可增加非计划夜间留院，

框 3.5 • 日间手术术后并发症

严重并发症
未意识到的脏器损伤
严重的术后出血
心肌梗死
肺栓塞
脑血管意外
呼吸衰竭
（死亡）
轻微并发症
疼痛
术后恶心、呕吐
困倦/眩晕
咽痛/声嘶
头痛
较小的出血
感染

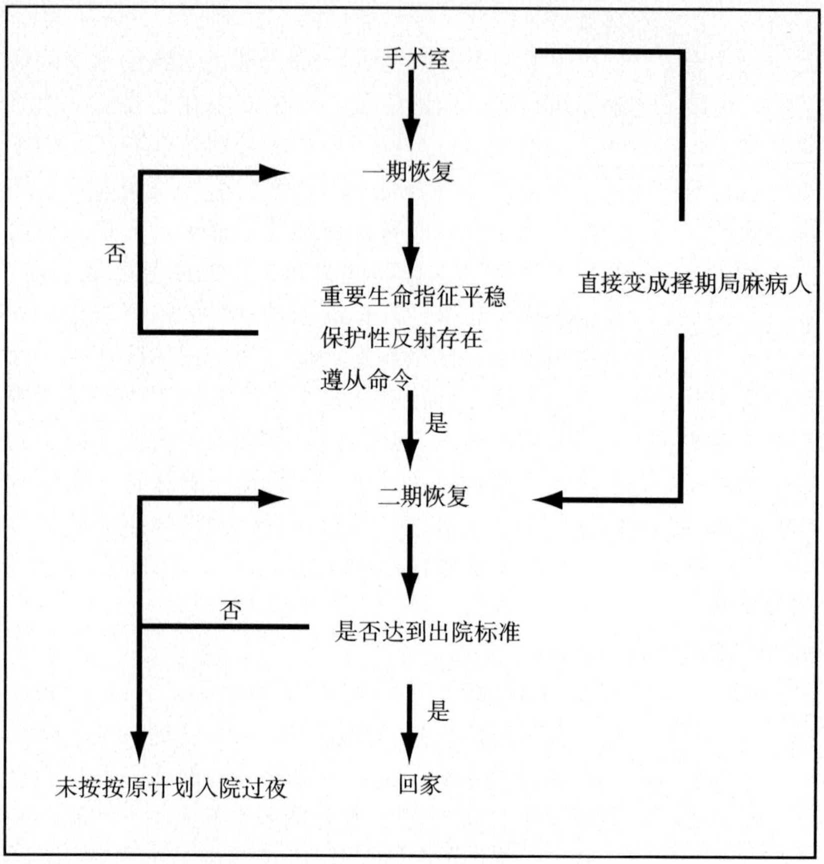

图 3.3 • 分阶段的病人恢复

由于各种病种混杂，发生率为 0.1%~5%[58]。术后并发症发生与接受的术式和麻醉相关而与 ASA 状态关系不大。ASA 状态在大的住院手术病人与并发症发生率相关，而在日间手术并非如此。手术与 60%~70% 非计划留院相关，经常由于外科医生进行超过计划的更大的手术而不是由于外科意外。日间手术需要周密计划，较大的手术在手术日较早进行使病人有充足的恢复时间。不遵守这一原则将导致非计划留院[59]。如果指导医生不在，外科技术不熟练将导致简单手术时间延长。手术时间延长、手术创伤增加将导致术后疼痛、PONV 和困倦增加而不能安全出院。甚至即使病人已回家，PONV 可再次发生，在 35%的病人中可延长至术后第 5 天[60]，而且很严重。再住院率与非计划留院率（0.7%~3.1%）相似，并且大多数与手术相关。

在离开日间手术病房之前，病人应知道以下特殊信息：如何服药、切口护理、淋浴或盆浴的时间、拆线的安排及换药的时间、恢复正常生活的时间、随访的安排（如果需要）。给予病人夜间出现紧急情况联系的电话号码也很重要。除此之外，应明确告诉病人在 24 小时内不能驾驶机动车。腹股沟和四肢手术后，应告知病人在紧急情况下能进行安全的刹车后才能驾车，这通常需要 1 周。

术后病人到家庭医生处最主要的原因是开具休假证明。第二常见的原因是病人对于切口的担心，且经常是采取不能预计的方式。出院后，很多日间手术单位在 24 小时后进行电话或入户随访。这是一种有效的评估方法，可发现急性的或潜在的日间手术小组需处理的问题。这种随访仅在特殊的情况下（例如白内障手术需要入户随访时换药）或进行该日间手术单位不熟悉的手术时是必须的。这种随访应为自愿的，因为一些病人不愿他们的私人空间被侵扰。

儿科日间手术

儿童认为手术或就诊是令他们沮丧的事情，因此治疗是单独的并且与成人不同的。1991 年，住院儿童福利国家联合会规定了儿童日间手术的护理标准，建议应由专门训练的人员进行护理，应在儿童感到安全和友好的环境中诊治，对于清醒的儿童可随时接触到他们的父母。理想的儿童日间手术应在专门的儿科日间手术单位进行，但这仅在专科的儿童医院能做到。在非专科的医院，手术仅限于接受过专门儿科训练的麻醉师、外科医生和注册儿科护士。在日间手术单位，应集中足够的病人在“儿童手术日”手术，如一周中的一天。最低限度是在手术通知单中儿童手术应当排在最前面，病房应和成人的分开，在有玩耍设备的儿童区进行护理。

大多数儿童是健康的 ASA Ⅰ级病人，适于日间手术。对于 ASA Ⅱ Ⅲ级病人不排除在日间手术之外，但是推荐儿科专门的麻醉师。ASA Ⅲ级儿科病人包括稳定的哮喘、癫痫或轻的可纠正的先天性心脏病。有呼吸道感染的病人应根据感染严重情况推迟手术 2~4 周，但是由于呼吸道过敏，麻疹和百日咳应推迟手术 6 周[62]。在很多单位，除非有特殊的设备，年龄小于 6 个月的儿童认为不适于日间手术；如果能进行新生儿护理，足月新生儿也可进行日间手术。由于术后呼吸暂停，受精后 60 周内的早产儿不适于日间手术[63]。由于与身体状况相关的低体温和低血糖的危险，很多单位对于体重小于 5kg 的儿童不进行日间手术。

社会心理因素也决定儿童是否适合日间手术。准备开始于入院前的对日间手术病房、麻醉间和术后恢复区的参观，减少患儿及家长的恐惧。所有这些被称为“周六俱乐部”，应告知家长一些常规信息如日间手术、过程和术前禁食：术前 3 小时禁清流，4 小时禁母乳，6 小时禁固体食物或牛奶。正规的术前评估和术前检查通常并不需要。非常胆怯的儿童，特别是过分焦虑的家长，往往认为在日间手术中有那么多的不熟悉的情况而不能接受，这时不宜日间手术。没有帮手的有很多孩子的父母因不能照看儿童的恢复而同样不宜日间手术。

儿童日间手术的安排较成年日间手术更为严格。术后疼痛严重的手术如腹部和创伤较大的整形外科的手术是禁忌证。儿科日间手术严格地限制在以下框中（框 3.6）。

框 3.6 ● 儿科日间手术

普通外科
疝修补手术，阴囊积液切除，麻醉下检查，扩肛，小的肿块切除术，嵌甲的治疗，内镜，活检（直肠、皮肤、淋巴结）
泌尿系
包皮环切术或相关手术，睾丸固定术
耳鼻喉科
鼓膜切开术/鼓膜置管术，腺样体切除术，扁桃体切除术
牙科
拔牙
眼科
斜视矫正
整形外科
更换石膏

入院当天，仅对有些病人给予术前镇静药物，也就是非常焦虑、对于打针有恐惧症或既往对麻醉诱导有损害性体验的儿童患者。诱导前 30 分钟口服给予咪唑安定，剂量 0.5mg/kg 至最大剂量 10mg 通常有效，标准的给药方式为与甜味饮料共同给予以掩盖苦味。另一种选择是用气氟醚进行快速气体诱导。在麻醉室，在应用局麻 1 小时前建立液体通路，父母在麻醉室陪同很有效，尤其是对学龄前儿童。术后镇痛首先通过附加的局麻或区域麻醉获得。NSAIDs 在小于 1 岁或体重在 10kg 以下的患儿由于肾脏功能尚未成熟不能给予，但术前用药给予 20mg/kg 的扑热息痛是有效的。在出院前，患儿家长应得到关于疼痛控制、伤口护理、活动和恢复正常生活的明确指导。

日间手术的扩展

到 2005 年，75%择期手术以日间手术的方式进行这一目标在有些单位很容易达到，在有些单位则是一种挑战，部分原因是各单位病例是混杂的。以下是进一步扩展日间手术可采纳的一些策略。

术前评估：术前评估应主要由护士进行。术前评估团队，而不是医生，应当最终决定病人适合真正的日间手术、23 小时手术或入院手术。这一体系应采用“入选”而不是“排除”原则（如有什么原因病人不能接受日间手术）。在很多医院由于住院时间记录不正确很多日间手术并未被记录下来。如果一些基金的发放是根据日间手术的情况时，那么5%~10%的正常情况下的编码错误应考虑到。

扩大日间手术病人选择标准：以病人生物学年龄为标准，摒弃手术病人年龄上限。BMI小于等于37的病人腹腔镜手术是安全的，但需谨慎。稳定的ASA病人可以行日间手术，但对生活不便者应为其联系社区护士或社会工作者。

考虑可选择的麻醉方式：局麻和区域麻醉可减低PONV和不能控制的疼痛，这些是非计划夜间留院的因素。在很多有较重合并症的病人，用全麻外其他方式可使病人适合日间手术。腹股沟疝修补术，用局麻或区域麻醉，80%~90%的病人可进行日间手术。

采用新的手术方式：几种原来的听证会规定的手术目前已是门诊手术或诊室内操作。在很多健康机构，曲张静脉手术是常规的有效的，但仅在病人有曲张静脉合并症时如湿疹和溃疡时才接受治疗。新技术引入常常是将传统住院手术转化为日间手术的催化剂。例如腹腔镜代替开腹胆囊切除术、新的或更少创伤的痔切除术和激光前列腺切除术的引入。

组织方面的再设计：最大限度地将择期手术以日间手术方式进行要求对于病人和工作人员的手术单进行设计。专门的手术单最好从早晨开始，较大的手术放在手术单的开始，中等大小的手术放在手术单的结尾。如果是全天的手术单，局麻或区域阻滞麻醉下的中等手术可安排在下午，病人仍可在晚上回家。对住院病人和日间手术病人排在一起的手术单，日间手术应排在更大的住院病人手术前面。但经常传统手术安排是当天最大的手术排在前面，而日间手术排在最后，增加了非计划夜间留院。由于低年资住院医生工作时间的缩短以及倒班工作使很多外科医生在没有训练者的情况下进行手术。很多医院介绍非医学从业者帮助病人，现在他们已经成为外科队伍中永久的并很有意义的成员。

延长日间手术的时间：将传统的12小时日间手术延长至14甚至16小时。这可延长恢复时间，使手术室利用时间延长，甚至可在下午稍晚一些时候进行日间手术。其他的还有考虑提供旅店便利，病人可以过夜但无医护人员的监测。这对那些旅途需要很长时间或在家里设备不完善的病人当然是适用的。最后，如果需要晚间医学观察，住院可延长至23小时，可建立拓展日间手术单元，使更多的手术能以日间手术完成。

关键点

- 到2005年底，政府的目标是75%的择期手术由日间手术完成。
- 所有的择期手术病人都应由护士评估小组进行术前评估，她们作出12小时、23小时和住院手术的决定。
- 由于成功的日间手术依赖于手术日入院、术前评估和护士控制的出院，日间手术单位应当是独立的，与住院的基础设施相分离的。
- 区域阻滞和局麻是日间手术理想的麻醉方式，但是目前使用较少。
- 大的外科手术，例如腹腔镜胆囊切除术、TURP、双侧曲张静脉手术和关节镜手术目前可安全地、常规地用于日间手术。

（张　雁）

参考文献

1. Department of Health. The NHS plan: a plan for investment, a plan for reform. London: Department of Health, 2000.

2. Department of Health. Day surgery: operational guide. London: Department of Health, 2002.

Department of Health operational guide for day surgery assists day surgery units achieve 75% elective surgery on a day case basis and covers aspects of patient selection, day surgery activity, day surgery accommodation, management and staffng.

3. Nicholl JH. The surgery of infancy. Br Med J 1909; ii:753-6.

4. Waters RM. The down-town anesthesia clinic. Am J Surg 1919; 33 (Suppl.) :71-3.

5. Asher RAJ. The dangers of going to bed. Br Med J 1947; ii: 967-8.

6. Palumbo LT, Laul RE, Emery FB. Results of primary inguinal hernioplasty. Arch Surg 1952; 64:384-94.

7. Farquharson EL. Early ambulation with special references to herniorrhaphy as an outpatient procedure. Lancet 1955; ii: 517-19.

8. Morgan M, Beech R, Reynolds A, Swan AV, Devlin HB. Surgeons' views of day surgery: is there a consensus among providers? J Public Health Med 1992; 14:192-8.

9. Royal College of Surgeons of England. Report of the working party for day case surgery. London: RCS, 1992.

10. NHS Management Executive. A study of the management and utilisation of operating departments. London: HMSO, 1989.

11. Audit Commission. A short cut to better services: day surgery in England and Wales. London: HMSO, 1990.

12. Audit Commission. Measuring quality: the patient's view of day surgery. London: HMSO, 1991.

13. NHS Management Executive. Day surgery: report by the Day Surgery Task Force. London: NHS Health Publications Unit, 1993.

14. Phillips D, Healy J, McWhinnie D et al. Extended day surgery. J One Day Surg 1999; 8:5-6.

15. Fogg KJ, Saunders PRI. Folly! The long distance day surgery patient. Ambul Surg 1995; 3:209-10.

16. National Institute of Health. Clinical guidelines on the identification, evaluation, and treatment of overweight and obesity in adults - evidence report. Obesity Res 1998; 6 (Suppl. 2) : 515-2095.

17. Garrow J. Gluttony. Br Med J 1996; 313:1595-6.

18. Miller JM. Selection and investigation of adult day cases. In: Miller JM, Rudkin GE, Hitchcock M (eds) Practical anaesthesia and analgesia for day surgery. Oxford: BIOS Scientific, 1997; pp. 5-16.

19. Davies KE, Houghton K, Montgomery J. Obesity and day case surgery. Anaesthesia 2001; 56: 1090-115.

A prospective review of 258 morbidly obese day patients showed no increase in unplanned admission rates or postoperative complications, indicating that morbid obesity alone should not be an exclusion criterion for day case surgery.

20. Myles PS, Iacono GA, Hunt JO et al. Risks of respiratory complications and wound infection in patients undergoing ambulatory surgery: smokers versus non-smokers. Anesthesiology 2002; 97:842-7.

21. Buist AS, Sexton GJ, Magy JM, Ross BB. The effect of smoking cessation and modification on lung function. Am Rev Respir Dis 1976; 114:115-22.

22. Stechman MJ, Healy J, McMillan R, McWhinnie D. Is current advice on smoking prior to day surgery in the UK appropriate? J One Day Surg 2004; 14:5-8.

23. American Society of Anesthesiology. ASA classification of surgical patients. Chicago: American Society of Anesthesiology, 1991.

A defnitive classification of comorbidity by the American Society of Anesthesiology that has become universally accepted to assess fitness for anaesthesia.

24. Ansel GL, Montgomery J. Outcome of ASA III patients undergoing day case surgery. Br J Anaesth 2004; 92:71-4.

In a retrospective case-control review of 896 ASA III patients who had undergone day case procedures there were no significant differences in unplanned admission rates, contact with health-care services or postoperative complications 24 hours after discharge between ASA III and ASA I or II patients confirming the safety of operating on ASA III patients as day cases.

25. Watson B, Smith I, Jennings A, Wilson F. Day surgery and the diabetic patient. London: British Association of Day

Surgery, 2002.

26. Howell SJ, Sear JW, Foex P. Hypertension, hypertensive heart disease and perioperative cardiac risk. Br J Anaesth 2004; 92:570–83.

A systematic review and meta–analysis of 30 observational studies demonstrated no association between admission arterial pressure when less than 180mmHg systolic and 110mmHg diastolic and perioperative complications. This evidence indicates that patients whose blood pressure is elevated within these limits can undergo routine safe surgery without cancellation.

27. Committee on Safety of Medicines. Avoid all NSAIDs in aspirin sensitive patients. Curr Prob Pharmacovig 1993; 19:8.
28. Carlisle J. Guidelines for pre–operative testing. J One Day Surg 2004; 14:13–16.
29. Goldberger AL, O'Konski M. Utility of routine electrocardiogram before surgery and on general hospital admission. Ann Intern Med 1986; 105:552–7.
30. Gold BS, Young ML, Kinman JL et al. The utility of preoperative electrocardiograms in the ambulatory surgical patient. Arch Intern Med 1992; 152: 301–5.
31. Aldrete BA. The Post–anaesthesia Recovery Score revisited. J Clin Anesth 1995; 7:89–91.
32. Cahill H, Jackson I, McWhinnie D. Ready to go home? London: British Association of Day Surgery, 2000; pp. 1–8.
33. Mackenzie JW. Day case anaesthesia and anxiety. Anaesthesia 1989; 44:437–40.
34. Wylie Report. Report of the Working Party on Training in Dental Anaesthesia. Br Dent J 1981; 151:385–8.
35. Bell GD, McCloy RF, Charlton JE et al. Recommendations for standards of sedation and patient monitoring during gastrointestinal endoscopy. Gut 1991; 32:823–7.
36. Watson B, Allen J, Smith I. Spinal anaesthesia: a practical guide. London: British Association of Day Surgery, 2004.
37. Yogendran S, Asokumar B, Cheng DC, Chung F. A prospective randomised double blinded study of the effect of intravenous fluid therapy on adverse outcomes on outpatient surgery. Anaesth Analg 1995; 80:682–6.

Two hundred ASA Grade I–III ambulatory surgical patients were prospectively randomised into two groups to receive high (20mL/kg) or low (2mL/kg) prospective isotonic infusion over 30 minutes preoperatively. The incidence of thirst, drowsiness and dizziness was significantly lower in the high–infusion group 60 minutes after surgery, confirming an advantage to routine perioperative intravenous fluid administration.

38. Zelcer J, Wells DG. Anaesthetic related recovery room complications. Anaesth Intensive Care 1987; 15:168–74.
39. Honkavaara P, Lehtinen AM, Hovorka J et al. Nausea and vomiting after gynaecological laparoscopy depends upon the phase of the menstrual cycle. Can J Anaesth 1991; 38:876–9.
40. Seltzer MH. Partial mastectomy and limited axillary dissection performed as a same day surgical procedure in the treatment of breast cancer. Int Surg 1995; 80:79–81.
41. Jeffrey SS, Goodson WH III, Ikeda DM et al. Axillary lymphadenectomy for breast cancer without axillary drainage. Arch Surg 1995; 130:909–12.
42. Jayne DG, Botterill I, Ambrose NS et al. Randomised clinical trial of Ligasure versus conventional diathermy for day case haemorrhoidectomy. Br J Surg 2002; 89:428–32.
43. Rowsell M, Bello M, Hemingway DM. Circumferential mucosectomy (stapled haemorrhoidectomy) versus conventional haemorrhoidectomy: randomised controlled trial. Lancet 2000; 355:779–81.
44. Morinaga K, Hasuda K, Ikeda T. A novel therapy for internal haemorrhoids. Am J Gastroenterol 1995; 90:610–13.
45. Carapeti EA, Kamm M, McDonald PJ et al. Double blind randomised controlled trial of effect of metronidazole on pain after day case haemorrhoidectomy. Lancet 1998; 351:169–72.
46. Robinson TN, Biffl WL, Moore EE. Predicting failure of outpatient laparoscopic cholecystectomy. Am J Surg 2002; 184: 515–18.
47. Lau H, Brookes DC. Predictive factors for unanticipated admission after ambulatory laparoscopic cholecystectomy. Arch Surg 2001; 136: 1150–3.

Univariate and multivariate analyses of clinical variables associated with unplanned admission in a retrospective case–control series of 706 patients discharged on the day of operation after a laparoscopic cholecystectomy. Length of operation was the only independent risk factor and operative time greater than 60 minutes incurred a fourfold increased risk for unplanned admission.

48. Jackson SA, Lawrence AS, Hill JC. Does post laparoscopy pain relate to residual carbon dioxide? Anaesthesia 1996; 51:

485–7.

49. Rademaker BM, Kalkman CJ, Odoom JA et al. Intraperitoneal local anaesthetics after laparoscopic cholecystectomy. Br J Anaesth 1994; 72:263–6.

50. Mjaland O, Raeder J, Aasboe V, Trondsen E, Buanes T. Outpatient laparoscopic cholecystectomy. Br J Surg 1997; 84: 958–61.

51. Keoghane SR, Millar JM, Cranston DW. Is day case prostatectomy feasible? Br J Urol 1995; 76:600–3.

52. Cornford PA. Day case transurethral incision of prostate using holmium YAG laser: initial experience. Br J Urol 1997; 79:383–4.

53. Samson PS, Reyes FR, Saludares WN et al. Outpatient thyroidectomy. Am J Surg 1997; 173: 499–503.

54. Grabham JA, Raitt D, Barrie WW. Early experience with day case trans–thoracic endoscopic sympathectomy. Br J Surg 1998; 85:1266.

55. Dennis S, Georgallow M, Elcock L, Brockbank M. Day case tonsillectomy: the Salisbury experience.
J One Day Surg 2004; 14:17–22.
A prospective audit of 668 patients undergoing day case tonsillectomy indicating primary and secondary haemorrhage rates of 0.3% and 0.9% respectively, confirming the safety of day case tonsillectomy in the UK.

56. Natof HE. Complications. In: Wetcher BV (ed.) Anaesthesia for ambulatory surgery. Philadelphia: Lippincott, 1985; p. 321.

57. Hitchcock M. Postoperative morbidity following day surgery. In: Millar JM, Rudkin GE, Hitchcock M (eds) Practical anaesthesia and analgesia for day surgery. Oxford: BIOS Scientific, 1997; pp. 205–11.

58. Levy ML. Complications: prevention and quality assurance. Anesth Clin North Am 1987; 5:137–66.

59. Twersky RS, Abiona M, Thorne AC et al. Admissions following ambulatory surgery: outcome in seven urban hospitals. Ambul Surg 1995; 3:141–6.

60. Carrol NV, Miederhoff P, Cox FM et al. Post–operative nausea and vomiting after discharge from outpatient surgery centres. Anesth Analg 1995; 80:903–9.

61. Thornes R. Just for the day. London: National Association for the Welfare of Children in Hospital, March 1991.

62. McEwan AI, Birch M, Bingham R. The preoperative management of the child with a heart murmur. Paediatr Anaesth 1995; 5:151–5.

63. Steward DJ. Preterm infants are more prone to complications following minor surgery than are term infants. Anesthesiology 1982; 56:304–6.

第四章

腹外疝

David H. Bennett

简介

疝可以定义为脏器或脏器的一部分通过包含它的体腔壁的异常通道突出。前腹壁可被分为两个结构/功能区：辅助呼吸运动的上部的“伞状区”和下部的“腹部支持”区[1]。腹壁功能障碍在上腹部将导致白线疝和脐疝，在下腹部导致腹股沟疝和股疝。腹外疝是疝的最常见形式，包含的最常见的疝为腹股沟疝（75%），股疝（8.5%）和脐疝（15%）。

疝可分为可复疝、嵌顿疝和绞窄疝。可复疝是疝囊内容物可用手还纳腹腔，而相反的难复疝或嵌顿疝不能人工还纳腹腔。当疝内容物的小肠血液供应受到影响时为绞窄性疝，可导致小肠缺血和坏疽。多种因素与疝的发生相关，最常见的因素在框 4.1 中列出。

白线疝

白线疝可定义为在剑突和脐之间的白线处的筋膜缺损。真正的发病率并不清楚，但是活检显示患病率在普通人群为 0.5%~10%。男性发病率高，男：女大约为 4:1。婴儿及儿童白线疝很少见，诊断经常在 30~50 岁。

病因

病因与“伞状区”功能解剖相关。前腹壁腱膜包括在腱膜中斜形走行的腱纤维，可使腹壁形状改变，如呼吸时。但是，中线部位仅可在长度和宽度上变化，在一个方向上增加必定导致另一个方向上减少。当腹部扩张时，白线在两个方向上扩张，导致纤维撕裂致使白线疝发生。

临床表现

大多数（75%）白线疝是无症状的[2]。如果症状出现，典型症状包括模糊的上腹部疼痛、与上腹部压痛相关的恶心。当病人躺下时，由于疝内容物的牵拉，症状趋于更严重。用力时定位于上腹部的疼痛也是一个常见症状。嵌顿是常见的，当腹膜外脂肪或网膜绞窄时出现局部疼痛和压痛。很少出现腹内脏器的嵌顿和绞窄，如果发生，症状取决于嵌顿的脏器。

体检时发现中线处的包块常可确定诊断。在肥胖病人难于触及包块，可采用超声或 CT 协助诊断[3]。

治疗

在婴儿及儿童白线疝很少见，并有一些证据表明在年龄小于 10 岁的儿童的无症状疝可自愈[4]。外科干预的指征取决于是否有症状和其严重程度。在成人手术是唯一的可永久治愈缺损的方法。

小的单发缺损修补可通过中线处的中心通过疝的纵或横切口完成。较大的疝，如果缺损多发或因怀疑脏器绞窄而行急诊手术时，最好采用纵切口。疝及其内容物与周围组织游离，如果疝内容物存在，应仔细检查并妥善处理。如果缺损小（<2cm），用不可吸收线缝合修补是足够的。缝合的方向是有争论的，一些外科医生喜好垂直缝合，而另一些则采用水平方向缝合。目前很少有证据表面一种缝合技术要强于另一种，可能最小张力的缝合方向是最好的。如果缺损大（>4cm），疝应采用网片修补。这一技术

框 4.1 • 腹部疝的易感因素

先天异常
胎儿水肿
生殖器不明显
尿道下裂
尿道上裂
膀胱外翻
隐睾
围出生时环境
早产
低体重儿
胎粪性腹膜炎
遗传异常
粘多糖贮积病
囊性纤维化
结缔组织病
Hunter-Herler 综合征
Ehlers-Danlos 综合征
增高的腹内压
肝脏疾病导致腹水
脑室腹腔分流
连续的日间腹膜透析
乳糜腹水

摘自 Mensching JJ, Musielewicz AJ. Abdominal wall hernias. Emerg Med Clin Am 1996;14: 739-56. 经许可。

将在切口疝章节中讲述。对于中等大小的疝的治疗有争议，目前任何一种手段认为均可以。在 1992 年首先报道腹腔镜进行白线疝的修补[5]，在最近 12 年中，这一技术变得很普及。目前几项对照研究表明该技术与传统手术相比可缩短住院时间、改善病人的预后、减少并发症[6-10]。

并发症

并发症发生率低，大多数常见并发症与腹部切口相关（血肿和感染）。关于复发方面的数据较少，历史上报告发生率为 7%[11]~9.4%[12]。但是大约在 50% 的病人中，复发实际上代表着持续存在的第二个疝或在第一次手术时对薄弱区的忽略。由于所有筋膜的缺损在腹腔镜时均能见到，所以腹腔镜技术可避免该问题。

脐疝和脐旁疝

在脐周围可发生几种不同的疝：先天性脐疝（脐突出）、婴儿脐疝、脐旁疝和成人脐疝。

先天性脐疝

当腹部脏器疝入脐索组织时可发生先天性脐疝。正常情况下，在妊娠 10 周时肠道进入腹腔。如果肠道不能进入腹腔，小肠正常的旋转和固定不能完成，脐消失，腹壁出现烟囱状的缺损，脏器通过这一缺损进入脐索。腹壁缺损的大小变化很大，可以不比脐大，也可以是包括整个腹壁的缺损。缺损小于 5cm 时通常仅包括肠道，然而当大于 5cm 时经常包括肝脏和其他脏器。先天性脐疝发生为 1/5000，与其他严重的先天性畸形相关。

临床表现

临床上，先天性脐疝可在子宫内或出生时诊断。在超声检查，胎儿腹壁缺损并不清晰，最初可在妊娠 15 周时观察到，表现为在正常胎儿腹壁前方光滑的囊内有液体填充的小肠袢。应采用外科治疗，影响单个腹部缺损发病率和死亡率的最重要的一个因素是出生和适当的外科治疗之间的时间。出生前诊断先天性脐疝存在时，小孩出生时应在特定的单位，由新生儿和儿外科专家在场[13]。分娩方式仍有争议。在巨大脐突出，阴道分娩可发生难产或脏器破裂，剖宫产手术可能会更好些。对于小的缺损，采用剖宫产方式分娩的优势并未被证明[14]。

治疗

手术应该仅在特别的中心进行。如果出生前诊断，母亲应该运到这样的中心生产。如果出生时诊断，婴儿应保持温暖和湿润，疝囊应避免破裂和扭曲。疝囊应由湿润的无菌敷料包裹，用密闭的塑料布或铝片覆盖。母亲和婴儿应当尽快转移至特定的中心进一步治疗。

婴儿脐疝

当脐血管和脐尿管残余及脐环不融合时发生婴

儿脐疝。它表现为脐突出，经常出现在脐环上缘。婴儿脐疝与先天性脐疝不同，其表面覆盖皮肤。它占儿童最常见外科疾病的第三位，大约在五名活产中有一名。黑人与亚洲婴儿的发病率比高加索婴儿高八倍，9%~12%有家族易感性，虽然无遗传基因被证明。

临床表现

临床上最常见的症状为外表异常，由于疝的存在在孩子哭闹时脐部象松果一样突出。婴儿脐疝很少进行性增大，90%在儿童2岁时消失。几位作者报道，如果脐疝在5岁时还存在，则不能自愈[15-17]。脐疝自愈的可能与脐环的大小直接相关。在3个月时，如果疝环<0.5cm，96%在2年内自愈。缺损直径>1.5cm者不能自愈。脐疝的并发症很少见，大约为5%~7%[18-19]，包括网膜绞窄、小肠绞窄和脏器突出。

治疗

婴儿脐疝的治疗期待自然复原。大多数无需外科手术而自愈。在小于2岁儿童外科手术的指征是并发症的发生和脐部的压痛。在年龄较大的儿童疝修补的时间并无一致结论。在美国，大多数儿外科医生推迟手术时间至4岁[20]，然而在英国儿外医生英国联合会未设标准。一般而言，手术应在上学/入幼儿园前进行，从而避免儿童意识到脐部突出。

择期婴儿脐疝修补是全麻下的门诊手术。手术切口是疝下方皮肤皱褶处的弧形切口。疝囊通过钝性分离而游离。由于腹腔成分经常在疝基底部粘连，如果考虑到疝内容物，疝囊应在尾部打开暴露内容物。如果处理得当，内容物可被还纳，切口仍可选在疝囊的头侧。如果疝囊是空的，可简单地将基底与脐分离并原样还纳。修补可单纯采用可吸收线进行筋膜的水平褥式缝合，虽然脐疝修补时经常用Mayo技术（vest over pants，重叠缝合），但没有证据表明这一技术较筋膜边缘的单纯对合更好。脐部通过将疝囊基底部的一小部分与脐部瘢痕的内面固定及与筋膜修补区缝合而完成塑形。小心血肿形成，皮肤用可吸收线皮下缝合关闭。

并发症

脐成型的并发症很少见，包括血肿、血清肿和感染。如果在有张力的情况下关闭大的缺损或忽略了同时并存的脐旁疝则可能出现复发。

脐旁疝

脐旁疝是一种获得性疝，可在所有年龄发生。它继发于白线的破裂，通常发生于脐基底的上方。病因学（见表4.1）包括肥胖、多胎妊娠和腹水造成的腹部牵拉。脐旁疝在年龄大于35岁的人群更常见，女性发病率较男性高5倍。

临床表现

从临床来看，脐旁疝经常是有症状的。病人主诉间断腹痛（可能由于牵拉脂肪和镰状韧带的腹膜引起），当疝内容物为小肠时，出现间断肠梗阻导致的绞痛。随着时间的推移疝逐渐增大，在大的悬垂疝皮肤可被擦烂和坏死。

鉴别脐旁疝和脐部缺损是很重要的，由于后者在年轻人可自愈，而前者需要外科手术。脐疝典型表现为在脐下方向前突出的对称的肿块。在脐旁疝，疝囊基底部一半为脐所覆盖，其余部分为脐上方或下方的腹壁皮肤覆盖。脐旁疝不能自愈，有较高的嵌顿和绞窄的发生率，因此是手术修补的指征。

治疗

与脐分离的单个疝，跨过疝的横行切口显露最好。在脐旁和脐均为疝的病人，中线处切口是较好的手术入路。相似的，如果筋膜缺损较多或考虑到疝囊内脏器的完整性，最好采用垂直切口。如果缺损内仅包含腹膜外脂肪，可将其还纳。在腹膜外脂肪绞窄或感染的情况下，最好将其切除。如果存在疝囊，应将其与周围筋膜游离，打开并检查疝内容物。只要内容物处理得当，可将其还纳并将多余疝囊切除。不要求关闭腹膜，但是一些作者认为当内容物还纳后可贯穿缝合疝囊颈。可通过横行或纵行对边缝合筋膜进行修补，方式取决于缺损的大小和最小张力的方向。由于这是一种获得性疾病，推荐用不可吸收线或半衰期长的可吸收线如PDS进行修补。

成人脐疝

成人脐疝可小至脐部瘢痕的部分展开，大至巨大的悬垂疝。在急性腹部扩张的病人，脐部可部分展开。持续的腹内压力的增高将最终导致脐部瘢痕的破坏，从而形成脐疝。虽然不常见，病因包括肝硬化腹水、充血性心衰和肾炎。接受腹膜透析的病人也有较高的脐疝的发生率。由于大多数病人有严重的基础疾患，治疗可采用保守治疗。除非疝嵌顿或特别巨大、覆盖的皮肤变薄可导致自发破裂时可不行手术治疗。

成人脐疝并不是婴儿脐疝的延续，而是通过脐环的非直接的疝，它的后方边界为脐部筋膜，前方为白线，两侧为腹直肌鞘。它有嵌顿和绞窄的可能且不能自愈。脐疝在成人有高的患病率和死亡率。90%以上发生在女性，所有的病人均肥胖和多次妊娠。

临床表现

临床上诊断通常是明确的。疝一般很大，且由于网膜和疝囊基底部的粘连不能完全还纳。疝通常有疼痛，由于当其增大时有下垂的趋势，这可牵拉胃和横结肠。间断的绞痛可由不完全肠梗阻引起。只要可能可采用保守治疗，但是这些病人经常发生嵌顿，使外科干预不可避免地成为必须。

治疗

脐疝在高危的成年病人经常采用局麻或区域麻醉进行手术。在小的脐疝，可采用脐以下切口，但是在大的脐疝，特别是嵌顿疝长的中线处的切口是必须的。疝被游离后，当疝囊颈部切开时，其内的脂肪团和疝囊被提起。评估嵌顿的成分并按规定处理。疝囊经常分为多室，Richter 疝可发生在一个或多个小室。当疝内容物处理后，修复腹膜，采用张力最小方向行边对边缝合，可横行或纵行。对于小疝（直径<2cm）用适合型号的不可吸收线进行边对边的缝合已足够。经典的 Mayo 方法[21]是重叠缝合边缘，但是研究显示重叠缝合并不能提高切口的爆发力，而且实际上损害了切口的爆发力[22]，损害程度与重叠缝合和张力的产生相关。在大的疝（直径>4cm），保证无张力下的缝合是重要的。如果筋膜边缘能很容易地对和到一起，可用修补补片进行加强，补片放置于腹膜外肌层后方，也就是在腹直肌后方（腹直肌后鞘的前方）。如果筋膜边缘不能很容易地对和，在腹膜外肌层后间隙放置补片前可牵拉侧方腹壁肌层和皮肤瓣。极少情况下，当不能关闭缺损时，可在腹膜外间隙放置一个补片连接缺损，与筋膜边缘重合至少超过 5cm。补片应用不吸收线间断缝合固定。

虽然明智的切除多余的皮肤和皮下脂肪外观可改善，但除非很薄或感染，脐上方的皮肤无需切除。所有的病人均应被告知可能切除脐。如果再造新的脐，应当注意复发可出现于新脐固定筋膜处的白线上。

并发症

并发症包括血清肿、血肿和感染。密闭的抽吸引流可放置于肌层后或皮下以防大的血清肿形成。除了局部问题，这些病人经常有呼吸和心血管并发症，这需要延长住院时间。

腹股沟疝

解剖

腹股沟区的解剖是复杂的。腹股沟管大约 4cm 长，位于腹股沟韧带上方内外环之间。腹股沟管是精索进入阴囊的通道，与睾丸、输精管和提睾肌的血管并行。浅环是腹外斜肌腱膜上的一个三角形裂隙，位于耻骨结节上方 1.25cm。上中脚和下侧脚由脚间交叉纤维联合在一起形成外环。正常情况下，外环不能容纳小指尖。深环是腹横筋膜的 U 型裂隙，它位于髂前上棘和耻骨结节的中点腹股沟（Poupart's）韧带上方 1.25cm。腹横筋膜是覆盖腹壁的一层筋膜，深环的功能依赖于筋膜的完整性。

腹股沟管前壁主要由腹外斜肌腱膜和外侧的联合肌组成。后壁由腹横筋膜和联合腱（腹内斜肌和内侧的腹横肌）组成。腹壁下血管位于深环的后内方。上界由联合肌（腹内斜肌和腹横肌）组成，下界为腹股沟韧带。

定义

斜疝位于腹股沟管精索的外侧（外前方）。直疝由腹股沟管的后壁直接向前突出。斜疝的颈部在腹壁下血管的外侧，直疝经常出现在腹壁下血管的内侧，除了鞍状或裤形疝，它既含有内侧也含有外侧成分。

婴儿和儿童的腹股沟疝（参见第12章）

在儿童先天性腹股沟疝修补是最常进行的手术。虽然腹股沟疝可出现在任何年龄，在婴儿及儿童有最高的发病率。大约3%~5%的成熟儿出生时患腹股沟疝[23,24]。80%~90%的儿童疝发生在男孩，大约三分之一的疝出现在人生的前六个月。先天性腹股沟疝最常出现在右侧（55%~60%），而15%是双侧的。

临床表现

疝的腹股沟区检查可发现在外环或阴囊内有明显的包块。包块可轻轻地还纳。包块有时仅在用力时出现，如哭闹或排便时。如果孩子足够大可以站起，应在卧位和站立位时进行检查。如果不能站立，家长可将婴儿垂直抱起，医生能近距离观察腹股沟和阴囊区。

在检查腹股沟区前，应当确认睾丸在阴囊内，而避免将回缩的睾丸误以为疝块。如果阴囊内空虚，可提示检查的外科医生睾丸未下降或异位的可能，90%以上这种情况会伴发腹股沟疝。虽然常规睾丸固定术通常推迟到孩子1岁时进行，共存的有症状的疝应迅速修补，睾丸固定术应同时完成。

腹股沟疝易于嵌顿，总的发生率为12%[25]。嵌顿在最初的6个月最常发生，超过一半的嵌顿可在此时发生。嵌顿发生的几率在女性更高，故急诊手术更多。嵌顿疝通常表现为腹股沟管处急性出现的有压痛的包块。包块可突出超过腹股沟外环或进入阴囊。肿块表面的皮肤可脱色、水肿、红斑或发蓝。如果不能还纳肿块可导致绞窄，表现为腹胀、呕吐、停止排便、心动过速和有小肠梗阻的放射学证据。所有这些均提示急诊手术解除梗阻、抢救小肠和进行疝修补。

治疗

在大多数病例（80%），儿童嵌顿疝在初期可进行保守治疗。嵌顿时间不长且无感染中毒证据，可行保守治疗。包括镇静、使用冰袋，当婴儿安静后，轻柔地处理嵌顿的疝。探查可安全地推迟到4~6小时之后；如果疝在这时仍不能还纳是急诊手术的指征。嵌顿疝急诊手术的并发症发生率较择期手术高20倍[25]。因此尽可能还纳疝，在还纳后24~48小时内进行择期手术。

在儿童组疝的高嵌顿率使腹股沟疝成为外科修补的指征。手术可采用日间手术，避免住院而减少儿童的精神创伤，减少与家庭的分离和交叉感染的发生。除标准的外科术前准备外，对于小婴儿应特别关注，采用Bubble-wrap或Webril包裹肢体、将孩子放在温暖的垫子上和使用头上加热器。外科入路通过最低的腹股沟皮肤皱褶处短的横切口（3cm）完成。浅表筋膜（Scarpa筋膜）切开后可见到腹外斜肌腱膜。将腱膜向侧方游离可见到腹股沟韧带和腹股沟管外环的确切位置。一些外科医生提倡通过外环进行修补（Mitchell Banks术式[26]），另一种方法是沿着纤维长轴的方向切开腹外斜肌腱膜，与外环垂直。这可暴露覆盖精索结构的提睾肌及其筋膜。

疝囊经常位于精索的前内侧，轻轻地钝性分离提睾肌纤维可见到疝囊。用止血钳提起疝囊，将提睾肌纤维从前外侧分离。向内侧牵拉疝囊可见到精索血管和输精管，这些结构可在后外侧方向小心地从疝囊剥离。如果各层之间有粘连，可在精索内注入1~2ml盐水帮助分清游离平面。不能钳夹输精管，而且腹股沟管的后壁不能破坏。完成疝囊底部的游离后，游离疝囊应超过腹股沟深环的水平。如果疝囊进入阴囊，当精索结构被辨认和保护后疝囊可横断。疝囊的基底部可轻轻地扭转将液体和脏器还纳进入腹腔。

疝囊的底部可用3-0或4-0的可吸收线进行结扎，一旦线被切断，腹膜基底向近侧回缩进入腹股沟深环。应避免使用游离结扎，如果腹部扩张它们将有分离的危险。如果内环特别大，可用3-0的薇乔间断缝合缩小内环，使其近似于精索下方的腹横筋膜。然而如果关闭内环太紧，可导致精索内血管受压和严重水肿。严密的止血对防止术后血肿是必须的。应确认阴囊内睾丸的位置，避免腹股沟管内医源性滞留。切口分层关闭。

在婴儿及年幼的儿童无需腹腔镜疝修补。内镜在青春期复发疝预计行补片植入的腹膜前修补时有一定作用，它可同时检查对侧。

有感染中毒症状、明显的肠梗阻或复位失败的嵌顿疝需急诊手术。婴儿及儿童嵌顿疝术前应使用抗生素。应留置鼻胃管，用20ml/kgHartmann液静脉输注补液。以防开腹，手术应按全腹部手术准备。采用腹股沟切口，当内环处的梗阻解决后，嵌顿的小肠应仔细检查以判断其活力。可看到很快恢复粉红色、有光泽、有蠕动、在肠系膜边缘可触及或看到搏动。如果对于小肠活力有疑问，进行肠切除和肠吻合，完成疝修补。

在特定条件下，嵌顿的小肠可在外科手术时未被见到前自行还纳。应重新找到嵌顿的肠段并观察。如果这不可能，应行反方向的切口，正规的剖腹探察可更精确地评估小肠的活力。由于水肿、质脆和肿块的存在影响解剖结构的辨认，嵌顿疝手术较困难。应仔细辨认性腺，因其可能由于嵌顿疝压迫血管导致梗死。在嵌顿疝时，未下降的睾丸更容易出现这种并发症。

并发症

并发症可分为术中和术后并发症。术中并发症包括切断髂腹股沟神经，如果将腹外斜肌筋膜切开前提高可避免；切断输精管，用 7-0 的单股纤维缝线间断缝合；出血，经常继发于针眼损伤可通过撤回缝线，局部压迫解决。

术后并发症包括切口感染、阴囊血肿、术后阴囊水肿和复发。切口感染率很低（1%~2%），复发率据报道低于 1%[27]。80%的复发出现于术后 1 年。在婴儿及儿童疝复发的主要原因有：① 术中未发现的疝囊或未注意到的腹膜破损；② 疝囊颈部结扎线的断裂；③ 未修补扩大的腹股沟内环；④ 对腹股沟管后壁的损伤导致直疝的发生；⑤ 腹股沟管严重的感染；⑥ 腹内压力的增高，例如腹腔脑室分流术后的腹水病人、囊性纤维化的儿童、既往行嵌顿疝术后和结缔组织病的病人。复发疝再手术是一种技术上的挑战，对复发疝腹膜前入路是一种很好的选择。

成人腹股沟疝

腹股沟疝在男性更常见，男：女为 10~12：1。高峰发病年龄为 60~70 岁，65%为斜疝。右侧腹股沟疝较左侧稍常见，55%发生在右侧。在双侧疝中，直疝是斜疝的四倍。

病因学

腹股沟疝的病理原因为多种因素。最初认为成人鞘状突未闭是腹股沟疝的易感因素。但是尸解研究表明 15%~30%成年男性有未闭的鞘状突而无临床明显的腹股沟疝[28]。相似地，在婴儿腹股沟疝的对侧 60%有鞘状突未闭，对侧疝的发生为 10%~20%。婴儿疝修补后随访 20 年的资料中，仅 22%男性将发展为对侧疝。

因此显而易见的腹股沟斜疝并不仅与先天缺陷有关。在中老年人群中高的斜疝的发病率表明腹壁结缔组织的病理改变是一个原因。

现在有更多的实验室证据表明胶原紊乱是腹股沟疝发生的一个病因[29-31]。

治疗

疝修补的主要目标是恢复腹股沟区肌肉腱膜层的完整性和肌肉腱膜的孔洞，使外生殖器的血管穿过这些结构。回顾以前曾经使用过的现在很多成为历史的各种修补术超过了本章的范畴。图 4.1 显示了各种修补技术应用的变化情况，只有最新出现的技

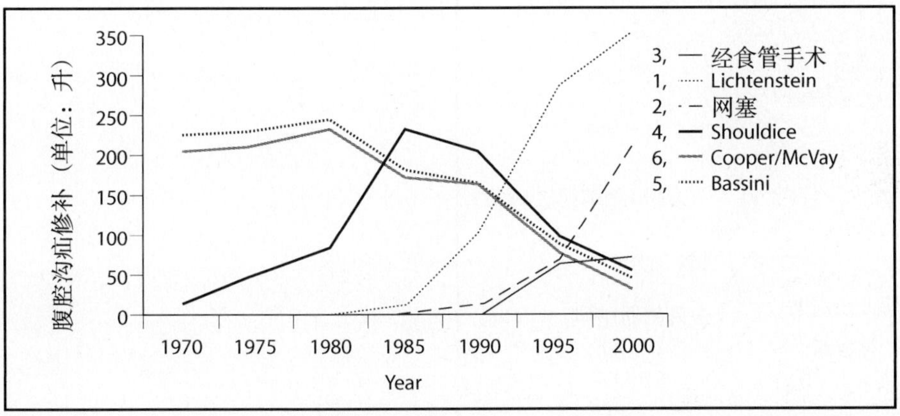

图 4.1 ● 自 70 年代以来，疝修补术的流行情况。1、Lichtendtein; 2、网塞；3、经食管手术（TEP）；4、Shouldice；5、Bassini；6、Cooper/MaVay。得到 Rutkow IM 的许可。Epedemiologic,economic,and sociologic aspects of hernia surgery in the United States in ghe 1990s.Surg Clin North Am 1998;78:941.

术（补片修补）将在此讨论。

无张力网片修补

Lichtenstein 首先描述了腹股沟疝无张力修补技术，现在以其姓名命名[32]。无张力原发腹股沟疝修补是可在局麻下进行的门诊手术。区域阻滞不是必需的，而硬膜外麻醉仅在例外的情况下使用：如特别肥胖、同时的双侧疝修补和大的不可复的阴囊内疝。全麻用于怀疑有肠嵌顿的疝手术，在手术时可中转开放腹膜前入路。

手术细节：当局麻完成后，取腹股沟皱褶处切口，在切口的一侧切开皮下组织，暴露腹外斜肌腱膜。延长切口暴露腹外斜肌腱膜的内侧、腹股沟韧带和浅环。沿纤维方向在腹外斜肌腱膜上取一小口，大约在腹股沟韧带上方 1cm。用血管钳小心地提起边缘，避免损伤髂腹股沟神经。腹外斜肌腱膜沿纤维方向打开从切口处至浅环，将腹股沟管的内容物轻轻的与其游离。利用耻骨结节与精索间的无血管区域游离精索，避免损伤腹股沟管后壁、睾丸血供和生殖神经，这根神经经常平行于精索外血管。

为了使精索更细并移除脂肪瘤（图 4.2），在深环水平提睾肌纤维沿长轴切开。无需从精索内完全切除提睾肌，这可能导致输精管的损伤，增加术后神经痛和缺血性睾丸炎。应打开斜疝疝囊，用手指探察其他缺损和股疝的存在。Lichtenstein 认为可将疝囊单纯翻入腹腔而不切开缝合或结扎，它认为无此必要，且可增加术后的不适[32]。可是，本文作者的经验是除很小的疝囊外，在深环水平结扎疝囊，去除多余腹膜。为预防术后阴囊水肿，阴囊内疝在腹股沟管中点处横断，远端旷置。

在大直疝的情况下，疝囊内翻重叠缝合以达到表面平整，其上可放置网片。将腹外斜肌腱膜与其下的腹内斜肌游离，以达到充足的空间以容纳 15cm×10cm 的补片。

聚丙烯补片适当修剪，使补片覆盖腹内斜肌及其腱膜，超过 Hesselbach 三角边缘至少 2cm。补片内侧应剪圆适应腹股沟管内侧的形状。补片缝合在耻骨结节上的腱膜组织，覆盖骨骼以防在这一关键点的张力存在或薄弱，同时保证骨膜未被缝合。同一根线进行下缘的连续缝合，将补片与腹股沟韧带

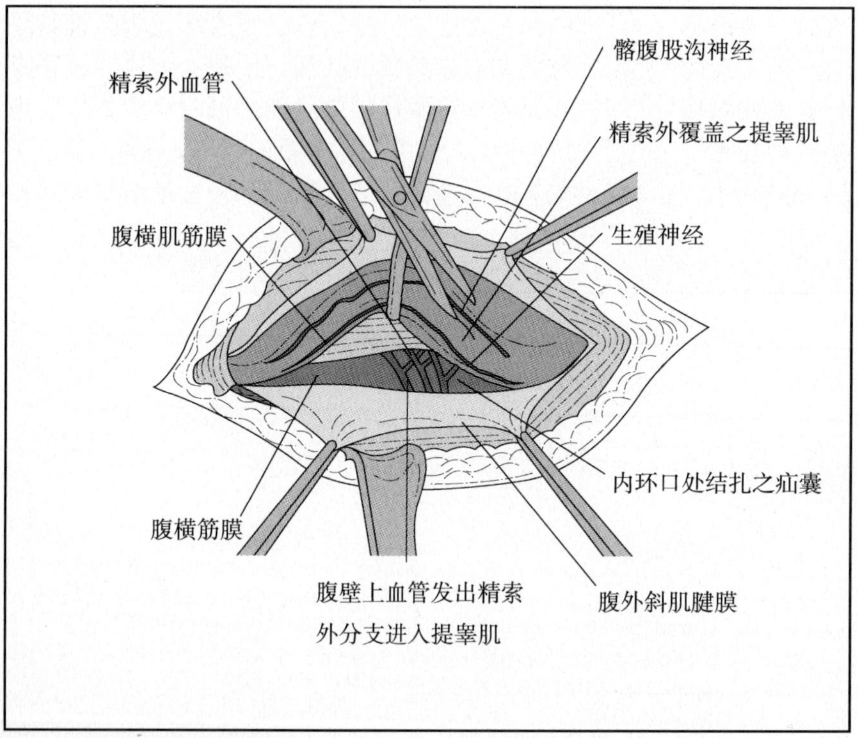

图 4.2 • 提起精索。得到 Lichtendtein IL, Shulman AG, Amid PK 的许可。The tension-free repair of groin hernias. In:Nyhus LM,Condon RE (eds) Hernia. Philadelphia:JB Lippincott,1995:237-49.

的反折部位固定直至腹股沟深环的外侧（图 4.3a）。

在补片的外侧尾端剪开一个缝隙，在精索上方宽一些，下方窄一些。这种方法将精索置于两个尾端之间，避免剪开一个孔，剪孔这种方法有效性差，并且在一些情况下导致复发。上侧的尾端用几针间断缝合固定于腹内斜肌腱膜。用力牵拉腹外斜肌腱膜的上叶使其与腹内斜肌分开是很重要的，因为这样为补片提供了足够的空间。解除牵拉后，当病人术中按要求增加腹压或术后恢复直立状态时，获得真正的无张力修补。使用单根不可吸收的单纤维线，将两个尾端的下边缘在下方连续缝合结的外侧与腹股沟韧带的反折部位固定，这重建了补片的新的深环（图 4.3b）。

在外侧修剪掉过多的补片，超过深环 3~4cm 即可。其被塞在腹外斜肌腱膜之下，腹外斜肌腱膜采用连续缝合关闭。术后不限制活动，术后 2~7 天病人可恢复正常活动。

腹腔镜修补

替代开放手术的另一种手术是腹腔镜手术。Ger 是第一位利用腹腔镜进行疝修补的医师，采用专门为此制造的钉合用器械进行斜疝的修补[33,34]。同时，Gazayerli 描述了一种经腹入路的缝合修补术式，将腹横腱膜弓和髂耻束缝合[35]。修补完成后，腹膜再次缝合。自从 90 年代初期，腹腔镜疝修补从简单的关闭一些小的斜疝，到放置网塞和小的补片覆盖内环，发展到目前应用的大的补片加强下腹部。

常规在腹膜前间隙放入大的补片修补基于开放手术的腹膜前修补的经验，特别是在治疗复发疝时[36,37]。一系列腹腔镜修补术式被描述，一般它们可根据暴露缺损的入路进行分类。有三种目前应用的暴露方式：经腹入路，在这种入路，补片被置于腹膜上；经腹腹膜前补片修补（TAPP）和全腹膜外补片修补（TEP）。

腹腔内修补：采用 on-lay 技术进行腹腔内修补，补片被植入腹膜腔内。该技术被 Toy 和 Smoot 细致地描述。与 TAPP 和 TEP 入路相比，它的优点是省时和不需游离腹膜前间隙。它的缺点是将修补材料暴露于腹腔，有较高的复发率（表 4.1）。

表 4.1 • 腹腔镜疝修补复发率

腹腔镜手术	手术病人/疝数目	复发率（%）
腹膜内	182/186	3.2
TAPP	328/359	0.8
TEP	53/90	0

TAPP 经腹腹膜前补片修补

TEP 全腹膜外补片修补

摘自：NacFadyen BV Jr,Arregui ME,Corbitt JD Jr et al. Complications of laparoscopic hemiorrhaphy. Surg Endosc 1993;7:155 –9. with permission of Springer–Verlag.

经腹腹膜前补片修补：TAPP 是腹腔镜疝修补最常用的方法，特别是在欧洲。腹腔内注入二氧化碳后腹腔镜经脐部进入。两个辅助 Trocars 用来提供分离器械和吻合器。双侧腹股沟视诊后，在疝缺损上方几厘米作第二个切口，分离腹膜暴露疝缺损。腹膜通过钝性分离与腹壁游离，可使疝囊翻入腹腔，与粘连组织游离。移开腹膜外脂肪，暴露腹横筋膜弓、耻骨结节、髂耻束和 Cooper 韧带。大约 10cm×12cm 的网片被植入，用钉子或缝线固定以便能覆盖全部耻骨肌孔。腹膜用钉子或缝线关闭覆盖补片。这种入路的优点是可进行全腹腔的视诊，特别是另一侧，如果有需要可行双侧修补。除此之外，暴露很好。缺点是为放置补片较腹膜内放置补片方法需要更广泛的游离。除此之外，腹腔内切口有损伤腹腔内结构的可能，腹股沟区第二个切口增加了腹腔粘连和晚期肠梗阻的可能。

全腹膜外补片修补：TEP 是用腹腔镜的方式进行该术式，开放手术的经后方腹膜前入路方式首先由 Annandale 描述[39]。通过脐周的切口将腹腔镜置入腹膜前间隙。用钝性探针或气囊游离腹膜前间隙至耻骨联合、Cooper 韧带和髂血管，二氧化碳注入腹膜前间隙以维持显露。必须注意不要进入腹腔；如果进入腹腔，腹膜前间隙压力消失，不能进行暴露。如果是斜疝，疝囊复位。聚丙烯补片重建腹股沟后壁，用钉子和缝线固定于 Cooper 韧带、沿着髂耻束固定于腹直肌鞘的边缘。通常补片被置于腹膜前间隙后放置于精索周围。TEP 入路避免进入腹腔的危

(a)

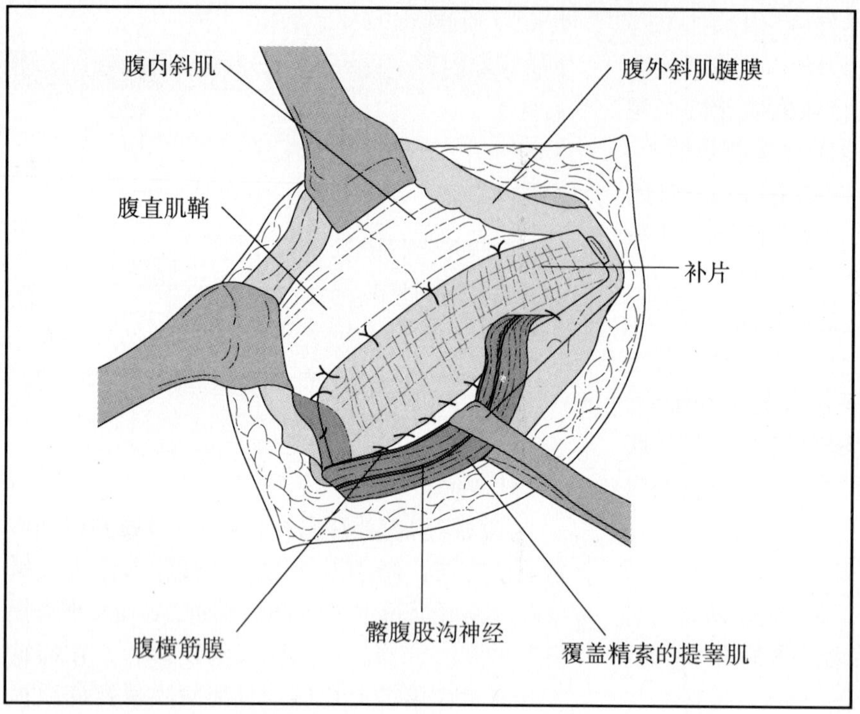

(b)

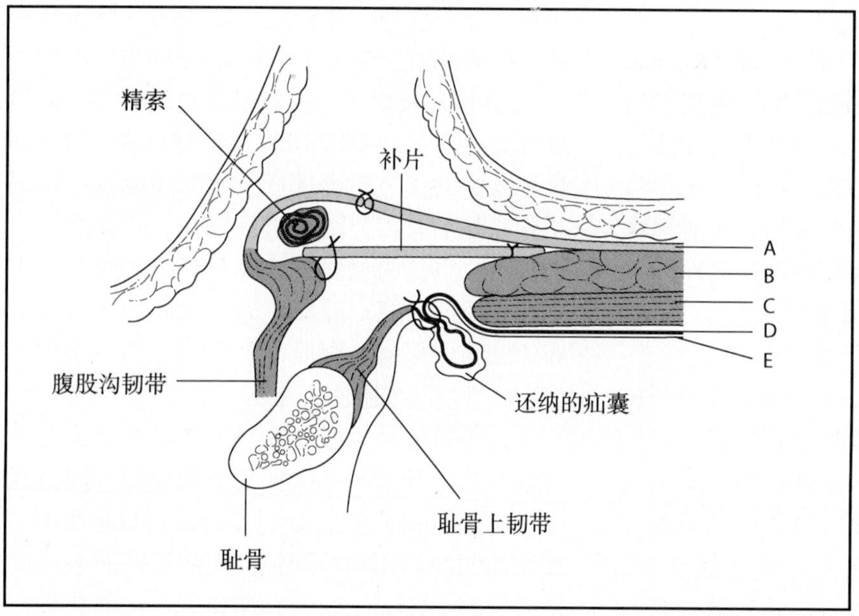

图 4.3 • 修补用网片的使用。（a）缝合网片的位置（b）植入网片的旁矢状面观察 A,腹外斜肌腱膜 B,腹内斜肌 C, 腹横肌和腱膜 D, 腹横筋膜 E，腹膜。得到 Lichtenstein IL, Shulman AG, Amid PK. The tension-free repair of groin hernias. In:Nyhus LM,Condon RE (eds) Hernia. Philadelphia:JB Lippincott,1995;237–49.

险，以及腹腔内粘连的形成。但是，手术间隙较经腹方法更小，这种入路更耗时。学习曲线在这种术式更长。

TEP 入路是国家临床研究所（NICE）对复发腹股沟疝和原发的双侧腹股沟疝目前推荐的术式[40]。

并发症

包括复发疝在内的疝修补的并发症有尿潴留、缺血性睾丸炎和睾丸萎缩、切口感染和神经损伤（髂腹股沟和生殖股神经神经瘤形成）。由于采用的外科术式、随访（如问卷、体检等）的方法和时间不同，在文献中复发率变化很大。毫无疑问，Bassini 技术有较高的复发率（>10%）[41]，现在只是有历史价值。

Shouldice 术式，在欧洲仍很盛行（在德国 50% 原发疝用该方法修补），有很多文献报告发病率为 1%~2%[42]。到目前为止，Lichtenstein 无张力修补是公开发表的有最低复发率的和最大样本的修补方法。Lichtenstein 和其同事发表了这种技术修补的 22300 例多中心研究，复发率为 0.77%[43]。

腹腔镜腹股沟疝修补的复发率统计仍处于初期阶段，由于这种技术的开展不到 10 年，15%的复发是发生在 10 年之后。但是，原发疝修补初步的结果是令人振奋的。

目前由 Goh 总结的对比开放手术和腹腔镜疝修补手术的随机研究超过 20 宗[44]。研究结果显示虽然腹腔镜疝修补手术时间长，需要术后使用止痛剂，但在腹腔镜组恢复工作的时间和复发率方面结果较好。复发率在大规模的报道中<1%[45]。在各种腹腔镜手术中 TEP 复发率最低。腹腔内入路为 3.2%；TAPP0.8%；和 TEP 为 0%。

腹股沟复发疝

表 4.2 和 4.3 列出了开放手术的复发率。表 4.2 列出了 Bassini 手术治疗复发疝的再复发率为 27.5%~35%，目前对于复发的腹股沟疝已无指征采用该术式。

表 4.2 • 腹股沟复发疝的修补方法

术式	参考文献	病例数	再复发率（%）
Bassini	Kux et al.[47]	–	13.5
	Herzog[48]	259	30.0
	Guthy and Boom[49]	70	35.3
	Witte[50]	160	27.5
McVay	Alexandre[51]	142	0
	Barbier et al.[52]	95	9.5
	Rutledge[53]	127	2.4
	Hom and Paetz[54]	35	14.0
	Halverson and	580	5.5
腹横筋膜修补	MaVay[55]	124	5.9
	Krttel[56]	394	7.5
	Chevally et al[57]	171	4.3
Shouldice	Berliner[58]	197	3.1
	Schippers et al.[59]	102	4.9
	e–Silva et al.[60]	22	4.5
Stoppa	Jan[61]	639	7.2
	Wantz[62]	272	5.9
	Berliner[58]	1057	3.9
	Obney[63]	2524	2.5
	Glassow[64]		

摘自：Ton C. Suture repair of recurrent inguinal hernia–a review of the literature. In: Schumpelick V, Schumpelick V,Kingsnorth AN (eds) incisional hernia.Berlin:Springer–Verlag，1999；367–73,经许可。

表 4.3 • 使用补片的开腹手术方式

术式	参考文献	病例数	再复发率（%）
Lichtenstein	Fuchsjager[65]	55	3.6
	Gibert[66]	412	0.24
	Rutkow and Ribbins[67]	1313	0
	Law and Ellis	52	10.0
补片和网塞	Lichtenstein et al.[69]	1500	1.6
	Amid et al.[70]	1400	1.0
	Shulman et al.[71]	1402	2.0
TIPP/Rives	Schumpelick et al.[72]	54	0
	Munegato et al.[73]	121	5.7
	Bendavid[74]	280	3.2
	Flament[75]	586	1.7
Wantz	Hoffman and	52	0.5
	Traverso[76]	827	0.5
	Fong and Wantz[77]	98	25.0
	Schaap et al.[78]	100	3.0
Stoppa	Mozingo et al.[79]	126	1.0
	Beets et al.[80]	58	12.0
	Langer et al.[81]	108	8.3
	Wantz[82]	150	0.75
	Baeten[83]	270	1.1
	Stoppa and		
	Verhaeghe[84]		

TIPP：经腹股沟腹膜前修补术

摘自：Tons C.Suture repair of recurrent inguinal hernia–a review of the literature. In: Schumpelick V, Kingsnorth AN (eds) incisional Hernia. Berlin: Spinger–Verlag, 1999:367–73.

McVay 术式和腹横筋膜修补不常规采用，数据可能仅有历史意义。

采用 Shouldice 术式治疗腹股沟复发疝已被包含众多病人的很多研究详细评价。几项涉及到 2 500 个病人的观察时间长达 10~18 年的研究显示复发疝的再复发率为 2.5%~7%。在一般医院进行的相关研究也报道了较低的复发率，不超过 7.6%。在不能应用合成材料或常规应用太昂贵的中心，在技术上可选用 Shouldice 术式。

复发性腹股沟疝的网片修补

虽然这是目前的选择术式，用网片进行复发疝的修补在欧洲和美国不同。

如果采用腹股沟入路 Onlay 技术进行网片修补，复发率为 0%[67]~10%[68]。随访时间短和随访方式的差异可解释这一区别。自从这项技术应用以来，在一些特定的中心使用网塞术式后报告了很好的结果[69–71]。经腹股沟腹膜前补片修补（Rives 术式）用于一些选择的病例，对大多数复发腹股沟疝患者不适用。即使如此，使用时其有效率是很高的，在一项报道中，经过 10 年的观察期，其复发率小于 6%。当使用腹膜前入路进行腹膜前补片植入时，经过 10 年的观察期，复发疝再复发率为 0.5%~5.3%[76,77,79]。但是有一项研究报道再复发率为 25%，说明这项技术的成功需要一定的经验。在 Stoppa 术式也存在分歧，再复发率为 1%~12%之间（表 4.3）。复发率变化如此大的最可能解释是在不同的报告中心，复发疝的大小和类型可能不同。

腹股沟复发疝腹腔镜修补

在 90 年代，复发疝修补的开放式手术受到腹腔镜技术的挑战。表 4.4 列出了复发疝腹腔镜修补后的再复发率。虽然报告的随访时间相对短，初步的结果令人振奋。腹腔镜入路的优点包括减少了最常见的复发的原因即遗留疝；使外科医生发现复杂疝患者；关闭全部耻骨肌孔；加强固有的胶原缺陷因此克服晚期复发的一个原因。并发症的发生率很低（< 2%）[91]，主要原因是技术缺陷。

股疝

股疝是第三种常见的原发疝。占女性疝的 20% 和男性疝的 5%，40%的病人最初的表现为绞窄。

解剖

股管占据股鞘的最内端，上至股环，下至隐静脉裂孔。它包含脂肪、淋巴管和 Cloquet 淋巴结。其上方为股环隔关闭，为穿通着淋巴管的腹膜外组织，其下方为筛状筋膜覆盖。股环的前界为腹股沟韧带，后方为耻骨梳韧带（Cooper 韧带）、耻骨和耻骨肌筋膜。内缘是腔隙韧带的边缘，外侧以很细的间隔与股静脉分开。

病因

股疝是获得性的，可能是腹内压增高的结果。一种推测的机制是随着腹内压的增加，脂肪渐渐进入股管。脂肪团沿着骨盆腹膜牵拉其形成腹膜囊。一旦腹膜囊短距离移动进入股管滑出股孔，囊变得明显。疝不仅可看到和触摸到，且疝内容物有嵌顿和绞窄的危险。随着年龄的增加股疝的发病率增加，疝发生的潜在机制包括与股管远端相连的肌肉体积。正常情况下，髂腰肌和耻骨肌占领股管，是股疝发生的一个屏障。随着衰老肌肉组织自然萎缩，股管内肌肉的实际体积下降，腹内正压推动腹膜进入股管。这就解释了在老年女性和男性股疝高发的原因。在各种年龄女性，肌肉不如男性强壮。结果是当存在各种升高腹内压的因素时，例如妊娠和肥胖，女性易感股疝。

治疗

股疝的治疗是外科修补。已存在几种手术方式：低位入路（Lockwood）、高位入路（McEvedy）和腹股沟入路（Lothiessen）。现在可加入腹腔镜入路。

低位入路（Lockwood）

低位入路为经腹股沟皱褶处切口，在腹股沟韧带下方分离股疝疝囊。疝囊上的各层解剖结构应被分离，疝囊打开观察其内容物。如果是空的，向下牵拉疝囊颈，尽可能高位结扎，切除多余疝囊。疝囊颈回缩入股管，股管用塞子或聚丙烯补片的柱状体关闭，用不可吸收线与腹股沟韧带和耻骨梳韧带固定。由于两者的坚韧性，将耻骨梳韧带和腹股沟

表 4.4 • 腹股沟复发疝的腹腔镜修补

参考文献	修补数	手术方式	再复发率（%）	随访（月）
Felix[85]	124	TAPP	0.8	24
	49	TEP	0	24
Liebel[86]	210	TAPP	0.95	6~36
Sandbichler[87]	200	TAPP	0.5	9~31
Birth[88]	117	TAPP	0	3~36
Stancanelli[89]	51	TAPP	0	1~31
Gadacz[90]	45	TEP	0	未报道

TAPP:经腹腹膜前补片修补术

TEP:全腹膜外补片修补术

韧带缝合会产生张力，使其易于复发。

经腹股沟入路（Lothiessen）

打开腹股沟后壁进行暴露和修补股疝的术式（腹股沟入路如：Lothiessen, Bassini, Shouldice, Mc-Vay-Cooper, Halsted 和 Andrews）很少采用。不必要切开 Hesselbach 三角的这一天然屏障进行暴露，低位和高位入路不破坏腹股沟后壁的完整性。

高位入路（McEvedy）

高位入路典型的是采用垂直切口，切口选在股管之上，并继续向上延伸超过腹股沟韧带。这种方式目前被横行的单侧的 Pfannenstiel 切口替代，当需要正规开腹探查时可延长至完整的 Pfannenstiel 切口。分离直至皮下和腹直肌前鞘。腹直肌向中线拉开，横行切口向外侧扩展几厘米通过整个的由腹外斜肌腱膜和腹内斜肌及腹横肌构成的肌肉和腱膜层。于是暴露了腹横筋膜，并横行切开，进入腹膜外间隙。股疝疝囊在髂血管的内侧，可由牵拉变小。如果为嵌顿疝，可通过股环内侧髂耻束进入 Cooper 韧带的纤维切断而使疝囊松解。疝囊打开后，妥善处理内容物，在颈部结扎。疝成型术可通过将髂耻束缝合至后缘的 Cooper 韧带或加入修补补片完成，可以是覆盖整个耻骨肌孔开口的补片或网塞。切口分层关闭，同时将前鞘和腹外斜肌腱膜对合缝合。

腹腔镜入路

腹腔镜入路与腹股沟疝一样，可采用 TAPP 或 TEP 技术。在这两种术式中，股环均易暴露，事实上可以完整的暴露整个耻骨肌孔的开口是腹腔镜疝修补的一大优点。到目前为止，尚无腹腔镜股疝修补的文章发表，目前的数据是从腹股沟疝手术时探察的股疝推断的。但是，在表 4.4 中的各项研究并未报道其后股疝的复发情况。

切口疝

病因学

切口疝的独特性在于其是唯一的一种考虑与医源性有关的疝。开腹手术切口并发症的原因考虑是多因素的，由局部和系统因素，术前、术中和术后因素等决定。多种因素如高龄、肺疾患、病态肥胖、恶性疾病和腹腔内感染与伤口愈合不良相关，使病人对一系列伤口并发症如切口裂开、切口感染和切口疝易感。在 90 年代进行的前瞻性研究表明腹部切口裂开的发生率为 1%~3%，切口感染的发生率为 10%~15%，切口疝的发生率为 4%~21%[92]。外科技术和缝合材料等技术因素影响切口的并发症。

前瞻性随机实验对比可吸收线和不可吸收线的结果见表 4.5。对比用可吸收线与不可吸收线修补后切口裂开未显示差异。

> 在三项实验中显示可吸收线缝合有较高的切口疝的发生率。[93,97,99] 几项对比连续缝合与间断缝合的结果未显示切口裂开和切口疝发病率的不同。[93,101]

连续缝合的优点是迅速、价廉和适于关闭线上的组织有一些张力的情况，与多种间断缝合相比，组织发生缺血的几率较小。

当考虑到外科医生的技术时，切口的并发症发生率也不同。Gislason 对比了做相同手术的有经验的外科医生和对关腹技术感兴趣的外科医生的结果，发现前者切口并发症的发生率为 3.9%~20%，而后者发生率非常低（切口裂开<0.5%，切口疝 3%，切口感染 3%~4%）。

最后一个技术考虑是缝线长度与切口长度的比值（SL:WL）。这个比值依赖于针距、各针之间缝合组织的长度和缝合的张力。已发现 SL：WL 比值与切口疝的发生有很强的关联。SL：WL 比值至少是 4 时，切口的张力以一种方式分布，不超过缝线对和组织的能力。

> 当 SL:WL 比值是 4 或更大，切口疝的发生率低，而较低比例的缝合使切口疝发生的概率高 3 倍[96]。

但是，SL:WL 的比例不应高过 5，因为这样与切口感染及切口疝的发生率高相关，这可能与较大数量的组织而不是筋膜包括在缝线中相关。SL:WL 比值为 4 相当于在切口长轴方向以 1cm 针距缝合，同

表 4.5 • 前瞻随机实验比较可吸收和不可吸收缝线修补结果

地域	病人数	缝合线	切口裂开（%）	切口疝（%）
荷兰[93]	1156	Vichyl	1.9	18.8
		PDS	3.5	13.2
		Nylon	2.1	10.4
蒙特利尔[94]	200	Dexon	0.0	4.2
		Prolene	1.0	10.5
阿伯丁[95]	757	PDS	0.3	3.5
		Prolene	0.3	4.7
伦敦[96]	347	Dexon	0.6	6.1
		Prolene	0.6	5.2
伦敦[97]	210	Dexon	1.0	11.5
		Nylon	1.0	3.8
伯林顿[98]	161	Vichyl	0	0
		Nurolon	0	8.9
		Prolene	1.9	4.4
新伯伦瑞克[99]	229	PDS	0	10
		Ethibond	1.8	18
密尔沃基[100]	225	Maxon	0	8.7
		Nylon	2.7	4.4

PDS, 聚二噁烷酮

时切口两旁进针点与切口间的距离为 1cm。

治疗

在切口疝治疗的文献中报道的大量的外科术式显示没有哪种单独的技术有显著的意义。50%的切口疝在第一次手术后 1 年内发生，10%~18%发生在开腹手术 5 年后。任何一项关于切口疝术后再复发率的报道应至少有随访 5 年的数据进行分析才理想。遗憾的是，缺乏前瞻性随机试验对比不同类型的切口疝修补，大多数的研究都是回顾性的。但是文献报道第一次修补后有 6%~46%的再复发率[102]。Mayo 术式（vest over pants，重叠缝合）的结果并不更好(总的复发率为 33.1%)[102]。

由于切口疝无补片修补的令人失望的结果，补片用来加强腹壁修补。发展了几种不同的术式，inlay、onlay 和 sublay（图 4.4）。补片以 inlay 的方式植入并不能达到加强腹壁的效果，有报道复发率高至 50%。

补片修补

Onlay 技术在美国相当普遍，初期的报道显示有相对低的复发率（0%~20%）。该技术依赖于补片与筋膜的充分固定和推荐采用 5~8cm 的重叠缝合。如果补片与筋膜间的连接缺如，在补片的边缘可有纽扣孔状疝发生。

Sublay 技术是作者喜欢的一种术式。以 sublay 放置的补片不仅缝合在相应位置，而且通过腹内压固定在相应位置。在这一位置的聚丙烯补片通过机械封闭和强有力瘢痕的作用加强腹壁。图 4.5 对比了

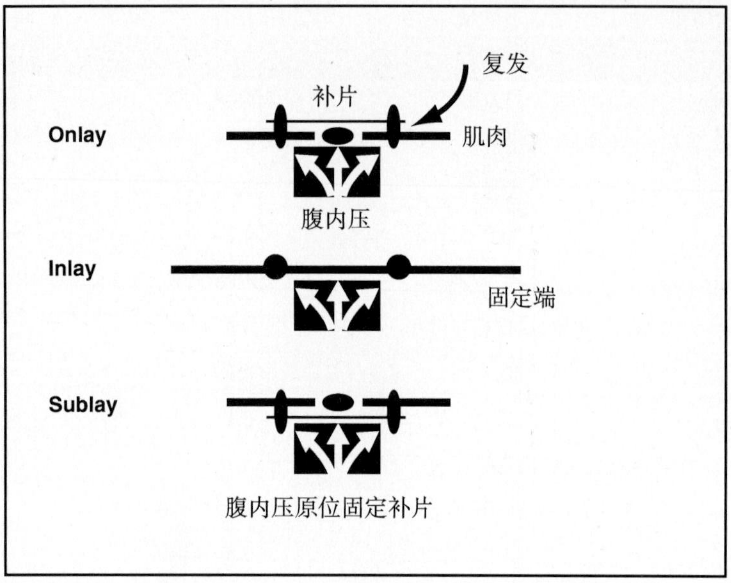

图 4.4 • 切口疝修补术式的横断面。获得 Dchumpelick V,Klinge V.的许可.Immediate follow-up results of sublay polypropylene repair in primary or recurrent incisional hernias. In:Schumpelick V, Kingsnorth AN (eds) Incision hernia.Berlin: Speinger-Verlag ⓒ ,1999;pp.312-26.

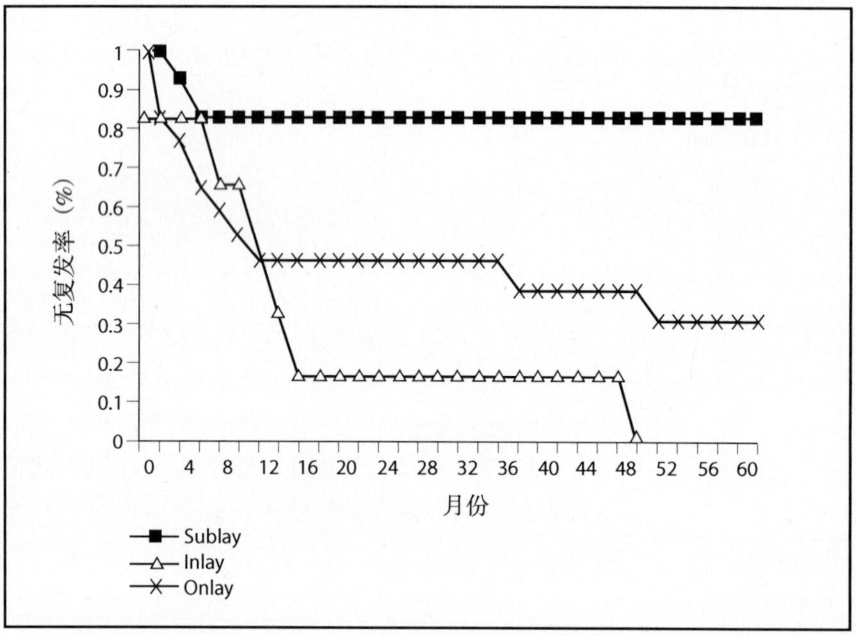

图 4.5 • 在 sublay,inlay 和 onlay 技术修补后的复发率。获得 Dchumpelick V,Klinge V.的许可.Immediate follow-up results of sublay polypropylene repair in primary or recurrent incisional hernias. In:Schumpelick V, Kingsnorth AN (eds) Incision hernia. Berlin:Speinger-Verlag ⓒ , 1999;pp.312-26.

在一个单位使用三种技术的复发率，显示采用 sublay技术的结果最令人满意。图 4.6 用绘画方式显示切口疝 sublay 网片修补的步骤，横断面的情况用图 4.7 显示。

腹腔镜技术也被用于切口疝，这种术式与开放手术补片植入一样安全，而避免了开放手术时过多的分离和较大的手术切口。表 4.6 总结了已发表的几项研究，显示腹腔镜疝修补的结果至少与开放手术相同。

(a)

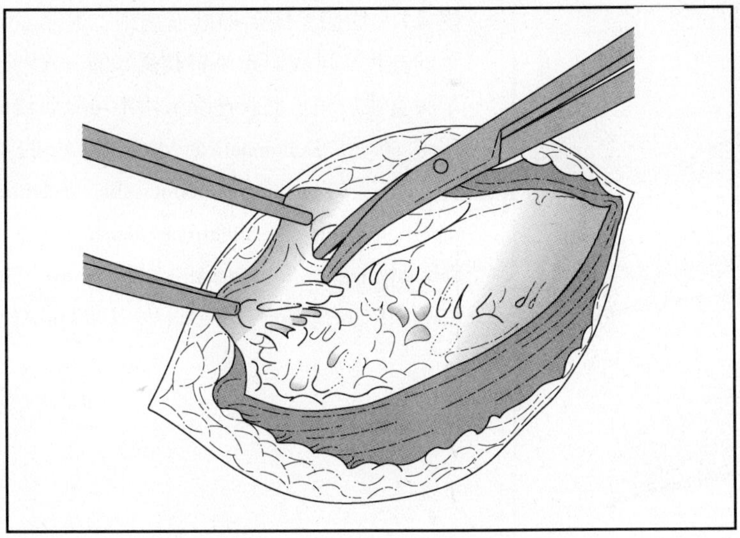

(b)

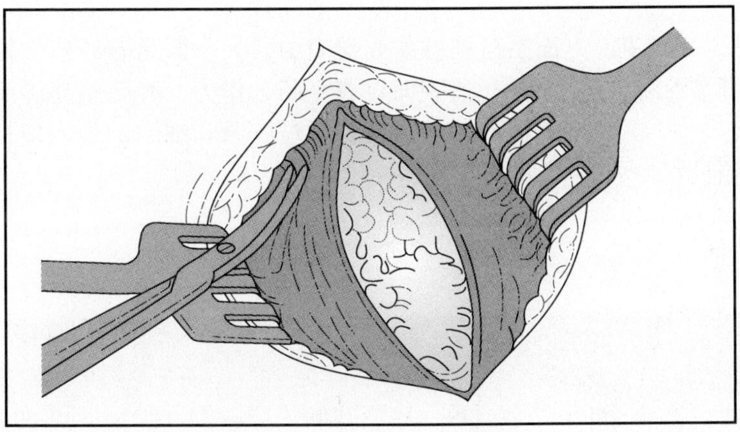

(c)

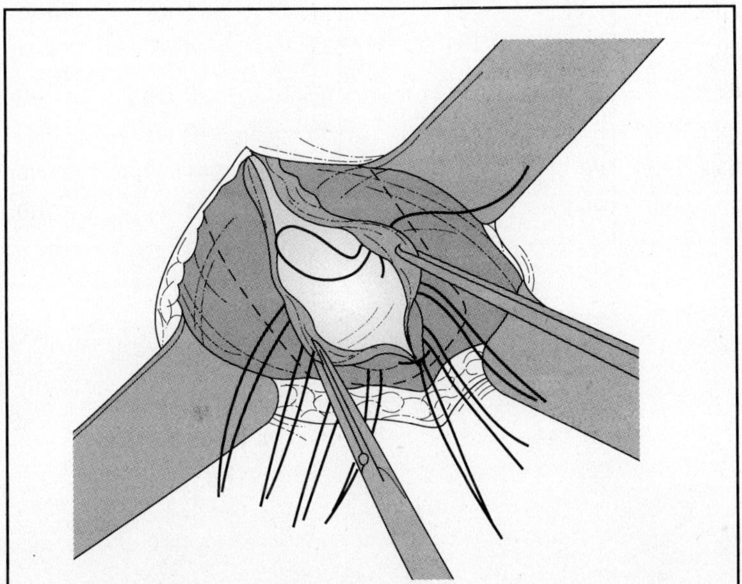

图 4.6 • 切口疝 sublay 补片修补。（a）将疝周围的筋膜与腹膜游离，（b）修补前疝的准备，（c）在 sublay 植入补片后关闭筋膜，每边从下方重叠至少 5~8cm。获得 Dchumpelick V,Klinge V. 的许可 .Immediate follow -up results of sublay polypropylene repair in primary or recurrent incisional hernias. In:Schumpelick V, Kingsnorth AN (eds) Incision hernia.Berlin:Speinger-Verlag ⓒ,1999;pp.312-26.

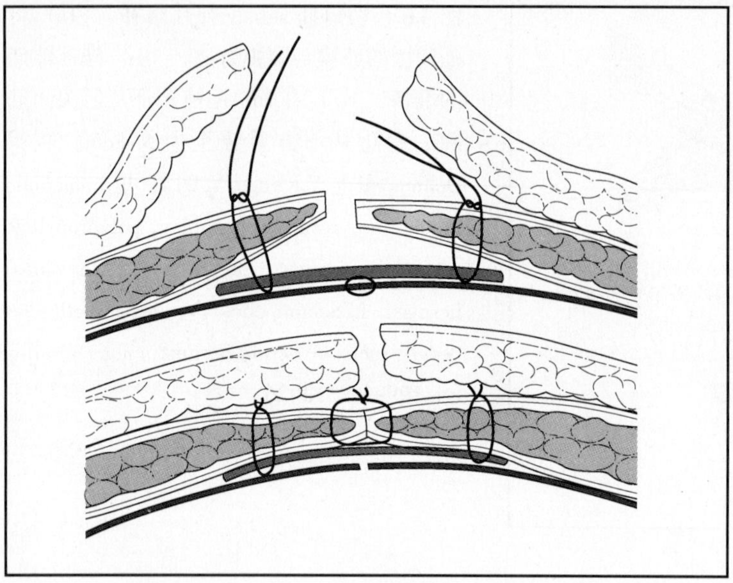

图 4.7 • 腹膜关闭后横断面表现：显示 sublay 放置的补片，可固定于肌层或更好的方式为仅固定于腹直肌后鞘。筋膜连续采用不可吸收线缝合关闭。获得 Dchumpelick V,Klinge V. 的许可. Immediate follow-up results of sublay polypropylene repair in primary or recurrent incisional hernias. In: Schumpelick V, Kingsnorth AN (eds) Incision hernia.Berlin:Speinger-Verlag ©,1999;pp.312-26.

腹腔镜手术的优点是住院时间短、止痛药使用量少、切口并发症少和较快恢复正常生活。

腹腔镜疝修补使用的补片经常是合成补片，一面是微孔性的光滑表面，另一面是有皱褶的粗糙表面。光滑表面对着小肠，作为一种防粘连屏障，而粗糙面对着腹壁，通过胶原和细胞的长入使补片固定的更牢固。

表 4.6 • 腹腔镜和开放疝修补术的对比

参考文献	病人数目		修补材料		随访时间（月）		复发率（%）	
	开放	腹腔镜	开放	腹腔镜	开放	腹腔镜	开放	腹腔镜
Holzman et al.[10]	16	21	PP	PP	19	20	1（12）	2（9）
Park et al.[6]	49	56	PIFE/PP	PIFE/PP	53	24	17（34）	6（10）
Ramshaw et al.[7]	174	79	PP	PIFE	21	21	36（21）	2（2）
Carbajo et al.[8]	30	30	PIFE/PP	PIFE	27	27	2（6）	0（0）
DeMaria et al.[9]	18	21	PP	PIFE	24	24	0（0）	1（4）
Chari et al.[103]	14	14	PP	PIFE	6-27	6-27	0（0）	0（0）
Zanghi et al.[104]	15	11	PIFE/PP	PIFE	40	18	0（0）	0（0）
Wright et al.[105]	119	90	None	PP	24	32	11（9）	5（6）
Bencini et al.[106]	49	42	PP	PIFE	18	17	3（6）	0（0）

PP: 聚丙烯,PTFE: 延展多聚四氟乙烯

● 要点

- 疝修补是目前最常进行的手术之一。
- 在90年代技术取得了相当大的进步。
- 在所有疝修补手术中均应考虑使用补片。
- 与传统手术相比，腹腔镜手术可能更适合疝修补。
- 复发疝的治疗最好在特定的中心，或由对疝外科感兴趣的在技术上能胜任开放或腹腔镜术式的外科医生治疗。
- 对于巨大的多次复发疝的治疗，可能更适合包括整形科医生在内的多学科的合作。

（张　雁）

参考文献

1. Devlin B. Functional anatomy. In: Schumpelick V, Kingsnorth AN (eds) Incisional hernia. Berlin: Springer-Verlag, 1999; pp. 32–44.
2. Robin AP. Epigastric hernia. In: Nyhus LM, Condon RE (eds) Hernia. Philadelphia: Lippincott, 1995; pp. 372–80.
3. Truong SN, Muller M. Diagnosis of abdominal wall defects. In: Schumpelick V, Kingsnorth AN (eds) Incisional hernia. Berlin: Springer-Verlag, 1999; pp. 117–35.
4. Pentney BH. Small ventral hernias in children. Practitioner 1960; 184:779–84.
5. LeBlanc KA, Booth WV. Laparoscopic repair of incisional abdominal hernias using expanded polytetrafluoroethylene: preliminary findings. Surg Laparosc Endosc 1993; 3:39–41.
6. Park A, Birch DW, Lovrics P. Laparoscopic and open incisional hernia repair: a comparison study. Surgery 1998; 124: 816–21.
7. Ramshaw BJ, Esartia P, Schwab J et al. Comparison of laparoscopic and open ventral herniorrhaphy. Ann Surg 1999; 65:827–31.
8. Carbajo MA, Martin del Olmo JC, Blanco JI et al. Laparoscopic treatment vs open surgery in the solution of major incisional and abdominal wall hernias with mesh. Surg Endosc 1999; 13:250–52.
9. DeMaria EJ, Moss JM, Sugarman HJ. Laparoscopic intraperitoneal polytetrafluoroethylene (PTFE) prosthetic patch repair of ventral hernia. Prospective comparison to open prefascial polypropylene mesh repair. Surg Endosc 2000; 14:326–9.
10. Holzman MD, Purut CM, Reintgen K et al. Laparoscopic ventral and incisional hernioplasty. Surg Endosc 1997; 11: 32–5.
11. Askar OM. Aponeurotic hernias: recent observations upon paraumbilical and epigastric hernias. Surg Clin North Am 1984; 64:315–29.
12. McCaughan JJ. Epigastric hernia. Results obtained by surgery. AMA Arch Surg 1956; 73:972–9.
13. Nakayama DK, Harrison MR, Gross BH et al. Management of the fetus with an abdominal wall defect. J Pediatr Surg 1984; 19:408–11.
14. Sipes Sl, Weiner CP, Sipes DR, Grant SS, Williamson RA. Gastroschisis and omphalocele: does either antenatal diagnosis or route of delivery make a difference in perinatal outcome? Obstet Gynecol 1990; 76:195–9.
15. Woods GE. Some observations on umbilical hernia in infants. Arch Dis Child 1953; 28:450–5.
16. Sibley WL III, Lynn HB, Harris LE. A 25-year study of infantile umbilical hernias. Surgery 1964; 55:462–70.
17. Walker SH. The natural history of umbilical hernia. A six-year follow-up of 314 negro children with this defect. Clin Pediatr 1967; 6:29–32.
18. Morgan WW, White JJ, Stumbaugh S, Haller JA Jr. Prophylactic umbilical hernia repair in childhood to prevent adult incarceration. Surg Clin North Am 1970; 50:839–43.
19. Lassaletta L, Fonkalsrud EW, Tovar JA, Dudgeon D, Asch MJ. The management of umbilical hernias in infancy and childhood. J Pediatr Surg 1975; 10:405–8.
20. Skinner MA, Grosfield JL. Inguinal and umbilical hernia repair in infants and children. Surg Clin North Am 1993; 73: 439–51.
21. Mayo WJ. An operation for the radical cure of umbilical hernia. Ann Surg 1901; 34:276–8.
22. Farris JM, Smith GK, Beattie AS. Umbilical hernia: an inquiry into the principle of imbrication and a note on the preservation of the umbilical dimple. Am J Surg 1959; 98: 236–9.
23. Gray SW, Skandalakis JE. Embryology for surgeons. Philadelphia: WB Saunders, 1972; pp. 417–22.

24. Holder TM, Ashcroft KW. Groin hernias and hydroceles. In: Holder TM, Ashcroft KW (eds) Pediatric surgery. Philadelphia: WB Saunders, 1980; pp. 594–608.

25. Rowe MI, Clatworthy HW Jr. Incarcerated and strangulated hernias in children. Arch Surg 1970; 101:136–43.

26. Kurlan MZ, Web PB, Piedad OH. Inguinal herniorrhaphy by the Mitchell Banks technique. J Pediatr Surg 1972; 7:427–31.

27. Grosfeld JL, Minnick K, Shedd F et al. Inguinal hernia in children: factors affecting recurrence in 62 cases. J Pediatr Surg 1991; 26:159–64.

28. Hughson W. The persistence or performed sac in relation to oblique inguinal hernia. Surg Gynecol Obstet 1925; 41:610–14.

29. Read RC. Attenuation of the rectus sheath in inguinal herniation. Am J Surg 1970; 120:610–14.

Excellent description of abdominal wall anatomy.

30. Peacock EE, Madden JW. Studies on the biology and treatment of recurrent inguinal hernia. II. Morphological changes. Ann Surg 1974; 179: 567–71.

31. Cannon DJ, Casteel L, Read RC. Abdominal aortic aneurysm, Leriche′s syndrome, inguinal herniation and smoking. Arch Surg 1984; 119:387–9.

A good summary of the aetiological factors in hernia development.

32. Lichtenstein IL, Shulman AG, Amid PK, Montilier MM. The tension–free hernioplasty. Am J Surg 1989; 157:188–93.

33. Ger R. The management of certain abdominal hernias by intra–abdominal closure of the neck. Ann R Coll Surg Engl 1982; 64:342–5.

34. Ger R, Monroe K, Duvivier R, Mishrock A. Management of indirect inguinal hernias by laparoscopic closure of the neck of the sac. Am J Surg 1990; 159:370–6.

35. Gazayerli MM. Anatomical laparoscopic hernia repair of direct or indirect inguinal hernias using the transversalis fascia and iliopubic tract. Surg Laparosc Endosc 1992; 2:49–52.

36. Nyhus LM, Pollak R, Bombeck CT, Donahue PE. The preperitoneal approach and prosthetic buttress repair for recurrent hernia. Ann Surg 1988; 203:733–8.

37. Rignault DP. Properitoneal prosthetic inguinal hernioplasty through a Pfannenstiel approach. Surg Gynecol Obstet 1986; 163:465.

38. Toy FK, Smoot RT Jr. Laparoscopic herniorrhaphy update. Laparoendosc Surg 1992; 2:197–9.

39. Annandale T. Case in which a reducible oblique and direct inguinal and femoral hernia existed on the same side and were successfully treated by operation. Edinb Med J 1876; 27:1087–9.

40. National Institute for Clinical Excellence. Laparoscopic surgery for inguinal hernia repair. Technology Appraisal Guidance 83. London: NICE, 2004. Available at www.nice.org.uk/ TA083guidance

41. Bendavid R. The Shouldice repair. In: Nyhus LM, Condon RE (eds) Hernia. Philadelphia: Lippincott, 1995; pp. 217–36.

Original description of the Shouldice technique.

42. Treutner KH, Arlt G, Schumpelick V. Shouldice repair for recurrent inguinal hernia: a ten –year follow –up. In: Schumpelick V, Kingsnorth AN (eds) Incisional hernia. Berlin: Springer–Verlag, 1999; pp. 359–66.

43. Shulman AG, Amid PK, Lichtenstein IL. The safety of mesh repair for primary inguinal hernias. Am Surg 1992; 58:255–9.

44. Goh PM. Overview of randomised trials of laparoscopic hernia repair. Semin Laparosc Surg 1998; 5:238–41.

An excellent summary of randomised trials in laparoscopic inguinal hernia surgery.

45. Klaiber C, Banz M, Metzger A. Endoscopic repair: totally endoscopic preperitoneal prosthesis in recurrent inguinal hernia. In: Schumpelick V, Kingsnorth AN (eds) Incisional hernia. Berlin: Springer–Verlag, 1999; pp. 424–30.

Reviews the TEP technique for recurrent inguinal hernia repair.

46. MacFadyen BV Jr, Arregui ME, Corbitt JD Jr et al. Complications of laparoscopic herniorrhaphy. Surg Endosc 1993; 7: 155–9.

47. Kux M, Fuchsjager N, Hirbawi A. Verstarkung des Peritonealsacks mittels groser Prothese (Operation nach Stoppa) . Chirurg 1993; 64:329–3.

48. Herzog U. Das Leistenhernienrezidiv. Schweiz Rundsch Med Prax 1990; 79:1166–9.

49. Guthy E, Boom H. Das Mehrfachrezidiv beim Leistbruch. 01 XV 088. Langenbecks Arch Chir 1983; 361:315–18.

50. Witte J. Die Rezidivleistenhernie im Erwachsenenalter; Operationsindikation, Verfahrenswahl, Ergebnisse. 01 XV 361.

Langenbecks Arch Chir 1983; 361:309–13.

51. Alexandre JH. Recurrent inguinal hernia: surgical repair with a sheet of Dacron mesh by the inguinal route. Eur J Surg 1996; 162:29–33.
52. Barbier J, Carretier M, Richer JP. Cooper ligament repair: an update. World J Surg 1989; 13:499–505.
53. Rutledge RH. The Cooper ligament repair. Surg Clin North Am 1993; 73:471–84.
54. Horn J, Paetz B. Rezidiveingriffe nach Leisten – und Schenkelbrucheingriffen. Chirurg 1984; 55: 558–63.
55. Halverson K, McVay CB. Inguinal and femoral hernioplasty. Arch Surg 1970; 101:127–35.
56. Kuttel JC. Recurrent inguinal hernias: surgery with transversalis fascia repair. [In German] Helv Chir Acta 1992; 58: 847–50.
57. Chevally JP, Rothenbuhler JM, Harder F. Erste Erfahrungen mit der Transversalisplastik in der Behandlung der Leistenhernie. Helv Chir Acta 1989; 56:221–4.
58. Berliner SD. An approach of groin hernia. Surg Clin North Am 1984; 64:197–213.
59. Schippers E, Peiper C, Schumpelick V. Pro–Shouldice: primary tension–free hernia repair. Conditio sine qua non? [In German] Swiss Surg 1996; Suppl. 4:33–6.
60. e –Silva NC, Reis MC, Candido Lima AP, de Carvalho Canuto R. Inguinal hernia repair with the Shouldice technique. [In Portuguese] Rev Hosp Clin Fac Med Sao Paulo 1995; 50:314–16.
61. Jan SE, Wu CW, Lui WY. Shouldice inguinal hernioplasty. Zhonghua Yi Xue Za Zhi (Taipei) 1992; 50:26–8.
62. Wantz GE. The Canadian repair: personal observations. World J Surg 1989; 13:516–21.
63. Obney N. Application of Shouldice technique in large scrotal hernias and sliding hernias. Contemp Surg 1984; 25:11–16.
64. Glassow F. Inguinal hernia repair using local anaesthesia. Ann R Coll Surg Engl 1984; 66:382–7.
65. Fuchsjager N. Lichtenstein patch versus Shouldice technique in primary inguinal hernia with a high risk of recurrence. [In German] Chirurg 1994; 65: 59–62.
66. Gilbert AI. Sutureless repair of inguinal hernia. Am J Surg 1992; 163:331–5.
67. Rutkow IM, Robbins AW. 'Tension–free' inguinal herniorrhaphy: a preliminary report on the 'mesh–plug' technique. Surgery 1993; 114:3–8.
68. Law NW, Ellis H. Preliminary results for the repair of difficult recurrent inguinal hernias using expanded PTFE patch. Acta Chir Scand 1990; 156:609–12.
69. Lichtenstein IL, Shulman AG, Amid PK. The cause, prevention and treatment of recurrent groin hernia. Surg Clin North Am 1993; 73:529–44.
70. Amid PK, Shulman AG, Lichtenstein IL. Critical scrutiny of the open ′tension–free′ hernioplasty. Am J Surg 1993; 165: 369–71.
71. Shulman AG, Amid PK, Lichtenstein IL. The plug repair of 1402 recurrent inguinal hernias: 20 –year experience. Arch Surg 1990; 125:265–7.
72. Schumpelick V, Treutner KH, Arlt G. Inguinal hernia repair in adults. Lancet 1994; 344:375–9.
73. Munegato G, Da Dalt GF, Godina M et al. The surgical treatment of preperitoneal inguinal hernia: a comparison between the methods of Rines and Stoppe. [In Italian] Minerva Chir 1992; 47:919–23.
74. Bendavid R. The rational use of mesh in hernias: a perspective. Int Surg 1992; 77:229–31.
75. Flament JB. Use of prostheses in emergency surgery. Retrospective study of 204 strangulated inguinal hernias. [In French] Chirurgie 1996; 12:48–50.
76. Hoffman HC, Traverso ALV. Preperitoneal prosthetic herniorrhaphy. Arch Surg 1993; 128:964–9.
77. Fong Y, Wantz GE. Prevention of ischaemic orchitis during inguinal hernioplasty. Surg Gynecol Obstet 1992; 174:399–402.
78. Schaap HM, van de Pavoordt H, Bast TJ. The preperitoneal approach in the repair of recurrent inguinal hernias. Surg Gynecol Obstet 1992; 174:460–4.
79. Mozingo D, Walters J, Otchy D, Rosenthal D. Properitoneal synthetic mesh repair of recurrent inguinal hernias. Surg Gynecol Obstet 1992; 174:33–5.
80. Beets GL, Dirkoen CD, Go PM et al. Open or laparoscopic mesh repair for recurrent inguinal hernia. A randomised controlled trial. Surg Endosc 1999; 13:323–7.
81. Langer I, Herjog U, Schuppisser JP et al. Preperitoneal prosthesis implantation in surgical management of recurrent inguinal hernia. Retrospective evaluation of our results 1989–1994. [In German] Chirurg 1996; 67:394–402.

82. Wantz GE. The technique of giant prosthetic reinforcement of the visceral sac performed through an anterior groin incision. Surg Gynecol Obstet 1995; 176:497–500.

83. Baeten CGMI, Beets GL, Van Geldere D, Go PMNYH. Long term results of giant prosthetic reinforcement of the visceral sac for complex recurrent inguinal hernia. Br J Surg 1996; 83:203–6.

84. Stoppa RE, Verhaeghe P. Results after Stoppa procedure. In: Schumpelick V, Wantz GE (eds) Inguinal hernia repair. Basel: Karger, 1995; pp. 399–402.

85. Felix EL. Laparoscopic repair of recurrent hernia. Am J Surg 1996; 172:580–4.

86. Liebel B. Endoscopic hernia surgery (TAPP): gold standard in the management of recurrent hernias? Chirurg 1996; 67:1226–30.

87. Sandbichler P, Draxl H, Gstir H. Laparoscopic repair of recurrent inguinal hernias. Am J Surg 1996; 171:366–8.

88. Birth M. Laparoscopic transabdominal preperitoneal hernioplasty: results of 1000 consecutive cases. J Laparosc Surg 1996; 6:293–300.

89. Stancanelli V. Laparoscopic repair of bilateral and/or recurrent hernia. G Chir 1994; 15:519–23.

90. Gadacz T. Totally preperitoneal laparoscopic inguinal herniorrhaphy using balloon dissection. Surg Rounds 1995; March:107–12.

91. Klaiber C, Banz M, Metzger A. Endoscopic repair: totally endoscopic preperitoneal prosthesis in recurrent inguinal hernia. In: Schumpelick V, Kingsnorth AN (eds) Incisional hernia. Berlin: Springer–Verlag, 1999; pp. 424–30.

92. Gislason H. Closure of the abdomen in acute wound failure. In: Schumpelick V, Kingsnorth AN (eds) Incisional hernia. Berlin: Springer–Verlag, 1999; pp. 253–7.

93. Wissing J, van Vroonhoven TJMV, Schattenkerk ME et al. Fascia closure after midline laparotomy: results of a randomised trial. Br J Surg 1987; 74:738–45.

94. Lewis RT, Wiegand FM. Natural history of vertical abdominal parietal closure: Prolene versus Dexon. Can J Surg 1989; 32:196–9.

95. Krukowski ZH, Cusick EL, Engeset J et al. Polydioxanone or polypropylene for closure of midline abdominal incisions: a prospective comparative clinical trial. Br J Surg 1987; 74: 828–32.

96. Cameron AEP, Gray RCF, Talbot RW et al. Abdominal wound closure: a trial of Prolene and Dexon. Br J Surg 1980; 67:487–91.

97. Bucknall TE, Ellis H. Abdominal wound closure: a comparison of monofilament nylon and polyglycolic acid. Surgery 1981; 89:672–5.

98. Corman ML, Veidenheimer MC, Clooer JA. Controlled clinical trial of three suture materials for abdominal wall closure after bowel operations. Am J Surg 1981; 141:510–14.

99. Brolin RE. Prospective, randomised evaluation of midline fascial closure in gastric bariatric operations. Am J Surg 1996; 172:328–31.

100. Carlson MA, Condon RE. Polyglyconate (Maxon) versus nylon suture in midline abdominal incision closure: a prospective randomised trial. Am J Surg 1995; 61:980–7.

101. Sahlin S, Ahlberg J, Granstrom L, Ljungstrom KG. Monofilament versus multifilament absorbable sutures for abdominal closure. Br J Surg 1993; 80:322–4.

A good summary of the evidence for type of suture used in abdominal wall closure.

102. Decurtins M. Significance of fascia doubling in the management of incisional hernia. In: Schumpelick V, Kingsnorth AN (eds) Incisional hernia. Berlin: Springer–Verlag, 1999; pp. 287–93.

103. Chari R, Chari V, Eisenstat M, Chung R. A case controlled study of laparoscopic incisional hernia repair. Surg Endosc 2000; 14:117–19.

104. Zanghi A, Di Vita M, Lomenzo E, De Luca A, Cappellani A. Laparoscopic repair vs open surgery for incisional hernias: a comparison study. Ann Ital Chir 2000; 71:663–7.

105. Wright BE, Niskanen BD, Peterson DJ et al. Laparoscopic ventral hernia repair: are there comparative advantages over traditional methods of repair? Am Surg 2002; 68:291–6.

106. Bencini L, Sanchez LJ, Buffi B et al. Incisional hernia repair: retrospective comparison of laparoscopic and open techniques. Surg Endosc 2003; 17:1546–51.

An excellent study highlighting the benefits and complications of laparoscopic compared with open incisional hernia repair.

第五章

急腹症的早期评价和检查

Simon Paterson–Brown

介绍

普外科医师一项很重要的工作就是收急诊外科病人入院[1]，英国各医疗中心急诊病人入院人数不断增加[2]，说明此项功能在增强。估计所有普外科入院病人中 50%是急诊[3]，这其中的一半是急性腹痛。CEPOD 的报告显示，如果有高年资医生参与术前决定、手术过程、术后治疗会明显改善急诊手术病人的预后。

本章将讨论目前可获得的应用于急诊外科实践的技术，旨在提高术前诊断及对急腹症病人早期治疗。为此，本章急性腹痛被广义定义为“急性腹痛短于一周，需入院治疗，之前未进行检查和治疗。”这里是个相对宽泛的概念[4]。

急诊外科入院病人的全面治疗

呼之即来的外科团队

过去十年普通外科发生的变化对工作产生很大影响，先是 EWTD 减少了年轻医生工作时间[5]，继而是 Calman 报告建议减少培训时间[6,7]。据估计，这两个因素加在一起，使外科医生培训时间减少一半[8]。

过去是“中等”外科团队持续维持工作，现在是由于工作时限 48 小时的限制使得医师不得不经常改变值班表，而外科顾问医师与同一个被培训医师很少一起工作[9]。解决此问题的办法是建立急诊团队，这个外科团队包括外科顾问医师和年轻的医师都没有固定班而是听电话，有急诊才工作。尽管由于 EWTD 的规定对年轻医师有一些影响，但通过分派给他们一定的时间如一周或稍长可以减少影响。他们随后被安排进行相对固定工作，不再担任听电话值班的工作。这样可以提高受训者从事急诊和日常工作的能力。从 Edinburgh1999 年第一个报告此方法后，急诊团队系统被广泛采纳[10]。

急诊团队对提高外科顾问医师及中等团队能力无疑是有益的，并且提供了安全有效的急诊服务。但是必须满足几个条件如有效性及成本效益比，不仅按顾问医师不进行日常工作考虑，还要考虑外科受训者受培训的机会。这些包括易于获得的放射影像学检查，急诊手术室，24 小时可获得的全麻支持，充足的外科床位。

> 许多病人的症状体征与急性阑尾炎相似，应该由同一名医生 2~3 小时重复评价[11]，这种“积极观察”在所有的治疗中心都应成为常规。

可获得急诊手术室

许多急诊手术并不需要在夜间进行，但是夜间手术减少要求白天可获得手术间。如果没有可获得的手术室，不论电话呼之即来的外科团队还是择期手术都没意义。事实上，像预料的那样，白天可以获得充足的急诊手术室可以减少大量的超时手术[10,12]。

急诊外科病人的早期检查

对于高效的急诊外科团队来讲，必须能够快速获得血细胞检查和影像学检查，包括平片，对比检查，经皮引流和活检，超声检查和 CT。而且高年资影像学专家能够提高外科医师对急性腹痛病人的诊断，减少入院率[13]。

伴有腹痛的疾病

许多研究显示因急性腹痛入院病人的疾病构成和各种疾病的百分比。如框 5.1 所示[14]，在这项研究中 30 天内 1190 名急诊入院病人死亡率是 4%，围手术期死亡率是 8%。死亡率与年龄相关，围手术期死亡率低于 60 岁者为 2%，60~69 岁为 12%，80 岁以上为 20%。开腹手术无法切除病灶者是围手术期最常见死亡原因 28%，腹主动脉瘤破裂 23%，溃疡病穿孔 16%，结肠切除 14%。

最近三十年，急性腹痛中所占比例最高的是非特异性腹痛 NSAP，像文献报告达 40%或更高[15]。NSAP 往往是诊断不清，无原因腹痛，需进一步检查，如腹腔镜能减少 NSAP 的诊断到 27%左右[16]。

有人对 NSAP 诊断进一步检查，提出某些相关疾病如表 5.2[15]，包括腹壁痛[17]和腹直肌神经受累[18]。在一些 NSAP 病人检查腹壁压痛对于诊断有帮助[19]。框 5.2 也给出引起腹壁痛的原因。诊断 NASP 最主要的问题是对严重原发病误诊，Tim 和 Dombal 估计年龄大于 50 岁因急性腹痛入院的病人随后发现有 10%有腹腔内恶性肿瘤[20]。其中一半病人是结肠癌，令人关注的是 50%的病人以 NASP 出院，而随后被证实是恶性肿瘤。

框 5.1 • 可能表现急性腹痛的疾病

非特异性腹痛 NASP35%
急性阑尾炎 17%
肠梗阻 15%
泌尿系原因 6%
胆囊结石 5%
结肠憩室病 4%腹部损伤 3%
腹部恶性肿瘤 3%
溃疡病穿孔 3%
胰腺炎 2%
可能性小于 1%
消化性溃疡恶化
腹主动脉瘤破裂
妇科疾病（NSAP 中未提及者）
炎性肠病
内科疾病
肠系膜缺血性疾病
胃肠炎
其他

框 5.2 • 非特异性腹痛原因

病毒感染
细菌性胃肠炎
蠕虫感染
肠易激惹综合征
妇科原因
受心理影响的疼痛
腹壁疼痛
医源性周围神经损伤
疝
肌筋膜疼痛综合征
肋间神经痛
神经根疼痛
腹直肌鞘血肿

急性妇科疾病像盆腔炎和卵巢囊肿，是另外一类下腹部非特异性腹痛的病因。一般是因为没有很好的采集病史和进行腹部检查。一项普外科研究表明，开始怀疑是外科原因入院的病人中，包括男女，妇科原因占 13%[21]。许多病人多以怀疑阑尾炎入院，如果未进行手术此类病人需要确切的检查，但是往往是术中发现正常阑尾才得以正确诊断。随着腹腔镜诊断的发展，这些疾病比以往更容易被急诊医生发现。对盆腔炎的早发现、早治疗可以避免病程迁延[22]。事实上，现在被容易识别的 Crutis-Fize-Hugh 综合征（由于肝周粘连盆腔炎经腹膜播撒导致右上腹疼痛）必须与急性胆道疾病鉴别[23]。尽管教科书上列举大量可引起急性腹痛的内科疾病，但是像心肌梗死、大叶性肺炎、代谢紊乱引起的 NSAP 毕竟太少。然而在临床评价急性腹痛病人时要想到这些疾病。一项研究表明，在 1168 名因急性腹痛入院的儿童中 19 人最终只诊断肺炎[24]。剖腹探查术前应明确内科疾病的存在，这很重要，否则死亡率显著增加[25]。

病史和体格检查（包括计算机辅助诊断）

在 20 世纪 70 年代早期，Leeds 的 de Dombal[26] 和 Edinburgh 的 Gunn[27] 基于 Bayesian 规则设计了计算

机程序，帮助进行急性腹痛诊断。他们的研究显示诊断准确率提高 20%，从那时起许多研究也证实了这点[28-30]。进一步这些研究还证实可以减少不必要开腹手术及手术延误；在急诊科使用可以减少不正确入院病人[27]。使用计算机辅助诊断系统改善诊断准确性的原因有三：① 注重病史回顾和检查，其与改善内科治疗结果相关[31,32]；② 反馈相关的教育因素[33]；③ 可能作用最大的是输入计算机前的结构数据表。一项研究显示，不使用 CAD 程序，仅使用结构数据表，年轻医生诊断准确率提高 20%[34]。同一研究表明，医学生应用结构数据表和 CAD 程序评价病人得到相似的准确率。其他研究也得以证实[35]。

比较明确的是：对于正确诊断和临床决定来讲，良好的病史采集和体格检查十分必要。正确使用结构数据表对医生有帮助。

最近检验结构数据表对可疑阑尾炎病人提高诊断正确率的研究表明，仅对 13~40 岁女病人有提高[36]。但这组病人的诊断对外科医生是最大的挑战。

病史和体格检查的目的是诊断和作出临床决定。毫无疑问，所有的急性腹痛都有各自特点，但是否伴有腹膜炎对于最终手术影响最大。也就是说，是否有肌紧张、反跳痛以及咳嗽腹痛与腹膜炎密切相关[37]。急性阑尾炎与 NSAP 鉴别诊断总是很难，尤其是在儿童，而急性阑尾炎更可能出现肌紧张和反跳痛[38]。对于怀疑急性阑尾炎的病人进行肛诊可引起腹痛。但是对于下腹部有反跳痛的病人，有明显的叩击痛者进行肛诊意义不大[39]。所以此类病人应避免肛诊，对于没有反跳痛和盆腔炎不能排除者应行肛诊。测体温对于早期评价急腹症没有鉴别作用[40]。急诊尿液显微镜检查对于怀疑泌尿道疾病者都应进行，对于急性腹痛病人入院应常规检查尿常规。近来研究表明尿胰酶原 2 对诊断急性胰腺炎可信赖[41]。

起始检查和治疗

对急性腹痛病人进行起始的评价后，应进行复苏、止痛、诊断性检查。

现在有证据支持对于急性腹痛病人早期给予阿片类止痛药[42]。对于而后的临床检查无损害[43]；相反，因为病人感到舒适更能便于检查。急诊外科医生检查急性腹痛病人前不予止痛治疗的做法是应淘汰的。

一旦开始得评价完善了，外科医生将进行鉴别诊断及更重要的临床决定：确切需要早期手术，确定不需要早期手术，和不确定是否需早期手术。对于第一类病人进一步检查不可能影响治疗，除了血清淀粉酶水平能够诊断急性胰腺炎[44]。在外科医生认为不需要早期手术的病人可以有条不紊地进行检查。对于外科医生不确定是否需早期手术的病人也不奇怪肯定有许多困难存在[45]。这样不确定的病例中大多数是，“可疑阑尾炎”尤其是年轻女性，还有小肠梗阻，老年病人诊断肠系膜缺血疾病[46]。

尤其重要的是静脉血栓合并动脉栓塞的病人，外科手术结果远远好于动脉血栓。

对急腹症接下来检查作用的判定，重要的是对临床决定的影响，而不是对诊断本身单纯的评价。

血液学检查

尽管血液学检查作为基础检查很有用，但对于急性腹痛诊断的影响还不清楚，这里要排除血清淀粉酶对于胰腺炎的诊断[44]。已经提到快速可靠的尿液检查对于确诊急性胰腺炎有帮助，尤其是诊断不明时，对血淀粉酶检查有补充作用。白细胞计数[48]、C 反应蛋白[49]、右髂窝皮温[50]检查对于判断可疑阑尾炎作用来看，白细胞计数有用，而右髂窝皮温测量意义不大。尽管单独的 C 反应蛋白对于鉴别诊断意义不大，但当白细胞计数和后两者正常时，急性阑尾炎可能性不大[51]。

综上，炎性标记物对于像阑尾炎这样的疾病单独诊断的意义不大，但是结合病史及腹膜刺激的临床表现有较强的诊断意义[52]。因此常规检查急腹症病人的白细胞计数是合理的，这不仅是临床基础，而且可以解释其他临床和生化学发现。

急腹症病人早期肝功能检查对于确定和排除急性胆道疾病极其有用[53,54]。

另外一个令人感兴趣的领域是，血液学检查对于诊断小肠缺血是来自于绞窄性肠梗阻还是肠系膜缺血和梗死有帮助。代谢性酸中毒往往较晚才出现。血清磷酸钠、乳酸、激酶、肌酐、乳酸脱氢酶、碱性磷酸酶、二胺氧化酶、猪回肠肽均被证实不可靠。

放射学检查

随着放射学技术的提高，放射学专家对于急性腹痛病人的诊断起着前所未有的作用。进而，高年资放射科医生对超声检查和平片的诊断实际上提高了高年资外科医生对急性腹痛的评价，导致外科需入院病人减少[55]。

腹平片

急腹症平片检查被广泛应用。直到近来仍认为立位胸片是诊断腹腔内气体最好的方法[56]。对于不能拍立位片或立位片诊断不清的可摄侧卧位片。这与台湾一项研究认为超声检查气腹敏感性 92%优于立位平片 78%的结果不符[57]。毫无疑问这取决于手术者，但现在认为对于怀疑穿孔的病人最开始的检查应该是立位胸片。常规进行仰卧位腹平片检查受到置疑。以前一些外科医生认为仰卧位平片对于急腹症检查和治疗有价值[58]。但是其他报告不支持此观点。一项由放射科和外科医师进行的研究表明[59]，基于腹平片而改变急腹症诊断的仅占 7%，而事实上能影响治疗的仅 4%。所以，并不是放弃使用，而是不应当列为所谓的“常规”[60]。或许其作用在于那些诊断和治疗不明确的病人如肠梗阻，可疑穿孔、肾绞痛和创伤[61-63]。如果立位腹平片的要求基于此标准，其使用将减少 50%[60]。

相似的争论还在于使用立位腹平片判断可疑肠梗阻病人。大多数放射科医生认为仰卧位腹片足够[64,65]，但是大多数外科医生更喜欢两者都看，并认为仰卧位平片正常或诊断不清时，立位腹平片对诊断有帮助[66]。低年资外科医生对于怀疑肠梗阻病人行立、卧位平片检查是合情合理的，除非有经验丰富的放射科医生立即发报告。

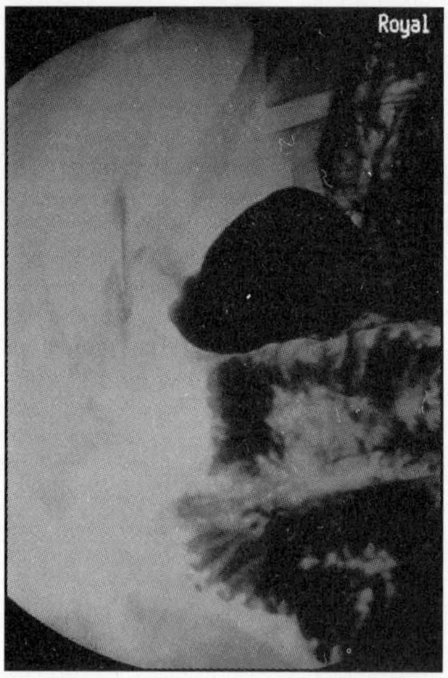

图 5.1 • 立位胸片正常的可疑溃疡性穿孔病人口服 50ml 水溶性对比造影剂后 20 分钟拍摄的仰卧位平片。注意有少量造影剂自穿孔外溢。开腹手术也证实是此处穿孔。

对比影像学

尽管对比影像学检查已有多年，但是直到最近也未被很好地理解。结果是其使用不确定，除了在泌尿系绞痛病人诊断中静脉泌尿系造影。多年前胃肠对比造影就被用来鉴别肠梗阻和术后麻痹性肠梗阻[67,68]，现在其对于其他急性胃肠疾病的诊断能力也被广泛接受[69]。

消化性溃疡穿孔

尽管立位胸片是可疑消化道穿孔最恰当的一线检查[56]，但是大约 50%病人平片上没有游离气体[70]。此时急诊外科医生有三项选择：① 修订诊断如急性胰腺炎；② 只靠临床表现进行开腹手术；③ 原因不明进行水溶性造影剂对比研究[71]。该检查能够确认或排除穿孔，但是不能鉴别无穿孔和穿孔已经闭合的病人。像前面提过的，超声和 CT 此时能够显示穿孔已经自发闭合病人腹腔内游离气及液体。许多消化性溃疡病穿孔病人可以非手术治疗已经被接受[72,73]，外科医生急诊手术前有足够的时间确定或排除诊断。愿意接受非手术治疗的病人可以口服造影剂证实穿孔已经自发愈合。第六章将讨论更多细节。

小肠梗阻

小肠梗阻外科手术的原因无外乎两个：第一是非手术治疗失败；第二是临床怀疑小肠绞窄坏死。尽管腹平片对于诊断小肠梗阻有用，但不能判断肠管是否绞窄。以下情况应怀疑绞窄：腹膜炎、发热、心动过速、白细胞升高[74]。但是即使诊断可疑，肠管术中发现出现不可逆变化需要切除。有人探索其他方法如计算机辅助[75]预测及血清标记物如磷酸钠和乳酸浓度[44]帮助判断肠管是否绞窄需早期手术，不幸的是都不可靠。超声检查似乎对肠梗阻诊断有用[76,77]，但是小肠梗阻早期缺血的判断问题仍未解决。许多医疗中心对小肠梗阻病人进行水溶性造影剂对比研究，如果梗阻经非手术治疗不能缓解可以早期识别，不用再等实验性的非手术治疗而进行手术。这将减少绞窄的发生。尽管小肠对比研究似乎提高了诊断的正确性[78]，并能够为超过 3/4 的病人提供临床信息[79]，但是其对于临床治疗决策的影响还有待评价。造影剂 4 小时[80,81]甚至 12 小时无法达到盲肠[82]，强烈建议外科手术，早比晚好。图 5.2 可以说确定的病人进行对比研究可以帮助外科医生决定非手术治疗还是探查手术治疗[83]，尤其是在病因可能是粘连的病人[84]。

小肠梗阻治疗的更多细节在第九章讨论。

大肠梗阻

大肠梗阻治疗的规则已经建立。但是单依靠平片无法鉴别机械性肠梗阻和广为认可的假性结肠梗阻。（图 5.3a,b）[85,86]现在可疑大肠梗阻病人术前建议进行对比灌肠检查（图 5.3c,d），这点很重要，不仅可以减少不必要的假性肠梗阻手术，而且减少相关手术死亡率。早在 1896 年这种功能性梗阻就被认识，并称为“痉挛性肠梗阻”[87]，后来成为假性肠梗阻[88]。急性结肠假性肠梗阻与机械性肠梗阻病史临床表现相似。参与假性肠梗阻的因素有脱水、电解质紊乱、盆腔和脊髓手术、酸碱紊乱等，这尽管可能为临床医生提供可能的病因，但是无进一步检查还是不能确定。假性肠梗阻的治疗是非手术治疗，而机械性梗阻往往手术治疗，所以正确诊断十分必要。

> 多年的共识是，对于临床和放射学诊断大肠梗阻的病人应该常规进行水溶性造影剂灌肠。

一项研究显示[85]，经对比灌肠检查 99 个被认为是机械性大肠梗阻的病人中 35 人有其他诊断，其中 11 个是假性肠梗阻。18 名被认为是假性肠梗阻的病人中，2 人被发现是机械性梗阻。尽管结肠镜能够对两者鉴别，并对假性肠梗阻有治疗作用[89]。但是

(a)

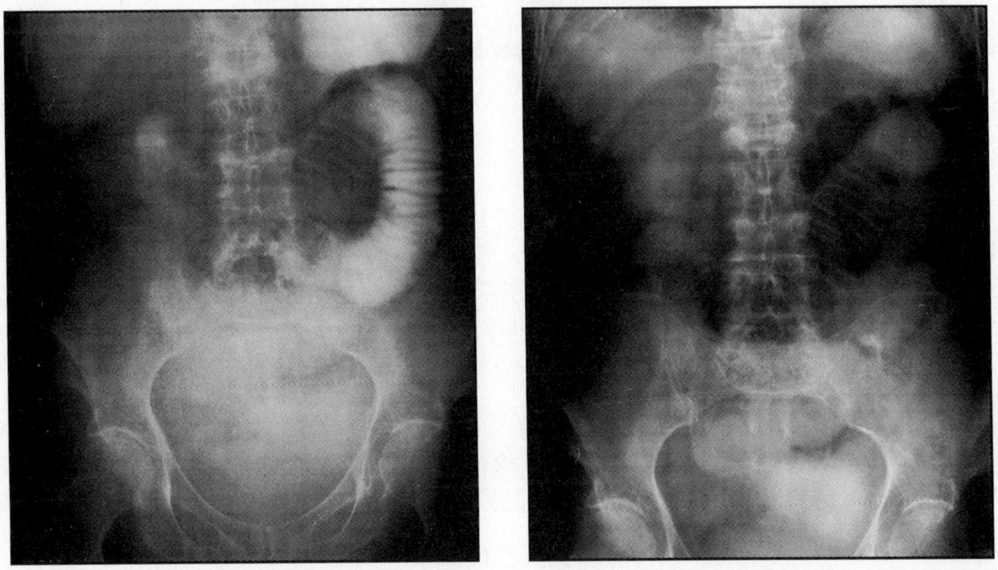

(b)

图 5.2 ● 口服水溶性造影剂 90 分钟 (a) 和 4 小时后 (b) 摄仰卧位平片。造影剂无法到达回盲部，明显的小肠梗阻。腹平片表现不明显。开腹探查证实粘连性肠梗阻。

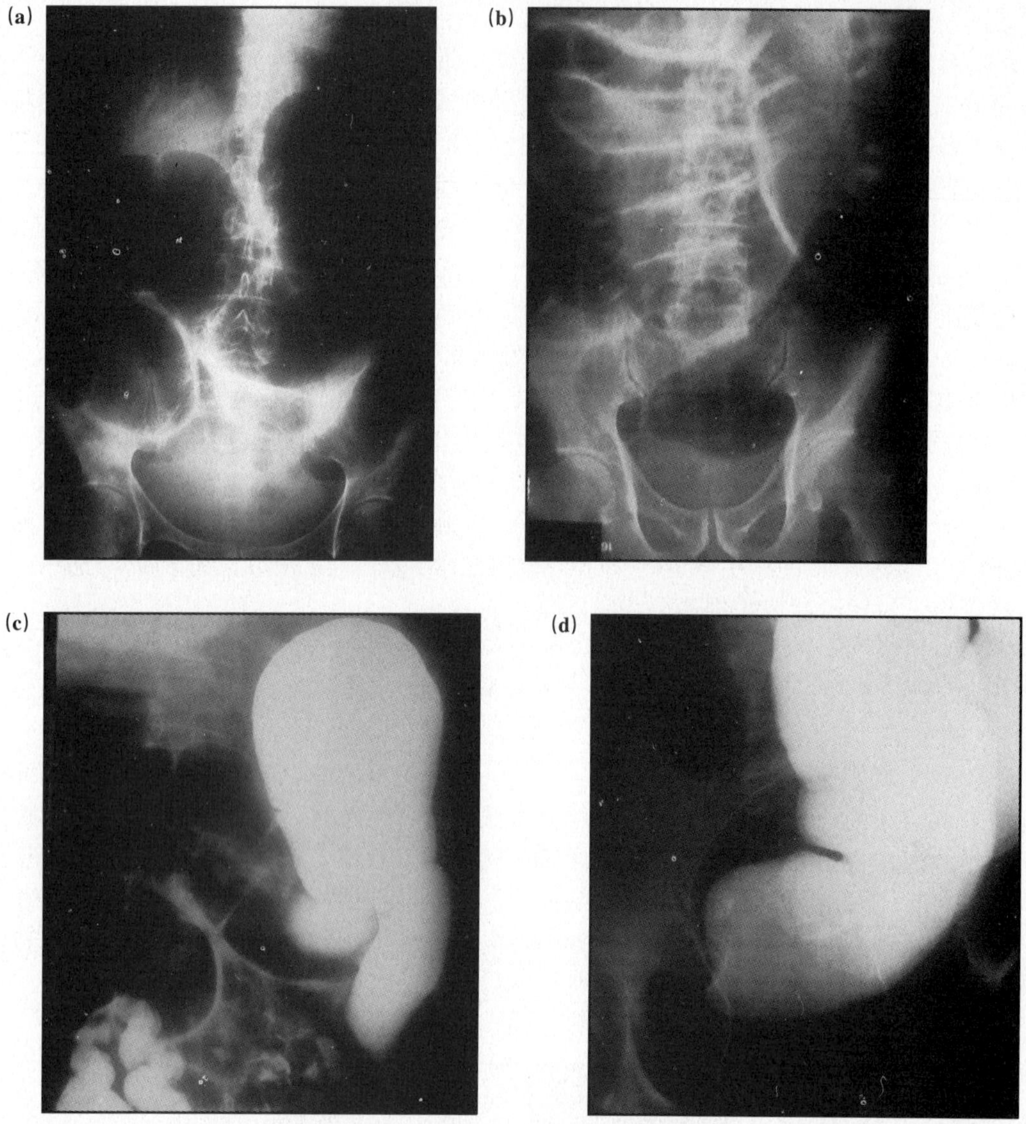

图 5.3 • 两个大肠梗阻病人的仰卧位平片。(a) 病人 A 假性肠梗阻；(b) 病人 A 机械性肠梗阻。水溶性造影剂灌肠证实 A 假性肠梗阻 (c)，病人 B 是乙状结肠癌梗阻。(d)

急诊不容易办到，并且需要有经验的内镜专家。两种大肠梗阻的外科治疗在第十章。

急性憩室炎

大多数急性憩室炎病人的症状和体征表现能够非手术治疗，除非穿孔表现为明显的腹膜炎。虽然有经验的超声检查能够识别增厚的结肠壁，或许还能看到结肠旁液体积聚，但是由于肠腔积气太多，可能根本注意不到液体积聚。基于此人们使用其他方法如水溶对比造影和 CT[90]。前者能见到漏，后者可见到液体积聚。两方面的信息对外科医生做出手术决定起很大作用，尽管最终的决定是基于临床而不是放射学标准。综上所述，CT 并不比对比造影更具特异性，但是对有液体积聚者可以指导经皮引流[91]。

超声检查

过去 20 年中，高分辨实时超声检查已经成为急性腹痛病人检查的常规。准确发现因溃疡病穿孔、急性胆囊炎、急性阑尾炎、肠绞窄、卵巢囊肿破裂产生的腹腔内少量液体，对于医生判断疾病严重程度有帮助。而且近来超声诊断急性胆囊炎、阑尾炎准确度提高的报告给人留下深刻印象。腹腔游离液体，胆囊结石，胆囊壁增厚和超声诊断中的墨非征阳性是诊断急性胆囊炎的指征[92]。超声检查已经替代放射性同位素等检查成为急性胆道疾病的一线诊断方法，在急性胆囊炎的诊断中敏感性大于95%[93]。怀疑胆囊炎入院的病人中25%存在非胆道疾病的诊断[94]。早期准确的胆囊炎诊断对于开腹手术胆囊切除术是必要的[95]，同样也适用于腹腔镜胆囊切除术[96]。怀疑急性胆道疾病还需进行临床评价，尽管肝功检查可能异常。可疑胆道疾病病人肝功异常和发热可能是唯一值得信赖的临床特征[54]，大多数病人，不是全部，可能需要超声检查。

超声检查急性阑尾炎的作用不像在诊断急性胆道疾病那样确切。一项来自荷兰的报告发现超声诊断急性未穿孔阑尾炎的敏感性是81%，特异性是100%[97]。因为该技术有赖于可视的不能压缩的膨胀的阑尾，所以穿孔的阑尾炎敏感性仅为29%。自那以后其他一些研究也证实了超声诊断急性阑尾炎有较高的敏感性和特异性[98]，导致近年来使用的增加。临床诊断和超声发现结合的积分系统的使用，使急性阑尾炎诊断准确率又有提高[99,100]。很清楚，并不是每个怀疑急性阑尾炎者都需要行超声检查，但是对于诊断不明尤其是女性病人，建议行超声检查，因为还可能有其他诊断被发现[101]。

外科医生对超声检查已有一定了解后，在急诊室内自己操纵只是时间问题[102]。早期报告结果很混淆，一些中心认为所有病人都进行立即的超声检查没有价值[103]，而其他人认为有用[104]。但是似乎一致认为，外科培训者与放射科培训人员诊断准确率相似，但主要的问题仍是是否所有的急性腹痛病人都需要床旁超声检查。这种检查是由外科或放射科培训人员完成还是由有经验的放射科专家有选择地进行。没有定论之前，由高年资医生结合临床选择性行超声检查的局面还将继续。

急性腹痛超声检查应用的其他领域包括腹主动脉瘤、肾脏疾病、急性妇科疾病。通过超声检查发现扩张的无蠕动肠袢、腹腔游离液体诊断小肠梗阻绞窄的报告[76]，已被同一中心的前瞻性研究证实[77]。当然，超声检查还能诊断腹壁疾病如腹直肌鞘血肿，与腹腔内疾病鉴别[105]。超声检查对腹部闭合性损伤诊断的作用在13章介绍[106]。

CT 检查

CT早期评价急腹症的作用很难估计。其对急性憩室炎严重程度判断中的作用前面已经讨论[90,91]，它能够识别其他腹腔疾病产生的液体积聚。应用CT提高急性阑尾炎诊断准确率，在连续100名病人中怀疑急性阑尾炎病人的准确率是98%，其中53人明确诊断阑尾炎。不考虑医疗费用和检查的可获得性，CT是诊断的补充而不能替代临床判断[108]。来自剑桥的一项随机研究表明，早期CT（入院24小时内）检查急性腹痛可显著降低误诊率[109]。

现在比较肯定的是，没有几个中心将CT检查列为急性腹痛的一线常规检查。不过这不包括急性胰腺炎，对比增强CT在判断胰腺坏死方面有重要作用（见第8章）。

腹膜检查

最终，诊断急腹症的外科医生们希望能够直接检查腹腔内。利用细针穿刺抽到有粪味液体，成功诊断诸如肠穿孔、缺血、腹膜炎等疾病已经很多年[110]。后来外科医生通过腹腔灌洗[111]和细管抽吸细胞学检查来定量检查结果[112]。

腹腔灌洗

标准的腹腔灌洗是采用“开放”技术，并检查抽吸液的白细胞计数、淀粉酶、细菌计数和是否有胆汁。文献报告[111]准确率为93%，假阳性率为1.6%，假阴性率1.3%。

细管腹腔细胞学检查

此项技术首先是由新西兰惠灵顿的Richard Stewart介绍的[112]，较腹腔灌洗简单而准确率相同。局麻后将静脉套管针置入腹腔，再将中心导管插入。吸出的腹腔内液体涂片染色，光学显微镜检查多形核白细胞百分数。如果计数超过50%说明是炎性疾病但是显然不能识别确切病因[113]。此操作可以在床旁甚至意外现场或急诊室进行，能够改善手术决定正确性，如果应用在急性腹痛尤其是可疑阑尾炎[114]病人敏感性91%，特异性94%[115]。

腹腔镜手术

Sugarbaker 等 1978 年，第一个报道了急性腹痛诊断不明的病人，在开腹手术前行腹腔镜手术探查[116]。研究表明连续的 18 名病人开腹手术是不必要的，27 名直接开腹的病人中 6 人是不需手术的。基于此，外科医生对于腹腔镜很感兴趣，该技术是妇科医生 1902 年介绍的，早期胃肠外科医生用此技术检查肝脏疾病、腹腔内肿物、恶性肿瘤。

许多研究表明腹腔镜明显提高了急性腹痛手术决策的正确性，尤其是手术适应证不明确时[117]。但从怀疑阑尾炎来讲，腹腔镜应用争论在增加。伦敦圣玛丽医院[118]90 位怀疑急性阑尾炎的病人，50 例被认为需急诊行阑尾切除术，40 例不确定，外科医生选择探查，而不是等待观察。结果 50 名病人中直接开腹手术行阑尾切除的误诊率是 22%，在不确定组先行腹腔镜探查，如正常则不手术，其误诊率是 8%。假定没有腹腔镜的情况下，此项研究中整个不必要的阑尾切除是 25/90，女性误切率（19/49，39%）是男性的（6/41，15%）2 倍多。所有研究强烈支持所有怀疑阑尾炎的妇女多应该在术前行腹腔镜探查。最近随机对比研究，怀疑[119]NSAP 病人早期腹腔镜探查和单纯入院观察的结果表明，支持腹腔镜探查，其具有较高的诊断准确率和改善出院 6 周后的生活质量。

像先前提到的，外科急性腹痛住院女病人中超过 13%的有妇科原因[21]，腹腔镜给这些病人带来希望。有些地方正常阑尾被切除后并发症的发生率是 17%~21%，主要要看是否有其他疾病被发现[120]。而 20%或以上的不必要的阑尾切除率是不能接受的[121]。当然问题在于腹腔镜探查发现正常阑尾而没有其他疾病可以解释病人症状，这时如何处理。有些外科医生可能会采用开腹或腹腔镜方法切除阑尾，理由是即使外观正常的阑尾，病理也可能发现黏膜炎症[122]。而且有研究发现，即使病理学正常的阑尾经更为先进的分析方法也能发现炎性变化[123]。如果阑尾只有孤立黏膜炎是正常的，那么使用腹腔镜区别阑尾炎和正常阑尾的敏感性是 100%，特异性是 85%。但是如果阑尾有炎症就认为是阑尾炎，其敏感性降低到 92%，特异性仍是 85%[124]。在外观正常的阑尾，仅有孤立黏膜炎症的意义还值得探讨，实用的办法是如果腹腔镜看是炎症就切除，如正常就不切。每一个病人的决定可能不同，最终决定当然应由手术医生决定。作者更注重术中的实际情况。这个领域还有很多争论，在第 9 章还将讨论。

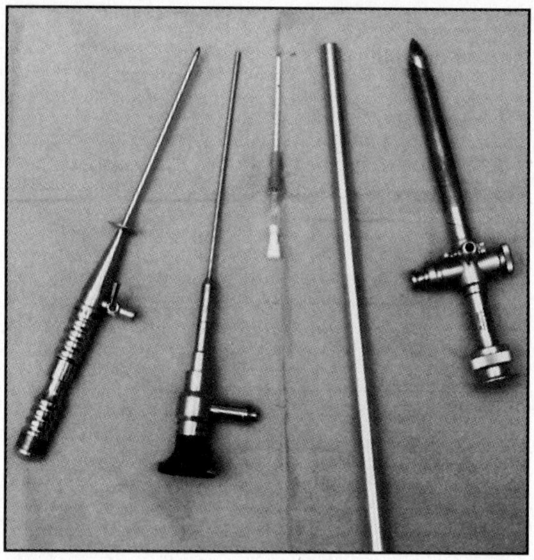

图 5.4 • 一个 2.7mm 的“微腹腔镜”（左数第 2 个）。从左向右：套管针和套管，微腹腔镜，14G 静脉针，10mm 腹腔镜套管针和套管。

对于急性腹痛病人手术指征不明确和可疑阑尾炎的妇女有证据支持使用诊断性腹腔镜探查。

腹腔镜的体积在缩小，光学系统质量提高，使得局麻下对急性腹痛病人实行“微腹腔镜手术”成为现实[125]。今后几年此领域将成为研究热点。

外科亚专科化

为了给病人最好的服务，所有治疗急诊的普通外科医生必须跟上所有亚专业的发展，并且学习新的诊断和早期治疗方法。而且普外科专科方向的发展毫不奇怪导致许多高年资医生对于知识和技术不断更新的不适，比如急诊医生对于相对不相关领域如乳腺外科和内分泌外科的不了解。在英国急诊血管外科专业队伍极其常见，具有急诊食管胃肠、胆管胰腺、结直肠专业的医院也在不断增加[126]。毫无疑问，即使都是腹部外科医生，其急诊专业影响结果。比如急诊有结直肠外科专业医生造瘘病人会减少[127]，有上腹部外科专业医生，可以急诊对急性胆道疾病进行腹腔镜胆囊切除[128]。如果急诊亚专业化在英国全国实行，不仅在大的医疗中心而且在小医院的急诊科都会获益。2002 年 Edinburgh 将上下消化道急诊和择期手术专业化[129,130]，结果令人满意，虽然还需各地不同结果的检验。

要点

- 急性腹痛病人正确治疗是基于准确病史，认真查体，综合判断检查结果，理性决定治疗方案。
- 急诊病人规律的再次评价是必要的。急诊医生不利用检查为病人提供标准化的治疗是危险的。
- 投入的急诊外科医生在未来将提供更充分的急诊外科治疗和更加仔细的观察和在评价。
- 快速检查和急诊手术室的获得是必须的。
- 尽管急诊亚专业化对急诊复杂病人治疗有很大吸引力，但是这还有赖于当地的资源，设备，和人力资源。

（刘东斌）

参考文献

1. Senate of the Royal Surgical Colleges of Great Britain and Ireland. Consultant practice and surgical training in the UK. London: Royal Surgical Colleges, 1994.
2. Hobbs R Rising emergency admissions. Br Med J 1995; 310: 207–8.
3. Ellis BW, Rivett RC, Dudley HAF. Extending the use of clinical audit data: a resource planning model. Br Med J 1990; 301:159–62.
4. Campling EA, Devlin HB, Hoile RW, Lunne JN. Report of the National Confidential Enquiry into Peri–operative Deaths 1990. London: HMSO, 1992.
5. NHS Management Executive. Junior doctors, the New Deal. Working arrangements for hospital doctors and dentists in training. London: Department of Health, 1991.
6. European Working Time Directive 93/104/EC.
7. Calman K. Hospital doctors: training for the future. The report of the working group on specialist medical training. London: HMSO, 1993.
8. Beecham L. New Scottish CMO criticises training reforms. Br Med J 1996; 313:947.
9. Hilton JR, Shiralkar SP, Samsudin A et al. Disruption of the on–call surgical team. Ann R Coll Surg Engl 2002; 84 (Suppl.) :50–3.
10. Addison PDR, Getgood A, Paterson –Brown S. Separating elective and emergency surgical care (the emergency team) . Scot Med J 2001; 46:48–50.
11. Thomson HJ, Jones PF. Active observation in acute abdominal pain. Am J Surg 1986; 152:522–5.
12. Calder FR, Jadhav V, Hale JE. The effect of a dedicated emergency theatre facility on emergency operating patterns. J R Coll Surg Edinb 1998; 43:17–19.
13. Cochrane RA, Edwards AT, Crosby DL et al. Senior surgeons and radiologists should assess emergency patients on presentation: a prospective randomised controlled trial. J R Coll Surg Edinb 1998; 43:324–7.
14. Irvin TT. Abdominal pain: a surgical audit of 1190 emergency admissions. Br J Surg 1989; 76:1121–5.
15. Gray DWR, Collin J. Non –specific abdominal pain as a cause of acute admission to hospital. Br J Surg 1987; 74: 239–42.
16. Paterson –Brown S. The acute abdomen: the role of laparoscopy. In: Williamson RCN, Thompson JN (eds) Baillières clinical gastroenterology: gastrointestinal emergencies, Part 1. London: Baillière Tindall, 1991; pp. 691–703.
17. Gallegos NC, Hobsley M. Abdominal wall pain: an alternative diagnosis. Br J Surg 1990; 77:1167–70.
18. Hall PN, Lee APB. Rectus nerve entrapment causing abdominal pain. Br J Surg 1988; 75:917.
19. Gray DWR, Seabrook G, Dixon JM, Collin J. Is abdominal wall tenderness a useful sign in the diagnosis of non–specific abdominal pain? Ann R Coll Surg Engl 1988; 70:233–4.
20. de Dombal FT, Matharu SS, Staniland JR et al. Presentation of cancer to hospital as ′acute abdominal pain′. Br J Surg 1980; 67:413–16.
21. Paterson–Brown S, Eckersley JRT, Dudley HAF. The gynaecological profile of acute general surgery. J R Coll Surg Ed–

inb 1988; 33:13–15.

22. Pearce JM. Pelvic inflammatory disease. Br Med J 1990; 300:1090–1.
23. Shanahan D, Lord PH, Grogono J, Wastell C. Clinical acute cholecystitis and the Curtis–Fitz–Hugh syndrome. Ann R Coll Surg Engl 1988; 70:45–7.
24. Ravichandran D, Burge DM. Pneumonia presenting with acute abdominal pain in children. Br J Surg 1996; 83:1706–8.
25. Blidaru P, Blidaru A, Popa G. False acute abdomen in emergency surgery. Br J Surg 1996; 83 (Suppl. 2):61–2.
26. de Dombal FT, Leaper DJ, Staniland JR, McCann AI, Horrocks JC. Computer–aided diagnosis of acute abdominal pain. Br Med J 1972; 2:9–13.
27. Gunn AA. The diagnosis of acute abdominal pain with computer analysis. J R Coll Surg Edinb 1976; 21:170–2.
28. Adams ID, Chan M, Clifford PC et al. Computer aided diagnosis of acute abdominal pain: a multicentre study. Br Med J 1986; 293:800–4.
29. Clifford PC, Chan M, Hewett DJ. The acute abdomen: management with microcomputer aid. Ann R Coll Surg Engl 1986; 6:182–4.
30. Scarlett P, Cooke WM, Clarke D, Bates C, Chan M. Computer aided diagnosis of acute abdominal pain at Middlesbrough General Hospital. Ann R Coll Surg Engl 1986; 68:179–81.
31. Batstone GF. Educational aspects of medical audit. Br Med J 1990; 301:326–8.
32. Gruer R, Gunn AA, Gordon DS, Ruckley CV. Hospital practice: audit of surgical audit. Lancet 1986; ii:23–5.
33. Marteau TM, Wynne G, Kaye W, Evans TR. Resuscitation: experience without feedback increases confidence but not skill. Br Med J 1990; 300:849–50.
34. Lawrence PC, Clifford PC, Taylor IF. Acute abdominal pain: computer aided diagnosis by non–medically qualified staff. Ann R Coll Surg Engl 1987; 69:233–4.

    This paper demonstrates that medical students assessing patients with acute abdominal pain using a structured proforma and then CAD have the same diagnostic accuracy as medical staff who use the proforma but not CAD.

35. Paterson–Brown S, Vipond MN, Simms K, Gatzen C, Thompson JN, Dudley HAF. Clinical decision–making and laparoscopy versus computer prediction in the management of the acute abdomen. Br J Surg 1989; 76:1011–13.

    The addition of structured patient proformas without CAD significantly improved clinical decision–making and laparoscopy.

36. Korner H, Sondenaa K, Soreide JA, Andersen E, Nysted A, Lende TH. Structured data collection improves the diagnosis of acute appendicitis. Br J Surg 1998; 85:341–4.
37. Bennett DH, Tambeur LJMT, Campbell WB. Use of coughing test to diagnose peritonitis. Br Med J 1994; 308:1336–7.
38. Williams NMA, Johnstone JM, Everson NW The diagnostic value of symptoms and signs in childhood abdominal pain. J R Coll Surg Edinb 1998; 43:390–2.
39. Dixon JM, Elton RA, Rainey JB, McLeod DAD. Rectal examination in patients with pain in the right lower quadrant of the abdomen. Br Med J 1991; 302:386–8.
40. Howie CR, Gunn AA. Temperature: a poor diagnostic indicator in abdominal pain. J R Coll Surg Edinb 1984; 29:249–51.
41. Kylanpaa–Back M–L, Kemppainen E, Puolakkainen P et al. Reliable screening for acute pancreatitis with rapid urine trypsinogen–2 test strip. Br J Surg 2000; 87:49–52.
42. Attard AR, Corlett MJ, Kidner NJ, Leslie AP, Fraser IA. Safety of early pain relief for acute abdominal pain. Br Med J 1992; 305:554–6.

    Assessment of patients with acute abdominal pain is not affected adversely by early analgesia.

43. Thomas SH, Cheema F, Reisner A et al. Effects of morphine analgesia on diagnostic accuracy in emergency department patients with abdominal pain: a prospective randomized trial. J Am Coll Surg 2003; 196:18–31.

    This was a randomised study of 74 patients who received either morphine or placebo. The diagnostic accuracy was not affected by morphine.

44. Clavien PA, Burgan S, Moossa AR. Serum enzymes and other laboratory tests in acute pancreatitis. Br J Surg 1989; 76:1234–43.
45. Paterson–Brown S, Eckersley JRT, Sim AJW, Dudley HAF. Laparoscopy as an adjunct to decision–making in the acute abdomen. Br J Surg 1986; 73:1022–4.
46. Bradbury AW, Brittenden J, McBride K, Ruckley CV. Mesenteric ischaemia: a multi–disciplinary approach. Br J Surg 1995; 82:1446–59.

47. Schoots IG, Koffeman DA, Levi M, van Gulik TM. Systematic review of survival after acute mesenteric ischaemia according to diease aetiology. Br J Surg 2004; 91:17–27.

Data from 45 observational studies including 3692 patients were reviewed. Prognosis after acute mesenteric venous thrombosis is better than for arterial ischaemia; and that for arterial embolism is better than that for arterial thrombosis.

48. Thompson MM, Underwood MJ, Dookeran KA, Lloyd DM, Bell PRF. Role of sequential leucocyte counts and C–reactive protein measurements in acute appendicitis. Br J Surg 1992; 79:822–4.

49. Davies AH, Bernau F, Salisbury A, Souter RG. C–reactive protein in right iliac fossa pain. J R Coll Surg Edinb 1991; 36:242–4.

50. Middleton SB, Whitbread T, Morgans BT, Mason PF. Combination of skin temperature and a single white cell count does not improve diagnostic accuracy in acute appendicitis. Br J Surg 1996; 83:499.

51. Gronroos JM, Gronroos P. Leucocyte and C–reactive protein in the diagnosis of acute appendicitis. Br J Surg 1999; 86: 501–4.

52. Andersson REB. Meta–analysis of the clinical and laboratory diagnosis of appendicitis. Br J Surg 2004; 91:28–37.

Systematic Medline search of 28 diagnostic variables in 24 studies.

53. Dunlop MG, King PM, Gunn AA. Acute abdominal pain: the value of liver function tests in suspected cholelithiasis. J R Coll Surg Edinb 1989; 34:124–7.

54. Stower MJ, Hardcastle JD. Is it acute cholecystitis? Ann R Coll Surg Engl 1986; 68:234.

55. Cochrane RA, Edwards AT, Crosby DL et al. Senior surgeons and radiologists should assess emergency patients on presentation: a prospective randomised controlled trial. J R Coll Surg Edinb 1998; 43:324–7.

56. Miller RE, Nelson SW. The roentgenologic demonstration of tiny amounts of free intra–peritoneal gas: experimental and clinical studies. Am J Roentgenol 1971; 112:574–85.

57. Chen S–C, Yen Z–S, Wang H–P, Lin F–Y, Hsu C–Y, Chen W–J. Ultrasonography is superior to plain radiology in the diagnosis of pneumoperitoneum. Br J Surg 2002; 89:351–4.

58. Lee IWR. The plain X–ray in the acute abdomen: a surgeon's evaluation. Br J Surg 1976; 63:763–6.

59. Stower ML, Amar SS, Mikulin T, Kean DM, Hardcastle JD. Evaluation of the plain abdominal X–ray in the acute abdomen. J R Soc Med 1985; 78:630–3.

60. Anyanwu AC, Moalypour SM. Are abdominal radiographs still overutilized in the assessment of acute abdominal pain? A district general audit. J R Coll Surg Edinb 1998; 43:267–70.

61. de Lacey GJ, Wignall BK, Bradbrooke S, Reidy J, Hussain S, Cramer B. Rationalising abdominal radiography in the accident and emergency department. Clin Radiol 1980; 31: 453–5.

62. Eissenberg RL, Heineken P, Hedgcock MW, Federle M, Goldberg HI. Evaluation of plain abdominal radiographs in the diagnosis of abdominal pain. Ann Intern Med 1982; 97: 257–61.

63. Campbell JPM, Gunn AA. Plain abdominal radiographs and acute abdominal pain. Br J Surg 1988; 75:554–6.

64. Field S, Guy PJ, Upsdell SM, Scourfield AE. The erect abdominal radiograph in the acute abdomen: should its routine use be abandoned? Br Med J 1985; 290:1934–6.

65. Simpson A, Sandeman D, Nixon SJ, Goulbourne IA, Grieve DC, Macintyre IMC. The value of an erect abdominal radiograph in the diagnosis of intestinal obstruction. Clin Radiol 1985; 36:41–2.

66. Traill ZC, Nolan DJ. Imaging of intestinal obstruction. Br J Hosp Med. 1996; 55:267–71.

67. Matheson NA, Dudley HAF. Contrast radiography: an aid to postoperative management. Lancet 1963; i:914–17.

68. Zer M, Kaznelson D, Feigenberg Z, Dintsman M. The value of gastrografin in the differential diagnosis of paralytic ileus versus mechanical intestinal obstruction: a critical review and report of two cases. Dis Colon Rectum 1977; 20:573–9.

69. Ott DJ, Gelfand DW. Gastrointestinal contrast agents: indications, uses and risks. JAMA 1983; 249:2380–4.

70. Wellwood JM, Wilson AN, Hopkinson BR. Gastrografin as an aid to the diagnosis of perforated peptic ulcer. Br J Surg 1971; 58:245–9.

71. Fraser GM, Fraser ID. Gastrografin in perforated duodenal ulcer and acute pancreatitis. Clin Radiol 1974; 25:397–402.

72. Donovan AJ, Vinson TL, Maulsby GO, Gewin JR. Selective treatment of duodenal ulcer with perforation. Ann Surg 1979; 189:627–36.

73. Crofts TJ, Park KGM, Steele RJC, Chung SS, Li AKC. A randomized trial of non-operative treatment for perforated peptic ulcer. N Engl J Med 1989; 320:970–3.

74. Stewardson RH, Bombeck CT, Nyhus LM. Critical operative management of small bowel obstruction. Ann Surg 1978; 187: 189–93.

75. Pain JA, Collier D St J, Hanka R. Small bowel obstruction: computer-assisted prediction of strangulation at presentation. Br J Surg 1987; 74:981–3.

76. Ogata M, Imai S, Hosotani R, Aoyama H, Hayaashi M, Ishikawa T. Abdominal ultrasonography for the diagnosis of strangulation in small bowel obstruction. Br J Surg 1994; 81: 421–4.

77. Ogata M, Mateer JR, Condon RE. Prospective evaluation of abdominal sonography for the diagnosis of bowel obstruction. Ann Surg 1996; 223:237–41.

78. Dunn JT, Halls JM, Berne TV. Roentenographic contrast studies in acute small bowel obstruction. Arch Surg 1984; 119:1305–8.

79. Riveron FA, Obeid FN, Horst HM, Sorensen VJ, Bivins BA. The role of contrast radiography in presumed bowel obstruction. Surgery 1989; 106:496–501.

80. Chung CC, Meng WC, Yu SC, Leung KL, Lau WY, Li AK. A prospective study on the use of water-soluble contrast follow-through radiology in the management of small bowel obstruction. Aust N Z J Surg 1996; 66:598–601.

81. Brochwocz MJ, Paterson-Brown S, Murchison JT. Small bowel obstruction: the water-soluble follow-through revisited. Clin Radiol 2003; 58:393–7.

82. Chen S-C, Lin F-Y, Lee P-H, Yu S-C, Wang S-M, Chang J-J. Water soluble contrast study predicts the need for early surgery in adhesive small bowel obstruction. Br J Surg 1999; 86:1692–8.

83. Joyce WP, Delaney PV, Gorey TF, Fitzpatrick JM. The value of water-soluble contrast radiology in the management of acute small bowel obstruction. Ann R Coll Surg Engl 1992; 74:422–5.

84. Caroline DF, Herlinger H, Laufer I, Kressel HY, Levine MS. Small-bowel enema in the diagnosis of adhesive obstructions. Am J Roentgenol 1984; 142:1133–9.

85. Stewart J, Finan BJ, Courtney DF, Brennan TG. Does a water soluble contrast enema assist in the management of acute large bowel obstruction: a prospective study of 117 cases. Br J Surg 1984; 71:799–801.

Clinicians cannot differentiate on plain abdominal films and clinical assessment alone between mechanical large bowel obstruction and pseudo-obstruction.

86. Koruth NM, Koruth A, Matheson NA. The place of contrast enema in the management of large bowel obstruction. J R Coll Surg Edinb 1985; 30:258–60.

Should be routine in all patients who present with large bowel obstruction.

87. Murphy JB. Ileus. JAMA 1896; 26:15–22.

88. Dudley HAF, Paterson-Brown S. Pseudo-obstruction. Br Med J 1986; 292:1157–8.

89. Munro A, Youngson GG. Colonoscopy in the diagnosis and treatment of colonic pseudoobstruction. J R Coll Surg Edinb 1983; 28:391–3.

90. Shrier D, Skucas J, Weiss S. Diverticulitis: an evaluation by computer tomography and contrast enema. Am Coll Gastroenterol 1991; 86:1466–71.

91. McKee RF, Deignan RW, Krukowski ZH. Radiological investigation in acute diverticulitis. Br J Surg 1993; 80:560–5.

92. Laing FC, Federie MP, Jeffrey RB, Brown TW. Ultrasonic evaluation of patients with acute right upper quadrant pain. Radiology 1981; 140:449–55.

93. Samuels BL, Freitas JE, Bree RL, Schwab RE, Heller ST. A comparison of radionuclide hepatobiliary imaging and real-time ultrasound for the detection of acute cholecystitis. Radiology 1983; 47:207–10.

94. Schofield PF, Hulton NR, Baildam AD. Is it acute cholecystitis? Ann R Coll Surg Engl 1986; 6:14–16.

95. Addison NY, Finan PJ. Urgent and early cholecystectomy for acute gallbladder disease. Br J Surg 1988; 75:141–3.

96. Lo CM, Liu CL, Tan ST, Lai ECS, Wong J. Prospective randomised study of early versus delayed laparoscopic cholecystectomy for acute cholecystitis. Ann Surg 1998; 227:461–7.

97. Puylaert IBCM, Rutgers PF, Lalisang RI et al. A prospective study of ultrasonography in the diagnosis of appendicitis. N Engl J Med 1987; 317:666–9.

98. Schwerk WB, Ruschoff BWJ, Rothmund M. Acute and perforated appendicitis: current experience with ultrasound-aided diagnosis. World J Surg 1990; 14:271-6.

99. Gallego MG, Fadrique B, Nieto MA et al. Evaluation of ultrasonography and clinical diagnostic scoring in suspected appendicitis. Br J Surg 1998; 85:37-40.

100. Douglas CD, Macpherson NE, Davidson PM, Gani JS. Randomised controlled trial of ultrasonography in diagnosis of acute appendicitis, incorporating the Alvarado score. Br Med J 2000; 321:919-22.

Data from 302 patients randomised to Alvarado scoring then ultrasonography or control. Patients in ultrasonography group who had a therapeutic operation had a significantly shorter time to operation than control group (7 vs. 10 hours) but no difference in hospital stay, non-therapeutic operation rate or delayed treatment in relation to perforation.

101. McGrath FP, Keeling F. The role of early sonography in the management of the acute abdomen. Clin Radiol 1991; 44:172-4.

102. Parys BT, Barr H, Chantarasak ND, Eyes BE, Wu AVO. Use of ultrasound scan as a bedside diagnostic aid. Br J Surg 1987; 74:611-22.

103. Davies AH, Mastorakou I, Cobb R, Rogers C, Lindsell D, Mortensen NJ. Ultrasonography in the acute abdomen. Br J Surg 1991; 78:1178-80.

104. Williams RJLI, Windsor ACJ, Rosin RD, Mann DV, Crofton M. Ultrasound scanning of the acute abdomen by surgeons in training. Ann R Coll Surg Engl 1994; 76:228-33.

105. Klingler PJ, Wetscher G, Glaser K, Tschmelitsch J, Schmid T, Hinder RA. The use of ultrasound to differentiate rectus sheath hematoma from other acute abdominal disorders. Surg Endosc 1999; 13:1129-34.

106. Stengel D, Bauwens K, Sehouli J et al. Systematic review and meta-analysis of emergency ultrasonography for blunt abdominal trauma. Br J Surg 2001; 88:901-12.

107. Rao PM, Rhea JT, Novelline RA, Mostafavi AA, McCabe CJ. Effect of computed tomography of the appendix on treatment of patients and use of hospital resources. N Engl J Med 1998; 338:141-6.

108. McColl I. More precision in diagnosing appendicitis. New Engl J Med. 1998; 338:190-1

109. Ng CS, Watson CJE, Palmer CR et al. Evaluation of early abdominopelvic computer tomography in patients with acute abdominal pain of unknown cause: prospective randomised study. Br Med J 2002; 325:1387-9.

In this study 120 patients were randomised. There was no significant reduction in hospital stay but improved diagnostic accuracy and less missed serious conditions in the group undergoing CT.

110. Baker WNW, Mackie DB, Newcombe IF. Diagnostic paracentesis in the acute abdomen. Br Med J 1967; 3:146-9.

111. Hoffmann J. Peritoneal lavage in the diagnosis of the acute abdomen of non-traumatic origin. Acta Chir Scand 1987; 153:561-5.

112. Stewart RJ, Gupta RK, Purdie GL, Isbister WH. Fine catheter aspiration cytology of peritoneal cavity improves decision-making about difficult cases of acute abdominal pain. Lancet 1986; ii:1414-15.

113. Baigrie RJ, Saidan Z, Scott-Coombes D et al. Role of fine catheter peritoneal cytology and laparoscopy in the management of acute abdominal pain. Br J Surg 1991; 78:167-70.

114. Baigrie RJ, Scott-Coombes D, Saidan Z, Vipond MN, Paterson-Brown S, Thompson JN. The selective use of fine catheter peritoneal cytology and laparoscopy reduces the unnecessary appendicectomy rate. Br J Clin Pract 1992; 46:173-6.

115. Caldwell MTP, Watson RGK. Peritoneal aspiration cytology as a diagnostic aid in acute appendicitis. Br J Surg 1994; 81:276-8.

116. Sugarbaker PH, Bloom BS, Sanders IH, Wilson RE. Pre-operative laparoscopy in diagnosis of acute abdominal pain. Lancet 1975; i:442-5.

117. Paterson-Brown S. Emergency laparoscopic surgery. Br J Surg 1993; 80:279-83.

Review article showing the overwhelming evidence in support of diagnostic laparoscopy in the assessment of patients with acute abdominal pain, particularly when the diagnosis and decision to operate is in doubt.

118. Paterson-Brown S, Thompson JN, Eckersley JRT, Ponting GA, Dudley HAF. Which patient with suspected appendicitis should undergo laparoscopy? Br Med J 1988; 296:1363-4.

A prospective evaluation of the accuracy of decision-making in patients with suspected appendicitis, using laparoscopy when the decision is in doubt. Significantly improved results using laparoscopy, especially in women.

119. Decadt B, Sussman L, Lewis MPN et al. Randomised clinical trial of early laparoscopy in the management of acute non-specific abdominal pain. Br J Surg 1999; 86:1383-6.

Only reported randomised trial which has demonstrated the improvements in diagnostic accuracy and subsequent quality of life in the group undergoing laparoscopy.

120. Chang FC, Hogle HH, Welling DR. The fate of the negative appendix. Am J Surg 1973; 126:752-4.
121. Baigrie RJ, Dehn TCB, Fowler SM, Dunn DC. Analysis of 8651 appendicectomies in England and Wales during 1992. Br J Surg 1995; 2:933.
122. Lau WY, Fan ST, Yiu TF, Chu KW, Suen HC, Wong KK. The clinical significance of routine histopathological study of the resected appendix and safety of appendiceal inversion. Surg Gynecol Obstet 1986; 162:256-8.
123. Wang Y, Reen DJ, Puri P. Is a histologically normal appendix following emergency appendicectomy always normal? Lancet 1996; 347:1076-9.
124. Champault G, Taffinder N, Ziol M, Rizk N, Catheline JM. Recognition of a pathological appendix during laparoscopy: a prospective study of 81 cases. Br J Surg 1997; 84:671.
125. Pursnani KG, Salman AA. Diagnostic minilaparoscopy under local anaesthesia in the management of acute abdominal pain. Br J Surg 1997; 84:1583.
126. Dawson EJ, Paterson-Brown S. Emergency general surgery and the implications for specialisation. The Surgeon 2004; 2: 165-70.
127. Darby CR, Berry AR, Mortensen N. Management variability in surgery for colorectal emergencies. Br J Surg 1992; 79: 206-10.
128. Mercer SJ, Knight JS, Toh SKC, Walters AM, Sadek SA, Somers SS. Implementation of a specialist-led service for the management of acute gallstone disease. Br J Surg 2004; 91: 504-8.
129. Elson DW, Sa'adedin F, Partridge R et al. The separation of upper and lower emergency surgery: implications for emergency specialisation. Br J Surg 2004; 91 (Suppl. 1) :62.
130. Anakwe REB, Collie MHS, Bradnock T, Zorcolo L, Bartolo DCCB. A study to assess the impact of a new specialist colorectal unit. Br J Surg 2004; 91 (Suppl. 1) :iv-v.

第六章

上消化道穿孔

David C. Gotley

介绍

上消化道穿孔能够广义的分为医源性和“自发性”穿孔。（框 6.1）这样的分类方法有助于评价治疗结果。一般来讲医源性穿孔发生在医院，比自发性的发现早，后者治疗困难结果差。本章主要讨论临床常见问题，争论以及近来新技术。然而该领域可信赖的高水平数据很少，因此关键性的判断很困难。大多数作者的报告都是来自于小样本的回顾性临床研究。

框 6.1 • 上消化道穿孔临床分类

医源性
食管
设备所致穿孔
肿瘤放射治疗后
失弛缓症球囊扩张过程中穿孔
术中穿孔
胃
术中穿孔
十二指肠
ERCP 内镜逆行胰胆管造影
自发性穿孔
食管
Boerhaave 综合征
腐蚀性穿孔
胃溃疡穿孔
胃癌穿孔
十二指肠
十二指肠溃疡穿孔

食管穿孔

食管穿孔被描写为“胃肠道中最致命的、最严重的穿孔”[1]。穿孔可以发生在颈部食管、食管体部、食管下段。大多数食管穿孔是医源性的，在设备检查中发生。为减少穿孔发生率和改善医源性穿孔预后，采取预防措施，快速诊断和治疗很重要。但是还是有很大比例的穿孔病人被延误诊断[2]。

检查设备所致穿孔

食管检查时发生穿孔是灾难性的并发症。快速诊断和治疗是避免病人因暴发性感染或延误诊断发生并发症死亡的关键。

大多数食管穿孔是由于治疗性内镜所致[3]，良性和恶性狭窄球囊扩张最为常见[3,4]，尤以恶性狭窄风险高[3]。虽然现代化可视，带纤维导丝的扩张技术较硬质食管镜，盲插扩张安全得多[5,6]，但是在 1992~1996 年英国胸科协会登记的因食管检查导致穿孔的发生率在稳步增加[2]。近来研究表明因狭窄扩张所致的穿孔率在 0.5%~1.6%，失弛缓症行球囊扩张所致穿孔发生率是 2%~6%[3,5]（表 6.1）。

被证实能够减少食管穿孔死亡率和并发症发生率的原则包括：食管检查中减少风险；早发现，早诊断；早期和正确的治疗。预后差的危险因素包括高龄、食管梗阻的持续时间、恶性肿瘤、治疗延误[17–19]。

病理生理学

内镜诊断过程中，食管设备穿孔好发于解剖狭窄部位：咽与食管连接处[20]，主动脉弓压迹，膈肌裂孔处，病理性梗阻，病变近端[21]。扩张过程中穿孔可

表 6.1

技术	穿孔率%	参考文献
内镜诊断		
硬质镜	0.2~1.9	Wesdrop 等[8]
纤维内镜	0.0003~0.01	Dawson 和 Cockel 等[9]
扩张		
导丝引导	0.5	Adamek 等[7]
盲插	1.6	Wichern 等[10]
失弛缓症球囊	2~6	Reynolds 和 Parkman 等[11]
置入支架		
操作	7~15	Tytgat 等[12]
可扩张支架	1.8	Bartelsman 等[13]
激光再通	5	Jensen 等[14]
静脉曲张球囊压迫	罕见	McGrath 等[15]
静脉曲张硬化治疗	1~3	Lee 和 Lieberman 等[16]

能发生在狭窄近端（不用导丝的盲插扩张[10]）或狭窄自身。

食管颈部穿孔往往不伴有病理变化，而是在食管插管中暴力原因所致。使用硬质镜检查、驼背病人、咽部憩室或镇静效果差，易激惹的病人食管穿孔潜在风险增大[21]。食管近端后壁因无肌层（Laimer's三角）穿孔风险大，食管后壁被颈 7/8 椎体固定，而其可能有前突的骨赘[22]。由于食管固定于颈部，食管颈部侧方穿孔入纵隔罕见，如出现必须治疗。然而咽部和食管颈部后壁穿孔可进入纵隔，这是因为食管与椎前筋膜之间有前后向的疏松联系[23]。

食管体部穿孔一般伴有病理原因，如良性或恶性狭窄，憩室，放射性损伤。病变包括检查直接导致穿孔、狭窄纵行裂开和肿瘤暴力撕裂。恶性肿瘤，放疗和腐蚀性狭窄损伤长，破坏黏膜使之顺应性差，往往扩张过程中导致难以预料的深度和长度的破裂。

有尖带刃的检查仪器可能导致食管穿孔，尤其是在退出狭窄处刺入食管壁时。穿孔也可能因为物体压挤食管壁产生缓慢压力导致坏死。食管下端括约肌失弛缓症进行球囊扩张导致食管穿孔破裂的可能性高于一般扩张。（见下）这种操作能导致食管不可控制的裂伤。食管左侧壁往往是（但不总是）损伤部位，并且可以直接累及胸膜，由于球囊机械作用损伤一般为纵行且至少有几厘米。

食管壁破裂后，咽部的分泌物、食物、细菌以及胃内容物可以进入纵隔。这种破裂偶尔限定在局部；如果纵隔以前有过手术或有病理原因存在，可以形成局部纤维化。更为常见的结果是沿着疏松间隙播撒表现为炎症，坏死和全身中毒症状。纵隔的细菌培养大多是多种微生物，厌氧的和需氧的革兰染色阴性杆菌（包括假单胞菌属），链球菌，葡萄球菌和 Baceroids 优势菌属[24]。穿孔开始就可能损伤很薄的纵隔胸膜导致胸膜污染，液体外渗和休克。早期包裹的感染可能稍后侵犯纵隔胸膜。 不经及时检查治疗，将快速致死。

临床表现

食管穿孔的典型临床特点包括疼痛，发热和肺气肿，以及像心肌梗死、主动脉剥离、肺栓塞、溃疡病穿孔和胰腺炎相似的严重症状。很清楚，如果症状出现在食管检查之后，穿孔可能性增加。操作“困难”，出血，病人无原因表现坐立不安都应高度怀疑穿孔。穿孔部位决定临床症状。食管颈部穿孔疼痛可因颈部活动和吞咽加重，还可能有压痛，稍后出现颈部僵硬。食管体部穿孔引起胸骨后疼痛并向背部放散，食管下端穿孔可导致上腹痛。临床上明显的食管穿孔一定伴有发热，往往在开始的 24 小时内就会出现。同样外科性气肿可能在开始的几小时内出现，也可能较晚出现。颈部触诊有捻发音，或听诊同步心音（Hamman 征）。食管颈部穿孔导致临床外科性气肿的机会高于胸部穿孔（60%对 30%）[25]。胸膜渗出可出现其他临床表现。吞咽困难和吞咽痛也是其特点。纵隔感染播撒，全身感染，休克随之出现。尽管有这些临床表现和近来先进的食管检查设备，仍有 1/3 多的病人延误诊断[2]。

设备检查，硬化治疗，激光和氩气电凝之后 5~7 天不大可能发生穿孔[16,26]。

诊断

对于食管穿孔成功治疗的关键在于早发现，所以所有进行治疗性内镜的病人都要保持高度警惕。食管操作之后持续疼痛应立即检查。拔除内镜之前再次检查可能看见裂口，尽管此方法存在争论，但能够立即诊断和开展治疗[27]。60%胸腔内穿孔病人的胸片有放射学表现，如皮下气肿，椎体前组织内积气，纵隔增宽和胸腔积液[28]。但是这些症状至少发生在穿孔后一小时以上。有时可以通过平片推断出穿孔部位：食管中段破裂导致右侧胸膜渗出，而食管下端穿孔是左侧胸膜渗出多见[29]。尽管在溃疡狭窄扩张后推荐常规胸片检查[30]，但是成本-效益比还不清楚。使用水溶性造影剂行对比造影检查可确定胸段食管穿孔的90%[25]，而因为造影剂通过太快所以颈段食管穿孔只有60%能发现。所以造影结果阴性不能排除食管穿孔。虽然硫酸钡造影更准确尤其是对小的裂伤，但是据说纵隔内的钡剂能导致严重的肉芽肿，进而导致严重的纤维化。但是如果怀疑穿孔与气道相通，对于潜在急性肺水肿的病人可选择水溶性高张造影剂。对于怀疑食管穿孔的病人一线造影剂应选低分子非离子型造影剂而不是硫酸钡[31]。

CT对诊断食管穿孔有价值，尤其是小的亚临床穿孔。CT检查异常包括腔外气体，食管周围积液积脓，食管增厚和腔外有造影剂[32]。

预防

仔细操作，使用X线透视，合理选择病人可以减少食管检查所致穿孔[5,33,34]。许多技术用来预防穿孔。

- 利用纤维可视内镜。这种内镜与硬质镜相比实质上减少了损伤穿孔的风险，对于常规诊断性内镜操作推荐使用。纤维内镜穿孔率是0.0003%，而硬质镜0.2%~1.9%（表6.1）[8,9]。硬质镜的适应证除了取异物外较少使用，并且应当由训练有素和有经验的人操作。
- 插管技术。向病人详细介绍操作，让病人咽下镜子（或麻醉后插管），而不是暴力盲插通过紧闭的括约肌，将减少颈部穿孔风险。
- 识别潜在的危险。咽-食管憩室，颈椎骨关节病，因外压和肿瘤牵拉所致环咽肌和食管不同心，以前此处手术史，这些都是内镜检查的潜在风险。开始操作之前应对其加以识别。
- 避免暴力。不管良性恶性狭窄都应当避免暴力。
- 使用导丝引导的扩张器。扩张治疗时内镜下留置导丝减少食管穿孔的风险。当内镜不能通过很紧的狭窄时，可以经狭窄留置头部柔软的导丝，这可通过透视得到证实。
- 扩张前造影。较紧的、较长的和复杂的狭窄扩张前可以造影了解病情。这样的病人透视下比内镜下更容易放置一根容易下垂的导丝。通过病理狭窄部分滴入水溶性造影剂置入一根导丝便于内镜操作。
- 开始要避免过度扩张。遇到阻力时分度扩张不能超过一或两个刻度，进一步的扩张应有计划进行。直视下通过内镜球囊扩张可以减少穿孔风险，因为其只是施加放射状压力，避免了硬性扩张的纵向撕裂力。
- 恶性狭窄使用可扩张的带网眼的支架。其避免了食管肿瘤一开始需过多扩张的情况，食管肿瘤扩张需放支架。
- 对疾病有清醒认识。不同疾病狭窄特点不同，穿孔风险不同。比如，被纤维化包绕的解剖学狭窄比癌和急性炎症狭窄（如放射性或腐蚀性）扩张后更容易反弹，扩张中更易破裂。
- 取锐利异物时使用带鞘或外管的内镜。取出食管内锐利的异物可能损伤食管壁，引起损伤。将异物拉入外管中可减少这种风险。

失弛缓症：一种特殊疾病

盲插球囊扩张食管穿孔风险高于良恶性狭窄导丝引导的探条扩张术，达到12%[36]。对于失弛缓症穿孔的危险因素的研究很少；样本小，多是回顾性文章。[37,38]危险因素包括纤维性狭窄，之前有肺扩张，使用依从性而不是非依从性球囊，膨胀压大于69kPa和食管大幅度收缩。扩张后提示穿孔风险增加的因素有球囊带血，心悸，扩张后胸部疼痛超过4小时（球囊扩张后病人多有疼痛和不适）。有人推荐球囊扩张前使用56Fr食管扩张器检查是否容易进入胃；可以排除纤维化和恶性狭窄[5]。逐级球囊扩张是安全方法。先用30mm球囊，对有持续症状的以后可使用大的扩张球囊（35~40mm）[39]。

由于穿孔率高，有人扩张后常规性食管造影[40]。

治疗

任何原因所致食管穿孔的治疗都有争议。争论包括保守还是手术治疗，是单纯缝合后引流还是切除，缝合方法，早治疗还是晚治疗，颈部食管穿孔和胸部食管穿孔的治疗方法。新近微创治疗也有应用。分析该领域的公开发表的数据很难，因为样本小，不同的疾病不同的治疗方法混杂在一起。一些研究包括自发性破裂，其与检查导致穿孔的结果相比差得多，而因为这些研究中变量太多无法进行Meta分析[41]。但是延误诊断增加死亡率和住院时间[42,43]。食管疾病的许多病人是老年人，合并许多其他疾病，治疗选择上还要考虑具体情况因人而异[44]。

食管检查过程中发生穿孔的治疗策略

食管检查中发生穿孔的治疗原则是减少颈部和纵隔的污染[43]，治疗重度感染。继而的目的是能经口进食。有时需要立即或分步治疗原发病。了解穿孔位置、大小，污染程度，是否有全身感染，食管疾病其他临床表现及病人术前伴有疾病情况很重要。一些病人复苏很重要，但是如果计划手术就要避免不必要的延误。静脉扩容，使用广谱抗生素，监测每小时尿量和中心静脉压。明显的胸腔积液应经底部肋间留置导管引流。考虑肠外内或经空肠途经肠内早期至中期给以营养。

非手术治疗

食管穿孔手术治疗还是非手术治疗还有争议，主要因为手术需要开腹，恢复时间长死亡率高。可能行非手术治疗的病人基本上分两类：一类是进展期恶性疾病；一类是选择小的包裹好的穿孔。后一类病人穿孔的位置很重要。

食管颈部 食管穿孔一般不伴有颈部或食管疾病。局部和全身感染中毒症状不重，胸片无纵隔气肿表现，加上放射学提示颈部穿孔位置限定可选择非手术治疗[45,46]。早期使用广谱抗生素，肠外营养以及密切的临床观察是治疗的关键，但是如果感染、颈部疼痛僵硬加重一般需手术治疗。采用以上标准，这样的穿孔非手术治疗比手术治疗有较好的生存率。

食管胸部 食管胸部穿孔的非手术治疗比较困难。此处食管的穿孔经常伴有基本疾病，并且穿孔后不大可能局限和被包裹。与早期手术相比，手术延误将导致极差的治疗结果[47]，尽管现代的支持治疗可能会减少死亡率。

只有少数作者提倡对胸部食管穿孔非手术治疗。较早的是 Mengoli 和 Klassen 报道使用鼻胃管抽吸，抗生素和有选择的肋间引流使 15 个病人中 14 人治愈。其他人使用此方法基础上放置食管支架封闭穿孔[8,49]。食管穿孔症状出现晚（晚于 3 天），局限，不伴有全身感染中毒表现得病人非手术治疗获得成功[50]。当然这些病人都是经选择的，因为大多数病人的病程多是短期的。

对于检查所致的食管穿孔保守治疗意见基本一致，标准包括小的局限的穿孔，能够引流回食管（经造影证实），无胸膜感染（无渗出或渗出少），症状轻，无全身感染表现[7,45]。

决定治疗时，年龄、基础疾病的程度（如癌）等因素也很重要。广谱抗生素、肠外营养、胃管抽吸减少胃酸是治疗的重要部分。像前所说的，没有对手术治疗和非手术治疗随机对比研究，评价各文献的结果很难，总体生存率是 60%~90%[7,8,50–54]。尽管没有实质性的数据支持，食管可扩张支架的应用对非手术治疗的改善很重要。支架本身比较坚实不需要扩张食管致先前的程度，所以可以减少插入食管导致的并发症。（图 6.1）这种支架适用于恶性疾病[55]。（因为肿瘤很难切除，并且可能侵犯邻近器官）最近硅树脂材料的支架已应用在食管良性疾病破裂和穿孔上，穿孔愈合后 6~8 周可经内镜取出。（图 6.2）可是存在支架移动的问题需要注意。还没有充分的证据证实可以提高生存率，但早放支架往往减少纵隔的感染。早期留置支架可预防感染，而支架放置过晚可能对于已建立的回流食管的引流腔隙不利，所以时机很重要。病人住院时间也是个重要问题；20 名非手术病人与 66 名手术病人的住院时间无显著性差异（20 对 15 天）[50]。

非手术治疗中，病人临床表现恶化，感染加重，放射学显示外溢造影剂应急诊手术治疗。这对于治疗来讲是两难选择，因为如果保守治疗感染播散病情恶化时已失去了外科治疗的最佳时机。（如手术在 24 或12 小时内进行[57]）所以对于胸部穿孔保守治疗还有争议。

内镜封闭食管裂口也是一种保守治疗的方法[58]。对于延迟诊断或十分虚弱的病人也提倡保守治疗[59]。主要是因为开胸手术损伤大。尽管现在还不能全面评价，但经胸[60]或腹[61]的微创治疗可能会减少由于开胸所致的高死亡率。

手术治疗

食管颈部：对该处的穿孔，行清创术和引流术，并发症的发生率和死亡率都很低，当然，该处的穿孔应行早期手术[62]。以往的经验是，手术探查和引流的并发症发生率和致死率都比非手术治疗低[25,63]，且

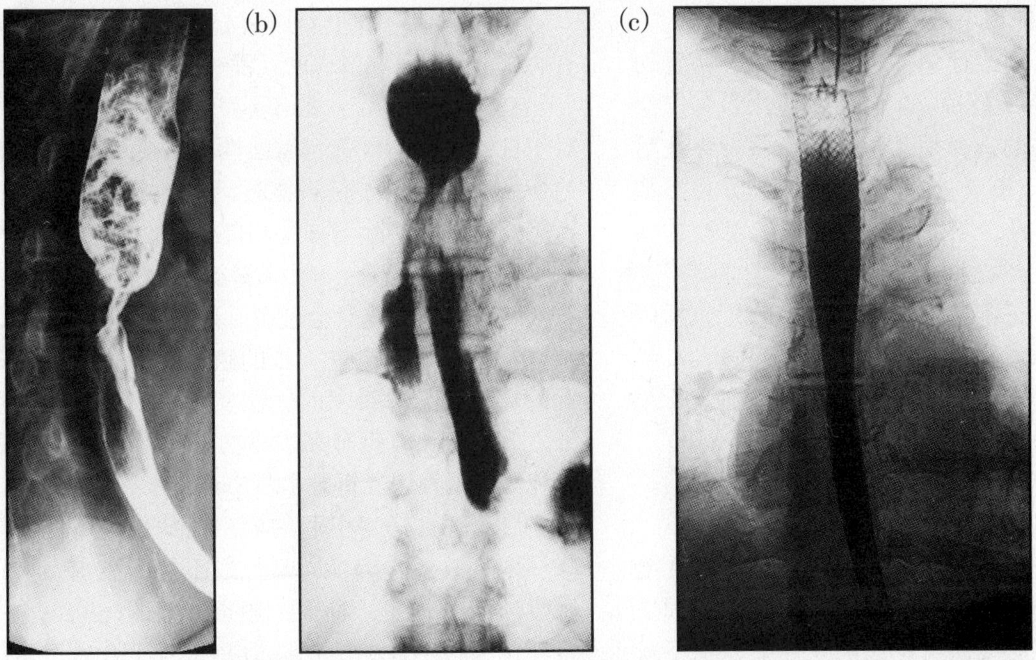

图 6.1 • 食管造影（a）吞钡剂后显示恶性狭窄。（b）水溶性造影剂显示扩张后穿孔。（c）同一病人使用可扩张性金属支架，喝下水溶性造影剂后显示无造影剂外溢。

大多数的病人都死于无法控制的脓毒血症。

大多数的食管颈部穿孔，食管并没有病变，治疗的关键就是充分的引流，而非有没有进行单纯修补术。

食管胸段：该处器械引起的穿孔会带来严重的并发症，因为食管的内容物常常会经纵向和侧向流到纵隔的广大疏松组织中（进入胸膜）。对于这一类的损伤，如果没有及时手术，延误了对内容物渗漏的控制，会严重影响到病人的预后[42,64,65]。因而最有效的外科治疗就是早期手术。倾向于非手术治疗的决定是不合适的，不仅延误了有效手术的时机，同时会增加病人的死亡率。手术延期会增加手术难度，因为感染组织明显水肿，脆性大。同时，这时的患者一般情况差，易发生脓毒血症。所有这些都会提高并发症发生率和死亡率[65]。

最近有证据显示胸段食管的穿孔必须尽快行手术治疗。

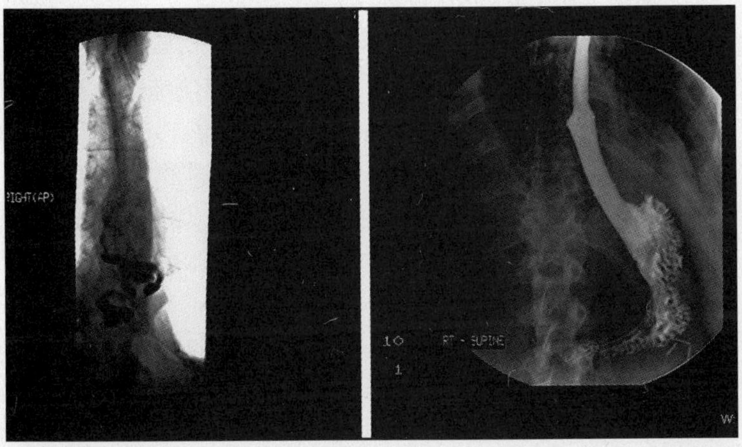

图 6.2 • 失弛缓病人球囊扩张时穿孔。口服非离子型造影剂证实外溢。(a) 立即插入硅树脂支架。(b) 裂口封闭，8 周后食管愈合内镜取出。

器械引起的早期穿孔的手术治疗

早期穿孔的手术治疗包括：单纯修补，食管切除，食管旷置/引流，搭桥。前二者是应用最为广泛的术式。手术方案的选择是基于以下几点：穿孔后延误诊治的时间，患者的一般状况和损伤的类型（食管本身是正常的，还是存在良性或者恶性的狭窄）。

对于食管相对正常，没有远端狭窄的，包括因幽门失迟缓而行球囊扩张导致食管破裂的病人，早期诊断，早期行穿孔修补术，其预后要远远好于早期食管切除的病人，

单纯修补术和引流

目前仍多采用经胸入路。因为术野暴露好，能够充分清创，引流，容易处理污染的胸膜。必须清楚暴露整个裂口，必要时可延裂隙处往上，往下行纵向切开食管肌层[57]。充分清创黏膜和黏膜下组织直到健康的创缘，并垂直于切缘缝合（缝合要密集），或用吻合器吻合，吻合前要用各种探子（40-46Fr）来选择最合适的大小[57]。肌层应在缝合线以上缝合，并应行常规引流。有些报道中提到，在修补的基础上，可用胸膜游离皮瓣（带血管的），肋间带蒂皮瓣，或膈肌带蒂皮瓣行固定术[66]。有报道显示，4个病人在用可吸收网片加固及局部喷散了凝胶后，术后没有渗漏[67]。但是，目前没有报道显示，加固术能提高患者的预后。

早期的局部渗漏可以用胸腔镜治疗，最好选用前倾位[60]。这样避免让肺回缩，还尽可能减少了血液和分泌物对术野的影响，因为液体可以靠重力向前引流。右侧食管穿孔选用右侧胸腔入路，左侧则选择左侧入路。经胸腔镜也可以做清创和缝合修补，从而避免了开胸手术。低位的食管穿孔也可以经腹入路，但前提是胸膜要完好，无污染。腹腔镜手术也可用于因幽门失迟缓症，行球囊扩张导致食管破裂的病人。这样避免了开腹手术，不仅可以减轻术后疼痛，也方便术后病人的活动[61]。

修补术后，引流管拔出的时机也很重要。无论是早期和延期修补术，缝合处裂开都很常见。在这种情况下，需建立可控制的外瘘口。渗漏通常持续2到8天。在拔除引流管前，要行喝造影剂的腹平片检查，再开始进食。也可以喝可食用的染料或亚甲基蓝检查有无残端漏。

食管切除：对于器械引起的穿孔，如果食管没有病变，同时早期发现的，没有必要行食管切除术[27]。

有病变的食管：狭窄病变以上的原发性穿孔：对于良性狭窄的食管（腐蚀性的或溃疡性的），食管的病变程度决定了是否能行满意的单纯修补术，是否需要行早期切除。如果功能性远端梗阻没有解除，在梗阻的部位以上，用球囊扩张引起的食管破裂，单纯的修补术后仍然会破裂[27]。对于狭窄的食管，必须行食管成形术或进一步的狭窄扩张术，但这些在食管穿孔的急诊手术时无法实施。当然，在良性狭窄之上的穿孔，仍有办法成功处理：术中行扩张术，单纯修补术及胃底折叠术（Nissen 术）。

对于恶性病变引起的梗阻的病例，不能行单纯修补术。放置支架，同时行或不行引流术，可以是短暂的治疗方案，对于一般条件差的病人，也可以将其作为根治性的治疗。但是，对于合适手术的病人，最好还是行食管切除术。对于食管有病变，不能保留食管的病人，食管切除术早期的生存率是82%~100%[27,64,68]。当然，长期生存率主要还是决定于肿瘤的分级分期。

对于有广泛病变的食管（如腐蚀性狭窄，长期溃疡引起的狭窄伴食管缩短，晚期幽门失迟缓症，硬皮病（胶原层积病），没有播散的恶性肿瘤）的穿孔，切除食管可能是唯一的选择。对于合适的病人，可以经胸或是经腹手术[42,65,69]。当然，也可以选择胸腔镜[70]。大多数医生认为应在污染范围外行吻合术。但对于早期穿孔的病人，这一点是次要的，最重要的是尽快与健康的近端胃吻合，甚至是在食管颈部行吻合术。多选用胃代食管，因为在急诊情况下，结肠未充分准备，而用长段空肠代食管的技术难度又大，都不适合急诊使用。急诊食管切除的死亡率是12%~18%[65]。

对于不合适的病人，急诊切除食管的风险大，可转行无功能的食管切除[46]，胃造瘘或空肠造瘘行肠内营养，二次重建手术，这样能够延长患者的有效生存时间，但是应该经过一段时间患者复员后，在最合适的时机行再次手术，可以经胸骨后或经皮入路行重建术，以使技术难度降低至最低，同时也可避免围手术期再次行开胸手术。当然，也可以先行支架置入，然后再限期行食管切除术。

食管旷置术，减压及引流：对于一般状况差，早期发现食管穿孔的病人，可行食管旷置术和引流

术。但更适合于一般状况差，晚期食管穿孔的病人。

食管穿孔诊断延误病人的手术治疗

对于胸段食管晚期穿孔病人的手术治疗仍存在很多争议。手术方法包括：单纯的修补，引流[57,71]，立即切除食管，行重建术，或分期重建，食管改道等[72]。对于晚期穿孔的病人，行修补术时，组织多感染，水肿，易脆，很难做到理想的修补。支持性单纯修补术的人认为，虽然是晚期穿孔，但术后的生存率仍在83%~96%，但吻合口的裂开率是33%~83%（延误诊治24小时的病人），并形成一个固定的瘘道。瘘道通常也都能最终愈合，并不影响生存率[18,57]。但是，毋庸置疑，这些病人的平均住院日延长，常达68天。因而，一些外科医生赞成选择食管切除术，或者，延长引流时间和进行空肠造瘘口的肠内营养，这些都会缩短住院时间。

如果出现不可控制的脓毒血症，就需要进一步的外科处理（虽然这并不经常发生）。缝合处组织加固是最常用的方法，但结果还不肯定[43,57]。对于食管没有病变的患者，食管的长期吞咽功能并不受影响。

值得注意的是，这种情况下，可能出现局限性的纵隔包裹性积液，因行CT引导下穿刺。通常，应行更大范围的引流（选用大口径的引流管）和手术清创。对于低位的纵隔积液，可以选用开腹探查或者腹腔镜探查。纵隔脓肿的引流不充分将带来灾难性的后果，并有再次出血的危险。

食管切除：对于晚期穿孔的病人，赞成食管切除的人表示，切除术后的生存率可达85%，但对于曾行修补手术，再次开胸的病人，预后较差，术后生存率是44%[73]。手术通常是经胸入路的，因为需要对坏死的组织行大范围的清创。当然，手术也可以经腹，经食管裂孔进行[64]。

食管旷置术和引流

在病情严重的情况下，为了控制渗漏和保留食管，可行各种的食管旷置术[72]：包括食管颈部切除，食管减压，纵隔引流，胃肠营养或空肠造瘘口的肠内营养，虽然运用了这些技术手段，但对于一般情况差的病人，其死亡率仍很高（35%~80%）[43]。

自发性食管破裂（Boerhaave综合征）

自发性食管破裂与器械引起的食管穿孔不同。因为其引起的纵隔和胸膜的污染很严重（通常在暴饮暴食后剧烈呕吐后），发病初期容易漏诊[74]。因而其整体的生存率较之器械引起的食管穿孔的病人低，因为后者发生于禁食的病人。

Boerhaave综合征的概念是自发性食管破裂，但定义仍不妥当，因为它包括了由于环咽肌闭合引起的剧烈呕吐造成了压力性食管创伤及提重物，哮喘，分娩，持续咳嗽等诱发的食管破裂。裂隙可大可小，通常位于低位食管，在左侧的食管括约肌之上。虽然破口也可发生在右侧，但左侧更常见，可能与左侧的肌层较薄，食管前角以及缺乏支撑结构有关[75]。该处的左侧胸膜是近端闭合的，因而容易破裂。

典型的临床表现是呕吐，下胸部疼痛，皮下气肿。疼痛通常较剧烈，吞咽时加重。呼吸困难很常见，通常是与疼痛，肌肉僵直，液气胸形成等有关。临床表现的多变性常导致误诊的频繁发生，有时误诊率高达50%[76]。有时病人没有呕吐，但存在气胸或胸腔积液。有时候，症状主要表现在腹部，而开腹探查却没有阳性发现。

诊断可以依靠腹部平片，因为88%的病人都会有阳性发现[29]。事实上，误诊的最大原因是对于急性上腹痛的病人没有行立卧位腹平片的检查[77]。气胸、皮下气肿、胸腔积液是最常见的临床表现。纵隔积气，虽不明显，但是早期征象。造影剂的使用也很重要，但对于器械引起的穿孔，不易发现病变。积液引流或许会有诊断价值，因为引流液中可能有食物、胆汁、酸性物质或者淀粉酶。如果设置了肋间引流管，口服亚甲蓝可帮助诊断穿孔部位。CT可以帮助诊断，并且明确任何部位的纵隔间脓肿。最后，可以用胃镜明确穿孔的部位，方位（左或右）及内容物。

预后不良的危险因素与器械引起的食管穿孔相似。包括延误治疗，穿孔的大小，食管病变，污染的程度，患者的年龄和全身状况[78]。非手术治疗是不合适的，因为局部存在污染。外科处理包括：单纯引流，引流加修补（行或不行加固），食管切除，改道，放置食管内支架，胸腔清洗或剥脱术，解除梗阻，放置纵隔和胸腔引流管。通常从左侧入路，当然，如果穿孔内容物引流到右侧胸腔，也可以从右侧入路。必要时可行食管肌层切开，以更好地看清黏膜的裂隙（通常比肌层的裂隙大），并行双层缝合。加固术常用，但效果并不确切。在污染较严重

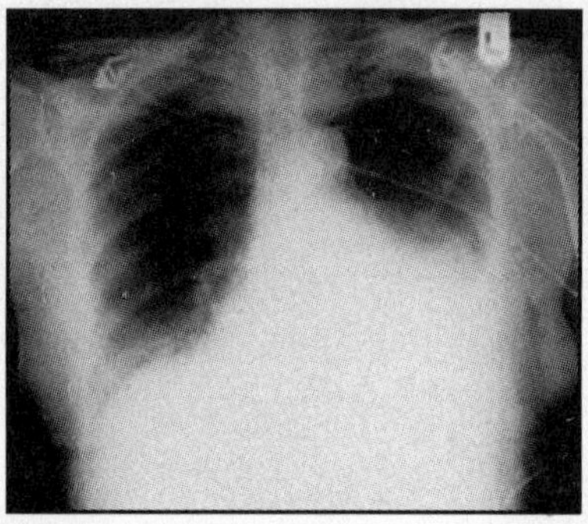

图 6.3 • Boerhaave 综合征病人的胸片。注意左侧胸腔积液

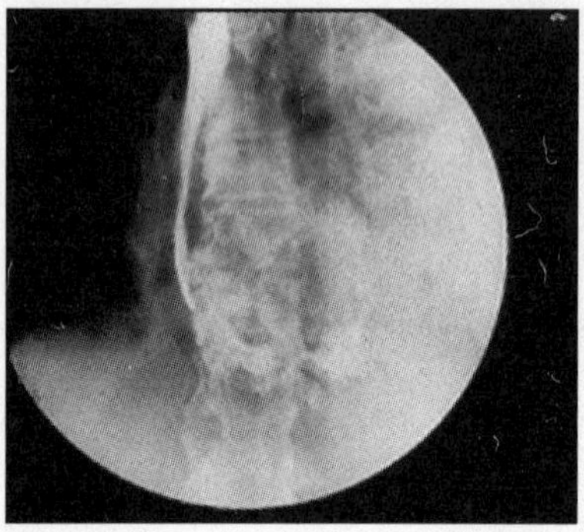

图 6.4 • 同图 6.3 同一 Boerhaave 综合征病人造影后显示造影剂进入左侧胸腔。

的情况下，有些外科医生甚至放置一个 T 管，甚至是坚硬的胸部引流管，以形成一个固定的人工瘘道。后续治疗包括抗生素的应用，经空肠造瘘口的肠内营养，人工辅助通气及重症监护治疗。

虽然在 80 年代，该病的死亡率高达 30%~60%。但最近的一项涉及 21 名病人（其中 12 名在破裂 24 小时后才得到诊治）的报道显示，单纯穿孔修补，清创，引流术后，平均住院日为 14 天，而死亡率在 14.3%[79]。与单纯修补和胃底折叠术后的结果相似[80]。食管切除和重建的死亡率也很低[17,81]。

有人联合应用可扩张的涂药金属支架植入术加引流术（在小的裂隙处）获得成功[82]。如果用 Rusch 支架，可以过一段时间再通过胃镜取出。可扩张的涂药金属支架不能移除，由于存在长期的并发症，如肉芽组织的过度生长，不推荐使用这种支架。

食管的腐蚀性损伤

食管的腐蚀损伤是儿童的食管穿孔和狭窄的常见原因。最常见的原因是氢氧化钠（腐蚀性苏打）[83]。吞咽电池同样是危险的，致死率高。电池的金属阳极和负极是由强碱性液隔离开来，吞电池的病例通常就是由于没有生物隔离，在消化的数小时内，渗漏的碱性液造成局部组织的液化坏死，如果电池存有残余电荷，则更易损伤，可能与酸性液渗漏有关。从预防穿孔的角度考虑，应该对所有吞食电池的孩子行急诊胃镜，取出电池，同时严密观察 48 小时，观察有无穿孔的发生。

对于成人，急性消化道的腐蚀性损伤更多的是引起胃的穿孔，食管穿孔相对少见。黏膜的损伤通常可以完全愈合，但重度烧伤则会遗留食管的狭窄。对所有的消化道的腐蚀性损伤都应该慎重处理，不论是意外还是故意损伤。重度食管烧伤的诊断依据：吞氢氧化钠的病史（特别是自杀时大剂量地吞服），血性呕吐物，纵隔剧烈的疼痛（虽然，没有胸痛并不表示是小的烧伤），出现中性粒细胞增高，酸中毒，DIC 及全身感染中毒症状，都高度提示组织大面积的坏死，有穿孔的可能。必须要行早期胃镜检查，明确烧伤分度。对于存在 3 度烧伤黏膜坏死的病人，其发生穿孔的可能性大。食管跨黏膜坏死的，高度怀疑有胃部受累的，需行急诊手术，包括相应器官的切除，食管颈段的袋形缝合，二次重建，重建通常选用结肠代食管，因为胃多受累。

术中医源性食管穿孔

术中易发生食管损伤的手术包括：治疗食管反流的手术，幽门失弛缓症的贲门肌切开术，食管的平滑肌瘤切除术。因而最重要的是在术中就发现这些损伤。延误诊断的后果很严重。对于胃底折叠术，特别是经腹腔镜的手术，分离食管后侧时，最易发生食管穿孔，且容易被忽视，因此要特别小心[85]。在贲门肌切开术，平滑肌瘤核除术中，小心剥离，避免出血是预防食管穿孔的关键，如果怀疑有小的穿孔，可以在腔内（胸腔或腹腔）手术区域内注入温生理盐水，和经鼻导管注入空气，这种方法对寻找针孔样穿孔尤其有效。当然，也可以通过鼻导管注入水，同时在水中注入亚甲基蓝等颜色示踪剂。

如果有黏膜损伤，应考虑是否需进一步行肌层切开，以明确病变范围。边缘可以行间断缝合，同时缝合肌肉层。在胃底折叠术中，折叠的胃部可以起到加固修补的作用。同样，幽门失迟缓症贲门切开术后，行胃底折叠术或向前的胃底成形术都能起到相同的作用。应在病人开始进食前，行口服造影剂的上消造影，明确有无食管裂口。

消化性溃疡穿孔

消化性溃疡穿孔是溃疡病的主要死亡原因[86]，死亡率大约在5%~10%，而老年人的胃溃疡穿孔的死亡率高达40%。长期的人群研究显示：近几十年，越来越多的手术是为溃疡穿孔而做，而不是为溃疡行的选择性手术，因而手术的并发症高。说明慢性溃疡病的选择性手术的手术率降低[87]，及溃疡穿孔人群的老龄化[88]。大概有一半的溃疡穿孔的病人在穿孔前没有胃溃疡的病史[89,90]。

溃疡穿孔的最常见的因素：长期使用NSAID类药物和幽门螺杆菌感染。

溃疡穿孔的典型的表现是：突发剧烈的上腹痛和上腹部的腹膜炎体征，当然，有些老年人或病情危重的病人可表现为无痛性穿孔。诊断可以通过有无膈下游离气体判定，但是阳性率只有50%。口服或经胃管注入水溶性造影剂可以帮助诊断有无腹腔渗液。但是50%的病人在就诊时穿孔已经被包裹封闭了。有些医生认为这种情况下可以不用手术，此时腹平片检查应该常规加造影剂强化[91]。

一项随机对照试验，比较了对于溃疡穿孔病人，行保守治疗和手术治疗的效果，虽然死亡率相似，但保守治疗的脓毒血症的发生率和腹腔脓肿的形成率高，对年龄大于70岁的病人效果尤其差[92]。

对溃疡穿孔的一般治疗包括：心肺和液体复苏，胃肠减压，止痛，运用广谱抗生素。

手术治疗

消化性溃疡穿孔的外科治疗的历史已有100多年[93]。治疗手段的不断更新受以下因素的影响：发病人群的老龄化，疾病严重程度的增加，修补穿孔的手术难度加大[94]，未治愈和复发的溃疡的发生率增高[95]，以及溃疡恶变率增高[96]。远端胃大部切除较之单纯修补术的术后死亡率低[97]，但这可能有选择偏差。但很显然，老年人的死亡率要明显高很多（对于大于65岁的病人，死亡率由4.3%猛升到29%）。文献报道显示：单纯修补术较之胃大部切除更为常见。

根治性手术?

对于急性溃疡穿孔是否选择根治性手术的争论持续了50年。直到最近，手术治疗的金标准依然是胃的根治性手术[86]，目的是为减少溃疡的复发率。但是对溃疡与幽门螺杆菌的关系的新的认识，腹腔镜手术的应用，及新一代的不引起溃疡的非甾体类抗炎药的产生，已经颠覆了这一观念。

幽门螺杆菌与溃疡穿孔

慢性溃疡病与幽门螺杆菌高度相关[99-101]，胃窦部的幽门螺杆菌的阳性率在十二指肠的病人是90%，在胃溃疡的病人是60%。虽然90%以上的病人可以通过抑酸药治疗溃疡，但一旦停止治疗，大部分的病人都会溃疡病复发。根治幽门螺杆菌，加上抑酸治疗，复发率低于10%[101]。

同时，溃疡病复发的病人的幽门螺杆菌的感染率高。是否是幽门螺杆菌引起的溃疡穿孔还不确定，因为目前的证据虽很充分，但都是间接证据。

病因相关性

Reinbach等[102]研究认为穿孔的溃疡与非穿孔的溃疡发病机制不同。在他们的研究中，47%的病人幽门螺杆菌阳性，但这一组人群中，有很多人同时在使用NSAID类的药物，且平均年龄大于已原先报道的文章所研究的人群。还有研究显示，当除外了慢性NSAID药物的使用者后[103-105]，溃疡穿孔的病人，其幽门螺杆菌的感染率高达95%。其中36%的十二指肠溃疡穿孔的病人，组织学上显示肠壁上有高密度的幽门螺杆菌存在。毋庸置疑，有幽门螺杆菌感染的病人和溃疡穿孔的病人是不同的。两者都在趋于年轻化，以男性为主，而使用NSAID的病人和溃疡穿孔的病人，其消化不良的时间要更长一些[105]。

除了要了解幽门螺杆菌与溃疡穿孔的关系外，还应了解幽门螺杆菌的感染是否与单纯穿孔修补术后的溃疡的再穿孔的发生率增高有关，而后者更具临床意义。

幽门螺杆菌与术后溃疡的复发

Sebastian 等人报道，一些小型的试验显示：所有经单纯穿孔修补术后，持续存在的十二指肠溃疡，100%都有幽门螺杆菌的感染[107]。Chu 等人研究了163名溃疡穿孔，但没有使用过 NSAID 类药物的病人。术后随访平均75个月，幽门螺杆菌的感染率是47%。幽门螺杆菌的感染的病人中有83%再次出现上腹部疼痛，而非感染者腹痛的发生率是3.5%。所有主诉上腹痛的病人经胃镜检查，都能发现病变（溃疡，胃炎，十二指肠炎）。大多数的穿孔病人只做单纯的网膜修补术（83%），对于其中幽门螺杆菌感染的病人，溃疡的复发率是17.8%。在本研究中，男性是十二指肠溃疡复发的独立危险因素。

随机对照研究显示：虽然穿孔和非穿孔的溃疡病患者，其幽门螺杆菌的感染率没有统计学差异，但是术后溃疡复发和溃疡持续存在的患者，其幽门螺杆菌的感染率大大提高[108,109]。这些研究主要是针对十二指肠溃疡穿孔急诊手术治疗的患者。单纯的穿孔修补和术后的幽门螺杆菌根治就能大大减轻症状和减低复发率，因而不必行溃疡病的根治性手术。事实上，目前在英国，已经很少有医生为十二指肠溃疡穿孔做迷走神经切断术[110]。

微创手术和溃疡病穿孔

腹腔镜手术治疗溃疡穿孔有助于降低致死率，并发症的发生，助于康复。不只是大网膜修补，根治性胃部手术，如后腹腔干迷走神经切断术，近端胃迷走神经切除术[112–113]，甚至是远端胃大部切除术[114]，都可以经腹腔镜进行。虽然，这些技术并不普及，但是是必需的。

对于胃溃疡穿孔的病人，腹腔镜治疗是否提高预后？

有几项前瞻性的，非随机化的研究，比较分析了腹腔镜组和开腹组的围手术期的相关参数[115–118]。研究表明：腹腔镜延长了手术时间，减少术后镇痛的时间。而手术的致死率，致残率，住院时间和总的康复时间没有统计学差异。

前瞻随机对照研究公布的结果很矛盾[119,120]。一项研究发现腹腔镜和开腹手术除了手术切口外，留置胃管时间和进食时间无显著性差异。

但是，有一项包括121名病人的随机对照试验显示，腹腔镜组的手术所需的麻醉要求低，疼痛评分低，手术时间短，术后住院时间相似，胸部并发症少，术后恢复快[120]。

腹腔镜技术

现在可以应用腹腔镜进行单纯修补术，包括 Roscoe Graham 网膜修补，纤维凝胶的无缝合修补，带蒂圆韧带修补[121–123]。Lau 等人的一项随机对照研究显示[119]：纤维凝胶的无缝合修补和缝合修补的效果一样好，且大大减少了手术的时间，术后不常规行腹腔引流[124]。

新一代的非甾体类抗炎药

NSAID 类药物主要是抑制前列腺素合成中的一个关键的酶，环氧合酶（COX）的。COX 包括2个亚型，COX1，是固定型，多位于胃、小肠、肾和血小板上；COX2，是诱导型，在炎性反应过程中产生。NSAID 类药物的治疗作用主要与抑制 COX2 有关，而副作用则主要与 COX1 的抑制有关。新型的 COX2 高选择性抑制剂（美洛昔康，塞来考昔），其治疗效果和传统的 NSAID 类药物一样，但大大降低了胃部并发症等不良反应的发生率[125]。这些药对溃疡病患者尤其有意义，能降低穿孔等并发症的发生率8倍以上。该类药将会影响关节炎患者长期治疗的方案选择。

溃疡病穿孔发生并发症的危险因素

溃疡病穿孔发生并发症的危险因素有很多：入院后是否及时收入院治疗，是否延误诊断，是否存在内科合并症，入院时是否处于休克状态，是否合并感染。依据多变量分析，最重要的危险因素是：延误治疗（12小时），休克，有合并症及年龄大于

75岁[127-129]。开始治疗的时间延误24小时，发病率可增加6倍，致死率增加2倍[130]，住院日增加1倍。这就迫切要求各级医生提高诊断和治疗的水平。对于老年人，延误治疗是高危因素。因为老年人的局部体征和症状多不典型，且多没有明确的溃疡病病史[131]。

消化性溃疡：总结

随着在胃溃疡疾病方面，对幽门螺杆菌认识的深入，很多人相信胃大部切除治疗胃溃疡的时代已经终结[132]。而腹腔镜技术对溃疡病病人的影响的评估，还需要更多分层研究后得到的数据：年龄/适应证，延期治疗，溃疡的部位和大小。这些都将帮助选择：哪些病人最适合接受腹腔镜手术。

胃癌穿孔

胃腺癌、淋巴瘤、转移癌（如黑色素瘤转移）都可能出现自发性穿孔。这些肿瘤中穿孔最常见的是胃癌，虽然穿孔不是胃部恶性肿瘤的常见并发症。病人可以有胃溃疡穿孔的症状和体征，也可有体重减轻、腹痛、消化道出血等前驱症状。因为炎症的程度与胃和周围组织的水肿情况，有时在术中很难鉴别穿孔的溃疡是否是恶性的。如果行单纯的穿孔修补术，最好先在溃疡的边缘取活检。对单纯修补术后，证实为恶性的，且没有转移的，应在对病人做全面的评估后，对合适的病人行全胃切除。对于胃淋巴瘤的病人，目前的观点是，联合化疗和手术治疗的效果一样，而且能大大减少穿孔的发生率[133]。因而对于大部分的此类病人，可以选择保留胃的治疗。对于任何胃癌穿孔的病人，取活检和先行单纯修补是最正确的选择，根治性手术应选在病理结果出来后再实施。

对于胃癌穿孔的病人，长期的生存率依然很低，长期生存率与肿瘤的类型有关，可能也与穿孔时肿瘤细胞播散到腹膜有关。但是，部分病人的长期生存率也可以。

要点

- 认真细致的操作将最大程度地减少医源性的上消化道穿孔的发生率。
- 早期发现和治疗将最大程度地降低致死率和并发症的发生率。
- 对于正常的食管，单纯手术修补就能获得很好的疗效，即使手术干预的时间较晚，其并发症的发生率也很低。
- 对于本身存在病变的食管，放置支架是治疗穿孔的一项不错的选择，对于良性病变者，最好选择可移除的支架。
- 对于大多数病人而言，根治性胃大部切除不再是胃溃疡穿孔的首选手术治疗方案。
- 对于胃溃疡穿孔，最好的治疗方案是手术修补穿孔和术后的幽门螺杆菌根治，最好选用COX2抑制剂，而不再是致溃疡的传统NSAIDS类药物。

（刘东斌）

参考文献

1. Sealy WC. Rupture of the esophagus. Am J Surg 1963; 105: 505–10.
2. Lawrence DR, Moxon RE, Fountain SW, Ohri SK, Townsend ER. Iatrogenic oesophageal perforations: a clinical review. Ann R Coll Surg Engl 1998; 80:115–18.
3. Quine MA, Bell GD, McCloy RF, Matthews HR. Prospective audit of perforation rates following upper gastrointestinal endoscopy in two regions of England. Br J Surg 1995; 82:530–3.

   An audit of 14 149 upper gastrointestinal endoscopies detected an overall perforation rate of 0.05%, and 2.6% after dilatation/intubation; these rates are unchanged over 10 years.
4. Muhldorfer SM, Kekos G, Hahn EG, Ell C. Complications of therapeutic gastrointestinal endoscopy. Endoscopy 1992; 24: 276–83.
5. Tulman AB, Boyce HWJ. Complications of esophageal dilation and guidelines for their prevention. Gastrointest Endosc 1981; 27:229–34.
6. Katz D. Morbidity and mortality in standard and flexible standard endoscopy. Gastrointest Endosc 1967; 14:134–7.
7. Adamek HE, Jakobs R, Dorlars D, Martin WR, Kromer MU, Riemann JF. Management of esophageal perforations after therapeutic upper gastrointestinal endoscopy. Scand J Gastroenterol 1997; 32:411–14.

   A single-unit audit of upper gastrointestinal endoscopic dilatation revealed a perforation rate of 1.7%.
8. Wesdorp IC, Bartelsman JF, Huibregtse K, Hartog-Jager FC, Tytgat GN. Treatment of instrumental oesophageal perforation. Gut 1984; 25:398–404.
9. Dawson J, Cockel R. Oesophageal perforation at fibreoptic gastroscopy. Br Med J (Clin Res Ed) 1981; 283:583.
10. Wichern WA Jr. Perforation of the esophagus. Am J Surg 1970; 119:534–6.
11. Reynolds JC, Parkman HP. Achalasia. Gastroenterol Clin North Am 1989; 18:223–55.
12. Tytgat GN. Endoscopic therapy of esophageal cancer: possibilities and limitations. Endoscopy 1990; 22:263–7.
13. Bartelsman JF, Bruno MJ, Jensema AJ, Haringsma J, Reeders JW, Tytgat GN. Palliation of patients with esophagogastric neoplasms by insertion of a covered expandable modified Gianturco-Z endoprosthesis: experiences in 153 patients. Gastrointest Endosc 2000; 51:134–8.
14. Jensen DM, Machicado G, Randall G, Tung LA, English-Zych S. Comparison of low-power YAG laser and BICAP tumor probe for palliation of esophageal cancer strictures. Gastroenterology 1988; 94:1263–70.
15. McGrath RB. Inadvertent gastric balloon inflation within the chest in the management of esophageal varices. Crit Care Med 1986; 14:580–2.
16. Lee JG, Lieberman DA. Complications related to endoscopic hemostasis techniques. Gastrointest Endosc Clin North Am 1996; 6:305–21.
17. Reeder LB, DeFilippi VJ, Ferguson MK. Current results of therapy for esophageal perforation. Am J Surg 1995; 169: 615–17.
18. Wang N, Razzouk AJ, Safavi A et al. Delayed primary repair of intrathoracic esophageal perforation: is it safe? J Thorac Cardiovasc Surg 1996; 111:114–21.
19. Muir AD, White J, McGuigan JA, McManus KG, Graham AN. Treatment and outcomes of oesophageal perforation in a tertiary referral centre. Eur J Cardiothoracic Surg 2003; 23: 799–804; discussion 804.
20. Bavastro P, Schweigert R. Asymptomatic perforation of the esophagus after C6/C7 plate osteosynthesis. [In German] Med Klin 1993; 88:670–5.
21. DeMeester TR. Perforation of the esophagus. Ann Thorac Surg 1986; 42:231–2.
22. Wright RA. Upper-esophageal perforation with a flexible endoscope secondary to cervical osteophytes. Dig Dis Sci 1980; 25:66–8.
23. Barrett N. Report of a case of spontaneous perforation of the oesophagus successfully treated by operation. Br J Surg 1947; 35:216–18.
24. Ajalat GM, Mulder DG. Esophageal perforations. The need for an individualized approach. Arch Surg 1984; 119:1318–20.
25. Sarr MG, Pemberton JH, Payne WS. Management of instrumental perforations of the esophagus. J Thorac Cardiovasc Surg 1982; 84:211–18.
26. Ell C, Riemann JF, Lux G, Demling L. Palliative laser treatment of malignant stenoses in the upper gastrointestinal tract. Endoscopy 1986; 18 (Suppl. 1) :

21–6.

27. Moghissi K, Pender D. Instrumental perforations of the oesophagus and their management. Thorax 1988; 43: 642–6.
28. Parkin GJ. The radiology of perforated oesophagus. Clin Radiol 1973; 24:324–32.
29. Han SY, McElvein RB, Aldrete JS, Tishler JM. Perforation of the esophagus: correlation of site and cause with plain film findings. Am J Roentgenol 1985; 145:537–40.
30. Foster DR. Routine chest radiography following endoscopic oesophageal dilatation for benign peptic oesophageal strictures. Australas Radiol 1998; 42:33.
31. Goh GJ, Pilbrow WJ, Youngs GR. The use of gastrografin for esophageal perforation. Gastroenterology 1995; 108:618.
32. Lee S, Mergo PJ, Ros PR. The leaking esophagus: CT patterns of esophageal rupture, perforation, and fistulization. Crit Rev Diagn Imaging 1996; 37:461–90.

    A review of the salient CT scan findings in cases of oesophageal perforation, including those seen in the early stages after perforation has occurred.
33. Pasricha PJ, Fleischer DE, Kalloo AN. Endoscopic perforations of the upper digestive tract: a review of their pathogenesis, prevention, and management. Gastroenterology 1994; 106:787–802.
34. Graham DY. Treatment of benign and malignant strictures of the esophagus. In: Silvis SE (ed.) Therapeutic gastrointestinal endoscopy. New York: Igaku–Shoin, 1990; pp. 172–6.
35. Boyce HWJ. Peroral esophageal dilatation over a guide wire: fluoroscopy, endoscopy or 'blind' passage. Am J Gastroenterol 1989; 84:358.
36. Sauer L, Pellegrini CA, Way LW. The treatment of achalasia. A current perspective. Arch Surg 1989; 124:929–31.
37. Borotto E, Gaudric M, Danel B et al. Risk factors of oesophageal perforation during pneumatic dilatation for achalasia. Gut 1996; 39:9–12.
38. Nair LA, Reynolds JC, Parkman HP et al. Complications during pneumatic dilation for achalasia or diffuse esophageal spasm. Analysis of risk factors, early clinical characteristics, and outcome. Dig Dis Sci 1993; 38:1893–904.
39. Kadakia SC, Wong RK. Graded pneumatic dilation using Rigiflex achalasia dilators in patients with primary esophageal achalasia. Am J Gastroenterol 1993; 88:34–8.
40. Flynn AE, Verrier ED, Way LW, Thomas AN, Pellegrini CA. Esophageal perforation. Arch Surg 1989; 124:1211–14.
41. Larsen K, Skov JB, Axelsen F. Perforation and rupture of the esophagus. Scand J Thorac Cardiovasc Surg 1983; 17:311–16.
42. Skinner DB, Little AG, DeMeester TR. Management of esophageal perforation. Am J Surg 1980; 139:760–4.
43. Salo JA, Isolauri JO, Heikkila LJ et al. Management of delayed esophageal perforation with mediastinal sepsis. Esophagectomy or primary repair? J Thorac Cardiovasc Surg 1993; 106:1088–91.
44. Kotsis L, Kostic S, Zubovits K. Multimodality treatment of esophageal disruptions. Chest 1997; 112:1304–9.
45. Cameron JL, Kieffer RF, Hendrix TR, Mehigan DG, Baker RR. Selective nonoperative management of contained intrathoracic esophageal disruptions. Ann Thorac Surg 1979; 27:404–8.
46. Shaffer HA Jr, Valenzuela G, Mittal RK. Esophageal perforation. A reassessment of the criteria for choosing medical or surgical therapy. Arch Intern Med 1992; 152:757–61.
47. Schwartz HM, Cahow CE, Traube M. Outcome after perforation sustained during pneumatic dilatation for achalasia. Dig Dis Sci 1993; 38:1409–13
48. Mengoli L, Klassen K. Conservative manage ment of esophageal perforation. Arch Surg 1965; 91:238–40.
49. Bethge N, Kleist DV, Vakil N. Treatment of esophageal perforation with a covered expandable metal stent. Gastrointest Endosc 1996; 43:161–3.
50. Altorjay A, Kiss J, Voros A, Bohak A. Nonoperative management of esophageal perforations. Is it justi?ed? Ann Surg 1997; 225:415–21.
51. Hine KR, Atkinson M. Instrumental perforation of the oesophagus. [Letter] Lancet 1984; ii:52.
52. Swedlund A, Traube M, Siskind BN, McCallum RW. Nonsurgical management of esophageal perforation from pneumatic dilatation in achalasia. Dig Dis Sci 1989; 34:379–84.
53. Tyrrell MR, Trotter GA, Adam A, Mason RC. Incidence and management of laser–associated oesophageal perforation. Br J Surg 1995; 82:1257–8.
54. Molina EG, Stollman N, Grauer L, Reiner DK, Barkin JS. Conservative management of esophageal nontransmural tears

after pneumatic dilation for achalasia. Am J Gastroenterol 1996; 91:15–18.

55. Watkinson A, Ellul J, Entwisle K, Farrugia M, Mason R, Adam A. Plastic –covered metallic endoprostheses in the management of oesophageal perforation in patients with oe–sophageal carcinoma. Clin Radiol 1995; 50:304–9.
56. Kim–Deobald J, Kozarek RA. Esophageal perforation: an 8–year review of a multispecialty clinic′s experience. Am J Gastroenterol 1992; 87:1112–19.
57. Whyte RI, Iannettoni MD, Orringer MB. Intrathoracic esophageal perforation. The merit of primary repair. J Thorac Cardiovasc Surg 1995; 109:140–4.
58. Wewalka FW, Clodi PH, Haidinger D. Endoscopic clipping of esophageal perforation after pneumatic dilation for achala–sia. Endoscopy 1995; 27:608–11.
59. Lyons WS, Seremetis MG, deGuzman VC, Peabody JW Jr. Ruptures and perforations of the esophagus: the case for con–servative supportive management. Ann Thorac Surg 1978; 25: 346–50.
60. Nathanson LK, Gotley D, Smithers M, Branicki F. Videotho–racoscopic primary repair of early distal oesophageal perfo–ration. Aust NZ J Surg 1993; 63:399–403.
61. Bell RC. Laparoscopic closure of esophageal perforation fol–lowing pneumatic dilatation for achalasia. Report of two cas–es. Surg Endosc 1997; 11:476–8.
62. Trastek VF. Esophageal perforation. A reassessment of the criteria for choosing medical or surgical therapy. Arch Intern Med 1992; 152:693.
63. Michel L, Grillo HC, Malt RA. Operative and nonoperative management of esophageal perforations. Ann Surg 1981; 194: 57–63.
64. Orringer MB, Stirling MC. Esophagectomy for esophageal disruption. Ann Thorac Surg 1990; 49:35–42.
65. Gupta NM. Emergency transhiatal oesophagectomy for in–strumental perforation of an obstructed thoracic oesophagus. Br J Surg 1996; 83:1007–9.
66. Grillo HC, Wilkins EW Jr. Esophageal repair following late diagnosis of intrathoracic perforation. Ann Thorac Surg 1975; 20:387–99.
67. Bardaxoglou E, Campion JP, Landen S et al. Oesophageal perforation: primary suture repair reinforced with absorbable mesh and fibrin glue. Br J Surg 1994; 81:399.
68. Luostarinen M, Isolauri J. Esophageal perforation and caustic injury: approach to instrumental perforations of the esopha–gus. Dis Esophagus 1997; 10:86–9.
69. Orringer MB, Marshall B, Stirling MC. Transhiatal esophagectomy for benign and malignant disease. J Thorac Cardiovasc Surg 1993; 105:265–76.
70. Smithers BM, Gotley DC, McEwan D, Martin I, Bessell J, Doyle L. Thoracoscopic mobilization of the esophagus. A 6 year experience. Surg Endosc 2001; 15:176–82.
71. Port JL, Kent MS, Korst RJ, Bacchetta M, Altorki NK. Tho–racic oesophageal perforations: a decade of experience. Ann Thorac Surg 2003; 75:1071–4.
72. Urschel HC Jr, Razzuk MA, Wood RE, Galbraith N, Pockey M, Paulson DL. Improved management of esophageal perfo–ration: exclusion and diversion in continuity. Ann Surg 1974; 179:587–91.
73. Bladergroen MR, Lowe JE, Postlethwait RW. Diagnosis and recommended management of esophageal perforation and rupture. Ann Thorac Surg 1986; 42:235–9.
74. Henderson JA, Peloquin AJ. Boerhaave revisited: sponta–neous esophageal perforation as a diagnostic masquerader. Am J Med 1989; 86:559–67.
75. Bennett DJ, Deveridge RJ, Wright JS. Spontaneous rupture of the esophagus: a review with reports of six cases. Surgery 1970; 68:766–70.
76. Keighley MR, Girdwood RW, Ionescu MI, Wooler GH. Spon–taneous rupture of the oesophagus. Avoidance of postopera–tive morbidity. Br J Surg 1972; 59:649–52.
77. Curci JJ, Horman MJ. Boerhaave′s syndrome: the importance of early diagnosis and treatment. Ann Surg 1976; 183:401–8.
78. Janjua KJ. Boerhaave′s syndrome. Postgrad Med J 1997; 73: 265–70.
79. Lawrence DR, Ohri SK, Moxon RE, Townsend ER, Fountain SW. Primary esophageal repair for Boerhaave′s syndrome. Ann Thorac Surg 1999; 67:818–20.
80. Safavi A, Wang N, Razzouk A et al. One–stage primary re–pair of distal esophageal perforation using fundic wrap. Am Surg 1995; 61:919–24.
81. Altorjay A, Kiss J, Voros A, Sziranyi E. The role of esophagectomy in the management of esophageal perfora–tions. Ann Thorac Surg 1998; 65:1433–6.
82. Davies AP, Vaughan R. Expanding mesh stent in the emer–

gency treatment of Boerhaave's syndrome. Ann Thorac Surg 1999; 67:1482–3.

83. Panieri E, Rode H, Millar AJ, Cywes S. Oesophageal replacement in the management of corrosive strictures: when is surgery indicated? Pediatr Surg Int 1998; 13:336–40.

84. Gordon AC, Gough MH. Oesophageal perforation after button battery ingestion. Ann R Coll Surg Engl 1993; 75:362–4.

85. Watson DI, Jamieson GG. Antireflux surgery in the laparoscopic era. Br J Surg 1998; 85:1173–84.

86. Branicki FJ. Risk factors, H*elicobacter pylori* and a role for laparoscopic treatment of perforated peptic ulcer? J Gastroenterol Hepatol 1996; 11:93–6.

87. Svanes C. Trends in perforated peptic ulcer: incidence, etiology, treatment, and prognosis. World J Surg 2000; 24:277–83.

A detailed review of the epidemiology of perforated peptic ulcer and its treatment, and changing trends over time, which is attributed to a cohort phenomenon. One in four gastric ulcer perforations can be attributed to NSAIDs, and mortality has changed little in recent decades.

88. Higham J, Kang JY, Majeed A. Recent trends in admissions and mortality due to peptic ulcer in England: increasing frequency of haemorrhge among older subjects. Gut 2002; 50: 460–4.

A review of the trends in hospital admissions for peptic ulcer from 1989 to 1999. Perforations from gastric ulcer declined but for duodenal ulcer increased for older men.

89. Sontag SJ. Guilty as charged: bugs and drugs in gastric ulcer. Am J Gastroenterol 1997; 92:1255–61.

90. Witte CL. Is vagotomy and gastrectomy still justified for gastroduodenal ulcer? [Editorial] J Clin Gastroenterol 1995; 20:2–3.

91. Donovan AJ, Berne TV, Donovan JA. Perforated duodenal ulcer: an alternative therapeutic plan. Arch Surg 1998; 133: 1166–71.

92. Crofts TJ, Park KG, Steele RJ, Chung SS, Li AK. A randomized trial of nonoperative treatment for perforated peptic ulcer. N Engl J Med 1989; 320:970–3.

Randomised study from Hong Kong of 83 patients. No difference in mortality or morbidity but 6 of the 9 patients over 70 years of age randomised to non-surgical treatment required emergency surgery. Conclusion: initial period of non-operative treatment acceptable with close observation in patients under 70 years of age.

93. Lau WY, Leow CK. History of perforated duodenal and gastric ulcers. World J Surg 1997; 21:890–6.

94. de Bakey M. Acute perforated gastroduodenal and gastric ulceration: statistical analysis and review of the literature. Surgery 1940; 8:852.

95. Hodnett RM, Gonzalez F, Lee WC, Nance FC, Deboisblanc R. The need for definitive therapy in the management of perforated gastric ulcers. Review of 202 cases. Ann Surg 1989; 209:36–9.

96. Wilson-Macdonald J, Mortensen NJ, Williamson RC. Perforated gastric ulcer. Postgrad Med J 1985; 61:217–20.

97. Hewitt PM, Krige J, Bornman PC. Perforated gastric ulcers: resection compared with simple closure. Am Surg 1993; 59: 669–73.

98. Blomgren LG. Perforated peptic ulcer: long-term results after simple closure in the elderly. World J Surg 1997; 21:412–14.

99. Tepes B, Kavcic B, Gubina M, Krizman I. A four-year follow-up of duodenal ulcer patients after *Helicobacter pylori* eradication. Hepatogastroenterology 1999; 46:1746–50.

100. Neil GA, Suchower LJ, Johnson E, Ronca PD, Skoglund ML. *Helicobacter pylori* eradication as a surrogate marker for the reduction of duodenal ulcer recurrence. Aliment Pharmacol Ther 1998; 12:619–33.

101. Laine L, Hopkins RJ, Girardi LS. Has the impact of *Helicobacter pylori* therapy on ulcer recurrence in the United States been overstated? A meta-analysis of rigorously designed trials. Am J Gastroenterol 1998; 93:1409–15.

102. Reinbach DH, Cruickshank G, McColl KE. Acute perforated duodenal ulcer is not associated with *Helicobacter pylori* infection. Gut 1993; 34:1344–7.

103. Matsukura N, Onda M, Tokunga A et al. Role of *Helicobacter pylori* infection in perforation of peptic ulcer: an age- and gender-matched case-control study. J Clin Gastroenterol 1997; 25 (Suppl. 1) : S235–S239.

104. Sebastian M, Chandran VP, Elashaal YI, Sim AJ. *Helicobacter pylori* infection in perforated peptic ulcer disease. Br J Surg 1995; 82:360–2.

105. Ng EK, Chung SC, Sung JJ et al. High prevalence of *Helicobacter pylori* infection in duodenal ulcer perforations not

caused by non-steroidal anti-inflammatory drugs. Br J Surg 1996; 83:1779-81.

106. Mihmanli M, Isgor A, Kabukcuoglu F, Turkay B, Cikla B, Baykan A. The effect of *H. pylori* in perforation of duodenal ulcer. Hepatogastroenterology 1998; 45:1610-12.

107. Chu KM, Kwok KF, Law SY et al. *Helicobacter pylori* status and endoscopy follow-up of patients having a history of perforated duodenal ulcer. Gastrointest Endosc 1999; 50:58-62.

108. Kate V, Ananthakrishnan N, Badrinath S. Effect of *Helicobacter pylori* eradication on the ulcer recurrence rate after simple closure of perforated duodenal ulcer: retrospective and prospective randomized controlled studies. Br J Surg 2001; 88:1054-8.

Long-term ulcer prevalence after simple closure of a perforation was correlated with *H. pylori* status. Hence eradication of *H. pylori* after simple operative closure of a duodenal ulcer perforation should reduce the chances of ulcer recurrence.

109. Ng EK, Lam YH, Sung JJ et al. Eradication of *Helicobacter pylori* prevents recurrence of ulcer after simple closure of duodenal ulcer perforation: randomized controlled trial. Ann Surg 2000; 231:153-8.

A randomised controlled trial in which omeprazole alone was compared with *H. pylori* eradication in patients who had simple closure of duodenal ulcer perforation. Patients with *H. pylori* eradication had significantly less likelihood of ulcer relapse (4.8% vs. 38.1%), demonstrating the benefits of *H. pylori* eradication after perforated duodenal ulcer repair, and obviating the need for immediate definitive ulcer surgery in patients with uncomplicated perforated duodenal ulcer.

110. Gilliam AD, Speake WJ, Lobo DN, Beckingham IJ. Current practice of emergency vagotomy and *Helicobacter pylori* eradication for complicated peptic ulcer in the United Kingdom. Br J Surg 2003; 90:88-90.

111. Katkhouda N, Heimbucher J, Mouiel J. Laparoscopic proximal vagotomy and anterior seromyotomy. Endosc Surg Allied Technol 1994; 2:95-9.

112. Cadiere GB, Himpens J, Bruyns J. Laparoscopic proximal gastric vagotomy. Endosc Surg Allied Technol 1994; 2:105-8.

113. Weerts JM, Dallemagne B, Jehaes C, Markiewicz S. Laparoscopic gastric vagotomies. Ann Chir Gynaecol 1994; 83:118-23.

114. Goh P. Laparoscopic Billroth II gastrectomy. Semin Laparosc Surg 1994; 1:171-81.

115. Bergamaschi R, Marvik R, Johnsen G, Thoresen JE, Ystgaard B, Myrvold HE. Open vs. laparoscopic repair of perforated peptic ulcer. Surg Endosc 1999; 13:679-82.

116. So JB, Kum CK, Fernandes ML, Goh P. Comparison between laparoscopic and conventional omental patch repair for perforated duodenal ulcer. Surg Endosc 1996; 10:1060-3.

117. Naesgaard JM, Edwin B, Reiertsen O, Trondsen E, Faerden AE, Rosseland AR. Laparoscopic and open operation in patients with perforated peptic ulcer. Eur J Surg 1999; 165: 209-14.

118. Katkhouda N, Mavor E, Mason RJ, Campos GM, Soroushyan A, Berne TV. Laparoscopic repair of perforated duodenal ulcers: outcome and efficacy in 30 consecutive patients. Arch Surg 1999; 134:845-8.

119. Lau WY, Leung KL, Kwong KH et al. A randomized study comparing laparoscopic versus open repair of perforated peptic ulcer using suture or sutureless technique. Ann Surg 1996; 224:131-8.

120. Siu WT, Leong HT, Law BK et al. Laparoscopic repair for perforated peptic ulcer: a randomized controlled trial. Ann Surg 2002; 235:313-19.

Randomised study from Hong Kong demonstrating a small advantage for the laparoscopic approach, although hospital stay was similar.

121. Costalat G, Alquier Y. Combined laparoscopic and endoscopic treatment of perforated gastroduodenal ulcer using the ligamentum teres hepatis (LTH). Surg Endosc 1995; 9: 677-9.

122. Simon IB. Minimally invasive approach to perforated ulcer - is it? Surg Endosc 1995; 9:674-6.

123. Lewis WI. Ligamentum teres not the ideal ulcer patch. [Letter] Surg Endosc 1996; 10:697.

124. Pai D, Sharma A, Kanungo R, Jagdish S, Gupta A. Role of abdominal drains in perforated duodenal ulcer patients: a prospective controlled study. Aust NZ J Surg 1999; 69:210-13.

125. Schachna L, Ryan PF. COX-2 inhibitors: the next generation of non-steroidal anti-inflammatory drugs. [Editorial] Med J Aust 1999; 171:175-6.

126. Goldstein JL, Silverstein FE, Agrawal NM et al. Reduced risk of upper gastrointestinal ulcer complications with celecoxib, a novel COX-2 inhibitor. Am J Gastroenterol 2000; 95:1681–90.

127. Hermansson M, Stael VH, Zilling T. Surgical approach and prognostic factors after peptic ulcer perforation. Eur J Surg 1999; 165:566–72.

128. Suter M. Surgical treatment of perforated peptic ulcer. Is there a need for a change? Acta Chir Belg 1993; 93:83–7.

129. Hamby LS, Zweng TN, Strodel WE. Perforated gastric and duodenal ulcer: an analysis of prognostic factors. Am Surg 1993; 59:319–23.

130. Svanes C, Lie RT, Svanes K, Lie SA, Soreide O. Adverse effects of delayed treatment for perforated peptic ulcer. Ann Surg 1994; 220:168–75.

131. Kum CK, Chong YS, Koo CC, Rauff A. Elderly patients with perforated peptic ulcers: factors affecting morbidity and mortality. J R Coll Surg Edinb 1993; 38:344–7.

132. de Boer WA. Perforated duodenal ulcer. N Engl J Med 1997; 337:1013.

133. Al-Akwaa AM, Siddiqui N, Al-Mofleh IA. Primary gastric lymphoma. World J Gastroenterol 2004; 10:5–11.

第七章

急性非静脉曲张性胃肠道出血

Andrew C. de Beaux

介绍

在西方，非静脉曲张性上消化道出血仍然是一个严重的问题。一项上消化道出血的调查（25 年来首次）证实，每年 100000 个成年人中有 103 人发生急性出血[1]。其中，静脉曲张性的出血只占总数的 4%。总体死亡率为 14%（其中急诊出血入院者为 11%，住院期间开始出血者为 33%）。

有趣的是，把这些数据与先前两项从 20 世纪 60 年代[2,3]起的研究结果比较，当时的死亡率则分别为 10%和 14%。值得注意的是，在最近的研究调查中，27%的患者年龄在 80 岁以上，而在先前的研究中这一比率不足 10%，由此可见，这一疾病的发生率及死亡率都在随着年龄的增长而上升。

因此，虽然近年来的死亡率并未下降，但如果从高危年龄的差异来看，这已经是一个理想的进步了。可是我们不能满足现状，毋庸置疑，组织更多的专家共同诊治消化道出血可以进一步降低这一疾病的发病率与死亡率[4]。本章所介绍的许多治疗新进展都被证明疗效明显，但需要强调的是，这些新方法还需要富有热情和责任感，受过良好训练的医务人员来实施才会发挥成效。

病因学

在西方，上消化道出血的最主要原因是消化性溃疡，其他较少见但亦可时常导致非静脉曲张性消化道出血的原因还有腐蚀，食管炎，食管-贲门黏膜撕裂症（Mallory-Weiss tears）及恶性肿瘤。

消化性溃疡

一项由 Rockall[1] 报告的英国调查显示，由消化性溃疡引起的上消化道出血占总数的 35%（图 7.1），本章以下内容将着重介绍此问题的解决办法。消化性溃疡出血是由于血管被侵蚀造成的，故出血的程度视被侵血管粗细而定。一般性的渗血是由于黏膜下层中直径不足 0.1mm 的血管被损伤，而一些严重的动脉出血则是由于较大血管（直径 0.1~2mm）被溃疡的炎症过程损伤而造成的。

血管可在溃疡底部形成血管袢（图 7.2），当其突起的部分被侵蚀损伤，便会发生动脉出血。血管损伤的部位往往会被血块或血栓填塞住，这些血管多是可以通过内镜看到的。如果溃疡位于十二指肠后壁或胃小弯，那么十二指肠动脉或胃左动脉可以受损，这些损伤有时会造成严重的大出血，并且可以在早期出血控制后再出血[5]。

腐蚀

急性腐蚀性胃炎需与慢性胃炎区分开，因为后者一般不会引起出血。出血性胃炎一般是由应激刺激所造成，例如头外伤、烧伤、休克和肝衰竭，它一般与黏膜损伤出血有关。药物刺激也与之有关，常可以诱发出血的药物包括激素，非甾体抗炎药（NSAIDs）和酒精。

食管炎

食管炎是一种消化性溃疡疾病，通常只会引起少量的急性出血。但有时，当大血管受到损伤，也会引

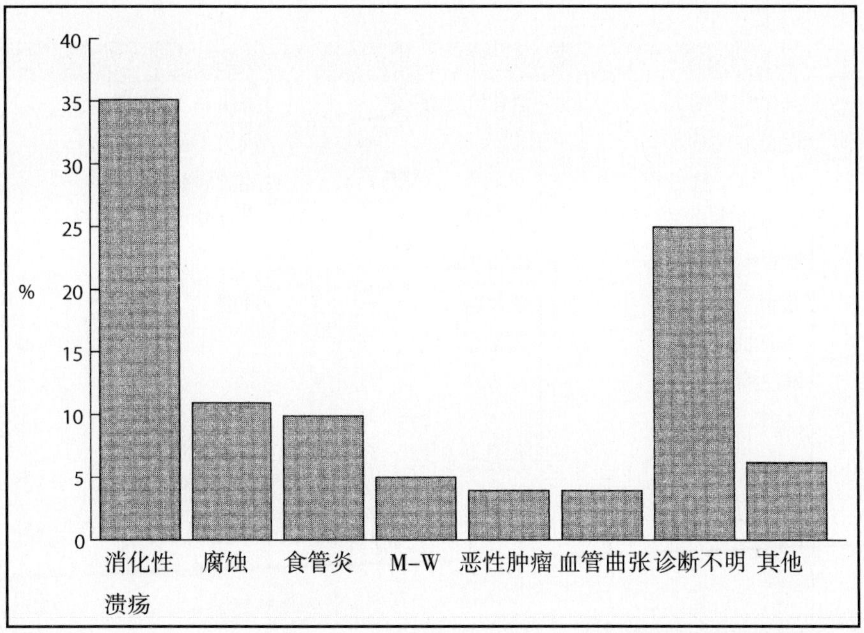

图 7.1 • 英国上消化道出血的主要原因。M-W 为食管-贲门黏膜撕裂症。引自 Rockall TA, Logan RFA, Devlin HB, Northfield TC. Incidence of and mortality from acute upper gastrointestinal haemorrhage in the United Kingdom. Br Med J 1995; 311: 222-6.

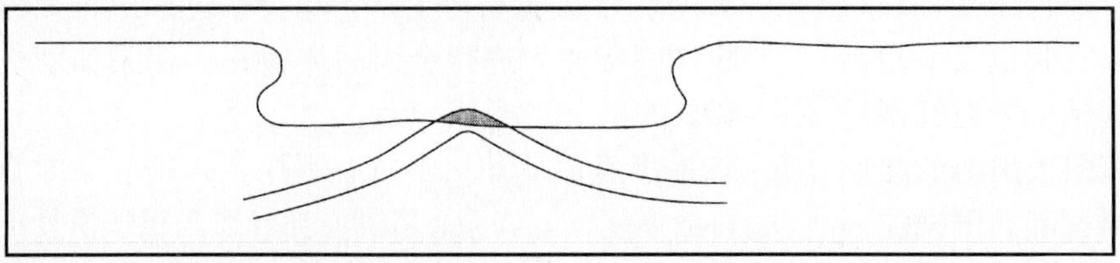

图 7.2 • 血管在溃疡底部形成血管袢。

起动脉大出血，这也应与静脉曲张性出血区分开来。

食管-贲门黏膜撕裂症

食管-贲门黏膜撕裂症发生在胃与食管交界处，往往由于过度饮酒后剧烈呕吐所造成。这种撕裂主要发生在胃黏膜，也可以扩展伤及到食管。虽然这种损伤的出血量会比较大，但通常都会自行止血。偶尔，反复的呕吐会造成胃黏膜全层撕裂（即布尔哈弗综合征——特发性食管破裂综合征，详见第六章)，其典型症状是突发上腹或胸部剧烈疼痛。

恶性肿瘤

当胃癌和淋巴瘤发展到溃疡期时通常都会出血，但一般都是隐性出血，个别病例也会出现急性大出血的情况。

其他病因

其他可以导致上消化道出血的病因还有很多，详见表 7.1。

临床表现及判定评估

患有急性消化道出血的病人表现为呕血、黑便或鲜血便，另外还会伴有不同程度的血容量过低。呕血是指吐出血液，其中不仅包括直接吐血，还包括呕出黑棕色颗粒物（或咖啡样黏稠物)，这是由于

表 7.1 • 导致上消化道出血的原因

	食管	胃	十二指肠	小肠
炎症	食管炎 食管溃疡	消化性溃疡 胃炎 Dieulafoy 病的损害	消化性溃疡	胃溃疡 麦克尔憩室 克罗恩病
血管 异常	静脉曲张 主动脉瘤	静脉曲张 血管畸形	主动脉十二 指肠动脉瘘	血管畸形
肿瘤	癌瘤	癌瘤 平滑肌瘤 淋巴瘤 息肉	壶腹癌 胰腺癌	肿瘤
其他	食管-贲门撕裂综合征		胆道出血 胰腺炎 经内镜逆行胰胆管 造影术后	憩室

ERCP, endoscopic retrograde cholangiopancreatography 经内镜逆行胰胆管造影术

血液在胃里停滞时间较长，血液中的血红蛋白受胃酸的影响转变成高铁血红蛋白的缘故。

黑便是经直肠排出的变性了的血液。通常表现为喷射性黑色稀便，如果粪便很新鲜有时也会呈淡红色，还会带有一种刺鼻的味道。这是由于血红素被小肠细菌的酶氧化的结果，也就表明了出血的位置在上消化道，并且很有可能邻近回盲部。值得注意的是，在活动出血停止后黑便现象还会持续几天，这种持续现象很容易被误解。区分出血性黑便与口服铁剂后黑便也很重要，后者可以排泄黏稠的或固态灰黑色粪便。

急性鲜血便多提示出血的部位在结肠、直肠或肛管内，但需要注意的是，大量快速的上消化道出血也可以表现为鲜血便。因此，当患者出现大量鲜血便时，特别是还伴有血容量过低的症状时，最紧急的诊断步骤应包括排除胃或十二指肠的出血。如果患者以往曾经接受过主动脉修补移植等手术，那么应考虑发生主动脉-肠瘘的可能，并应尽早请血管外科医师会诊。

如果急性消化道出血患者表现有上述任一症状，应考虑实施以下的诊断处置措施。

1. 快速确定患者气道是否通畅，意识是否清楚以及出血的体征。
2. 测量脉搏和血压。
3. 建立外周静脉快速补液通道，交叉配血并化验检查病人凝血功能。
4. 如果患者血流动力学状态稳定，应按照正常程序详问病史，进行全面的体检并作相关辅助检查。
5. 如果患者血流动力学状态不稳定，则应立即施行液体复苏。如果患者的脉搏和血压很快恢复正常，且在没有大量持续输液的情况下能够保持稳定，则可以按照血流动力学稳定患者的诊治方案处置。如果稳定循环困难，则须立即在液体复苏的同时对患者进行必要的检查。

检查

急性上消化道出血的主要检查方法是可弯曲内镜检查。因此，本节着重介绍内镜，将分别介绍内镜的仪器种类及使用说明，急性出血情况下的检查技术，急性出血时的镜下表现及其他诊断技术。

内镜

仪器

最先进的内镜系统都带有内镜视频显示器，这

有很多的好处。首先，它可以为所有的检查人员提供清晰的画面，这在需要助手协助主检医师做内镜检查的时候非常重要，另外，这也非常有利于教学。其次，内镜头远离医师的脸，这样可以降低患者的血液或分泌物溅入医师眼睛的危险性。

早期的内镜视频显示器对出血患者的检查并不十分便利，因为画面总是很暗很模糊，这是由于集成电路摄像机的红色频路被血液浸泡阻挡的缘故。但是，近代的视频系统克服了这些缺点。直接观看的光导纤维内镜现在也很少使用了，除非是必须远离视频显示系统进行内镜检查（例如在重症监护病房）。在特定情况下内镜本身的选择也须仔细。纤细的或“儿童用”的内镜使用起来非常灵活，但直径仅仅 2.8 mm 的工作或活检管道限制了治疗器械的使用，且不能很好进行吸引操作。粗大的双腔内镜在经一个管腔使用器械治疗的同时，可以通过另一个未被占用的管腔很好地进行吸引和冲洗，但会使患者感觉不适，并且要深入到难以接近的损伤部位时往往会非常困难。最好的折中办法是使用单腔大口径（3.7mm）内镜和一根独立插入的清洗管道，这样既具有良好的吸引力，又可以为治疗器械提供一个足够宽裕的通道。

其他诊治急性出血的重要设备还有洗胃管、咽通管、冲洗用具和治疗器械。当胃里充满血块的时候偶尔会用上洗胃管，最好用的管子是一种粗口径（如可能 40 Fr）末端开放带有侧孔的软管。咽通管是一种 30cm 长的管子，在一端带有护翼，这可以防止管子滑入口中。这种管内可以通过内镜，它既方便内镜与洗胃管的交替使用，同时又可以保护气道。最简便的冲洗方法即将注满水的 20 ml 注射器喷嘴直接插入内镜的工作或冲洗管道中，把其中的堵塞物一下冲出。最后，很重要的是要把所有可能随时要用的治疗器械都放在手边；这些在后面的部分会详细阐述。

急性出血诊治技术

虽然不像抢救生命那样紧迫，但内镜检查也应该在入院后 24 小时内进行，因为这样有利于提高诊断率并改善最终治疗结果。内镜检查通常须在内镜检查室，在苯二氮䓬类药物的镇静下进行，但是对于那些正在大量呕血的患者，则可以考虑实行气管插管全身麻醉。当患者充分镇静后，还须对其进行严密监护，患者的脉搏及血压应随时监测，最好使用自动监测设备。搏动式血氧监测也同样必不可少，因为在使用大口径内镜延迟检查的过程中动脉血氧饱和度下降是非常危险的。因此，在检查的过程中给病人供氧是明智的选择，可以通过鼻导管吸氧，或者使用特殊设计的口罩。

内镜检查应该在可调节体位的病床或平车上进行，使患者既可处于头高位，也可处于头低位。患者开始接受检查时应保持左侧卧位，这样胃中的积血会聚积在溃疡较少发生的胃底部（图 7.3）。如果需要检查胃底部，则让患者转成右侧卧位，并将床头摇高使其变为头高脚低，这样积血就可以流入胃窦中。当内镜通过食管与胃结合部时，经常会发现看起来很难通过的大量积血和血块。但只要胃足够扩张，并遵循上述原则，中量的积血不会阻挡受损部位的观察。检查中还经常可以看到血块覆盖在溃疡上，有必要将其清洗掉，以判定其是否仅为附壁血块，因为这可以影响到正确的诊断和治疗。一般轻柔的冲洗不会导致再出血。

有些时候，因患者胃里的积血太多而阻碍了检查，此时就需要进行胃清洗。使用 40 Fr 的洗胃管，最好放置咽通管，深入胃里直接进行抽吸。这样一般都可以将积血和血块充分清除，以确保检查的顺利进行。如果不奏效，则需要进行正规的洗胃，通过漏斗管快速注入一升水。这样可以将血块冲碎，然后把胃管垂下将其引流出来。

出血性溃疡内镜检查表现

消化性溃疡内镜检查时镜下所见，不论溃疡曾经出血或正在出血中，对于预后和再次出血的危险性判定都有重要的参考价值[7–10]。

不幸的是，不同的检查者对于这些镜下所见有不同的认识[11–13]，因此导致经常使用的描述词汇缺乏足够的准确性。但是有些描述新鲜出血病灶的方式十分重要，下列词汇被广泛认可应用。

- 动脉活动性出血。 这表明动脉或小动脉受损。虽然有研究表明这类出血近 40%会自动停止[14]，但这也被看作是进行治疗的明确指征。
- 活动性非搏动性出血或溃疡基底渗血。 这表明

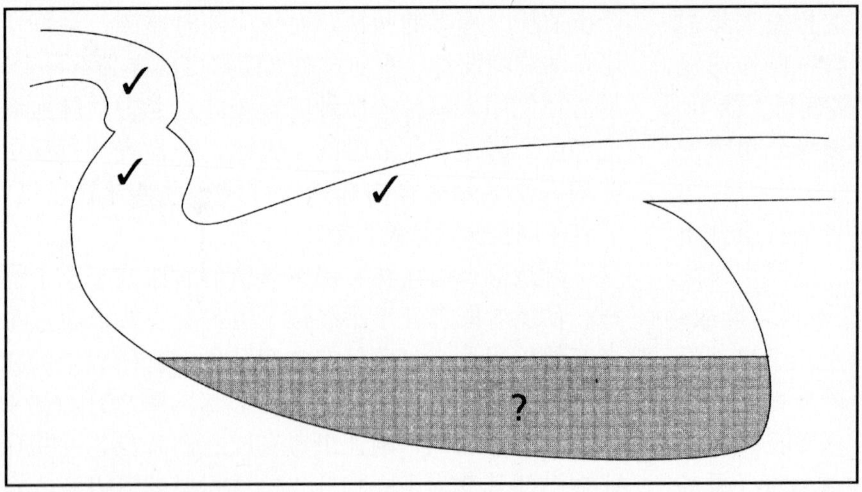

图 7.3 • 患者左侧卧位时胃中积血。这可以保证胃小弯，胃窦和十二指肠部位没有积血。√，可视部位；? 不能确定部位。

有部分闭塞的血管在出血，而且这种情况有20%~30%可以持续出血。但这种出血须与溃疡边缘部的接触性出血区分开来，后者不具重要意义。

- 可见血管。这应该理解为溃疡基底隆起的病灶。可以是一段裸露血管，也可以是机化血栓阻塞在溃疡下血管的破损处。这类病灶十分重要，因为如果不处理，这种损伤再出血的危险性很大。准确的复发出血危险性很难确定，因为很多的镜检者对可见血管的构成有不同的意见，但此类病灶再出血几率大约为30%~50%。
- 附壁血凝块。这种血块很难与可见血管区分，但因为其基本病理改变通常是一致的，所以也没有绝对必要将它们区分开来。
- 不透明的红或黑色斑。这显示溃疡基底坏死组织内凝结的血块，其临床意义不大，复发出血率低于5%。

这些征象变化相当快，一项来自中国的研究表明，可见血管平均在4天左右会消失[15]。

其他诊断技术

当一名有经验的医师在做完上消化道内镜的检查后仍未能做出诊断时，就需要使用其他的方法。如果在胃中没有发现出血，而患者的血流动力学体征一直不稳定并持续存在出血的症状，最好马上实行肠系膜血管造影术[16]。对于新鲜血便或直肠出血，结肠镜检查通常难以做出诊断，但如果患者每分钟失血量大于0.5ml，在肠系膜血管造影中便可以看到在出血部位造影剂排入肠腔中。

如果出血部位在结肠，其解剖位置容易确定，但如果出血部位在小肠，则很难确定受损的位置，这时就需要放射科医师插入超选择性血管造影导管，尽量接近受损部位，以便在剖腹探查时通过注射亚甲蓝找到小肠受损病灶。

如果为间歇性出血，血管造影则可能检测不到血液丢失，此时，红细胞标记扫描可以提供有用的信息。取患者红细胞样本作同位素标记，例如^{99m}锝–甲基二磷酸盐或^{111}铟，然后把标记好的红细胞输回体内。出血时，一部分标记的红细胞会进入肠道，通过γ射线影像机照相可以看到这些特殊标记的红细胞溢出。但麻烦的是，当血液一旦进入肠道便会很快移动，不易确定破损部位。因此最好的办法是对患者反复间断扫描并且持续一段时间，但这通常难以施行。

有时出血部位始终不能确定，这就迫使外科医生必须行剖腹探查术。剖腹探查术中通常可以确定出血来自小肠还是大肠，还可在术中使用内镜精确定位病灶[18,19]。可以用温盐水顺行灌洗结肠后通过肛门检查，也可在小肠方便的部位切开肠管检查。图7.4列出了大量便血或直肠出血的诊断流程。

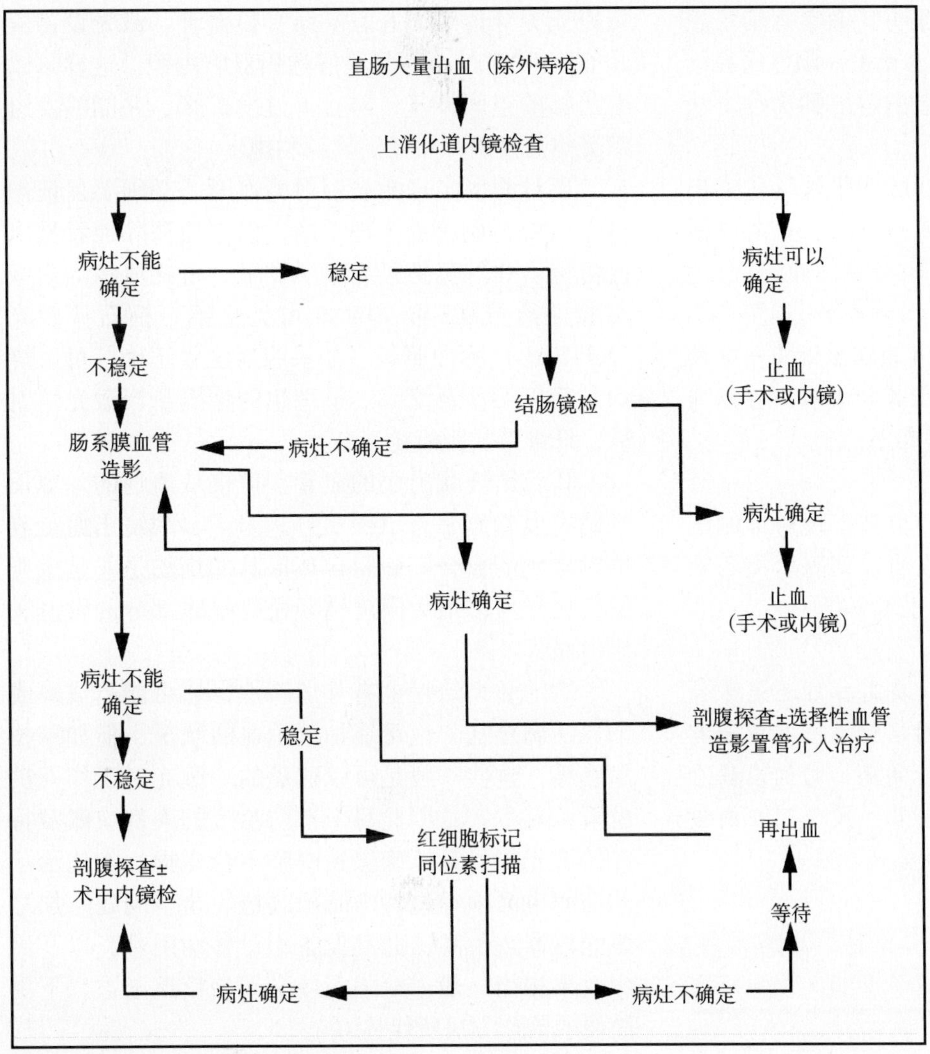

图 7.4 ● 直肠大量出血诊断流程。

药物治疗

大部分上消化道出血可以自动止血，仅需支持治疗。越来越多的证据显示，使用质子泵拮抗剂积极抑酸可以影响消化性溃疡出血的治疗结果。理论上，减少胃酸的分泌对伤口愈合是有好处的，因为酸性的环境对血小板的凝血功能会有影响。一项关于组胺 H_2 受体拮抗剂实验的荟萃分析表明，这种疗法可以降低病死率，尤其是胃溃疡出血的病死率[20]。近期，一项对 1000 例使用法莫替丁或安慰剂治疗的消化性溃疡出血患者所做的调查显示，使用法莫替丁与使用安慰剂的患者死亡率（分别为 6%与 5%），手术率（分别为 16%与 17%）及复发率（分别为 24%与 26%）都很相似。

质子泵拮抗剂疗法已经越来越受人瞩目。多项随机调查[22-26]显示，内镜治疗后给予质子泵拮抗剂可以改善消化性溃疡出血的治疗结果，并且可以有效地降低复发率，手术率，输血率及住院率。

但到目前为止，仍然没有确切的证据能证明质子泵拮抗剂对降低消化性溃疡出血患者的死亡率确实有效。而且，使用质子泵拮抗剂最有效的剂量和给药途径（口服或静脉注射）仍不能确定。

抑制血纤维蛋白溶解作用的研究也开始被越来越多的人关注。一项使用凝血酸治疗的实验证明，死亡率降低了 50%[27]。但是由于其复发率和手术率没有改变而遭到了非议。将所有关于凝血酸的实验放在一起进行荟萃分析，结果证明其确实有利于患者[28]，但是这一结论在很大程度上受单一阳性研究结果的影响，以至于抑制血纤维蛋白溶解的治疗方法仍不能被广泛认可。

生长抑素也被尝试用于非静脉曲张性消化道出血的治疗，因为它既可以抑制胃酸分泌，也能够减少内脏血流量。

到目前为止，已经有 14 项实验以及一项最近的荟萃分析提示，使用生长抑素确实可以降低消化性溃疡持续出血的危险性[29]。

前列腺素类药物米索前列醇也被发现对抑制消化道出血有效，一项小的实验表明前列腺素类药物可以降低消化性溃疡出血的急诊手术率[30]。

我们可以看到，不管是奥美拉唑还是生长抑素类药物，虽然它们都对消化性溃疡出血有一定的疗效，但都不是万能的药。它们应被看作是内镜治疗的一种辅助药物，或是仅在内镜治疗没有成效时采取的一种替代疗法。

内镜治疗

采用内镜止血法来治疗处理消化性溃疡出血已经被广泛接受，很多随机调查也证明多种内镜治疗方式对于降低反复出血率和急诊手术率确实有效。在本章节，我们将介绍可以采用的不同内镜治疗方法并回顾其与疗效有关的临床证据。

内镜止血技术

近年来，可以用来治疗消化性溃疡出血的内镜技术主要有激光照射止血，双极热电凝疗法，加热探针法，硬化注射疗法以及肾上腺素注射疗法。下面逐一讨论并介绍最新的治疗技术。

激光照射止血

激光照射凝血实际上就是把能量转化成热量释放在组织上。治疗消化性溃疡出血所使用的基本上只有钇铝石榴石钕激光（Nd-YAG），因为这种激光可以充分穿透组织并且凝结受损血管。激光设备应是 60~100W 的，并且最好选用双腔内镜。这样可以有足够的空间排气，防止胃过度扩张，并能够使组织受热蒸发所产生的烟气顺利排出。

当对溃疡实行激光照射凝血时，必须要保证创口上血液及血块被清理干净，以便能清除地看见出血位置。在红色氦氖光束引导下，可在溃疡的边缘实验性给予 0.5 秒 70W 非可见钇铝石榴石钕激光（Nd-YAG）脉冲照射。如果照射位置正确，可以烧灼黏膜而不涉及溃疡。最理想的情况是当激光照射后，纤维形成距溃疡 1cm。

其后须烧凝出血的血管，但仅从溃疡的外观很难确定血管的来路（图 7.5）。因此，围绕出血点或可以看到的血管实施闭合环形脉冲烧灼是非常重要的，这样可以最大限度烧凝血管暴露部分的供血和流出血管。

使用激光治疗也有其危险性，它可能造成胃或十二指肠穿孔，也可能加重出血的状况，但如果技术熟练，这些一般是可以避免的。激光对工作人员也可以有危害，因此每个参与治疗的人都应佩戴特殊的滤光护目镜以确保视网膜不会受损；实施治疗的房间也必须经过特殊防护改造。这些问题，加之激光仪器造价高，并且设备相对移动困难，以及治疗效果相当一般等缺陷，使激光治疗逐渐被以下更简便的治疗方法所代替。

双极电凝法

电凝疗法的原理实际上也是放热，但这是电流流经靠近电极的组织而产热。电热疗法可以采用单极，也可以是双极电凝，前者可能会造成难以预测其深度的热损伤，并且可有被凝固的组织粘到电极上。但双极电凝疗法可以在很大程度上避免以上缺点，现在已经取代了单极电凝治疗。

所有接触探头，包括双极电热探头和热探头，都是依靠压闭血管来达到治疗效果的（图 7.6）。这就是说被治疗的血管在加热条件下其管壁受外界压力而闭合。这样做有两点优势。第一，如果外界压力制止了出血，那就说明探头所处的位置很正确。第二，血流所造成的热量流失很少，这样可以最大限度地确保治疗的效果。

现在普遍使用的双极电热设备是 BICAP 探头，它拥有三组双极电极片放射状地分布在探头顶部。

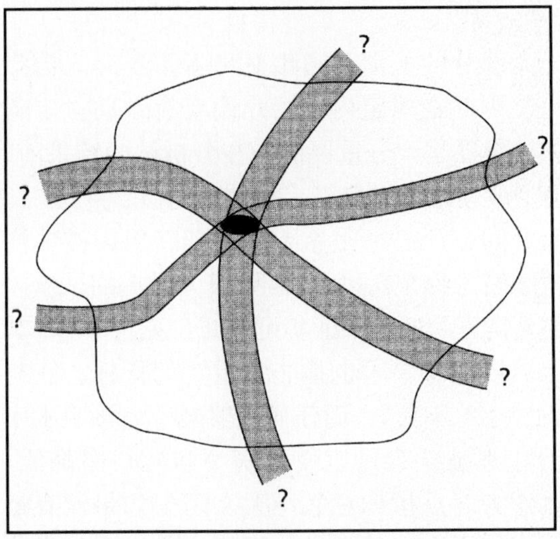

图 7.5 • 溃疡基底中变得可见的不明通路的血管。

这样可以使电流从任何角度到达溃疡的表面。电流传递受电阻大小的影响，而电阻会随着组织的干燥作用逐渐增加，故电流则随着组织的发热脱水而减小，这样可以使损伤降到最小。探头的型号也各有不同，疗效最好的还是最大号的探头（3.2mm）。

如同激光治疗的方法一样，实行双极电凝疗法时，溃疡必需被清洗干净以便获得最好的观察角度。如果有活动出血，还应尽可能用探头用力压迫止血。功率和脉冲长度可以是多样的，在这方面仍有一些争议。一般的惯例是用 2 秒长 50W 功率的电脉冲治疗 2 至 3 次，但是最近的建议是用低一些的功率并增加脉冲的时间长度，这样可以使能量穿透更深的组织。

当可见血管无出血时，往往没有任何迹象可以提示探头应放在何处，这时就需要使用激光疗法，环绕血管进行凝固治疗。一般情况下治疗都只对血管本身，以便修复所有突起的损伤。

加热探头疗法

使用加热探头的原则与使用 BICAP 探头基本一致，但是这一方法理论上有两点优势。第一，因为没有电流经过组织，所以探头就不用附着绝缘材料，这样可以防止与凝固的组织粘连。第二，由于温度的传导与组织的干燥是相对独立的，因此，凝固的组织就不会阻碍热量的传递，从而使组织凝固得更好。

加热探头有中空的顶部，内含加热线圈，可以迅速加温到 150℃。这个温度可以有效地凝固止血而不会过度损伤。加热探头还拥有一个专门冲洗的管道，可以在接触止血时进行清洗以获得良好的视野。如同使用 BICAP 探头一样，加热探头最好也使用最大号的（3.2mm）。

使用加热探头的方法与使用 BICAP 探头的方法基本是一致的，只是加热探头所用的单位是焦耳而不是瓦特和持续时间。使用时，探头应紧压在患处，实施连续 3 至 4 次 30J 的热脉冲。

热探头和双极电凝疗法都相对比较安全，但是如果使用不当也都会造成穿孔或出血复发，所以做此操作的医师应注意勤加练习操作方法。

肾上腺素注射疗法

注射肾上腺素疗法一般是通过注射液体的填压作用来达到迅速止血的目的，但永久止血则取决于血管痉挛程度和血小板活性，它可以促使血管腔内生成血小板及纤维蛋白血栓[31]。最常用的是 1:10000 肾上腺素，用镜下食管静脉曲张硬化注射针进行注射治疗。

当出血的部位确定后，应对患处进行冲洗，然后把注射用套管针插入内镜管道， 当内镜屏幕上出现注射套管针时，医师要求助手推出注射针，把针

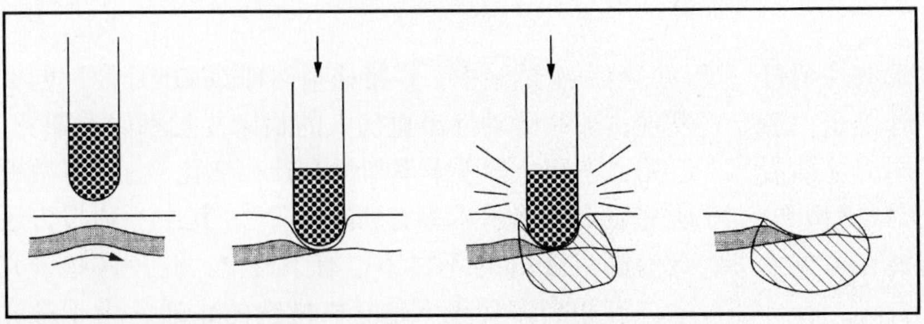

图 7.6 • 接触凝固

刺入出血点的基底部，此时由助手操作注射 0.5ml 的肾上腺素制剂。注射时应注意要施以一定的力度，如果感觉注射进行的异常容易，那么可能是注射针没有深入组织里。如果在注射后没有立即停止出血，应在同一位置，以稍微不同的注射角度再注射 0.5ml 肾上腺素。当出血停止后，还应环绕出血部位注射 4 至 6 点，每次注射 0.5ml 的肾上腺素。非出血性的可见血管治疗方法同上。

在有凝血块掩盖的出血部位，肾上腺素注射治疗非常有用。血块使热凝困难，但却非常容易用注射针头穿过血块到达溃疡底部进行注射。注射时出血稍有增加并不是严重问题，一般是由于液体填压和血管收缩造成的。

肾上腺素注射治疗是非常安全的治疗方法，至今一直没有因注射肾上腺素而造成穿孔的报道。注射肾上腺素不会造成致命的心率失常，但也可导致心动过速或血压升高。因此在实行肾上腺素注射治疗时，可使用心电监护和血压脉搏检测来时时监测患者生命体征。

硬化注射疗法

用于治疗非静脉曲张性出血的硬化剂包括无水酒精，1%的乙氧硬化醇，5%的鱼肝油酸钠及 3%的硫酸十四烷钠（STD）。酒精是通过脱水作用来固定出血的血管，而其他的药剂是通过破坏内皮组织来达到闭合或阻塞出血血管的目的。

如果有活动出血，一般情况下都会先实行肾上腺素注射，之后在出血部位周围注射硬化剂：0.1ml 酒精或 0.5ml 其他硬化药剂。但在治疗不出血的血管时，一般不使用肾上腺素注射治疗。虽然有个别胃左动脉接受硬化注射后发生大面积坏死的案例[32]，但如肾上腺素注射疗法一样，硬化注射疗法也还是非常安全有效的。

相关新技术

最近出现的治疗上消化道出血新技术有注射纤维蛋白胶和在可见血管上放置内镜夹。纤维蛋白胶注射使用的是特殊设计的双管注射针，同时注射凝血酶和纤维蛋白原。内镜夹（也称止血夹或微型夹）是通过一个可以深入内镜管道的放置器夹在可见血管上的。

内镜治疗效果

由于大部分的上消化道出血患者不经介入治疗可以自愈，因此在确定内镜治疗确实有效前设定随机试验进行论证是十分重要的。在分析试验结果前，首先须确定试验研究终点。

毫无疑问，死亡率是重要的指标，但因被关注的死亡病例仅占约 5%，所以需要很大样本的试验才能得出令人信服的证据来证实可以减少死亡率[33]。其次，是否需要急诊手术也是非常重要的指标，它与 24%的死亡病例有关[34]，而任何能够减少急诊手术率的介入治疗都被认为可以使发病率和死亡率降低。复发出血作为终点指标意义不大，因为如果没有最终导致手术或死亡，其本身并不能完全说明临床疗效是否明显。但是在许多试验中，复发出血却是唯一的终点指标。

试验可分为几部分，将特别行内镜止血组和不使用内镜治疗组进行比较，也可以将其分别和各种其他不同方法治疗组进行比较。本章节其余部分，还将讨论目前普遍采用的，不同于传统治疗的各种止血方法的疗效检验试验，并附对比试验的评估。

激光光凝治疗

激光光凝治疗最初被用作治疗消化性溃疡是在 20 世纪 70 年代，自那时起，就有至少 12 个随机试验对比过激光照射疗法与不使用内镜疗法的治疗效果[35,36]。掺钕钇铝石榴石激光和氩激光都曾经被用于治疗，但后者现在已经基本被前者代替，因为掺钕钇铝石榴石激光有着更强的穿透力。

在九个关于掺钕钇铝石榴石激光的试验中，有四个没有经过细心的设计或没有对待治疗的溃疡损伤进行精确的定义。另外五个试验至今仍在研究之中，其中有四个试验已经得出了有价值的进展[36-39]。

第一个试验中，卢特格斯（Rutgeerts）及其同事发现，那些活动性出血病人的临床复发率明显降低，但死亡率和急诊手术率却没有什么变化[37]。还有两项研究显示急诊手术率有所降低[38,39]，其中一项报告还指出高危亚群的死亡率也有下降[39]。但在这些研究中，有相当多病人不是随机挑选的，通常由于激光束瞄准的困难。在另外一项研究中，没有显示激光疗法的任何优势[40]，但这也许是因为没有选取高危病人作为研究对象，或操作内镜的医师技术欠佳。

双极电凝疗法

在六项关于双极电凝疗法的试验中，有三项试验没有证明其存在任何优势[41-43]。另一项研究显示双极电凝疗法对减少临床复发有效果，但对于急诊手术并未有任何影响[44]。

影响最深的一项研究是由劳伦莱尼（Loren Laine）开展的,他对有上消化道活动出血的病人[45]和溃疡中出现非出血性可见血管的病人[46]分别进行了试验，两项试验都证明了双极电凝疗法对于减少急诊手术率确实有效。

值得注意的是，所有以上试验都使用了10Fr的探针，且最重要的也许是所有的试验都是由劳伦莱尼亲自动手完成的。

加热探头疗法

关于加热探头疗法有四项试验，其中有两项试验没有发现加热探头治疗有效的证据[36,47]，另外一项试验虽然证明复发率确实有所降低，但对于急诊手术率没有任何影响[48]。在溃疡研究和教育中心（CURE）,珍森（Jensen）团队的研究显示加热探头对于治疗高危出血病人和减少复发及急诊手术率确实有效[49]。在此项研究中，强调了使用大口径的探针（3.2mm）,坚实的血管压闭和4次30J的脉冲。

肾上腺素注射

活动出血溃疡的肾上腺素注射疗法通常会与其他疗法联合使用，包括激光，加热疗法以及硬化注射疗法[50-53]。这样做有两个好处：首先可以通过先止住所有活动性出血来促进主要治疗手段的实施，其次还可以减少散热效应（见前述）。但现在也可以肯定，注射肾上腺素本身就是有效的。

一项采用1:10000肾上腺素注射方法治疗活动性出血溃疡的随机试验显示，较之非内镜治疗，可以大大减少急诊手术率，输血率以及住院时间[54]。此外，还有一些将单独使用肾上腺素和联合其他方法一起使用肾上腺素的治疗方案进行比较的研究报道，但至今仍没有证明后者有什么价值（表7.2）。

硬化注射疗法

尽管现在使用无水酒精来治疗出血非常流行，尤其是在日本[76]，但至今仍没有有关这项治疗与不治疗进行对比的试验报道。但是有一项研究显示，此种方法可以减少急诊手术率[77]，并且另一项试验表明，在治疗胃溃疡非活动性出血可见血管时，注射酒精比注射肾上腺素和凝血酶的效果要好[78]。

乙氧硬化醇硬化注射疗法现今也被广泛使用，有关硬化注射疗法的随机试验有两项，但都先注射肾上腺素。其中的一个试验证明了硬化注射疗法在降低急诊手术率上颇为有效[79]，另外一项试验则证明其对防止复发出血有一定作用[80]。除此之外，还有两个在注射肾上腺素后再注射5%的鱼肝油酸钠的试验报道，这两项试验均显示出复发出血率的降低，但是对于减少急诊手术率却没有太大作用[81,82]。

相关新技术

对纤维蛋白胶注射和内镜夹的使用近年来也做过随机对比试验，值得重视。

在一项对有活动出血或可见血管的溃疡病人进行注射聚乙二醇单十二醚与纤维蛋白胶治疗的对比研究中，纤维蛋白胶单次给予或每天重复给药直至血管消失[71]。所有的患者都先注射肾上腺素。对比使用聚乙二醇单十二醚组，重复注射纤维蛋白胶组的治疗失败率大大降低。最近的一项研究报道，纤维蛋白胶并没有增强肾上腺素的作用[74]，但另有一项研究显示，纤维蛋白胶在防止复发出血方面比肾上腺素作用更为显著[75]。

另外一项研究，对有急性出血或可见血管的溃疡病人随机注射肾上腺素，放置内镜夹或同时采用这两种疗法[72]。使用内镜夹可以有效减少复发出血和急诊手术率。而同时采用上述两种疗法未显示有更多的好处。近期的研究还显示，在防止复发出血方面使用内镜夹比使用

表 7.2 • 对比用不同内镜治疗技术治疗非静脉曲张性出血。最佳方式只提示哪些方法具有统计学差异。

研究	对比项目	最佳方式
Johnston 等（1985）[55]	激光与加热探头	加热探头
Goff（1986）[56]	激光与 BICAP	无明显区别
Rutgeerts 等（1987）[57]	激光与 BICAP	无明显区别
Rutgeerts 等（1989）[58]	激光与肾上腺素与肾上腺素联合硬化剂	肾上腺素联合硬化剂
Chiezzini 等（1989）[59]	酒精与肾上腺素	无明显区别
Matthewson 等（1990）[36]	激光与加热探头	无明显区别
Loizou & Bown（1991）[60]	激光与肾上腺素	无明显区别
Hui 等（1991）[61]	激光与加热探头与 BICAP	无明显区别
Lin 等（1990）[62]	加热探头与酒精	加热探头
Jensen（1990）[49]	加热探头与 BICAP	加热探头
Laine（1990）[63]	BICAP 与酒精	无明显区别
Chung 等（1991）[64]	加热探头与肾上腺素	无明显区别
Waring 等（1991）[65]	BICAP 与酒精	无明显区别
Choudari 等（1992）[66]	加热探头与肾上腺素	无明显区别
Chung 等（1993）[67]	肾上腺素与肾上腺素联合硬化剂	无明显区别
Lin 等（1993）[68]	酒精与葡萄糖与盐	无明显区别
Choudari & Palmer（1994）[69]	肾上腺素与肾上腺素联合硬化剂	无明显区别
Jensen 等（1994）[70]	加热探头与肾上腺素联合加热探头	无明显区别
Chung 等（1994）[52]	肾上腺素与肾上腺素联合硬化剂	无明显区别
Chung 等（1996）[53]	肾上腺素与肾上腺素联合酒精	无明显区别
Rutgeerts 等（1997）[71]	纤维蛋白胶与硬化剂	纤维蛋白胶
Chung 等（1992）[72]	肾上腺素与内镜夹	内镜夹
Cipolletta 等（2001）[73]	内镜夹与加热探头	内镜夹
Pescatore 等（2002）[74]	肾上腺素与纤维蛋白胶联合肾上腺素	无明显区别
Lin 等（2002）[75]	纤维蛋白胶与肾上腺素	纤维蛋白胶

加热探头疗效更佳[73]。

不同治疗方法的比较

使用内镜的必要性是毋庸置疑的。它可以早期有效控制活动出血，减少临床复发出血率以及急诊手术率。虽然它能否挽救生命仍有争议，但是由 Cook 等[83]进行的荟萃分析表明，内镜技术确实可以有效地降低死亡率。(odds ratio 0.55; confidence interval 0.40–0.76)

决定使用哪种内镜治疗方法是一件很困难的事，且当评估不同的试验时，考虑被治疗的病灶类型也是很重要的。在试验中,对出血已被控制的病人采取非手术治疗，但如果病情加重以至于不能仅依赖内镜治疗的话，大约 60%急性动脉出血患者需接受手术治疗[14]。大约 25%有活动渗血患者和 40%有非出血性可见血管的患者分别接受了手术。当把经过充分证明的试验数据汇总的时候则明确显示，使用激光照射凝血治疗活动性动脉出血患者，约有 40%需要急诊手术，而采用电凝热疗法和注射疗法，这一指标降到了约 15%[14]。

除了以上的研究分析外，现在还有很多采用一种内镜治疗方法对比其他方法的试验报道，均简述列于表 7.2 中。通过表我们可以发现，很少有试验显示不同的治疗技术之间存在差异，但激光照射疗法看来疗效最差。纤维蛋白胶和内镜夹的使用前景看好，但是这两项高度专业化的治疗技术都需要专家进行操作，而目前还没有足够的专业人员可以广泛开展这些治疗。总之，采用哪种治疗方式主要还是趋于个人的选择，取决于训练程度和经验。作者所选择的治疗方式及原因将在本章结尾关键点部分列出。

外科手术治疗

尽管以上介绍了内镜治疗的种种重要优点，但还有一部分病人为了抢救生命需要接受手术治疗。这已经成为了一个严重的问题，由于现今在这个国家对消化道溃疡手术治疗十分有经验的医生很少，因此在病人情况十分紧急而又内镜治疗无效的时候，就成为一个严峻的外科挑战。因此，能让对胃及十二指肠手术非常熟悉的医生来主刀施行治疗上消化道出血的手术是至关重要的，千万不要把手术交给没有经验的年轻医生来做。

本节着重介绍消化性溃疡出血的手术指征，并简述处理十二指肠、胃及食管溃疡的具体方法。最后讨论手术程式的选择及迷走神经切断术的疗效。

手术指征

在内镜治疗出血的技术被引进之前，决定是否对出血性消化溃疡实行手术是十分困难的。通过内镜看到活动出血，通常被认为是手术治疗的绝对指征。但经常在内镜检查时发现患者的出血已经停止，这时外科医生必须做出抉择，是等待临床出现复发出血的证据以后再手术还是实施预防性手术。

预测复发出血的重要因素包括内镜检查发现明确的新鲜出血病灶，位于十二指肠后壁或胃小弯以上的溃疡，患者大于60岁，及入院时休克或贫血[84,85]。1984年Morris等报道了一项延迟手术与早期手术随机对比试验的结果[86]。早期手术的指征为院内一次复发出血，须24小时内输入4个单位的血浆或血浆增容剂，内镜检查证实或既往有消化性溃疡出血的病史。延迟组手术的标准包括院内复发出血两次，24小时内输入8个单位的血浆或血浆增容剂。对于年龄超过60岁的患者，早期手术可以减少死亡率，虽然这样做不能排除内镜下病灶选择确定不适当的问题，并且会造成非常高的手术率，但这项研究还是强调了对高龄患者实行迅速手术干预治疗的重要性。

自内镜止血法被广泛应用以来，我们可以说决定何时进行手术也变得容易多了。如果活动性出血不能通过内镜治疗早期控制，那么就应该施行手术。如果在内镜治疗成功后又复发出血，则也应尽快手术，除非病人被证实不适宜手术。

一些操作内镜的医师认为临床复发出血的二次治疗是安全的[87]，近期一个关于内镜二次治疗与急诊手术相比较的随机试验表明，内镜二次治疗降低了手术率及合并症的发生，并且没有增加死亡的危险性。

但是，除非操作内镜的医师与外科医师配合高度默契，否则对反复出血的病人再次进行内镜治疗是十分危险的，在疗效不理想时经常使病人不得不接受手术治疗。

一些内镜治疗师常常在内镜止血后24小时内常规行二次镜检，如有指征则施行再次镜下治疗[53]。这一惯例曾多次被小型的随机试验所检验[81-91]，但对其预防复发出血的疗效却得出许多不一致的结论。这个方法可能会改善内镜治疗的结果。但是千万不要把它与明确的临床出血的再次内镜治疗相混淆。另外一项试验对成功控制溃疡出血的病人比较其反复注射纤维蛋白胶与早期施行选择性手术的疗效，结论是早期手术减少了复发出血率，但两组的死亡率则没有差异[92]。

如果临床复发出血被认为是手术的指征，那么明确再出血诊断标准则非常重要，尤其是在大出血后还会持续一段时间的血便。如果病人在早期复苏后没有积极补液而血流动力学状况稳定，没有新的呕血或血红蛋白下降，那么复发出血的诊断则不能成立。假如对患者是否复发出血有任何疑问，则应该在手术前进行内镜检查。

手术技术

十二指肠溃疡出血

大部分需要手术的出血性十二指肠溃疡都是涉及到胃十二指肠动脉的慢性后壁溃疡。手术的第一步是立即自幽门环向远端纵向切开十二指肠，如果有动脉的活动出血，则应快速用手指按压以达到即刻止血的目的。随后可能需要将切口向近端延长通过幽门环以便得到合适的通道。如果可能幽门应尽量注意保护，以减少胆汁逆流等后续问题的影响。

下一步骤则要把胃和十二指肠中的血液和血块吸干净，以便清晰地确定溃疡的具体位置。如果判定依然困难，向侧方推动十二指肠也许会有帮助（Kocher 手法），并使用 Babcock 钳抓牢溃疡远端十二指肠后部黏膜则可以将溃疡部位拉高到手术野内。

随后不管对于活动出血还是不出血的裸露动脉，最重要一点是要安全控制血管。最好使用半圆的锥形小粗圆针（针圆弧直径 1cm）及 0 号或 1 号缝合线进行缝扎。使用这种型号的针在狭小的空间内及缝合慢性溃疡底部坚韧的纤维组织均非常有利。缝合线可以在适当的时间后被吸收，例如 Vicryl、PDS（聚二氧六环酮 Ethicon UK Ltd.）或 Dexon（Davis and Geck， USA）。缝扎血管时需要深缝两道：一道在出血点之上，一道在其下（图 7.7）。使用以上介绍的小针缝扎可以将其深层结构的损伤降到最低，例如胆管。

随后，十二指肠可以按原切口闭合。如果幽门环被切开，则应采用 Heineke-Mickulicz 术式垂直闭合。但是,如果需要切开很长一段十二指肠并切开幽门环的话，那将会是很危险的。这种情况下，可以纵向闭合十二指肠，如果临床考虑有十二指肠狭窄的可能，应行胃空肠吻合术。另一种做法是 Finney 幽门成形术，即把十二指肠第一和第二部分相邻的肠壁拉近并吻合，使其成为新肠腔的后壁（图 7.8）。

偶尔，十二指肠的第一段被巨大溃疡毁坏严重，一旦切开则很难将其修复。这时候就需要在缝扎血管后施行部分胃切除术。将胃右和胃网膜血管结扎并分离，再用钝性及锐性剥离方法将胃与溃疡分开。将胃在行胃窦切除术的水平离断，之后采用胃-空肠吻合术连接修复。困难之处在于闭合十二指肠残段。虽然可以远离溃疡夹闭十二指肠的第二段使其可以常规闭合，但这样做一般来说是有害的，不应轻易尝试。宁可采用 Nissen 的方法，将十二指肠前壁在纤维性溃疡基底的边缘处内翻缝合。再以同样的方法缝合第二层，使十二指肠前壁卷包在溃疡基底边缘处（图 7.9）。然后可以插入一到两根粗大的引流管引流十二指肠盲段积液。某些情况下，需要观测确定十二指肠残段引流，则可以很方便地使用一根 T 形管通过十二指肠第二段健康一侧的肠壁引流至体外（图 7.10）。其他方法包括放置引流管或粗大弗利导管，闭合十二指肠残段，穿过前腹壁进行引流，形成“可控瘘管”。

胃溃疡出血

一般情况下，治疗胃溃疡出血应采用部分胃切除术，尤其是对于较大的胃窦部溃疡来说，这种方法最为可行。但是，由于有非常有效的内镜止血方法，目前需要手术治疗最多的情况是牵扯到胃左动脉的胃小弯高位慢性溃疡。手术操作中的重要步骤包括胃小弯切除（Pauchet 方法）和 simple under-running with large sutures 及溃疡边缘的活组织检查。如果这些技术操作任一项不能完成，则需要改行正规的胃切除术。

治疗胃小弯高位溃疡可以选择简单溃疡切除术。但是并不代表这是小手术，同样需要精心操作完成。胃小弯必须完全游离，通常要夹住溃疡离开后腹壁，并且分离胃左血管。然后环绕溃疡分离胃壁，经健

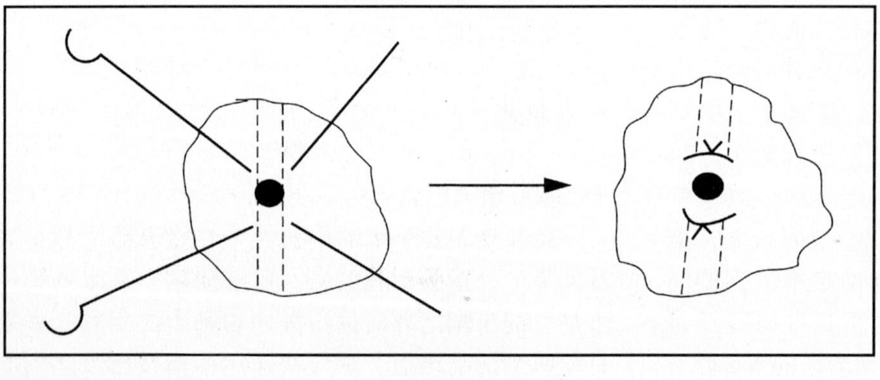

图 7.7 • 十二指肠后壁溃疡缝扎时的位置，分别在可见血管的上方和下方缝扎。

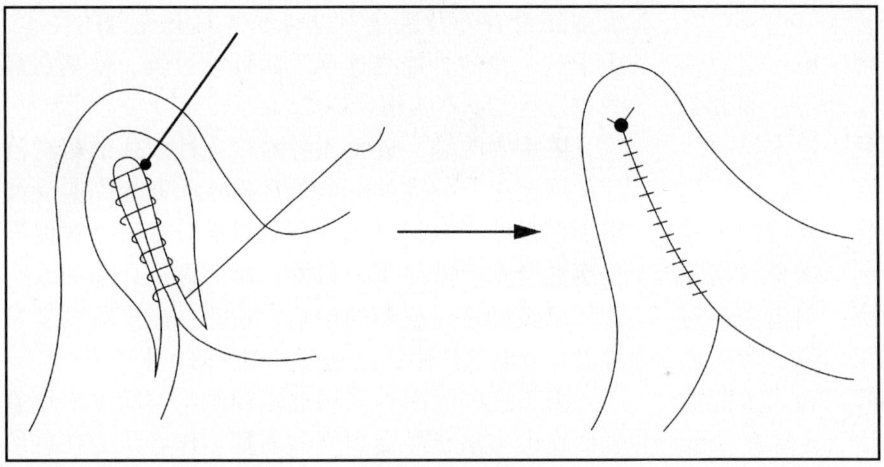

图 7.8 ● Finney 幽门成形术。

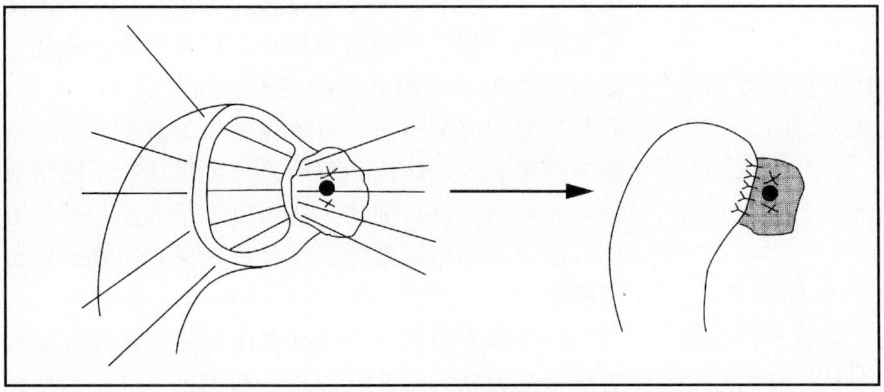

图 7.9 ● 使用 Nissen 的方法闭合十二指肠残段。

康组织进行溃疡切除。如果须先行胃前壁切开以找到溃疡部位并早期控制出血，那么应该注意不要妨碍以后的切除手术。随后，胃小弯的缺损创口可以采用连续缝合关闭。最好先行黏膜层缝合以确保止血牢靠，然后再行浆肌层间断缝合。当切除溃疡时，应采用切一点，缝合一点的方法，随切随缝，防止溃疡切除后的胃壁缺损因回缩裂开。

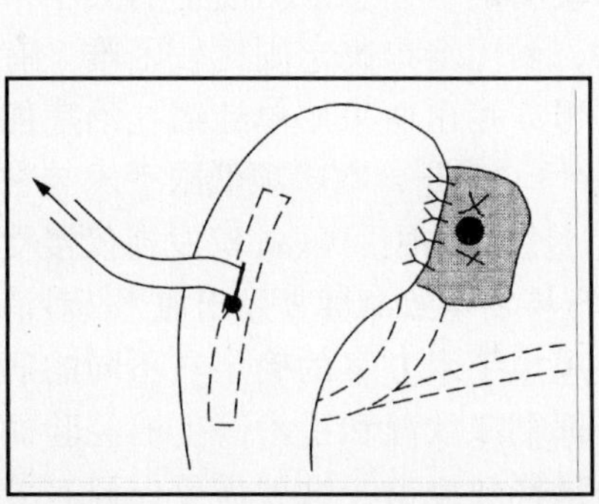

图 7.10 ● 使用 T-tube 引流十二指肠残段。

对于患有巨大胃溃疡并伴有可见血管的病人，因为其溃疡基底经常就是胰体的前壁，故不能行简单溃疡切除术。在这种情况下，可以选择行胃切除术及仅结扎出血的血管。另一种方法是通过胃-结肠大网膜把小网膜囊打开，然后将胃提起与胰腺前表面分离。这样可以暴露出血的血管，通常是脾动脉的分支，可以将其结扎。然后将胃部溃疡切除。外科医生还要做出最终抉择，如果在午夜为高龄病重患者施行全胃切除术将会非常困难，而单纯结扎则可能是此刻最好的手术选择。对伴有可见血管的小溃疡，即 Dieulafoy 氏病灶，可以用这种方法进行适当的治疗。此类溃疡病的晚期，尽管能在内镜中看得很清楚，但在手术当中却经常很难找到溃疡灶。与其用肉眼查看，不如用指尖来触摸胃壁的可疑区域，受损血管通常可以被清楚地感觉如植物的根须一般。

偶尔可见整个胃部多发溃疡，则须施行全胃切除术。在这种情况下，出血部位难以确定，而此刻最重要的是尽快地减少胃血流。因此，手术第一步应迅速分离并结扎胃右及胃网膜血管，分离十二指肠，将胃提起，分离并结扎胃左血管。其后的手术操作则可以相对从容进行。如果在部分或全胃切除术后，患者出现严重的凝血功能障碍，则应实施符合损伤控制原则的保守手术（详见13章）。留置大口径鼻胃导管入食管或残胃，并将病人转入重症监护病房。待凝血功能障碍被纠正后（通常在数天内），可将患者运回手术室再行胃肠重建吻合连通术。

食管溃疡出血

食管的动脉出血通常是由反流性食管炎或马洛里-魏斯二氏综合征（食管贲门撕裂综合征）引起。这两种疾病一般很少需要手术治疗，因为它们通常都会自动愈合，即使不能自愈，采用肾上腺素注射疗法几乎都可以达到永久止血的目的[93]。

如果食管贲门撕裂的患者确实需要进行手术，几乎全部可以经腹部途径进行，尤其是对于身材瘦小的患者更是如此。首先游离食管，将胃-食管结合部从前面纵行切开。这样便可看到黏膜撕裂病灶，并对其结扎。对于肥胖的患者来说，采用左侧开胸或胸腹联合切口更易打开食管下部，但必须确定患者确实为食管炎造成的食管下段出血病人。对于这样的病例，或许可以通过食管切开来控制出血，但有些患者则需要行部分食管切除术。

迷走神经切断术的作用

多年以来，十二指肠溃疡出血的标准治疗方法是采用迷走神经干切断术及引流，如果需要实行胃切除术，那么通常也会同时行迷走神经切断术。这样做的道理是为了给予确定性的治疗，并降低可以危及生命的复发出血的危险性。但在20世纪90年代，在消化性溃疡的治疗方法问题上，人们的态度发生了巨大的改变。

首先，迷走神经干切断术的副作用促使高度选择性迷走神经切断术（HSV）得以发展[94]，并建议在局部控制出血后，应将HSV作为确定性治疗手段来施行[95]。然而，HSV的疗效高度依赖手术者，但是目前还没有外科医生对这个手术具有充分的经验。由于这个缘故，加之这项手术耗时过长，使其在多数急诊状况下不实用。

更重要的是，近年来针对消化性溃疡的药物治疗发展迅速。虽然对止血作用不大，但使用H_2受体阻断剂及质子泵抑制剂进行抗胃酸分泌治疗对促进溃疡愈合却疗效显著。另外，幽门螺旋杆菌的致病作用已被确定，成功的根治性治疗在减少溃疡复发危险性方面的作用已达到可以接受的水平[96]。

由于这些原因，采用迷走神经干切断术治疗急性出血的方法已经受到强烈质疑。作者认为在急诊情况下，对于大多数病人,能够安全止血就足够了。当然，手术以后仍需要保证病人得到适当的治疗和监护；这包括术后就开始静脉给予质子泵抑制剂,随后采取幽门螺旋杆菌根治治疗，如果可能，停用可以引起溃疡的药物。随访观察胃溃疡患者4~8周，嘱其反复行内镜检查，以确保溃疡的愈合。十二指肠溃疡患者的随访尚不很明确，可以选择不随访或仅对高危病人进行随访，既可以采用内镜检查的方法，也可以采用尿素呼吸试验来确保幽门螺旋杆菌的根除。

外科医生偶尔还会遇到曾使用多种治疗方法和尝试来根除幽门螺旋杆菌，但却仍出现溃疡出血的患者。对于这种病人，就应该采用迷走神经切断和/或胃窦切除等确定性手术进行治疗，并且一定要由对此手术经验丰富的医生主刀。

控制溃疡出血小结

对于十二指肠，控制出血不可避免的需要结扎出血的血管，并行迷走神经切断术，然后选择将切开的十二指肠关闭或行胃窦切除术。最佳治疗程序，如上所述，一般比较明确，通常根据溃疡的大小来决定。对于胃溃疡，做出治疗决定则比较困难。有两组试验发现，对胃溃疡出血采用单纯结扎治疗能够取得满意的疗效[97,98]。但是，在一项低限手术与常规溃疡手术的随机对比实验中，Poxon等发现仅接受结扎治疗的患者更容易发生致命性复发出血[99]。对消化性溃疡出血，最理想手术方案的确定在不同的病人差异较大，应依据临床状况和手术医生的经验而定。最主要的目的是挽救生命，这就需要保证有效止血，因此，不管采用哪种方案，只要能够达到这一目的就是适当的办法，其他考虑都是次要的。

今后研究方向

非静脉曲张性上消化道出血治疗今后的发展，将力求进一步降低死亡率及减少急诊手术需求。最终可能通过不断改进药物治疗和研发内镜止血新技术而达到这一目的。

但是，现在最紧迫的要求也许还是要进一步定义新鲜出血病灶。许多研究报告指出，除去活动性动脉出血（正在喷出），对于其他出血的消化性溃疡镜下所见的描述或解读存在很大的差异，甚至在有经验的内镜医师当中也是如此[11-13]。这就使得对内镜止血的许多试验结果的评估很难进行，进而对于非出血溃疡进行治疗的真正价值还不能明确。在框 7.1 中将给出一个简单的，纯粹描述性的分类方法。

另一个相关的难题是怎样判定在经内镜治疗后似乎已经成功止血的病灶仍然具有很高的复发出血危险性。要彻底解决这一问题，只能是在内镜下所见病灶的描述和判定方面达成一致的意见。但最近有证据表明多普勒超声检查可以探测出溃疡内存在大血管[100]。这或许可以为潜在的危险性提供一个更为客观的检测方法，并用于鉴别哪些病人应该接受早期手术治疗。在最近的一项研究中[101]，在内镜止血治疗“完成”后，所有存在持续血管内血流信号的病人又复发出血；而当“完成”内镜治疗，使用多普勒超声检查信号消失者，其复发出血率仅为11%。

近年来，可以看到，在上消化道出血病人的治疗方面取得了实质性的进展，特别是在专门设置了出血诊治机构的治疗中心。没有任何东西可以替代对于这种复杂困难疾病诊治的热情和奉献精神，如何扩展急诊医院热衷于此的专家们之间的精诚合作将是我们未来必须面对的现实挑战。只有通过这种途径，才能协调并有效地应对治疗消化道出血这一顽症。

框 7.1 ● 消化性溃疡出血内镜镜下所见的描述性定义

定义	病灶特征
动脉出血：喷射状出血	1. 动脉出血
渗血：血液从溃疡基底缓慢流出	2. 可见血管及渗血
可见血管：自溃疡基底突起的变色的损伤病灶，但不是肉样凝血块	3. 粘附的凝血块及渗血
	4. 非出血的可见血管
粘附血块：溃疡基底上冲洗不掉的肉样凝血块	5. 非出血的粘附凝血块

注意：因定义过于模糊或预后意义不明确，其他镜下所见没有列入表中。

要点

下列建议的原因理由已编撰在本章试题中，现针对每一问题给出简要提纲：

- 所有急诊医院都应该设立消化道出血救治单位。相关外科、消化科与放射科的医师应随时准备紧密合作进行急救。只有这样，病人才能得到理想的治疗。采用这种急救方式可以有效减少死亡率的结论已经得到很好的证明。
- 患有上消化道出血的病人应接受内镜检查。这样可以增加做出正确诊断的机会，提示预后信息并可以施行内镜治疗。对那些高危的病人，确定溃疡的精确位置是非常重要的；最好由需要手术时的主刀医生操作或协助操作内镜。如果有内镜影像监视设备，可以将溃疡的准确部位记录下来。
- 如果因大量出血，内镜检查无法做出确切的诊断，则应急诊行肠系膜血管造影术。在着手行剖腹探查术前，明确出血来源是十分重要的。
- 不应仅依赖药物治疗来进行止血。对于最终治疗结果，适当的支持治疗非常重要，但特异性药物治疗并没有起到决定性的作用。
- 对于活动性出血的溃疡以及可见血管，建议通过内镜注射 1:10000 的肾上腺素进行止血治疗。加热探针，BICAP 以及注射硬化剂等方法经常与肾上腺素注射的方法同时使用，并且对止血都有一定疗效，但也有试验证实单纯使用肾上腺素就能达到相同的疗效。另外，注射肾上腺素的副作用小，且操作方便。在有条件的专业治疗中心，重复注射纤维蛋白胶或放置内镜夹都能得到很好的疗效，但这两项疗法都必须有丰富经验的专家进行操作。现在不推荐使用激光照射治疗。
- 如果内镜治疗控制活动性出血失败，或在经内镜治疗成功止血后首次临床复发出血时，应采用手术治疗。虽然在 24 小时内再次行常规内镜检查并注射治疗，如果适当，具有一定作用，但仍然应避免采用二次注射的方法来治疗复发出血，除非有特别专家主持。
- 手术的目的是确保止血。除非患者在接受了长时间的药物治疗后，包括杀灭幽门螺旋杆菌，仍没有效果，才建议采用迷走神经切断术。对于胃溃疡，最佳疗法就是正规溃疡切除术。

（吴　伟）

参考文献

1. Rockall TA, Logan RFA, Devlin HB, Northfield TC. Incidence of and mortality from acute upper gastrointestinal haemorrhage in the United Kingdom. Br Med J 1995; 311: 222–6.

   This audit provides the most accurate picture of acute upper gastrointestinal bleeding in the UK.

2. Schiller KFR, Truelove SC, Williams DG. Haematemesis and melaena, with special reference to factors influencing the outcome. Br Med J 1970; ii:7–14.
3. Johnston SJ, Jones PF, Kyle J, Needham CD. Epidemiology and course of gastrointestinal haemorrhage in North–East Scotland. Br Med J 1973; iii:655–60.
4. Dronfield MW. Special units for acute upper gastrointestinal bleeding. Br Med J 1987; 294:1308–9.
5. Swain CP, Salmon PR, Northfield TC. Does ulcer position influence presentation or prognosis of upper gastrointestinal bleeding? Gut 1986; 27:A632.
6. Cooper GS, Chak A, Way LE, Hammar PJ, Harper DL, Rosenthal GE. Early endoscopy in upper gastrointestinal haemorrhage: associations with recurrent bleeding, surgery, and length of hospital stay. Gastrointest Endosc 1999; 49: 145–52.
7. Foster DN, Miloszewski KJ, Losowsky MS. Stigmata of recent haemorrhage in diagnosis and prognosis of upper gastrointestinal bleeding. Br Med J 1978; i:1173–7.
8. Griffiths WJ, Neumann DA, Welsh JD. The visible vessel as an indicator of a controlled or recurrent gastrointestinal haemorrhage. N Engl J Med 1979; 300:1411–13.
9. Storey DW, Bown SJ, Swain CP, Salmon PR, Kirkham JS, Northfield TC. Endoscopic prediction of recurrent bleeding in

peptic ulcers. N Engl J Med 1981; 305:915–16.

10. Wara P. Endoscopic prediction of major rebleeding: a prospective study of stigmata of haemorrhage in bleeding ulcer. Gastroenterology 1985; 88:1209–14.

11. Lau YWJ, Sung JYJ, Chan CWJ et al. Stigmata of haemorrhage in bleeding peptic ulcers: an inter–observer agreement study among international experts. Gastrointest Endosc 1997; 46:33–6.

12. Laine L, Freeman M, Cohen H. Lack of uniformity in evaluation of endoscopic prognostic features of bleeding ulcers. Gastrointest Endosc 1994; 40:411–17.

13. Moorman PW, Siersema PD, van Ginneken AM. Descriptive features of gastric ulcers: do endoscopists agree on what they see? Gastrointest Endosc 1995; 42:555–9.

These three papers[11–13] demonstrate that expert endoscopists do not necessarily agree on the appearances that constitute the various stigmata of haemorrhage. This calls into question the results of many trials of endoscopic haemostasis, demanding considerable caution in their interpretation.

14. Steele RJC. Endoscopic haemostasis for nonvariceal upper gastrointestinal haemorrhage. Br J Surg 1989; 76:219–25.

15. Yang CC, Shin JS, Lin XZ, Hsu PI, Chen KW, Lin CY. The natural history (fading time) of stigmata of recent haemorrhage in peptic ulcer disease. Gastrointest Endosc 1994; 40:562–6.

16. Thomson JN, Salem RR, Hemingway AP et al. Specialist investigation of obscure gastrointestinal bleeding. Gut 1987; 28:47–51.

17. Winzelberg GG, McKusick KA, Froelich JW et al. Detection of gastrointestinal bleeding with ^{99m}Tc –labelled red blood cells. Semin Nucl Med 1982; 12:126–38.

18. Desa LA, Ohri SK, Hutton KAR, Lee H, Spencer J. Role of intraoperative enteroscopy in obscure gastrointestinal bleeding of small bowel origin. Br J Surg 1991; 78:192–5.

19. Berry AR, Campbell WB, Kettlewell MGW. Management of major colonic haemorrhage. Br J Surg 1988; 7:637–40.

20. Collins R, Langman M. Treatment with histamine H2 antagonists in acute upper gastrointestinal haemorrhage. Implications of randomised trials. N Engl J Med 1985; 313: 660–6.

21. Walt RP, Cottrell J, Mann SG et al. Randomised, double blind, controlled trial of intravenous famotidine infusion in 1005 patients with peptic ulcer bleeding. Lancet 1992; 340: 1058–62.

22. Khuroo MS, Yattoo GN, Javid G et al. A comparison of omeprazole and placebo for bleeding peptic ulcer. N Engl J Med 1997; 336:1054–8.

This is the first trial to demonstrate a convincing effect of acid suppression on the outcome in acute gastrointestinal haemorrhage. It should be pointed out that, unlike the previous two trials,[21,22] this study was confined to peptic ulcer bleeding.

23. Lau JJW, Sung JJY, Lee KKC et al. Effect of intravenous omeprazole on recurrent bleeding after endoscopic treatment of bleeding ulcers. N Engl J Med 2000; 342:310–16.

24. Kaviani MJ, Hashemi MR, Kazemifar AR et al. Effect of oral omeprazole in reducing re–bleeding in bleeding peptic ulcers: a prospective, double–blind, randomised, clinical trial. Aliment Pharmacol Ther 2003; 17:211–16.

25. Hasselgren G, Lind T, Lundell L et al. Continuous intravenous infusion of omeprazole in elderly patients with peptic ulcer bleeding. Results of a placebo–controlled multicenter study. Scand J Gastroenterol 1997; 32:396–8.

26. Udd M, Miettinen P, Palmu A et al. Regular–dose versus high–dose omeprazole in peptic ulcer bleeding: a prospective randomised double–blind study. Scand J Gastroenterol 2001; 36:1332–8.

27. Barer D, Ogilvie A, Henry D et al. Cimetidine and tranexamic acid in the treatment of acute upper gastrointestinal tract bleeding. N Engl J Med 1983; 308:1571–5.

28. Henry DA, O′Connell DL. Effects of fibrinolytic inhibitors on mortality from upper gastrointestinal haemorrhage. Br Med J 1989; 298:1142–6.

29. Roudebush Veterans Affairs (Indianapolis, IA, USA) . Somatostatin or octreotide compared with H_2 antagonists and placebo in the management of acute nonvariceal upper gastrointestinal haemorrhage: a meta–analysis. Ann Intern Med 1997; 127:1062–71.

This meta–analysis indicates that somatostatin may have a role in peptic ulcer bleeding.

30. Birnie GC, Fenn GC, Shield MJ et al. Double blind comparative study of misoprostol with placebo in acute upper gastrointestinal bleeding. Gut 1991; 32:A1246.

31. Pinkas H, McAllister E, Norman J, Robinson B, Brady PG, Dawson PJ. Prolonged evaluation of epinephrine and normal saline solution injections in an acute ulcer model with a single bleeding artery. Gastrointest Endosc 1995; 41:51–5.

32. Levy J, Khakoo S, Barton R, Vicary R. Fatal injection sclerotherapy of a bleeding peptic ulcer. Lancet 1991; 37:504.

33. Fromm D. Endoscopic coagulation for gastrointestinal bleeding. N Engl J Med 1987; 316:1652–4.

34. Rockall TA. Management and outcome of patients undegoing surgery after acute upper gastrointestinal haemorrhage. Steering Group for the National Audit of Acute Upper Gastrointestinal Haemorrhage. J R Soc Med 1998; 91:518–23.

35. Laurence BH, Cotton PB. Bleeding gastroduodenal ulcers: non–operative treatment. World J Surg 1987; 11:295–303.

36. Matthewson K, Swain CP, Bland M, Kirkham JS, Bown SG, Northfield TC. Randomised comparison of NdYAG laser, heater probe and no endoscopic therapy for bleeding peptic ulcers. Gastroenterology 1990; 98:1239–44.

37. Rutgeerts P, van Trappen G, Broeckaert L et al. Controlled trial of YAG laser treatment of upper digestive haemorrhage. Gastroenterology 1982; 83:410–16.

38. MacLeod IA, Mills PR, MacKenzie JF et al. Neodymium yttrium aluminium garnet laser photocoagulation for major haemorrhage from peptic ulcers and single vessels: a single double blind controlled study. Br Med J 1983; 286:345–8.

39. Swain CP, Kirkham JS, Salmon PR et al. Controlled trial of Nd–YAG laser photocoagulation in bleeding peptic ulcers. Lancet 1986; i:1113–16.

40. Krejs GJ, Little KH, Westergaard H et al. Laser photocoagulation for the treatment of acute peptic–ulcer bleeding. N Engl J Med 1987; 316:1618–21.

41. Goudie BM, Mitchell KG, Birnie GC et al. Controlled trial of endoscopic bipolar electro–coagulation in the treatment of bleeding peptic ulcers. Gut 1984; 25:A1185.

42. Kernohan RM, Anderson JR, McKelvey STD et al. A controlled trial of bipolar electrocoagulation in patients with upper gastrointestinal bleeding. Br J Surg 1984; 71:889–91.

43. Brearly S, Hawker PC, Dykes PW et al. Per–endoscopic bipolar diathermy coagulation of visible vessel using a 3.2 mm probe: a randomised clinical trial. Endoscopy 1987; 19:160–3.

44. O'Brien JD, Day SJ, Burnham WR. Controlled trial of small bipolar probe in bleeding peptic ulcers. Lancet 1986; i:464–7.

45. Laine L. Multipolar electrocoagulation in the treatment of active upper gastrointestinal haemorrhage. N Engl J Med 1987; 316:1613–17.

46. Laine L. Multipolar electrocoagulation for the treatment of ulcers with non–bleeding visible vessels: a prospective, controlled trial. Gastroenterology 1988; 94:A246.

Laine's work is the most convincing evidence of the effectiveness of BICAP and emphasises the importance of individual expertise in this area.

47. Avgerinos A, Rekoumis G, Argirakis G et al. Randomised comparison of endoscopic heater probe electrocoagulation, injection of adrenaline and no endoscopic therapy for bleeding peptic ulcers. Gastroenterology 1989; 98:A18.

48. Fullarton GM, Birnie GC, MacDonald A et al. Controlled trial of heater probe treatment in bleeding peptic ulcers. Br J Surg 1989; 76:541–4.

49. Jensen DM. Heat probe for haemostasis of bleeding peptic ulcers: techniques and results of randomised controlled trials. Gastrointest Endosc 1990; 36:S42–S49

50. Rutgeerts P, van Trappen G, Brieckaert L et al. A new and effective technique of Yag laser photocoagulation for severe upper gastrointestinal bleeding. Endoscopy 1984; 16:115–17.

51. Soehendra N, Grimm H, Stenzel M. Injection of nonvariceal bleeding lesions of the upper gastrointestinal tract. Endoscopy 1985; 17:129–32.

52. Chung SCS, Sung JY, Lai CW, Ng EKW, Chan KL, Yung MY. Epinephrine injection alone or epinephrine injection plus heater probe treatment for bleeding ulcers. Gastrointest Endosc 1994; 40:A271.

53. Chung SCS, Leong HT, Chan AC et al. Epinephrine or epinephrine plus alcohol for injection of bleeding ulcers: a prospective randomised trial. Gastrointest Endosc 1996; 43:591–5.

54. Chung SCS, Leung JWC, Steele RJC et al. Endoscopic adrenaline injection for actively bleeding ulcers: a randomised trial. Br Med J 1988; 296:1631–3.

This trial provides good evidence for the effectiveness of adrenaline injection alone in the treatment of active bleeding from peptic ulcer.

55. Johnston JH, Sones JQ, Long BW, Posey LE. Comparison of

heater probe and YAG laser in endoscopic treatment of major bleeding from peptic ulcers. Gastrointest Endosc 1985; 31: 175–80.

56. Goff JS. Bipolar electrocoagulation versus Nd-YAG laser photocoagulation for upper gastrointestinal bleeding lesions. Dig Dis Sci 1986; 31:906–10.

57. Rutgeerts P, van Trappen G, van Hootegem P et al. Neodymium-YAG laser photocoagulation versus multipolar electrocoagulation for the treatment of severely bleeding peptic ulcers: a randomised comparison. Gastrointest Endosc 1987; 33:199–202.

58. Rutgeerts P, van Trappen G, Broechaert L, Coremans G, Janssens J, Hiele M. Comparison of endoscopic polidocanol injection and YAG laser therapy for bleeding peptic ulcers. Lancet 1989; i:1164–7.

59. Chiezzini G, Bortoluzzi F, Pallin D et al. Controlled trial of absolute ethanol vs epinephrine as injection agent in gastrointestinal bleeding. Gastroenterology 1989; 96:A86.

60. Loizou IA, Bown SG. Endoscopic treatment for bleeding peptic ulcers: randomised comparison of adrenaline injection and adrenaline injection + Nd:YAG laser. Gut 1991; 32: 1100–3.

61. Hui WM, Ng MMT, Lok ASF, Lai CL, Lau YN, Lam SK. A randomised comparative study of laser photocoagulation, heater probe and bipolar electrocoagulation in the treatment of actively bleeding ulcers. Gastrointest Endosc 1991; 37:299–304.

62. Lin HI, Lee FY, Kang WM, Tsai YT, Lee SD, Lee CH. Heat probe thermocoagulation and pure alcohol injection in massive peptic ulcer haemorrhage: a prospective, randomised controlled trial. Gut 1990; 31:753–7.

63. Laine L. Multipolar electrocoagulation versus injection therapy in the treatment of bleeding peptic ulcers. Gastroenterology 1990; 99:1303–6.

64. Chung SCS, Leung JWC, Sung JY, Lo KK, Li AKC. Injection or heat probe for bleeding ulcer. Gastroenterology 1991; 100:30–7.

65. Waring JP, Sanowski RA, Sawyer RL, Woods CA, Foutch PG. A randomised comparison of multipolar electrocoagulation and injection sclerosis for the treatment of bleeding peptic ulcer. Gastrointest Endosc 1991; 37:295–8.

66. Choudari CD, Rajgopal C, Palmer KR. Comparison of endoscopic injection therapy versus the heater probe in major peptic ulcer haemorrhage. Gut 1992; 33:1159–61.

67. Chung SCS, Leung JWC, Leong HT, Lo KK, Li AKC. Adding a sclerosant to endoscopic epinephrine injection in actively bleeding ulcers: a randomised trial. Gastrointest Endosc 1993; 39:611–15.

68. Lin HI, Perng CL, Lee FY et al. Endoscopic injection for the arrest of peptic ulcer haemorrhage: final results of a prospective, randomised comparative trial. Gastrointest Endosc 1993; 39:15–19.

69. Choudari CP, Palmer KR. Endoscopic injection therapy for bleeding peptic ulcer: a comparison of adrenaline alone with adrenaline plus ethanolamine oleate. Gut 1994; 35:608–10.

70. Jensen DM, Kovacs T, Randall G, Smith J, Freenan M, Jutabha R. Prospective study of thermal coagulation (gold probe - GP) vs combination injection and thermal (Ing + GP) treatment of high risk patients with severe ulcer or Mallory Weiss (MW) bleeding. Gastrointest Endosc 1994; 40:A42.

71. Rutgeerts P, Rauws E, Wara P et al. Randomised trial of single and repeated fibrin glue compared with injection of polidocanol in treatment of bleeding peptic ulcer. Lancet 1997; 350:692–6.

72. Chung IK, Ham JS, Kim HS, Park SH, Lee MH, Kim SJ. Comparison of the haemostatic ef?cacy of the endoscopic haemoclip method with hypertonic saline-epinephrine injection and a combination of the two for the management of bleeding peptic ulcers. Gastrointest Endosc 1999; 49:13–18.

These two trials[71,72] report impressive results from fibrin glue injection and endoclip application, and set standards for future investigation.

73. Cipolletta L, Bianco MA, Marmo R et al. Endoclips versus heater probe in preventing early recurrent bleeding from peptic ulcer: a prospective and randomised trial. Gastrointest Endosc 2001; 53:147–51.

74. Pescatore P, Jornod P, Borovicka J et al. Epinephrine versus epinephrine plus fibrin glue in peptic ulcer bleeding: a prospective randomised trial. Gastrointest Endosc 2002; 55: 348–53.

75. Lin HJ, Hsieh YH, Tseng GY, Perng CL, Chang FY, Lee SD. Endoscopic injection with fibrin sealant versus epinephrine in the arrest of peptic ulcer bleeding: a randomised, comparative trial. J Clin Gastroenterol 2002; 35:218–21.

76. Asaki S. Endoscopic haemostasis by local absolute alcohol injection for upper gastrointestinal tract bleeding: a multicentre study. In: Okabe H, Honda T, Ohshiba S (eds) Endoscopic surgery. New York: Elsevier, 1984; pp. 105–16.

77. Pascu O, Draghici A, Acalovachi I. The effect of endoscopic haemostasis with alcohol on the mortality rate of nonvariceal upper gastrointestinal haemorrhage: a randomised prospective study. Endoscopy 1989; 36:S53–S55.

78. Koyama T, Fukimoto K, Iwakiri R et al. Prevention of recurrent bleeding from gastric ulcer with a non–bleeding visible vessel by the endoscopic injection of absolute ethanol: a prospective, controlled trial. Gastrointest Endosc 1995; 42: 128–31.

79. Panes J, Viver J, Forne M et al. Controlled trial of endoscopic sclerosis in bleeding peptic ulcers. Lancet 1987; ii:1292–4.

80. Balanzo J, Sainz S, Such J et al. Endoscopic haemostasis by local injection of epinephrine and polidocanol in bleeding ulcer. A prospective, randomised trial. Endoscopy 1988; 20: 298–291.

81. Rajgopal C, Palmer KR. Endoscopic injection sclerosis: effective therapy for bleeding peptic ulcer. Gut 1991; 32:727–9.

82. Oxner RBG, Simmonds NJ, Gertner DJ, Nightingale JMD, Burnham WR. Controlled trial of endoscopic injection treatment for bleeding from peptic ulcers with visible vessels. Lancet 1992; 339:966–8.

83. Cook DJ, Guyatt GH, Salena BJ et al. Endoscopic therapy for acute non–variceal upper gastrointestinal haemorrhage: a meta–analysis. Gastroenterology 1992; 102:139–48.

Although a few years old now, this meta–analysis provides very convincing evidence that the concept of endoscopic haemostasis is sound.

84. Clason AE, Macleod DAD, Elton RA. Clinical factors in the prediction of further haemorrhage or mortality in acute upper gastrointestinal haemorrhage. Br J Surg 1986; 73:985–7.

85. Hunt PS. Bleeding gastroduodenal ulcers: selection of patients for surgery. World J Surg 1987; 11:289–94.

86. Morris DL. Hawker PC, Brearley S et al. Optimal timing of operation for bleeding peptic ulcer: prospective randomised trial. Br Med J 1984; 288:1277–80.

87. Palmer KR, Choudari CP. Endoscopic intervention in bleeding peptic ulcer. Gut 1995; 37:161–4.

88. Lau JY, Sung JJ, Lam YH et al. Endoscopic retreatment compared with surgery in patients with recurrent bleeding after initial endoscopic control of bleeding ulcers. N Engl J Med 1999; 340:751–6.

This important study challenges the concept that retreatment is more dangerous than immediate surgery when rebleeding occurs after endoscopic haemostasis.

89. Villanueva C, Balanzo J, Torras X, Soriano G, Sainz S, Vilardell F. Value of second–look endoscopy after injection therapy for bleeding peptic ulcer: a prospective and randomised trial. Gastrointest Endosc 1994; 40:34–9.

90. Saeed Z, Cole RA, Ramirez FC et al. Endoscopic retreatment after successful initial hemostasis prevents ulcer rebleeding: a prospective randomised trial. Endoscopy 1996; 28:288–94.

91. Messmann H, Schaller P, Andus T et al. Effect of programmed endoscopic follow–up examination on the rebleeding rate of gastric or duodenal peptic ulcers treated by injection therapy: a prospective, randomised controlled trial. Endoscopy 1998; 30:583–9.

92. Imhof M, Ohmann C, Roher HD, Glutig H; DUESUC study group. Endoscopic versus operative treatment in high–risk ulcer bleeding patients: results of a randomised study. Langenbecks Arch Surg 2003; 387:327–36.

93. Park KGM, Steele RJC, Masson J. Endoscopic adrenaline injection for benign oesophageal ulcer haemorrhage. Br J Surg 1994; 81:1317–18.

94. Johnston D. Operative mortality and postoperative morbidity of highly selective vagotomy. Br Med J 1975; 4:545–7.

95. Miedema BW, Torres PR, Farnell MB et al. Proximal gastric vagotomy in the emergency treatment of bleeding duodenal ulcer. Am J Surg 1991; 162:64–7.

96. Moss S, Calam J. *Helicobacter pylori* and peptic ulcers: the present position. Gut 1992; 33:289–92.

97. Teenan RP, Murray WR. Late outcome of undersewing alone for gastric ulcer haemorrhage. Br J Surg 1990; 77:811–12.

98. Schein M, Gecelter G. Apache II score in massive upper gastrointestinal haemorrhage from peptic ulcer: prognostic value and potential clinical applications. Br J Surg 1989; 76: 733–6.

99. Poxon VA, Keighley MRB, Dykes PW et al. Comparison of minimal and conventional surgery in patients with bleeding peptic ulcer: a multicentre trial. Br J Surg 1991; 78:1344–5.

100. Fullerton GM, Murray WR. Prediction of rebleeding in peptic ulcers by visual stigmata and endoscopic doppler ultrasound criteria. Endoscopy 1990; 22:68–71.

101. Wong RC, Chak A, Kobayashi K et al. Role of Doppler US in acute peptic ulcer hemorrhage: can it predict failure of endoscopic therapy? Gastrointest Endosc 2000; 52:315–21.

第八章

胰胆管急症

James J. Powell and
Rowan W. Parks

概述

随着外科实践中专科化的细分和深入，胰腺和胆道外科独立于“上”胃肠道外科也成为一种趋势。然而，外科工作的本质常常要求对胰胆管急症进行治疗的外科医生是主攻上胃肠道方面的专家。本章节的目的就是回顾目前胰胆管急症常用的治疗手段，并分为急性胆囊炎、急性胆管炎和急性胰腺炎逐一进行论述。

胆绞痛和急性胆囊炎

绝大多数急性胆囊疾病是由胆结石引起的，而且临床表现多种多样。

发病机制

有症状的胆石症表现出多种临床综合征，在急症情况下最常见的是胆绞痛或急性胆囊炎。不过在早期两种疾病的鉴别常常较为困难，可能是因为它们的发病机制有部分是相似的。通常认为胆绞痛的发生是因为胆结石嵌顿于胆囊管或胆囊圆锥引起的胆囊梗阻所致[1]。对于有功能的胆囊来说，梗阻导致胆囊收缩可产生疼痛感。而一旦胆结石掉回胆囊或进入胆总管，嵌顿解除后疼痛也就缓解了。

传统的急性胆囊炎病理生理模型揭示持续性胆囊梗阻会导致急性炎症过程，但是胆囊壁急慢性炎症的组织病理学特性却与其临床表现关系甚微，这无疑是令人疑惑的[1]。在急性胆囊炎的初期炎症局限于胆囊且是无菌的，淤积胆汁中细菌的定位繁殖引起组织炎症，进而导致胆囊积脓。随着疾病进展，如果炎症严重胆囊出现缺血坏死，进一步引起胆囊穿孔和继发性胆源性腹膜炎。

临床表现

胆绞痛表现为严重的上腹部和右上腹部疼痛，常放射到背部或肩部。虽然名为“绞痛”，实际上疼痛常常呈持续性，经历数分钟到数小时后才有缓解。进食特别是进高脂食物常诱发疼痛，通常既往有类似疼痛发作史。在急性发作时，患者在进行查体时可能因为疼痛会非常痛苦。触诊上腹部或右上腹部时有压痛但无腹膜刺激征。血象常常是正常的。

急性胆囊炎的疼痛局限在右上腹部，可向背部或右肩部放射。由于腹膜刺激，活动和呼吸可加重疼痛。在典型的病例中患者常伴恶心和呕吐。体格检查时患者可有炎症的全身表现，包括心动过速和发热。腹部检查可有右上腹压痛和局限性腹膜炎体征。Murphy's 征（深吸气时右侧第 10 肋缘压痛）阳性是急性胆囊炎的典型体征。有时在右上腹部可触及一触痛包块。血液检查常有白细胞增多。肝脏功能检查可有肝功受损表现。肝脏功能试验表现为梗阻，胆总管结石、 Hartmnn's 袋中的结石压迫或侵入肝总管（Mirizzi's 综合征）[2] 或紧邻的炎症影响胆总管或邻近的肝实质均可导致此结果。

初期放射影像表现

经腹超声是胆绞痛和急性胆囊炎初期检查中的选择，标准灰度超声对于胆结石的检出敏感度大于95%[3]。此外超声检查可以显示急性炎症的征象，如胆囊壁增厚，胆囊周围积液和超声 Murphy's 征（图8-1）。气肿性胆囊炎患者的超声影像可显示胆囊壁

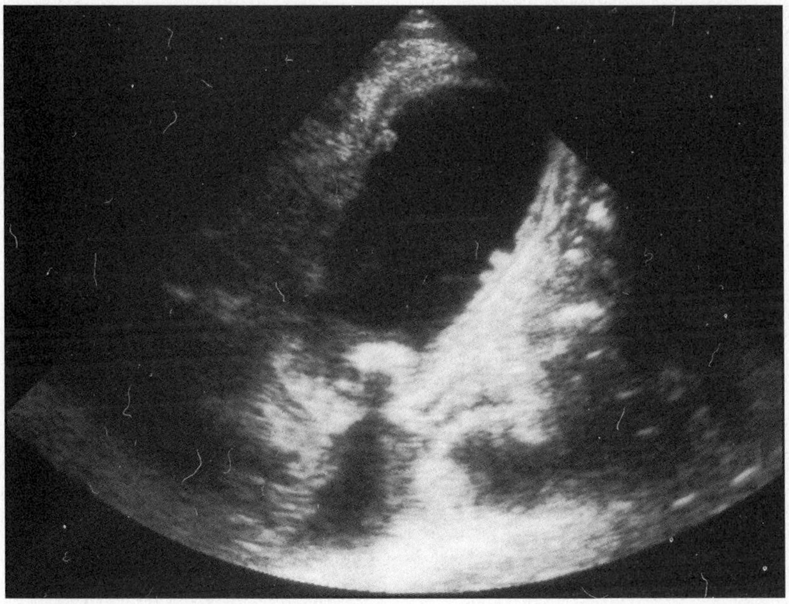

图 8.1 ● 急性胆囊炎超声表现，注意胆囊壁增厚、胆囊颈部结石所产生的声影以及胆囊周围积液。当探头放在胆囊上方时患者也有压痛（超声 Murphy's 征）。感谢 Paul Allan 医生，埃丁伯格，皇家医院，放射顾问医师。

中的气体。新近的彩色成像和多普勒技术在超声中的应用，使其在急性胆囊炎的诊断中的准确性远远高于灰度超声[4]，而且可以帮助从上腹痛和慢性胆囊炎急性期的患者中择出真正的急性胆囊炎。此外经腹超声如显示胆道系统的扩张，则提示胆总管结石。

此外还有其他影像学技术可以应用。据报道放射性核素扫描在急性胆囊炎诊断方面的准确性就高于标准超声技术[5-7]，不过该方法费时，而且还需要防辐射药物。因此放射性核素扫描的应用仅限于临床疑诊急性胆囊炎而超声结果正常或无结论性诊断时。

急性胆囊疾病和可疑胆管结石患者的治疗

如患者的肝脏功能造影表现为梗阻、超声提示胆道扩张和/或胆道结石时，应在术前对胆道进行评估。然而急诊情况下有些因素将导致决策的踯躅。如果患者表现为弥漫性腹膜炎，那么检查胆总管结石就成为次要的事情，重要的是不能耽误手术治疗。在这种情况下，术中如发现结石可以同时取出。此外还应重视临床上存在急性胆囊炎合并急性胆管炎的情况。当胆总管结石嵌顿而出现脓毒血症的患者也可以出现上腹部的压痛和肌卫。显然只有结合超声结果进行正确的诊断，才可能对这些胆管结石患者作出正确的治疗。

急性胆囊炎患者出现肝功能受损时大多数可能存在胆总管结石。最常应用的处理方法包括内镜下逆行胰胆管造影（Endoscopic retrograde cholangiopancreatography，ERCP）及磁共振胰胆管造影（Magnetic resonance cholangiopancreatography，MRCP），MRCP 因具有无创性且在诊断胆道结石的准确性上与 ERCP 相当，故其应用逐渐增加（图 8-2）[8-9]，但它对小结石仍然存在漏诊[10]。在目前的临床工作中，因在诊断的同时可以进行治疗性干预，所以 ERCP 得到了广泛的应用（图 8-3）。

其他方法还有胆囊切除术中的胆管造影（图 8-4）。如果术中胆管造影提示有结石嵌顿（表现为近端胆管扩张，梗阻引起十二指肠反流），那么通常需要行胆总管的探查。不过无梗阻的结石即使在初次手术时被错过，也可以在术后通过 ERCP 将其取出。但是术后 ERCP 可能因为内镜下取石失败而导致患者面临着再次手术的风险。

急性胆囊炎对于许多外科医生来说不再是腹腔镜手术的禁忌证，所以治疗胆管结石合理的方法是在腹腔镜下同时进行胆囊切除和胆总管探查术。澳大利亚[11]和挪威[12]的研究支持这一观点。然而值得注意的是这些研究都是单中心报道，他们的报道过于强调腹腔镜胆道探查及手术的技巧，而忽视了对治疗过程的评估，这样可能导致结果的不满意。

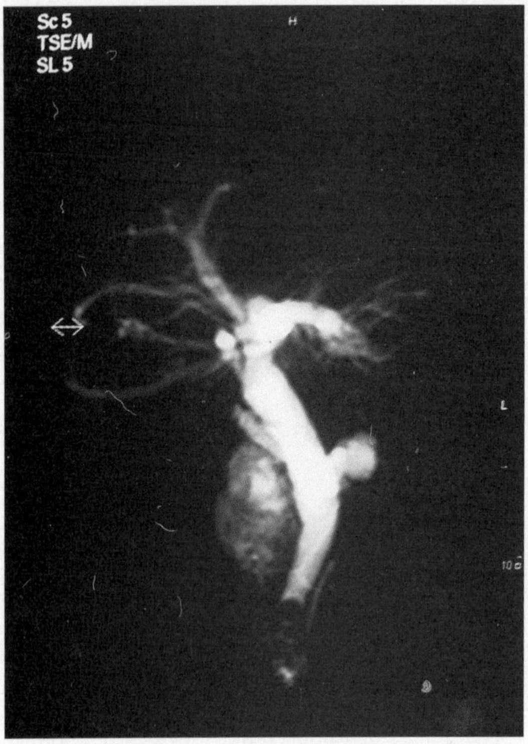

图 8.2 • 核磁共振胆道造影显示胆总管远端的单发结石

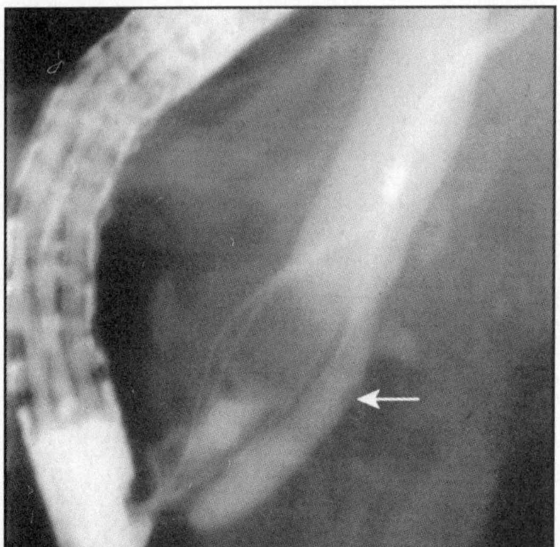

图 8.3 • 内镜逆行胰胆管造影下胆总管网罩取石。感谢 Kel Palmer 医生，英国，埃丁伯格，西部综合医院，胃肠道顾问医生

图 8.5 向我们展示了目前诊断和治疗胆绞痛、急性胆囊炎及可疑胆道结石的流程。

治疗

胆绞痛

胆绞痛的初步治疗包括止痛和止吐。阿片制剂在止痛中的应用很广泛，此外非甾体抗炎药（non-steroidal anti-inflammatory drugs, NSAIDs）也是有效的[13-15]。而且研究还发现 NSAIDs 能减少胆绞痛发展为急性胆囊炎[14,16]。症状逐步缓解后，腹腔镜胆囊切除术是下一步应该进行的最有效的措施。尽管推荐在住院期间完成该手术，不过可能有些患者被安排出院后再择期手术，这样就存在症状复发的风险。

急性胆囊炎

急性胆囊炎的初步治疗包括静脉输液、复苏、止痛，禁食和静脉抗生素应用。虽然早期炎症是无菌的，需氧革兰阴性菌（48%）、肠球菌（31%）和厌氧菌（15%）可以引起继发感染[17]。在糖尿病患者中，梭状芽孢产气荚膜杆菌性坏死性胆囊炎是一种特殊的并发症。尽管常用的治疗方案是第二或第三代头孢菌素与甲硝唑的联合用药，但理想的抗菌方案至今仍没有出台。

胆囊穿孔或气肿性胆囊炎致弥漫性腹膜炎是急诊手术指征（图 8.6）。除此之外，胆囊切除可以在住院当时或是出院后择期进行。早期手术可立即控制病情但手术的技术难度也增加了。延期手术的好处是炎症得到了缓解，不过患者在“等待”的过程中有症状加重的危险，而且加重之后的延期手术仍非常困难。

新近的随机对照研究提示，在胆囊炎的治疗中早期和晚期腹腔镜胆囊切除相比较，前者既安全又对患者有利，住院时间、转开腹率和并发症在早期手术组均较低[18-20]。

此外也有人比较了早期腹腔镜胆囊切除和早期开腹胆囊切除的优劣[21]。在 63 例急性胆囊炎的随机研究中，早期腹腔镜胆囊切除 32 例，早期开腹胆囊切除 31 例。腹腔镜手术的患者中有 5 例转开

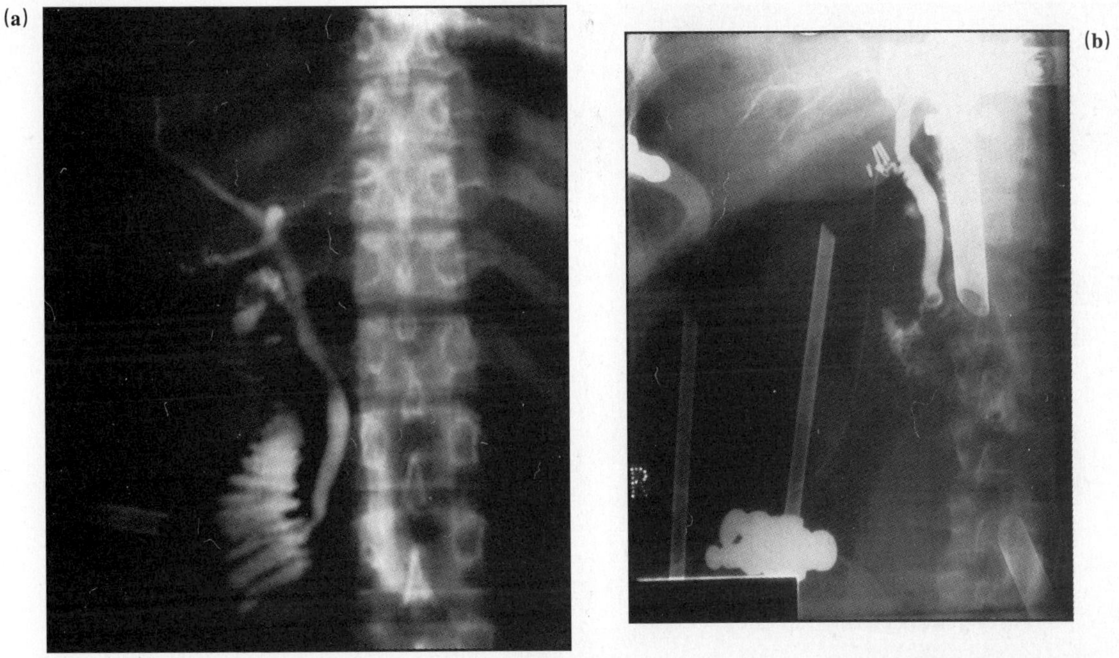

图 8.4 • 腹腔镜胆囊切除术中胆道造影显示在胆囊管（a）和胆总管远端（b）存在非梗阻型结石。

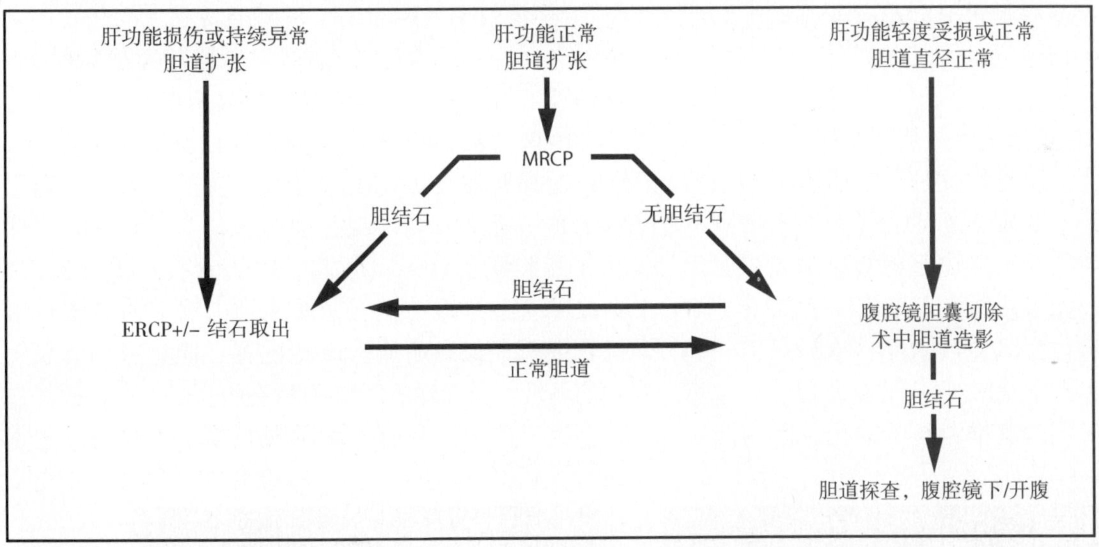

图 8.5 • 胆绞痛、急性胆囊炎及可疑胆道结石的诊断和处理。ERCP：内镜下逆行胰胆管造影；LFT：肝功检查；MRCP：核磁共振胰胆管造影。

腹。两组中均无死亡和胆管损伤报道，不过开腹手术术后并发症发生率高（P=0.0048）。开腹胆囊切除者有 7 例出现严重并发症（23%），6 例轻微并发症（19%），而腹腔镜术后仅 1 例轻微并发症（3%）。腹腔镜组的术后住院日（中位平均时间 4 天比 6 天）和病假时间（平均 13.9 天比 31.1 天）明显短。

因此，对于所有适合手术的急性胆囊炎患者来说，均可采用早期腹腔镜胆囊切除术，不过必须认识到有些患者因为急性炎症造成解剖关系不清需要转开腹手术。

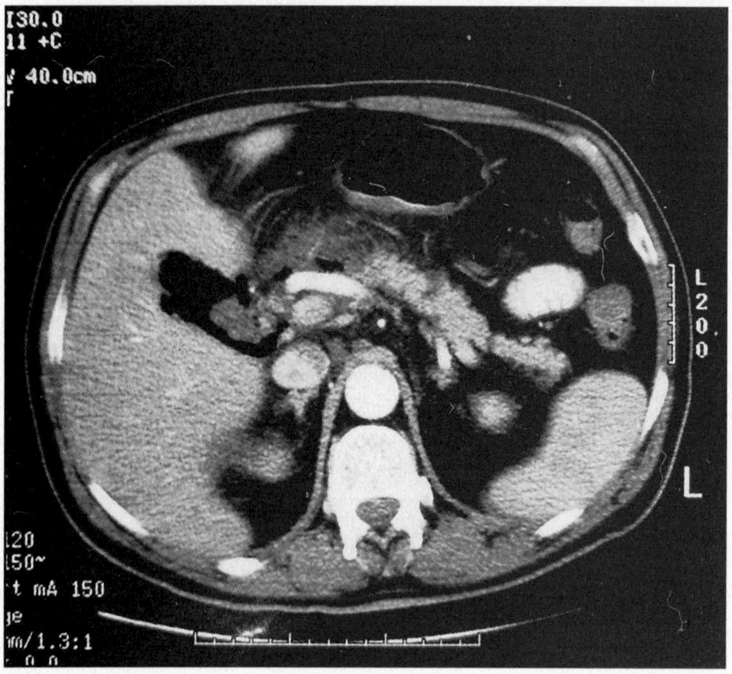

图 8.6 • CT下气肿性胆囊炎表现为胆囊壁的气体向肝十二指肠韧带扩散。

急诊胆囊切除术后的抗菌治疗

急性非坏疽性胆囊炎行理想早期胆囊切除术后12小时就不必再用抗菌治疗[22]。

急性胆囊炎非手术治疗选择——胆囊减压

虽然早期腹腔镜胆囊切除是急性胆囊炎的最佳治疗方案，但对于一些有合并症的患者手术治疗不宜实施，此时超声指导下经皮胆囊造口术成为有用的选择（图8.7）。如果诊断上有疑问，例如ICU病房的重症患者，经皮胆囊造口术也有诊断意义[23-26]，其胆囊引流成功率高于90%[23,25]。胆囊套管插入术可以经腹途径完成，不过更推荐经肝途径，因为胆源性腹膜炎发生危险低而且胆囊造口窦道成熟得更早[27]。引流管插入胆囊后，随着通畅引流的建立，也可以进行抗生素的囊内滴注[28]。也有人认为简单的胆囊抽吸术与胆囊造口引流术的疗效相当[29]。通常情况下24~48小时内保守治疗的有效性就应该表现[23,24]，所以对那些没有迅速出现症状改善的患者应考虑手术干预，否则可能出现急性胆囊炎（胆囊坏死、穿孔）和胆囊造口管（胆漏、内脏穿孔）的并发症。在成熟窦道形成前应保留胆囊造口管。可以通过引流管造影显像以明确引流管位置，胆囊管和胆总管的通畅性、有无结石及结石所在位置。

到目前为止只有一个随机临床研究探讨了手术

(a) (b)

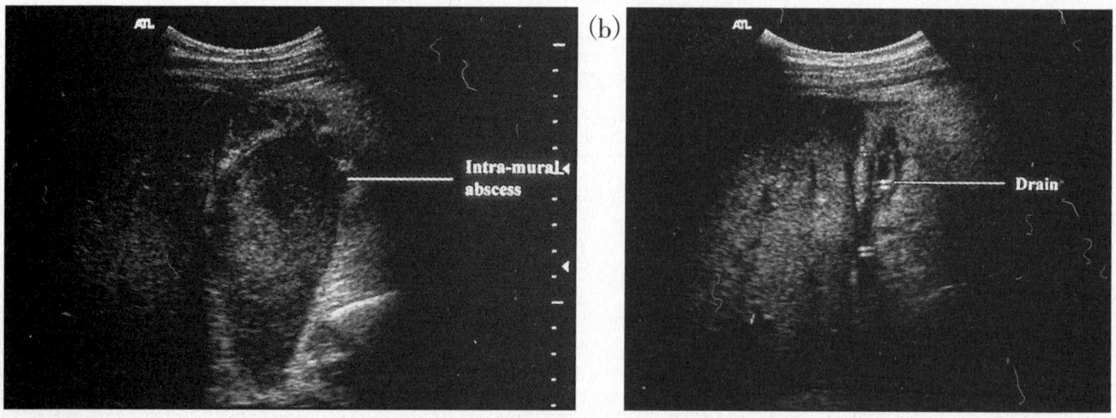

图 8.7 • 急性胆囊炎的超声表现。（a）治疗前；注意增厚的胆囊壁内的微小脓肿。（b）经皮肝穿引流成功后。感谢Paul Allan医生，埃丁伯格，皇家医院，放射顾问医师。

高危的急性胆囊炎患者应用经皮胆囊造口术的意义[30]。该研究中共有123名患者入选，他们的急性体征和慢性健康评分（Acute physiological and chromic health evaluation, APACHE）Ⅱ均大于12分，随机接受经皮胆囊造口术（PC组，n=60）或保守治疗（C组，n=63）。在研究早期，因为CT引导下置入的是无法固定的引流管，所以PC组出现了较多的严重并发症。由于技术的革新，行超声引导下经肝的可固定引流管置入后相关并发症降低。尽管如此，经皮胆囊造口术和保守治疗组的临床好转率（PC组86%，C组87%）和死亡率（PC组15%，C组13%）非常相似。结论是：如果患者不适合手术而且经常规保守治疗症状不能快速缓解，那么应行经皮胆囊造口术。在疾病得到控制后还应该考虑针对性治疗。在既往有急性胆石性胆囊炎及未针对性治疗的患者中，出现复发症状的几率几乎达到1/3[31]。所以在内科治疗控制合并症后应该进行择期的胆囊切除术。而对手术治疗是绝对禁忌证的患者来说，胆囊造口管放置时间应延长[32]。胆石病还可以通过经皮取石法或是溶石治疗（如甲基三酊酰）来处理。但是这些治疗胆石复发现象非常普遍，有研究认为达到10%~20%[33-35]。

急性非结石性胆囊炎

胆囊的急性炎症可以在无结石的情况下发生，称为急性非结石性胆囊炎（Acute acalculous cholecystitis, AAC）。常作为许多临床情况的并发症出现，最常发生于严重疾病或术后的患者。AAC并不是常见疾病，但它的发生率有上升趋势[36]。研究发现手术患者中AAC的发生率达0.004%~0.005%[37,38]。尽管AAC要比结石所致急性胆囊炎罕见的多，但其死亡率却高的多[36]。

AAC的发病机制还不是非常清楚，最新的证据提示可能是微血管缺血引起的炎症所致。研究发现与急性胆囊炎相比，AAC时胆囊动脉和毛细血管网减少且形态不规则[39,40]。而且在动物模型中，通过激活XⅢ因子诱发脉管炎可以导致AAC[41]。此外系统性红斑狼疮、多发性动脉炎和抗磷脂综合征患者中常见AAC，这也可以作为间接的证据[42-44]。在严重疾病情况下，胆囊微血管缺血可能是全身炎症反应综合征的一种表现。

AAC的诊断常常是困难的。因为它主要发生在患严重疾病和近期有腹部手术史的患者中，其症状体征可能被同时存在的其他问题所掩盖。危重患者可能处于镇静睡眠和/或人工通气中，病史采集困难，他们的腹部症状就会被镇静剂或其他药物所致的麻痹所掩盖。而术后患者的伤口痛也可以影响腹部症状，当临床情况出现变化时，更容易被考虑为手术的特异并发症。

令人遗憾的是影像学诊断也同样没有帮助。虽然AAC有一些超声表现（胆囊增大，胆囊壁增厚，胆囊周围积液及胆囊淤泥样），但它们都没有确诊价值[45]。一个对21例重症患者进行的前瞻性动态研究发现，在每个患者的一系列超声检查中至少有一次提示胆囊有异常表现，而仅4例患者需要进行AAC的干预治疗[45]。CT虽然也有胆囊异常的表现，不过同样也没有确诊价值。在AAC的鉴别中胆管闪烁照相术可能是最准确的方法。在一个27例AAC的回顾性研究中，胆管闪烁照相的检出率为90%（9/10），CT的检出率为67%（8/12），而超声的检出率仅为29%（2/7）[46]，但是因为不是所有患者均应用了所有的检查，所以结果值得斟酌。此外其他研究还指出，胆管闪烁照相术在重症患者中的假阳性率高[47]。因为影像学诊断缺乏准确性，所以只有剖腹探查或是诊断性腹腔镜才能确诊[48]。对于所有重症或术后患者，出现右上腹痛、肝功异常或难以解释的脓毒血症时应考虑AAC的可能。因为考虑到AAC诊断的困难，当重症患者出现难以解释的脓毒血症可行胆囊造口术，有一个82例患者的前瞻性研究就评估了此法的价值[49]，其中48例（59%）患者造口术后48小时症状明显好转，但是在评估造口术对哪些患者有效方面超声却没有预见性。这个研究明确了一个观点，那就是对于重症患者来说只要有怀疑就需要进行AAC的诊断。

AAC最佳治疗策略也不是很明确。因为65%患者胆汁培养阳性，而大肠埃希杆菌是最主要的致病菌[50]，所以所有的患者均应接受广谱抗生素治疗。干预治疗包括胆囊造口术并行/不行择期胆囊切除术、早期胆囊切除术。一系列研究证实经皮胆囊造口术不仅是急诊干预的有效措施，而且因为症状复发机会小，它还可以作为针对性治疗措施[51,52]。不过因为AAC患者中63%出现胆囊坏死[46,53]、近15%出现胆囊穿孔，故曾推荐行早期胆囊切除。因此重症患者AAC的合理治疗应该是早期的经皮胆囊造口，一旦临床症状没有迅速改善且可能出现并发症时，应行胆囊切除术。对于那些经皮胆囊造口成功者也不绝对需要行择期胆囊切除术。

急性胆管炎

急性胆管炎被定义为胆道系统的急性化脓性感染。因为病情可能迅速恶化，所以急性胆管炎是一个潜在威胁生命的疾病，需要急诊干预治疗。

发病机制

急性胆管炎是由于胆汁淤积继发细菌感染而导致的。尽管很多的病理情况都会引起胆汁淤积，但常见导致急性胆管炎的原因是胆道结石、胆道恶性梗阻和胆道支架阻塞。即使是部分性的胆道梗阻也可以引发急性胆管炎。正常情况下胆汁是无菌的，但在无症状胆道结石患者的胆汁培养中有58%出现阳性，说明有细菌的繁殖[54]。在发展成急性胆管炎的过程中，胆道系统静水压的升高可以导致胆管静脉细菌反流并产生细菌代谢产物[55,56]。胆管静脉反流的结果是导致菌血症、触发一系列的全身炎症反应，从而出现器官功能障碍，这就是急性胆管炎发病和死亡的缘由。胆管减压可以改善炎症的结果[57]。

革兰阴性需氧杆菌（大肠杆菌、克雷白杆菌、假单胞菌等）、肠球菌和厌氧菌是急性胆管炎患者胆汁培养最常见的致病菌。50%以上患者同时有需氧菌和厌氧菌感染[59]。老年患者中多细菌感染多于单一细菌感染，常合并厌氧菌[60]。在大约35%的患者中，血培养阳性且与胆汁培养出的细菌相同[58]。胆道细菌繁殖的路径不清，不过从细菌种类推测可能来源于肠道。

临床表现

急性胆管炎的临床表现多种多样，症状体征可以很轻微，也可以出现严重的中毒性休克。经典的急性胆管炎的症状体征被称作Charcot's三联症：上腹部疼痛、黄疸和发热。然而具备以上三联症的患者很少，仅有22%[61]。特别是老年患者，因为经常会处于急性精神紊乱的状态，所以临床表现可能非常隐蔽[62]，而肝功能的异常是唯一可供诊断的线索。同样在重症患者的鉴别诊断中急性胆管炎也应该包括在其内。既往曾行内镜下胆道支架治疗的患者出现以支架梗阻感染为主的临床表现并非罕见。而急性胆管炎也可以出现感染中毒性休克和多脏器功能衰竭。因为胆道梗阻发展到中毒性休克时间很短，所以任何出现黄疸和败血症的患者均应考虑急性胆管炎的诊断。

检查

急性胆管炎患者的肝功检查表现为胆汁淤积，包括胆红素、碱性磷酸酶和γ-谷氨酰转移酶升高。但如急性胆管炎为胆道部分梗阻导致，因为没有梗阻的剩余肝脏能够代偿，所以胆红素可正常。中性粒细胞常增多，血清淀粉酶也可升高。长期胆道梗阻导致维生素K缺乏或是弥漫性血管内凝血可以引起凝血试验的异常。此外还应该进行血培养的检查。

最先可以选择的放射学检查是经腹超声。尽管会出现假阳性征象，但它能显示胆道梗阻的表象，也可以反映一些隐晦的病理表现。

急性胆管炎患者应用CT能确定78%的胆道扩张、65%的梗阻位置和61%梗阻原因[63]，但早期获得的信息并不比超声多。

ERCP和经皮肝穿胆道造影（Percutaneous transhepatic cholangiography, PTC）可以准确判断梗阻位置和梗阻性质，不过它的真正价值在于它的治疗干预作用。正因为如此，MRCP在判断胆道梗阻和梗阻损伤方面很准确[9]，但它在急性胆管炎的治疗方面却没有作用。

处理

初期复苏的目标是获得充足的氧供、适量的静脉液体和恰当的止痛治疗。治疗的有效性可以通过对体征的密切监测来完成，因为患者可能迅速出现失代偿情况，所以通常需要在高度独立的病房进行治疗。

急性胆管炎是革兰阴性需氧杆菌是最常见的致病菌，因此推荐使用抗菌谱覆盖这些细菌的经验性抗菌药物。此外厌氧菌虽然很少出现在血培养中，但是它常在胆汁培养中与需氧菌共存所以抗菌方案中也应有抗厌氧菌的成分。氧哌嗪青霉素是一种广谱青霉素，它的抗菌活性覆盖了革兰阴性需氧杆菌、肠球菌和厌氧菌。增加内酰胺酶抑制剂三唑巴坦可以增加抗菌活性。

在一包括96例急性胆管炎的随机临床研究中，氧哌嗪青霉素与氨苄西林+妥布霉素的疗效相当，70%患者治愈或明显好转[64]。Sung等[58]在另一个随机试验中评估了单一抗生素的疗效。研究发现静脉单独使用环丙沙星者85%临床症状好转，与使用头孢他定+氨苄青霉素+灭滴灵的联合方案疗效相当。

尽管恰当的抗生素治疗非常重要，不过解除胆道梗阻才是成功治疗此病的关键所在。急诊手术干预风险大，据报道重症急性胆管炎的手术死亡率为20%，并发症达50%[65]。因此目前认为内镜下胆道引流是主要的治疗，如果结合手术可以获得更好的结局[66]。

一随机对照研究证实了内镜引流术比手术更具有优越性，其术后并发症和死亡率均明显低[67]。

与简单易行的引流术相比，曾经使用的非手术胆道引流的方法显得不那么重要了。Lee等[68]的随机研究证实，急性胆管炎患者植入胆道支架且不行括约肌切开术与经鼻胆汁引流的效果相当。在急症情况下，即便是患者肝内胆管没有扩张，如果ERCP失败，也应行PTC[69]。外引流是首先的步骤，下面就应行胆道支架的放置。

在结石相关的急性胆管炎患者中，一旦急性胆管炎缓解，接着就应该明确胆道是否完全被清理干净，可以采取的措施有直接胆管造影术、ERCP、高清晰MRCP或术中胆道造影术。为了减少今后发生结石相关问题，如果没有禁忌证应行胆囊切除术[70,71]。

总之，急性胆管炎有效治疗包括抗炎治疗和解除胆道梗阻。内镜和经皮引流术在早期疗效好，但一些患者仍需进行针对性治疗。

急性胰腺炎

急性胰腺炎指胰腺急性感染的过程，并不同程度地涉及其他邻近或远隔器官[72]。它是一个常见的急症，据苏格兰健康服务统计处提供的流行病学数据，每年每百万人群有318人发病（男性发病率365/百万，女性发病率275/百万）[73]。关于一定人群（在十年中人群相对固定）中急性胰腺炎发生率的分析提示发病率有所增加，特别是在最近40年。同样在德国[74]、芬兰[75]和丹麦[76]也同样发现急性胰腺炎发病率有上升。至于导致发病率上升的原因还不清楚，不过至少在芬兰急性胰腺炎发病率的上升与酒精消耗的增加有明显的关联。

在实践中急性胰腺炎的处理分为两个步骤。第一步包括诊断的确立，严重程度的分级，早期抢救和针对性的早期治疗的选择。第二步是针对重症患者，他们因为腹部并发症需要进一步干预或是因为继发多脏器衰竭需要支持治疗。最新的指南[77-79]建议重症急性胰腺炎出现并发症的患者最好在一个由专科医生主持的病房中治疗，所以本章节重点在于早期阶段的治疗。在本书中，将患者转入专科病房的时机还应探讨。尽管有回顾性资料的数据显示转科的延误可以导致不良结局[80]，不过到目前为止还没有前瞻性的对照研究可以反映专科病房和普通病房住院的患者在死亡率上的差异。

在本章节中急性胰腺炎患者使用的命名方法仍沿用1992年亚特兰大会议统一的标准（框8.1）[78]。在该会议前关于急性胰腺炎的分类通常混乱不清，导致不同中心的数据之间比较起来非常困难。亚特兰大命名法与急性胰腺炎在体内的表现形式相关，该法清楚明了而成为目前广为接受的命名法

病因学

许多原因可以导致急性胰腺炎（框8.2），不过最多见的原因是胆结石或酗酒。最新的流行病学调查显示酗酒越来越多地成为急性胰腺炎的病因[74,81]。特发性急性胰腺炎的发病率在不同的报道中差异很大，可能在某种调查程度上归为某一明确原因。最近UK指南指出不少于20%~25%的曾诊断特发性胰腺炎的患者应该被归为某种病因[79]。

框 8.1 • 根据亚特兰大会议修订的急性胰腺炎的命名

轻度急性胰腺炎
轻微脏器功能障碍，可完全痊愈
重症急性胰腺炎
伴随器官功能衰竭及/无局部合并症，如坏死、脓肿和假性囊肿
急性液体积聚
急性胰腺炎早期过程，位于胰腺内或周围，通常没有肉芽或纤维组织壁。
胰腺坏死
胰腺实质弥散或局灶性坏死，典型者伴随胰腺周围脂肪坏死
急性假性囊肿
胰腺分泌液被纤维或肉芽组织壁所包裹
胰腺脓肿
源于胰腺附近的脓液聚集于腹腔内，含有很少或没有胰腺坏死组织，为急性胰腺炎一种结局。

框 8.2 • 急性胰腺炎病因

常见
胆结石
酒精
不常见
创伤
内镜下逆行胰胆管造影
括约肌切开术
胆道测压
胰管阻塞
Vater 壶腹部肿瘤
药物
硫唑嘌呤
代谢
高钙血症
高脂血症
感染
腮腺炎
柯萨奇病毒 B
HIV
血管的
血管炎
心肺旁路
遗传性胰腺炎

发病机制

各种致病因素导致胰腺腺泡细胞损伤的机制不清。不过在早期胰腺损伤后，无论何种原因所致的急性胰腺炎，其发病机制都是相似的。胰腺腺泡细胞损伤后，接着就发生了局部胰腺的感染。虽然炎症反应仍局限在胰腺及周围组织，但全身炎症反应也可被触发。这种全身炎症反应以全身白细胞和内皮细胞激活以及炎症细胞因子的分泌为特征，可导致重症急性胰腺炎发展至器官功能障碍[82,83]。同样是一种致病因素，有些患者表现为轻度急性胰腺炎，而有些患者却发展为重症急性胰腺炎，这是为什么呢？目前还不清楚，不过有证据指出其中牵涉到过度的促炎反应[84,85]和抗炎反应的抑制[86]。

临床表现

症状可以从轻微不适到全腹痛，而最典型的是逐渐加重的上腹部/腹正中痛，并向背部放射。疼痛在前倾坐位时可缓解。早期症状有恶心，可以伴随呕吐或干呕。患者可能先表现胆绞痛相关的症状，然后才出现胆结石诱导的急性胰腺炎症状。在酒精诱导的急性胰腺炎中也有类似的表现，患者往往会有较长的饮酒史或是近期酗酒的情况。

心血管和呼吸系统功能障碍的症状也可出现。腹部体征的表现可以从上腹部局部压痛到弥漫性腹膜炎。而重症急性胰腺炎的更特异性表现有脐周淤斑（Cullen's 征）和侧腹淤斑（Grey Turner's 征）（图 8.8，也可参阅 104 页图 1）。

诊断（也可见第 5 章）

通常急性胰腺炎的诊断是建立在血清淀粉酶水平大于正常高限的三倍的标准上，但是其他情况也可以引起高淀粉酶血症（框 8.3）。血清淀粉酶水平升高并不能确切提示急性胰腺炎的诊断，相反急性胰腺炎也可以出现血清淀粉酶水平低于这一标准的情况。患者发病后很长时间才到医院就诊时血清淀粉酶浓度已经恢复正常。所以需要及时进行淀粉酶的测定。血清淀粉酶水平既不能提供诊断的信息，也不能作为监测疾病早期发展并进行随诊的指标[87]。

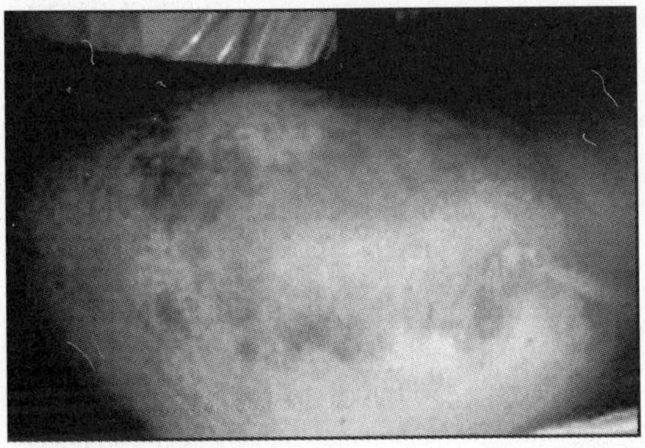

图 8.8 • 重症急性胰腺炎的 Grey Turner 征。发表于 Hospital Medicine 2003;64:150-5。

框 8.3 • 高淀粉酶血症的主要鉴别诊断

急性胰腺炎
胰腺假性囊肿
肠系膜梗死
内脏穿孔
急性胆囊炎
代谢性酮症酸中毒

不过就诊时血清淀粉酶水平非常高可以提示病因为胆结石[88]。

因为血清淀粉酶测定的局限性，所以其他标记物也被用作诊断急性胰腺炎。血清脂肪酶可能是最普遍的方法，而且其敏感性及特异性都优于血清淀粉酶。此外因为脂肪酶的半衰期长，所以如果初次采样时间延误时它仍较准确[77]。血清脂肪酶水平的高低与疾病的严重程度无关。不同的，一些新的标记物既可以提供诊断信息也可以用于预测预后，如尿胰蛋白酶原激活肽（trypsinogen activation peptide, TAP）[89]和血清羧基肽 B 激活肽（caboxy-peptide B activation peptide, CAPAP-B）[90,91]。

尽管大多数急性胰腺炎病例的确诊建立在临床的、生化的和普通放射学的表现上，但对于诊断模棱两可的病例就需要行加强 CT（图 8.9）。

最后为了排除其他的可能诊断并明确急性胰腺炎的诊断，一小部分患者需要行腹腔镜检查，比方说急性肠系膜缺血后十二指肠后壁溃疡穿孔。不过因为有证据表明早期手术对于急性胰腺炎的结局不利，所以诊断性腹腔镜的决策不应太轻率[92]。相反如果患者是急性小肠缺血也可以表现为腹痛和高淀粉酶血症，而且延误诊断会造成严重后果。在作者单元，我们推荐的处理方案是如果通过临床的、生化的和普通放射学的发现不能明确诊断，应该行增强 CT[93]。如果 CT 中胰腺表现正常而缺乏明确诊断时，且患者出现持续腹膜炎症状时应行腹腔镜或剖腹探查。当然这个方案的前提是基于 24 小时 CT 的基础上。

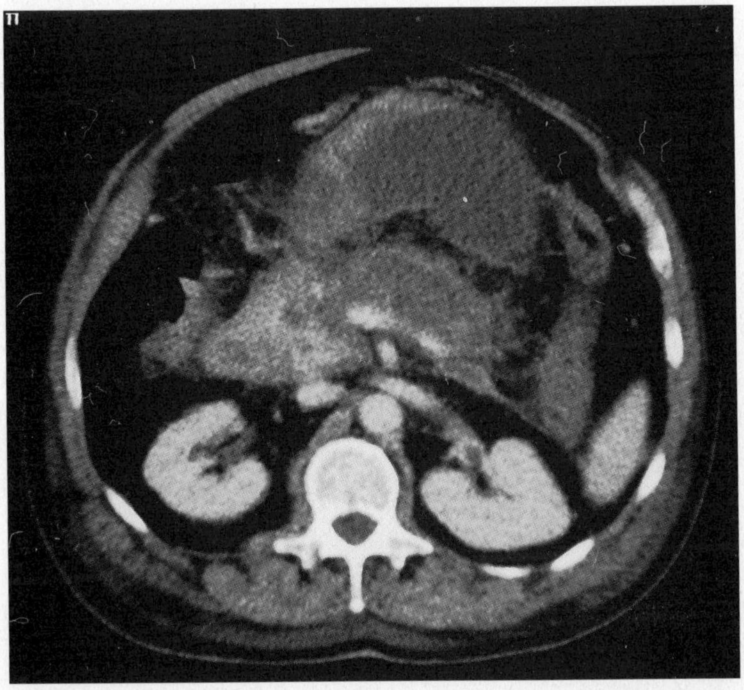

图 8.9 • 重症胰腺炎的强化 CT 示胰体未强化及急性液体积聚。

病因的确定

急性胰腺炎生化学诊断成立后，通常需要行经腹超声检查来判断是否存在胆结石[79]。如果怀疑酒精是致病因素的患者，应采集确切的病是，如果需要可能通过其他途径获取相关信息。

处理

总指南

以下组织发表过急性胰腺炎早期处理的指南，包括英国胃肠病协会[79]，美国胃肠病学院[78]，1997 年 Santorini 会议[77]，日本腹部急诊病学协会[94]，国际胰腺病组织[95]。他们的推荐的方案基本相似。

早期复苏

与其他腹部急症类似，急性胰腺炎的早期治疗的目的是早期复苏。提供氧气以维持动脉血氧浓度、静脉液体疗法和充分的止痛治疗构成了治疗的主要部分。此外代谢的异常，如高糖血症或低钙血症，需应用静脉胰岛素或钙。急性胰腺炎患者应该进行一些预防血栓的治疗（也可见 14 章）[96]。在重症患者中使用 H_2 阻滞剂或离子泵抑制剂或其他胃保护剂可以预防上消化道出血的发生。

严重程度分级

复苏后患者应分为预后良好或不好的两类，这样就可以针对个体决定采取合适等级的监测、支持护理和干预措施。临床主管的评估不准确，应使用有效的预后评分系统 97。目前有多种评分系统，可以分类如下：

- 多因素评分系统：Glasgow[98-100]，Ranson[101] 和 APACHE II[102]。
- 生化评分系统：C 反应蛋白（C-reactive peptide, CRP）[103,104] 和基于糖和尿素的香港系统[105]。
- 免疫评分：白介素-6（interlutlin-6， IL-6）[103,104]。
- 放射学评分：Balthazar[106] 和 Helsinki[107]。

应该注意的是：Ranson 评分是建立在北美人群上的，该人群中酒精是主要的致病因素，而 Glasgow 评分是典型的为英国人群设立的，该人群中胆结石是主要的致病因素。此外 Glasgow 评分至少有三个版本，即 1978 年的始发版[98]，1981 年[100] 和 1984 年的修订版[99]，这就造成了使用上的混乱。APACHE Ⅱ评分大于等于 9 明确可以预测急性胰腺炎预后不良[108]，然而大量的临床研究采用的是低限来预测重症患者，导致阳性预测值却比较低。与 Ranson 和 Glasgow 不同的是，尽管 APACHE Ⅱ评分在入院后很快就可以得到，但是它的缺点是需要相当多的参考指标。对比研究证明没有哪个系统比其他系统更优越[109]。不过他们在预测预后方面的准确性都能达到 80%左右。最后值得注意的目前使用的预测系统都是某一点或某种状态下的评估，而系列的或是动态的评估才能够对预后提出更准确的预测。实际上，对于预测预后重要的不是目前器官功能的障碍，而是对早期复苏的反应。Buter 等[110] 发现持续器官功能障碍患者的预后更差，表现为早期复苏后器官功能障碍评分下降或不变，而器官功能障碍评分好转的患者预后好。

急性胰腺炎的影像

在前文曾提及为了证实或排除胆结石需要行超声检查，之后所有预测为重症急性胰腺炎的患者应该在入院后第三天到第十天行增强 CT 以明确是否出现胰腺坏死[79]。

急性胰腺炎的特殊治疗

大多数（74%）无并发症的急性胰腺炎患者得到治愈[111]，他们仅需要少量的干预。而对于重症急性胰腺炎患者来说，虽然进行了大量生物医学研究工作，仍缺乏有效的特异性治疗。不能过分强调充分容量恢复和细致监护以及治疗代谢、呼吸、肾脏和心脏并发症的重要性。但目前除了这些支持护理外，治疗的选择却是有限的。随机对照的研究提示在治疗重症胰腺炎方面两种治疗都是由有效的，即早期 ERCP 和预防性抗菌治疗。但是这些治疗选择相对价值的争论仍未结束。下面将复习这些治疗方法，以及其他可能有用的治疗方法。

早期 ERCP

早期 ERCP 同时行内镜下括约肌切开术（endoscopic sphincterotomy， ES）治疗胆结石所致的急性胰腺炎，可取出梗阻的胆道结石，从而消除刺激并可能减少胰腺感染。有三篇文章评估了早期 ERCP，不过有些结果是矛盾的，所以在某些细节上仍值得探讨。

Neoptolemos 等[112]随机选择 121 例胆结石所致的急性胰腺炎患者，其中 53 例为重症，分别采用早期 ERCP（n=59）或常规治疗（n=62）。尽管两组死亡率（ERCP 组 1 例，常规组 5 例；P=0.23）无差异，但在重症患者中 ERCP 组总的合并症（ERCP 组 17%，常规组 34%；P=0.03）和住院时间（ERCP 组范围 6~36 天、中位数 9.5 天，常规组范围 4~74 天、中位数 17 天；P=0.035）上都有明显减少。Fan 等[113]随机选取 195 例急性胰腺炎患者，其中仅 127 例为胆结石所致，81 例为重症患者，分别采用早期 ERCP（n=97）或常规治疗（n=98）。同样发现两组的死亡率无差异（ERCP 组 5 例，常规组 9 例，P= 0.276）。但重症急性胰腺炎患者的胆汁性败血症发生率在 ERCP 组明显下降（ERCP 组 0%，常规组 20%；P=0.008）。此外，胆结石所致急性胰腺炎患者总的并发症发生率显著下降（ERCP 组 16%，常规组 33%；P=0.003）。

与上述不同的是来自 Fölsch 等的多中心研究[114]，他们随机选择了 238 例无胆道梗阻证据的胆结石所致急性胰腺炎患者，分别采用早期 ERCP（n=126）或常规治疗（n=112），重症患者有 46 例。与以前研究不同的是，在 ERCP 组死亡率高（ERCP 组 10 例，常规组 4 例；危险度为 4.57，95%可信区间 0.67~62.7，P=0.16）。此外 ERCP 组发生呼吸衰竭的机会增加（ERCP 组 15 例，常规组 5 例，95%可信区间 1.63~22.9，P=0.03）。因为 ERCP 组死亡率和呼吸衰竭发生率增加的趋势，迫使试验监督委员会提前终止了研究。

另一个研究看起来也支持早期 ERCP/ES，尽管它的试验结果仅仅以摘要的形式发表。它的结果提示早期 ERCP/ES 对于胆结石所致急性胰腺炎患者有益，但因为它的研究是受限的，所得出的结论仍应谨慎保留[115]。

合理分析三个完整报道的试验结果可以得到以下提示：重症的胆结石所致的急性胰腺炎患者，当有胆管炎证据或肝功能试验表现为梗阻的生化指标（血清胆红素>90μmol/L）时，早期 ERCP/ES 是有益的。

抗生素治疗

急性胰腺炎时预防性抗生素的应用是基于以下假设：阻止胰腺坏死感染，提高预后；然而，早期的试验并没有证实这种好处[116-118]。试验的失败可能是因为氨苄青霉素的应用而不是因为上述假设是错误的，现在已经知道这种抗生素不能穿透胰腺组织。此外这些研究没有做出仅重症急性胰腺炎才能入选的限制，轻型胰腺炎患者很少发展为胰腺感染而且无论有无干预均可好转，所以研究包括了轻型患者就会削弱研究对治疗能力的评判。近来更多的研究已证明预防性抗生素的应用可以提高重症急性胰腺炎的预后。

在 Pederzoli 等[119]进行的一个多中心研究中，共 74 例经 CT 证实有胰腺坏死的患者随机入选，分别接受亚胺培南治疗或早期不接受抗生素治疗。在对照组中有 30%的患者发展为胰腺感染，而亚胺培南治疗组只有 12%患者出现胰腺感染（P<0.001）。另外，抗生素治疗组的非胰腺感染率也有明显减少。不过抗生素治疗对多脏器衰竭的发生、手术干预的需要及死亡率没有影响。在另一个多中心随机对照试验中 Bassi 等[120]选择了 60 例胰腺坏死患者，研究发现与亚胺培南相比，甲氟哌酸对于减少胰腺坏死感染（甲氟哌酸组为 34%，亚胺培南组为 10%，P= 0.034）和胰外感染（甲氟哌酸组为 44%，亚胺培南组为 20%，P=0.059）方面的效果均较差。两组患者的死亡率没有显著差异。

Nordback 等[121]对亚胺培南的应用作了进一步研究，随机选择重症胰腺炎和 CT 证实胰腺坏死的患者，比较亚胺培南的预防性用药和治疗性用药的效果。预防用药组患者从入院之日起接受亚胺培南的治疗，而治疗用药组仅在出现胰腺坏死感染的体征（如发热、白细胞增高、CPR 升高，且无其他感染来源）应用亚胺培南。最初有 90 例患者入选，之后 32 例患者从最终的分析中被剔除（26 例在复查 CT 时证实没有胰腺坏死，5 例因为年龄超过 70 岁而不宜进行外科干预，1 例因为抗生素应用不恰当）。25 例患者接受了亚胺培南的预防性治疗，另 33 例没有预防用药的患者中 14 例在出现胰腺坏死感染体征时接受了亚胺培南的治疗性用药。两组在需要行坏死组织切除术（预防组 2 例，治疗组 5 例，P=0.41）或死亡率（预防组 2 例，治疗组 5 例，P=0.41）方面没有明显差异。该研究中有许多地方需关注。首先，有一大批患者（36%）在最后的数据分析时被删除。其次统计学分析没有建立在意向治疗的基础上。第三，尽管作者指出重要器官合并症明显减少，但作为定义器官合并症的终末指标并不是完全合适的。所以该试验的结果需要仔细推敲。

Sainio 等[122]研究了 60 例 CT 证实的胰腺坏死患者，他们随机接受静脉头孢呋辛预防用药或是在出现临床感染指征时应用抗生素。虽然两组的胰腺感染率无差异（30%头孢呋辛组，40%对照组），但预防应用静脉头孢呋辛减少了每患者发生感染并发症种类的中位数（1.0∶1.8，$P<0.01$），其中减少最明显的是尿道感染。最重要的是头孢呋辛的应用减少了患者的死亡（1∶7，$P=0.028$）。

Delcenserie 等[123]对 23 例酒精性重症急性胰腺炎随机应用常规治疗或常规治疗+静脉应用头孢他啶、阿米卡星及灭滴灵。抗生素应用使感染的发生明显减少（0 比 7，$P<0.03$），但死亡率无明显下降。Schwarz 等 124 报道了 26 例 CT 证实的胰腺坏死患者的随机研究，结果显示氧氟沙星和灭滴灵的联合应用使发生在重症急性胰腺炎患者中的生理紊乱情况减轻，但对于胰腺坏死感染没有阻止或推迟作用。最后两个小样本研究没有得出有意义的结论。

Luiten 等[125]应用不同的策略目的在于消除来源于结肠的细菌，以评价选择性肠净化对防止胰腺坏死感染的作用。在这一多中心的实验中，102 例重症急性胰腺炎患者随机应用常规治疗或常规治疗加上选择性肠净化，经口或直肠给予多粘菌素 E、两性霉素和氟哌酸。另外，选择性肠净化组患者还接受静脉头孢噻肟直到口腔和直肠的革兰需氧菌被清除。令人鼓舞的是，选择性肠清除组的胰腺感染率较对照组减少（38%∶18%; $P=0.003$）。尽管死亡率从对照组的 35%减为选择性肠清除组的 22%，没有达到显著性差异（$P=0.19$）。然而，考虑到疾病的严重程度不同，多因素分析提示肠道净化对生存的益处是显而易见的。

这些研究总的提示以静脉抗生素或选择性肠净化形式进行的预防性治疗对于重症急性胰腺炎是有益的[126]。实际上目前静脉抗生素治疗已经成为重症病例的推荐治疗[77–79,94,95]。在这方面，一个调查问卷显示 88%英国外科医生在急性胰腺炎的治疗中预防性应用抗生素[97]。

从两方面来看，虽然已出版的指南推荐在急性重症胰腺炎患者中使用抗生素，但没有哪个已发表的随机研究能提供预防性抗生素应用有效的充分证据。Golub 等[127]在 1998 年进行了 2 个荟萃分析，试图强化预防性抗生素应用的证据。他分析了所有已经发表出版的试验，包括最初有关氨苄青霉素的试验[116–118]，指出预防性抗生素的应用对降低死亡率是十分有益的。并进一步单独分析在重症患者中应用广谱抗生素的效果[119,122–124]，死亡的危险从不应用预防性抗生素的 18.2%降至应用后的 5.3%（log 优势比 −0.32 到 −2.44，$P=0.008$）。同样 Sharma 和 Howden[128]荟萃分析了三个研究[119,122,124]，也是关于在重症患者中应用广谱抗生素的作用。分析发现抗生素的预防性应用使死亡的绝对风险降低了 12.3%（95%的可信区间为 2.7%~22%），只有 8 例（95%的可信区间 5~37）患者需要治疗从而阻止 1 例患者死亡。

但是，尽管这些研究的结果均提示预防性抗生素的应用是有益的，不过也存在因为应用了抗生素而导致真菌相关的胰腺坏死感染率增加并且对预后产生不良影响的顾虑。虽然有报道抗生素治疗改变了导致胰腺坏死感染的生物[129,130]，但没有具体的证据证明真菌感染有增加。此外目前仍不清楚真菌相关的胰腺坏死感染的死亡率是否高于细菌相关的胰腺坏死感染的死亡率[131–134]。

仍需要有进一步的研究来阐明预防性抗生素在急性胰腺炎中的作用。这些研究应能有力的说明预防性抗生素是否可以降低死亡率，并进一步提出最理想的抗生素方案。

早期肠内营养

在重症急性胰腺炎患者中，肠功能障碍可持续导致系统性炎症反应，从而使肠道内的细菌发生移位。肠功能紊乱可能部分是鼻–口方案的结果，导致肠内营养的流失。肠内营养的应用是为了改善肠功能紊乱，从而减轻系统炎症反应并改善预后。

McClave 等[135]随机选取 32 例急性胰腺炎患者，分别早期应用经内镜置入的饲养管行肠内营养或是应用中心或周围静脉管路型肠外营养。在研究期间，肠内营养的耐受性较好，没有患者出现明显的合并症。重要的是肠内营养可以提供与肠外营养相当的卡路里供应。不过因为研究中的患者相对病情轻，所以在临床结果没有显著性差异，不过应用肠内营养明显减少了患者的费用。

另一个类似的随机研究包括了 34 例急性胰腺炎患者，除了标准治疗外，患者也分别接受了早期肠内或肠外营养，结果发现早期肠内营养明显降低了 CRP 和 APACHE Ⅱ 评分[136]。此外还发现在接受肠外营养的患者中血清抗内毒素 IgM 的水平升高，而在肠内营养患者中该抗体无变化。

与上面两个研究不同的是，Kalfarentzons 等[137]报道的随机对照研究包括了重症患者。研究中共 38 例患者入选，分别应用肠内或肠外营养。在放射影像指引下置入饲养管至 Treitz 韧带远端进行肠内营养。即便是在这些重症患者中肠内营养仍能很好地耐受，且蛋白质及卡路里摄入与肠外营养相当。正因为肠内营养可以提供充足的营养，所以它的临床应用是有益的。接受肠内营养的患者并发症及感染事件的数目均明显减少。此外肠内营养组的营养支持的花费只有肠外营养组的三分之一。

另一个关于 27 例重症急性胰腺炎患者的随机研究结果差异不明显[138]，患者接受了肠内营养或标准治疗，不过肠外营养并不是在研究开始就应用的。虽然肠内营养没有出现严重的并发症，但它可能不能达到全部的营养需要。与从前的研究不同是，肠内营养没有影响炎症反应标记物（IL-6，肿瘤坏死因子受体，CRP）。此外肠内营养的应用对肠屏障功能有明显的削弱。

为了研究同时应用肠内营养和预防性抗生素的疗效，Olah 等[139]进行了一个两阶段研究。第一阶段，重症急性胰腺炎患者在发病 72 小时内“随机”接受肠外或肠内营养（通过鼻空肠管）。在这一阶段败血症相关并发症的发生率在两组中没有明显差异。第二阶段为部分人群的前瞻性研究，接受了肠内营养的患者均同时进行亚胺培南的预防性用药，将第一阶段的结果与第二阶段的结果进行比较。通过分析该研究的作者指出，与肠外营养相比肠内营养和预防性抗生素的应用明显减少了败血症相关并发症的发生率以及手术干预的需求。不过该研究的结果也需要仔细推敲。研究的第一阶段并不是真正的“随机”，患者是根据出生日期被分组的，而第二阶段包括了不同时间段人群的比较。这些瑕疵均可能导致结果的偏差。

另一个小样本的随机研究有 17 例重症急性胰腺炎患者入选（APACHEII 评分≥6），分别接受鼻空肠管的肠内营养（n=8）或肠外营养（n=9）[140]。不奇怪的是，因为试验样本小，所以两个治疗组之间的并发症的发生率没有明显差异，不过肠内营养的应用使患者进行正常饮食和正常肠排气开始的时间提前。

通过综合诠释所有发表过的研究结果来评判肠内营养的作用以及进一步将其转变为循证的临床行为是困难的。首先，所有的研究在判断肠内营养是否对并发症的发生率和死亡率最相关的结局有影响方面都不够有力。已有一个相关的荟萃分析[141]，但只有 McClave 等[135]和 Kalfarentzos 等[137]的研究符合研究入选标准并在分析中被采用。虽然样本量小，但这个多因素分析发现应用肠内营养取代肠外营养有改善预后的趋势。所以目前看来想得到确定的判断，数据还是不够充足。第二，所有随机研究中都是通过鼻空肠管进行肠内营养的，鼻饲管可以通过放射影像或是内镜的途径下放置。不过一个前瞻性的观察研究曾报道在重症急性胰腺炎患者中鼻胃饲养也可以成功[142]。第三，除了 Powell 等的研究 138 外，肠内营养总是和早期肠外营养进行比较的。总的来说，急性胰腺炎患者入院后给予肠外营养并非标准操作。此外与肠外营养相比较，应用肠内营养所观察到的“益处”实际上是由于肠外营养得不好的作用。Fong 等[143]发现在健康志愿者中应用鼻-口方案和肠外营养，导致应激后炎症反应加重，营养不良患者出现肠功能受损以及急性反应期标记物的增高[144]。另外在急性胰腺炎患者中应用与标准治疗相比肠外营养与增高的败血症相关[145]。

尽管还没有确凿的证据证明早期肠内营养可以改善重症急性胰腺炎的预后，但所有已发表的研究提示肠内营养是可行的、安全的并且不引起疾病的恶化。仍需要进一步研究来揭示重症急性胰腺炎患者应用早期肠内营养对于感染并发症和疾病预后的影响。

其他可能的治疗措施

前生命学治疗

急性胰腺炎前生命学治疗的基础是建立在一种

假说之上的，即邻近胃肠道致病菌的定居是胰腺坏死感染发生的前提。因此前生命学治疗的目标就是在胃肠道中形成非致病菌的定居，这样就可以减少感染并发症的风险。某 45 例急性胰腺炎的随机研究证实了该假设，研究中 32 例重症患者分别通过鼻空肠管接受了活胚芽乳酸杆菌或死胚芽乳酸杆菌，应用燕麦纤维作为细菌基质[146]。除了活或死胚芽乳酸杆菌外，所有患者均接受标准肠内营养。在研究中前生命学治疗可以减少发展为胰腺坏死感染或脓肿的风险。活菌组中 1 例患者发展为胰腺感染，而对照组有 7 例（$P=0.023$）。尽管前生命学治疗的这些令人鼓舞的结果提示该治疗的益处，但仍需要进一步研究。

抗细胞因子治疗

随着对急性胰腺炎发病机制认识的深入，新的治疗手段有望应运而生，从而干扰疾病的发生并改善预后。实际上在急性胰腺炎的动物模型的研究中发现，有许多药物无论它是拮抗前炎症反应或是增强抗炎症反应均能改善疾病的严重程度。但需要注意的是在这些研究中，通常药物是在急性胰腺炎发生之前或发生后立即给予的，而这种情况与临床实际并不相符。其中来昔帕泛是实验药物之一，它是一种高效的血小板激动因子受体拮抗剂，在前炎症细胞因子反应中作为一个总的降调节因子。在早期研究[147–150]的理想结果基础上，一个多中心的包括 1500 例患者的研究得以开展。虽然研究得结果还没有正式发表，来昔帕泛的应用不能降低死亡率已经广为知晓，而且制造商也不再将这种药物作为重症急性胰腺炎的治疗药物。

希望能有新的干扰急性胰腺炎发病机制的药物产生并投入临床试验。

预后

最新的英国指南中提供了急性胰腺炎的目标死亡率[79]。指南指出就诊的急性胰腺炎患者中总的死亡率小于 10%，在重症急性胰腺炎患者中死亡率小于 30%。令人欣喜的是，近些年的流行病学资料显示在过去的几年中死亡率已经有了下降[73]。

急性胆源性胰腺炎时胆结石的处理

在 1988 年，当还没有腹腔镜术式前，Kelly 和 Wagner[151] 随机研究了 165 例急性胆源性胰腺炎患者，分别行早期（n=83）和晚期（n=82）胆道手术，早期手术指入院 48 小时内手术者。轻型患者（n=125）两组的结局无显著差异（发病率：早期 6.7%，晚期 3.3%，$P>0.10$；死亡率：早期 3.1%，晚期 0%，$P>0.10$）。但在重症患者中早期胆道手术导致发病率和死亡率明显升高（发病率：早期 82.6%，晚期 17.6%，$P>0.001$；死亡率：早期 47.8%，晚期 11%，$P<0.025$）。

这样看来对于轻型急性胆源性胰腺炎患者在住院同期型胆囊切除术是合适的。实际上英国胃肠学学会的指南也提出对于这类患者应在疾病发生 2~4 周内行胆囊切除术（目前应用腹腔镜技术）[79]。合并胆囊切除术严重禁忌证的患者的有效的治疗是 ES[152]。而对胆源性胰腺炎的重症患者胆囊切除术应在疾病缓解后进行或者在行急性胰腺炎合并症手术的同时附带进行。

要点

- 腹腔镜下胆囊切除术是胆绞痛和急性胆囊炎治疗的金标准措施。
- 急性胆囊炎患者在住院同期行腹腔镜胆囊切除术既可行且安全。急性胆囊炎患者保守治疗无效且存在急诊手术明确禁忌证时可以行经皮胆囊口术。
- 经皮胆囊造口术是急性非结石型胆囊炎患者肯定的治疗方法。
- 静脉抗生素和内镜下胆道引流术是急性胆管炎患者的治疗基础。
- 胆总管结石所致急性胆管炎的治疗包括胆囊切除术，其目的是减少今后出现胆结石相关并发症发生的风险。
- 急性胰腺炎是进行性威胁生命的疾病。
- 急性重症胰腺炎的早期治疗包括充分的复苏和器官支持。
- 预防性广谱抗生素的应用可以减少重症急性胰腺炎并发症的发生率和病死率。
- 重症急性胆源性胰腺炎患者以及有急性胆管炎或明显胆道梗阻（血清胆红素>90μmol/L）时应早期行 ERCP 和 ES。
- 重症急性胰腺炎的早期治疗中手术作用甚微。
- 急性胆源性胰腺炎患者应行胆囊切除术。
- 有合并症的重症急性胰腺炎患者应在特殊病房治疗。

（卫文栋）

参考文献

1. Nathanson LK. Gallstones. In: Garden OJ (ed.) Hepatobiliary and pancreatic surgery, 2nd edn. Edinburgh: WB Saunders, 2001; pp. 213–40.
2. Mirizzi PL. Sindrome del conducto hepatico. J Int Chir 1948; 8:731–2.
3. Cooperberg PL, Gibney RG. Imaging of the gallbladder, 1987. Radiology 1987; 163:605–13.
4. Soyer P, Brouland JP, Boudiaf M et al. Color velocity imaging and power Doppler sonography of the gallbladder wall: a new look at sonographic diagnosis of acute cholecystitis. Am J Roentgenol 1998; 171:183–8.
5. Samuels BI, Freitas JE, Bree RL, Schwab RE, Heller ST. A comparison of radionuclide hepatobiliary imaging and real-time ultrasound for the detection of acute cholecystitis. Radiology 1983; 147:207–10.
6. Fink-Bennett D, Freitas JE, Ripley SD, Bree RL. The sensitivity of hepatobiliary imaging and real-time ultrasonography in the detection of acute cholecystitis. Arch Surg 1985; 120: 904–6.
7. Flancbaum L, Choban PS, Sinha R, Jonasson O. Morphine cholescintigraphy in the evaluation of hospitalized patients with suspected acute cholecystitis. Ann Surg 1994; 220:25–31.
8. Magnuson TH, Bender JS, Duncan MD, Ahrendt SA, Harmon JW, Regan F. Utility of magnetic resonance cholangiography in the evaluation of biliary obstruction. J Am Coll Surg 1999; 189:63–71; discussion 71–2.
9. Varghese JC, Farrell MA, Courtney G, Osborne H, Murray FE, Lee MJ. A prospective comparison of magnetic resonance cholangiopancreatography with endoscopic retrograde cholangiopancreatography in the evaluation of patients with suspected biliary tract disease. Clin Radiol 1999; 54:513–20.
10. Zidi SH, Prat F, Le Guen O et al. Use of magnetic resonance cholangiography in the diagnosis of choledocholithiasis: prospective comparison with a reference imaging method. Gut 1999; 44:118–22.
11. Martin IJ, Bailey IS, Rhodes M, O'Rourke N, Nathanson L, Fielding G. Towards T-tube free laparoscopic bile duct exploration: a methodologic evolution during 300 consecutive procedures. Ann Surg 1998; 228:29–34.

12. Rhodes M, Sussman L, Cohen L, Lewis MP. Randomised trial of laparoscopic exploration of common bile duct versus postoperative endoscopic retrograde cholangiography for common bile duct stones. Lancet 1998; 351:159–61.

Evidence relating to the safety and efficacy of laparoscopic bile duct exploration in the management of choledocholithiasis.

13. Broggini M, Corbetta E, Grossi E, Borghi C. Diclofenac sodium in biliary colic: a double blind trial. Br Med J (Clin Res Ed) 1984; 288:1042.

14. Goldman G, Kahn PJ, Alon R, Wiznitzer T. Biliary colic treatment and acute cholecystitis prevention by prostaglandin inhibitor. Dig Dis Sci 1989; 34:809–11.

15. Magrini M, Rivolta G, Movilia PG, Moretti MP, Liverta C, Bruni G. Successful treatment of biliary colic with intravenous ketoprofen or lysine acetylsalicylate. Curr Med Res Opin 1985; 9:454–60.

16. Akriviadis EA, Hatzigavriel M, Kapnias D, Kirimlidis J, Markantas A, Garyfallos A. Treatment of biliary colic with diclofenac: a randomized, double-blind, placebo-controlled study. Gastroenterology 1997; 113:225–31.

17. Claesson BE, Holmlund DE, Matzsch TW. Microflora of the gallbladder related to duration of acute cholecystitis. Surg Gynecol Obstet 1986; 162:531–5.

18. Lo CM, Liu CL, Fan ST, Lai EC, Wong J. Prospective randomized study of early versus delayed laparoscopic cholecystectomy for acute cholecystitis. Ann Surg 1998; 227:461–7.

Randomised study of 99 patients to either early (within 72 hours) or delayed laparoscopic cholecystectomy. Early surgery was associated with a lower conversion rate (early 11% vs. delayed 23%; $P = 0.174$), lower complication rate (early 13% vs. delayed 29%; $P = 0.07$), shorter total hospital stay (early 6 days vs. delayed 11 days; $P < 0.001$) and shorter recuperation period (early 12 days vs. delayed 19 days; $P < 0.001$).

19. Lai PB, Kwong KH, Leung KL et al. Randomized trial of early versus delayed laparoscopic cholecystectomy for acute cholecystitis. Br J Surg 1998; 85:764–7.

Randomised study of 104 patients to either early ($n = 53$) or delayed ($n = 51$) laparoscopic cholecystectomy. Surgery would appear to have been more difficult in the early group as manifested by significantly longer operating times (123 vs. 107 min; $P = 0.04$); however, this did not translate into a higher conversion rate (early 21% vs. delayed 24%; $P = 0.74$). Morbidity rates were similar between the two groups, with no bile duct injuries reported. Early surgery was associated with a significant reduction in overall hospital stay (7.6 vs. 11.6 days; $P < 0.001$).

20. Johansson M, Thune A, Blomqvist A, Nelvin L, Lundell L. Management of acute cholecystitis in the laparoscopic era: results of a prospective, randomized clinical trial. J Gastrointest Surg 2003; 7:642–5.

Study of 145 patients randomised to early laparoscopic cholecystectomy within the first 7 days (early, $n = 71$) or to interval cholecystectomy at 6–8 weeks (late, $n = 74$). In the late group, 26% failed conservative therapy and required urgent laparoscopic cholecystectomy. On an intention-to-treat basis, analysis demonstrated no significant difference in conversion rates (early 31% vs. delayed 29%; $P = 0.78$) or complications, although one major bile duct injury occurred in the delayed group. There was a reduction in overall hospital stay [early 5 (range 3–63) days vs. delayed 8 (range 4–50) days; $P < 0.05$].

21. Kiviluoto T, Siren J, Luukkonen P, Kivilaakso E. Randomised trial of laparoscopic versus open cholecystectomy for acute and gangrenous cholecystitis. Lancet 1998; 351:321–5.

Significantly lower complication rate in laparoscopic group, with shorter hospital stay and quicker return to work.

22. Lau WY, Yuen WK, Chu KW, Chong KK, Li AK. Systemic antibiotic regimens for acute cholecystitis treated by early cholecystectomy. Aust NZ J Surg 1990; 60:539–43.

In a randomised trial of 203 patients, the continuation of cefamandole for 12 hours after surgery had equal efficacy with a prolonged dosage schedule of 7 days but was associated with less adverse drug reactions.

23. Werbel GB, Nahrwold DL, Joehl RJ, Vogelzang RL, Rege RV. Percutaneous cholecystostomy in the diagnosis and treatment of acute cholecystitis in the high-risk patient. Arch Surg 1989; 124:782–5; discussion 785–6.

24. Vauthey JN, Lerut J, Martini M, Becker C, Gertsch P, Blumgart LH. Indications and limitations of percutaneous cholecystostomy for acute cholecystitis. Surg Gynecol Obstet

1993; 176:49–54.

25. McGahan JP, Lindfors KK. Percutaneous cholecystostomy: an alternative to surgical cholecystostomy for acute cholecystitis? Radiology 1989; 173:481–5.

26. Lo LD, Vogelzang RL, Braun MA, Nemcek AA Jr. Percutaneous cholecystostomy for the diagnosis and treatment of acute calculous and acalculous cholecystitis. J Vasc Intervent Radiol 1995; 6:629–34.

27. Hatjidakis AA, Karampekios S, Prassopoulos P et al. Maturation of the tract after percutaneous cholecystostomy with regard to the access route. Cardiovasc Intervent Radiol 1998; 21:36–40.

28. Salim AS. Percutaneous aspiration, lavage and antibiotic instillation. New approach in the management of acute calculous cholecystitis. HPB Surg 1991; 3:167–75; discussion 175–6.

29. Chopra S, Dodd GD III, Mumbower AL et al. Treatment of acute cholecystitis in non–critically ill patients at high surgical risk: comparison of clinical outcomes after gallbladder aspiration and after percutaneous cholecystostomy. Am J Roentgenol 2001; 176:1025–31.

30. Hatzidakis AA, Prassopoulos P, Petinarakis I et al. Acute cholecystitis in high–risk patients: percutaneous cholecystostomy vs conservative treatment. Eur Radiol 2002; 12: 1778–84.

31. Vetrhus M, Soreide O, Nesvik I, Sondenaa K. Acute cholecystitis: delayed surgery or observation. A randomized clinical trial. Scand J Gastroenterol 2003; 38:985–90.

32. Boland GW, Lee MJ, Mueller PR et al. Gallstones in critically ill patients with acute calculous cholecystitis treated by percutaneous cholecystostomy: nonsurgical therapeutic options. Am J Roentgenol 1994; 162:1101–3.

33. McDermott VG, Arger P, Cope C. Gallstone recurrence and gallbladder function following percutaneous cholecystolithotomy. J Vasc Intervent Radiol 1994; 5:473–8.

34. Courtois CS, Picus DD, Hicks ME et al. Percutaneous gallstone removal: long–term follow–up. J Vasc Intervent Radiol 1996; 7:229–34.

35. Hellstern A, Leuschner U, Benjaminov A et al. Dissolution of gallbladder stones with methyl tert–butyl ether and stone recurrence: a European survey. Dig Dis Sci 1998; 43:911–20.

36. Glenn F, Becker CG. Acute acalculous cholecystitis. An increasing entity. Ann Surg 1982; 195:131–6.

37. Inoue T, Mishima Y. Postoperative acute cholecystitis: a collective review of 494 cases in Japan. Jpn J Surg 1988; 18: 35–42.

38. Devine RM, Farnell MB, Mucha P Jr. Acute cholecystitis as a complication in surgical patients. Arch Surg 1984; 119: 1389–93.

39. Hakala T, Nuutinen PJ, Ruokonen ET, Alhava E. Microangiopathy in acute acalculous cholecystitis. Br J Surg 1997; 84:1249–52.

40. Warren BL. Small vessel occlusion in acute acalculous cholecystitis. Surgery 1992; 111:163–8.

41. Becker CG, Dubin T, Glenn F. Induction of acute cholecystitis by activation of factor XII. J Exp Med 1980; 151:81–90.

42. Kamimura T, Mimori A, Takeda A et al. Acute acalculous cholecystitis in systemic lupus erythematosus: a case report and review of the literature. Lupus 1998; 7:361–3.

43. Dessailloud R, Papo T, Vaneecloo S, Gamblin C, Vanhille P, Piette JC. Acalculous ischemic gallbladder necrosis in the catastrophic antiphospholipid syndrome. Arthritis Rheum 1998; 41:1318–20.

44. Parangi S, Oz MC, Blume RS et al. Hepatobiliary complications of polyarteritis nodosa. Arch Surg 1991; 126:909–12.

45. Helbich TH, Mallek R, Madl C et al. Sonomorphology of the gallbladder in critically ill patients. Value of a scoring system and follow–up examinations. Acta Radiol 1997; 38:129–34.

46. Kalliafas S, Ziegler DW, Flancbaum L, Choban PS. Acute acalculous cholecystitis: incidence, risk factors, diagnosis, and outcome. Am Surg 1998; 64:471–5.

47. Kalff V, Froelich JW, Lloyd R, Thrall JH. Predictive value of an abnormal hepatobiliary scan in patients with severe intercurrent illness. Radiology 1983; 146:191–4.

48. Almeida J, Sleeman D, Sosa JL, Puente I, McKenney M, Martin L. Acalculous cholecystitis: the use of diagnostic laparoscopy. J Laparoendosc Surg 1995; 5:227–31.

49. Boland GW, Lee MJ, Leung J, Mueller PR. Percutaneous cholecystostomy in critically ill patients: early response and final outcome in 82 patients. Am J Roentgenol 1994; 163: 339–42.

50. Howard RJ. Acute acalculous cholecystitis. Am J Surg 1981; 141:194–8.

51. Shirai Y, Tsukada K, Kawaguchi H, Ohtani T, Muto T, Hatakeyama K. Percutaneous transhepatic cholecystostomy for acute acalculous cholecystitis. Br J Surg 1993; 80:1440–2.

52. Sugiyama M, Tokuhara M, Atomi Y. Is percutaneous cholecystostomy the optimal treatment for acute cholecystitis in the very elderly? World J Surg 1998; 22:459–63.

53. Shapiro MJ, Luchtefeld WB, Kurzweil S, Kaminski DL, Durham RM, Mazuski JE. Acute acalculous cholecystitis in the critically ill. Am Surg 1994; 60:335–9.

54. Csendes A, Burdiles P, Maluenda F, Diaz JC, Csendes P, Mitru N. Simultaneous bacteriologic assessment of bile from gallbladder and common bile duct in control subjects and patients with gallstones and common duct stones. Arch Surg 1996; 131:389–94.

55. Huang T, Bass JA, Williams RD. The significance of biliary pressure in cholangitis. Arch Surg 1969; 98:629–32.

56. Lygidakis NJ, Brummelkamp WH. The significance of intrabiliary pressure in acute cholangitis. Surg Gynecol Obstet 1985; 161:465–9.

57. Lau JY, Chung SC, Leung JW, Ling TK, Yung MY, Li AK. Endoscopic drainage aborts endotoxaemia in acute cholangitis. Br J Surg 1996; 83:181–4.

58. Sung JJ, Lyon DJ, Suen R et al. Intravenous ciprofloxacin as treatment for patients with acute suppurative cholangitis: a randomized, controlled clinical trial. J Antimicrob Chemother 1995; 35:855–64.

59. Marne C, Pallares R, Martin R, Sitges-Serra A. Gangrenous cholecystitis and acute cholangitis associated with anaerobic bacteria in bile. Eur J Clin Microbiol 1986; 5:35–9.

60. Shimada K, Noro T, Inamatsu T, Urayama K, Adachi K. Bacteriology of acute obstructive suppurative cholangitis of the aged. J Clin Microbiol 1981; 14:522–6.

61. Csendes A, Diaz JC, Burdiles P, Maluenda F, Morales E. Risk factors and classification of acute suppurative cholangitis. Br J Surg 1992; 79:655–8.

62. Sugiyama M, Atomi Y. Treatment of acute cholangitis due to choledocholithiasis in elderly and younger patients. Arch Surg 1997; 132:1129–33.

63. Balthazar EJ, Birnbaum BA, Naidich M. Acute cholangitis: CT evaluation. J Comput Assist Tomogr 1993; 17:283–9.

64. Thompson JE Jr, Pitt HA, Doty JE, Coleman J, Irving C. Broad spectrum penicillin as an adequate therapy for acute cholangitis. Surg Gynecol Obstet 1990; 171:275–82.

65. Lai EC, Tam PC, Paterson IA et al. Emergency surgery for severe acute cholangitis. The high-risk patients. Ann Surg 1990; 211:55–9.

66. Leese T, Neoptolemos JP, Baker AR, Carr-Locke DL. Management of acute cholangitis and the impact of endoscopic sphincterotomy. Br J Surg 1986; 73:988–92.

67. Lai EC, Mok FP, Tan ES et al. Endoscopic biliary drainage for severe acute cholangitis. N Engl J Med 1992; 326:1582–6.

A randomised controlled trial comparing endoscopic biliary drainage with surgical decompression in 82 patients with severe acute cholangitis as manifested by signs of shock or progression of the disease despite appropriate antibiotics. In those undergoing endoscopic therapy there were fewer complications (34% vs. 66%; $P > 0.05$) but more importantly a significant reduction in mortality (10% vs. 32%; $P < 0.03$).

68. Lee DW, Chan AC, Lam YH et al. Biliary decompression by nasobiliary catheter or biliary stent in acute suppurative cholangitis: a prospective randomized trial. Gastrointest Endosc 2002; 56:361–5.

69. Pessa ME, Hawkins IF, Vogel SB. The treatment of acute cholangitis. Percutaneous transhepatic biliary drainage before definitive therapy. Ann Surg 1987; 205:389–92.

70. Boerma D, Rauws EA, Keulemans YC et al. Wait-and-see policy or laparoscopic cholecystectomy after endoscopic sphincterotomy for bile-duct stones: a randomised trial. Lancet 2002; 360:761–5.

Evidence regarding the management of cholelithiasis following successful treatment of choledocholithiasis.

71. Targarona EM, Ayuso RM, Bordas JM et al. Randomised trial of endoscopic sphincterotomy with gallbladder left in situ versus open surgery for common bileduct calculi in high-risk patients. Lancet 1996; 347:926–9.

72. Bradley ELD. A clinically based classification system for acute pancreatitis. Summary of the International Symposium on Acute Pancreatitis, Atlanta, Ga, September 11 through 13, 1992. Arch Surg 1993; 128:586–90.

Consensus conference which defines the current terminology in acute pancreatitis.

73. McKay CJ, Evans S, Sinclair M, Carter CR, Imrie CW. High early mortality rate from acute pancreatitis in Scotland, 1984–1995. Br J Surg 1999; 86:1302–5.
74. Lankisch PG, Schirren CA, Schmidt H, Schonfelder G, Creutzfeldt W. Etiology and incidence of acute pancreatitis: a 20–year study in a single institution. Digestion 1989; 44:20–5.
75. Jaakkola M, Nordback I. Pancreatitis in Finland between 1970 and 1989. Gut 1993; 34:1255–60.
76. Floyd A, Pedersen L, Nielsen GL, Thorladcius–Ussing O, Sorensen HT. Secular trends in incidence and 30–day case fatality of acute pancreatitis in North Jutland County, Denmark: a register–based study from 1981–2000. Scand J Gastroenterol 2002; 37:1461–5.
77. Dervenis C, Johnson CD, Bassi C et al. Diagnosis, objective assessment of severity, and management of acute pancreatitis. Santorini consensus conference. Int J Pancreatol 1999; 25: 195–210.
78. Banks PA. Practice guidelines in acute pancreatitis. Am J Gastroenterol 1997; 92:377–86.
79. Glazer G, Mann DV. United Kingdom guidelines for the management of acute pancreatitis. Gut 1998; 42 (Suppl. 2) : S1–S13.
80. de Beaux AC, Palmer KR, Carter DC. Factors influencing morbidity and mortality in acute pancreatitis: an analysis of 279 cases. Gut 1995; 37:121–6.
81. Mero M. Changing aetiology of acute pancreatitis. Ann Chir Gynaecol 1982; 71:126–9.
82. Kingsnorth A. Role of cytokines and their inhibitors in acute pancreatitis. Gut 1997; 40:1–4.
83. Norman J. The role of cytokines in the pathogenesis of acute pancreatitis. Am J Surg 1998; 175:76–83.
84. McKay CJ, Gallagher G, Brooks B, Imrie CW, Baxter JN. Increased monocyte cytokine production in association with systemic complications in acute pancreatitis. Br J Surg 1996; 83:919–23.
85. de Beaux AC, Goldie AS, Ross JA, Carter DC, Fearon KC. Serum concentrations of inflammatory mediators related to organ failure in patients with acute pancreatitis. Br J Surg 1996; 83:349–53.
86. Pezzilli R, Billi P, Miniero R, Barakat B. Serum interleukin–10 in human acute pancreatitis. Dig Dis Sci 1997; 42:1469–72.
87. Imrie CW, Wilson C. Evaluation of severity in acute pancreatitis and the need for early surgery. In: Carter DC, Warshaw AL (eds) Pancreatitis. Edinburgh: Churchill Livingstone, 1989; pp. 31–43.
88. Davidson BR, Neoptolemos JP, Leese T, CarrLocke DL. Biochemical prediction of gallstones in acute pancreatitis: a prospective study of three systems. Br J Surg 1988; 75:213–15.
89. Gudgeon AM, Heath DI, Hurley P et al. Trypsinogen activation peptides assay in the early prediction of severity of acute pancreatitis. Lancet 1990; 335:4–8.
90. Appelros S, Thim L, Borgstrom A. Activation peptide of carboxypeptidase B in serum and urine in acute pancreatitis. Gut 1998; 42:97–102.
91. Buchler MW, Uhl W, Andren–Sandberg A. CAPAP in acute pancreatitis: just another marker or real progress? Gut 1998; 42:8–9.
92. Mier J, Leon EL, Castillo A, Robledo F, Blanco R. Early versus late necrosectomy in severe necrotizing pancreatitis. Am J Surg 1997; 173:71–5.
93. Powell JJ, Siriwardena AK. Management strategy for differentiating between acute intestinal ischaemia and acute pancreatitis. Eur J Surg 2000; 166:823–5.
94. Mayumi T, Ura H, Arata S et al. Evidence–based clinical practice guidelines for acute pancreatitis: proposals. J Hepatobiliary Pancreat Surg 2002; 9:413–22.
95. Uhl W, Warshaw A, Imrie C et al. IAP guidelines for the surgical management of acute pancreatitis. Pancreatology 2002; 2:565–73.
96. Prophylaxis of venous thromboembolism. Scottish Intercollegiate Guidelines Network, 2002.
97. Powell JJ, Campbell E, Johnson CD, Siriwardena AK. Survey of antibiotic prophylaxis in acute pancreatitis in the UK and Ireland. Br J Surg 1999; 86:320–2.
98. Imrie CW, Benjamin IS, Ferguson JC et al. A single–centre double–blind trial of Trasylol therapy in primary acute pancreatitis. Br J Surg 1978; 65:337–41.
99. Blamey SL, Imrie CW, O'Neill J, Gilmour WH, Carter DC. Prognostic factors in acute pancreatitis. Gut 1984; 25:1340–6.

100. Osborne DH, Imrie CW, Carter DC. Biliary surgery in the same admission for gallstone-associated acute pancreatitis. Br J Surg 1981; 68:758-61.

101. Ranson JH, Rifkind KM, Roses DF, Fink SD, Eng K, Spencer FC. Prognostic signs and the role of operative management in acute pancreatitis. Surg Gynecol Obstet 1974; 139:69-81.

102. Knaus WA, Draper EA, Wagner DP, Zimmerman JE. APACHE II: a severity of disease classification system. Crit Care Med 1985; 13:818-29.

103. Leser HG, Gross V, Scheibenbogen C et al. Elevation of serum interleukin-6 concentration precedes acute-phase response and reflects severity in acute pancreatitis. Gastroenterology 1991; 101:782-5.

104. Pezzilli R, Billi P, Miniero R et al. Serum interleukin-6, interleukin-8, and beta 2-microglobulin in early assessment of severity of acute pancreatitis. Comparison with serum C-reactive protein. Dig Dis Sci 1995; 40:2341-8.

105. Fan ST, Lai EC, Mok FP, Lo CM, Zheng SS, Wong J. Prediction of the severity of acute pancreatitis. Am J Surg 1993; 166:262-8; discussion 269.

106. Balthazar EJ, Robinson DL, Megibow AJ, Ranson JH. Acute pancreatitis: value of CT in establishing prognosis. Radiology 1990; 174:331-6.

107. Schroder T, Kivisaari L, Somer K, Standertskjold-Nordenstam CG, Kivilaakso E, Lempinen M. Significance of extrapancreatic findings in computed tomography (CT) of acute pancreatitis. Eur J Radiol 1985; 5:273-5.

108. Larvin M, McMahon MJ. APACHE-II score for assessment and monitoring of acute pancreatitis. Lancet 1989; ii:201-5.

109. Wilson C, Heath DI, Imrie CW. Prediction of outcome in acute pancreatitis: a comparative study of APACHE II, clinical assessment and multiple factor scoring systems. Br J Surg 1990; 77:1260-4.

110. Buter A, Imrie CW, Carter CR, Evans S, McKay CJ. Dynamic nature of early organ dysfunction determines outcome in acute pancreatitis. Br J Surg 2002; 89:298-302.

111. Heath D, Alexander D, Wilson C, Larvin M, Imrie CW, McMahon MJ. Which complications of acute pancreatitis are the most lethal? A prospective multi-centre clinical study of 719 episodes. Gut 1995; 36:478.

112. Neoptolemos JP, Carr-Locke DL, London NJ, Bailey IA, James D, Fossard DP. Controlled trial of urgent endoscopic retrograde cholangiopancreatography and endoscopic sphincterotomy versus conservative treatment for acute pancreatitis due to gallstones. Lancet 1988; ii:979-83.

113. Fan ST, Lai EC, Mok FP, Lo CM, Zheng SS, Wong J. Early treatment of acute biliary pancreatitis by endoscopic papillotomy. N Engl J Med 1993; 328:228-32.

114. Fölsch UR, Nitsche R, Ludtke R, Hilgers RA, Creutzfeldt W. Early ERCP and papillotomy compared with conservative treatment for acute biliary pancreatitis. The German Study Group on Acute Biliary Pancreatitis. N Engl J Med 1997; 336:237-42.

115. Nowak A, Nowakowska-Dulawa E, Marek T, Rybicka J. Final results of the prospective, randomized, controlled study on endoscopic sphincterotomy versus conventional management in acute biliary pancreatitis. [Abstract] Gastroenterology 1995; 108:A380.

116. Howes R, Zuidema GD, Cameron JL. Evaluation of prophylactic antibiotics in acute pancreatitis. J Surg Res 1975; 18: 197-200.

117. Finch WT, Sawyers JL, Schenker S. A prospective study to determine the efficacy of antibiotics in acute pancreatitis. Ann Surg 1976; 183:667-71.

118. Craig RM, Dordal E, Myles L. The use of ampicillin in acute pancreatitis. [Letter] Ann Intern Med 1975; 83:831-2.

119. Pederzoli P, Bassi C, Vesentini S, Campedelli A. A randomized multicenter clinical trial of antibiotic prophylaxis of septic complications in acute necrotizing pancreatitis with imipenem. Surg Gynecol Obstet 1993; 176:480-3.

120. Bassi C, Falconi M, Talamini G et al. Controlled clinical trial of perfloxacin versus imipenem in severe acute pancreatitis. Gastroenterology 1998; 115:1513-17.

121. Nordback I, Sand J, Saaristo R, Paajanen H. Early treatment with antibiotics reduces the need for surgery in acute necrotizing pancreatitis: a single-center randomized study. J Gastrointest Surg 2001; 5:113-18; discussion 118-20.

122. Sainio V, Kemppainen E, Puolakkainen P et al. Early antibiotic treatment in acute necrotising pancreatitis. Lancet 1995; 346:663-7.

123. Delcenserie R, Yzet T, Ducroix JP. Prophylactic antibiotics in treatment of severe acute alcoholic pancreatitis. Pancreas 1996; 13:198–201.

124. Schwarz M, Isenmann R, Meyer H, Beger HG. Antibiotic use in necrotizing pancreatitis. Results of a controlled study. [In German] Dtsch Med Wochenschr 1997; 122:356–61.

125. Luiten EJ, Hop WC, Lange JF, Bruining HA. Controlled clinical trial of selective decontamination for the treatment of severe acute pancreatitis. Ann Surg 1995; 222:57–65.

126. Powell JJ, Miles R, Siriwardena AK. Antibiotic prophylaxis in the initial management of severe acute pancreatitis. Br J Surg 1998; 85:582–7.

127. Golub R, Siddiqi F, Pohl D. Role of antibiotics in acute pancreatitis: a meta-analysis. J Gastrointest Surg 1998; 2: 496–503.

128. Sharma VK, Howden CW. Prophylactic antibiotic administration reduces sepsis and mortality in acute necrotizing pancreatitis: a meta-analysis. Pancreas 2001; 22:28–31.

129. Howard TJ, Temple MB. Prophylactic antibiotics alter the bacteriology of infected necrosis in severe acute pancreatitis. J Am Coll Surg 2002; 195:759–67.

130. Buchler MW, Gloor B, Muller CA, Friess H, Seiler CA, Uhl W. Acute necrotizing pancreatitis: treatment strategy according to the status of infection. Ann Surg 2000; 232:619–26.

131. De Waele JJ, Vogelaers D, Blot S, Colardyn F. Fungal infections in patients with severe acute pancreatitis and the use of prophylactic therapy. Clin Infect Dis 2003; 37:208–13.

132. Gotzinger P, Wamser P, Barlan M, Sautner T, Jakesz R, Fugger R. Candida infection of local necrosis in severe acute pancreatitis is associated with increased mortality. Shock 2000; 14:320–3; discussion 323–4.

133. Gloor B, Muller CA, Worni M et al. Pancreatic infection in severe pancreatitis: the role of fungus and multiresistant organisms. Arch Surg 2001; 136:592–6.

134. Isenmann R, Schwarz M, Rau B, Trautmann M, Schober W, Beger HG. Characteristics of infection with Candida species in patients with necrotizing pancreatitis. World J Surg 2002; 26:372–6.

135. McClave SA, Greene LM, Snider HL et al. Comparison of the safety of early enteral vs parenteral nutrition in mild acute pancreatitis. J Parenter Enteral Nutr 1997; 21:14–20.

136. Windsor AC, Kanwar S, Li AG et al. Compared with parenteral nutrition, enteral feeding attenuates the acute phase response and improves disease severity in acute pancreatitis. Gut 1998; 42:431–5.

137. Kalfarentzos F, Kehagias J, Mead N, Kokkinis K, Gogos CA. Enteral nutrition is superior to parenteral nutrition in severe acute pancreatitis: results of a randomized prospective trial. Br J Surg 1997; 84:1665–9.

138. Powell JJ, Murchison JT, Fearon KC, Ross JA, Siriwardena AK. Randomized controlled trial of the effect of early enteral nutrition on markers of the inflammatory response in predicted severe acute pancreatitis. Br J Surg 2000; 87:1375–81.

139. Olah A, Pardavi G, Belagyi T, Nagy A, Issekutz A, Mohamed GE. Early nasojejunal feeding in acute pancreatitis is associated with a lower complication rate. Nutrition 2002; 18: 259–62.

140. Gupta R, Patel K, Calder PC, Yaqoob P, Primrose JN, Johnson CD. A randomised clinical trial to assess the effect of total enteral and total parenteral nutritional support on metabolic, inflammatory and oxidative markers in patients with predicted severe acute pancreatitis (APACHE II ≥6). Pancreatology 2003; 3:406–13.

141. Al-Omran M, Groof A, Wilke D. Enteral versus parenteral nutrition for acute pancreatitis. Cochrane Database Syst Rev 2003:CD002837.

142. Eatock FC, Brombacher GD, Steven A, Imrie CW, McKay CJ, Carter R. Nasogastric feeding in severe acute pancreatitis may be practical and safe. Int J Pancreatol 2000; 28:25–31.

143. Fong YM, Marano MA, Barber A et al. Total parenteral nutrition and bowel rest modify the metabolic response to endotoxin in humans. Ann Surg 1989; 210:449–56; discussion 456–7.

144. Welsh FK, Farmery SM, MacLennan K et al. Gut barrier function in malnourished patients. Gut 1998; 42:396–401.

145. Sax HC, Warner BW, Talamini MA et al. Early total parenteral nutrition in acute pancreatitis: lack of beneficial effects. Am J Surg 1987; 153:117–24.

146. Olah A, Belagyi T, Issekutz A, Gamal ME, Bengmark S. Randomized clinical trial of specific *Lactobacillus* and fibre supplement to early enteral nutrition in patients with acute pancreatitis. Br J Surg 2002; 89:1103–7.

147. Kald B, Kald A, Ihse I, Tagesson C. Release of platelet-activating factor in acute experimental pancreatitis. Pancreas 1993; 8:440-2.

148. Kingsnorth AN. Early treatment with lexipafant, a platelet activating factor antagonist, reduces mortality in acute pancreatitis: a double blind, randomized, placebo controlled study. Gastroenterology 1997; 112:A452.

149. Kingsnorth AN, Galloway SW, Formela LJ. Randomized, double-blind phase II trial of Lexipafant, a platelet-activating factor antagonist, in human acute pancreatitis. Br J Surg 1995; 82:1414-20.

150. McKay CJ, Curran F, Sharples C, Baxter JN, Imrie CW. Prospective placebo-controlled randomized trial of lexipafant in predicted severe acute pancreatitis. Br J Surg 1997; 84: 1239-43.

151. Kelly TR, Wagner DS. Gallstone pancreatitis: a prospective randomized trial of the timing of surgery. Surgery 1988; 104: 600-5.

152. Uomo G, Manes G, Laccetti M, Cavallera A, Rabitti PG. Endoscopic sphincterotomy and recurrence of acute pancreatitis in gallstone patients considered unfit for surgery. Pancreas 1997; 14:28-31.

第九章

小肠和阑尾的急症

Simon Paterson-Brown

概述

急性小肠病变（不包括阑尾炎）占了普外科手术的大部分，其中许多病人表现为急症。急性小肠病变有许多原因，同时由于小肠位于腹腔内，任何腹腔内脏器或任何部位任何部分的腹膜发生病变时均可累及小肠发病。患者年龄不同，急性小肠病变的类型亦不同，一些病变在年轻人中常见，而另一些病变常见于老年人。需手术治疗的急性小肠病变的发病率很难全面估计，可能仅次于急性阑尾炎，因为该部位的病变需要紧急手术干预。急性小肠病变本身常表现为以下三种表现中的一种：① 梗阻；② 腹膜炎；③ 出血。这三种类型不是相互排斥的，任何一个临床疾病都有可能存在一种以上的病理过程。通常，其中一种病理过程比较突出，但是如果治疗不及时，临床表现将发生变化。

急性小肠病变的治疗分手术和保守治疗两种。手术时机的选择与小肠病变的病因及特异治疗一样，需要谨慎考虑。

小肠梗阻

尽管小肠梗阻的原因很多（框 9-1），但在欧美国家最常见的是继发于既往手术的粘连性肠梗阻，其次是恶性肿瘤。相比较而言，发展中国家最常见的原因是疝。应用苏格兰健康协会医学连接系统的一项大型回顾性研究发现：所有医院腹部及盆腔手术后 10 年内再次住院的病人中，5.7%是与肠粘连直接相关[1]。为了避免不必要的手术，确保手术方法正确，应该在术前设法诊断肠梗阻可能的原因，至少应除外那些需要特殊治疗的情况。然而，在实践中，肠梗阻的原因往往在手术中才被诊断。

发病机制

小肠对肠梗阻最开始的反应是强烈的蠕动。这将导致腹部绞痛，尤以中腹部明显，这是因为小肠胚胎时起源于中肠。随着肠梗阻的发展，近段小肠扩张，充满液体，造成全身低血容量。进一步体液通过呕吐丢失。高位肠梗阻时，呕吐发生较早。疾病进一步发展，出现并发症的危险性增加。如果血运被阻断，将发生肠坏死和肠穿孔。如果小肠血运完好，并且通过呕吐和鼻胃管吸引减压，肠蠕动最终将停止，遗留显著扩张的、无功能的肠管；听诊肠鸣音消失。在前一种情况，开始的腹部绞痛将转变成持续性腹痛，随后，绞痛甚至可因肠蠕动的停止而消失。处理的目的是在肠坏疽及肠穿孔前发现可能存在的肠绞窄，这样可以早期及时安排手术。非绞窄性肠梗阻少有急症发生，通过胃肠减压和静脉补液可能缓解而不需手术治疗。然而，24~48 小时后仍不缓解的肠梗阻通常是手术治疗的适应证。

临床表现

小肠梗阻典型的临床表现是中腹部绞痛、呕吐（通常含胆汁）、腹胀和排气减少或停止。远端回肠梗阻时，呕吐不明显而腹胀明显。肠鸣音亢进且可被患者听见。出现局限性压痛和反跳痛，说明可能出现早期肠绞窄。一些患者可出现明显的病因性的特征，如难复性疝。手术瘢痕也很重要，因为其提示既往腹腔内病变。

然而肠梗阻亦可不伴有腹痛，应警惕这种缺乏症状的肠梗阻。尤其是术后病人，小肠梗阻和肠梗

框 9.1 • 小肠梗阻的原因

肠腔内
胆囊结石
食物团块
粪石
寄生虫（如蛔虫）
肠石
异物
肠壁内
肿瘤
原发性肿瘤
小肠肿瘤
癌
淋巴瘤
肉瘤
盲肠癌
继发性肿瘤
炎症
Crohn's 病
放射性肠炎
手术后狭窄
氯化钾狭窄
脉管炎（如硬皮病）
肠壁外
粘连
先天性
粘连带
获得性
术后
炎症
肿瘤
化学性（如淀粉、滑石粉）
药物（如心得安）
疝
原发性
先天性（如膈疝）
获得性（如腹股沟疝、股疝等）
继发性
切口疝
手术后内疝（如侧隙、肠系膜缺损）

阻很难鉴别。应对病人进行充分详细的病史采集和体格检查，做出小肠梗阻的诊断，并找出可能的病因。有并发症的肠梗阻，伴有缺血或肠穿孔者，很容易检查到腹部压痛。评估病人的全身状况很有必要，尤其是脱水程度及其对病人的影响，这样在任何计划的手术治疗前应进行充分的复苏。

检查

对肠梗阻的病人进行检查的目的是：

1. 评估患者的全身状况；
2. 确定肠梗阻的诊断；
3. 可能的话，鉴别哪些病人需要早期手术（有发生肠绞窄高危险性）；哪些病人非手术治疗是合适的。

这些检查在第 5 章中已详细讲述，除强调对比造影（图 9.1）外，此处不再复述。应该强调到目前为止，不管采用哪种检查，鉴别出哪些病人可能存在肠绞窄仍很困难。外科医生应根据临床评估做出自己的判断。

治疗

一般治疗

所有住院的急腹症病人中，治疗的第一步是进行液体复苏。病人通常在刚入院后的几个小时内需要几升生理盐水，同时补充钾盐。胶体液和晶体液到底哪一种更适宜仍存在争议，他们均有各自的适应证。作为经验法则，没有低血容量临床表现的病人通常补生理盐水即可进行充分的液体复苏。然而，对于入院时有低血压及心动过速的病人，补充胶体液及给氧是有益的。病史很长的病人，很可能存在严重的脱水，伴有碱中毒及低钾血症。前者是因为呕吐时氢离子丢失；后者是由于肾的代偿作用。留置导尿对于监测机体对补液复苏的反应是必需的，中心静脉压的监测对于老年人，尤其是那些有合并症的患者非常有帮助。在任何安排的手术之前必须给予充分的液体复苏。在需要时可以快速补液，即使是老年人，在合适的监测下也可以快速补液。(也见第 16 章)

经鼻胃管进行胃减压可减轻大部分病人的呕吐，胃肠减压，降低因误吸而造成呼吸道污染的风险性。

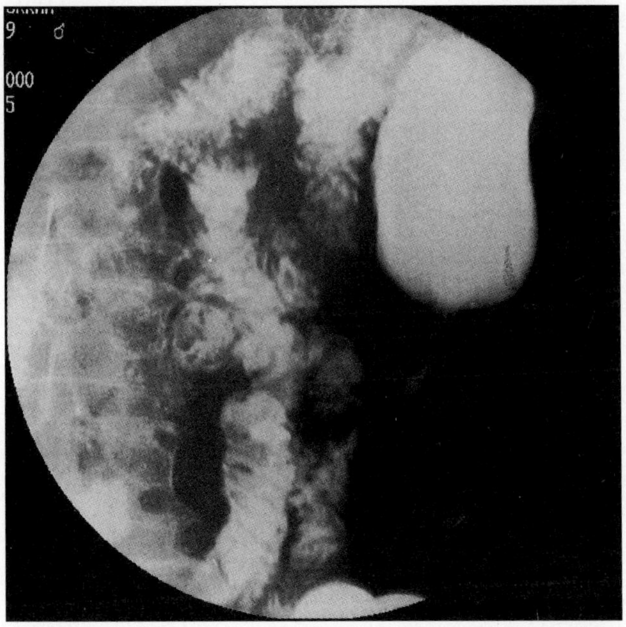

图 9.1 ● 小肠造影显示近段空肠良性狭窄及肠管近端严重扩张。

经鼻胃管丢失的液体应通过静脉输晶体液（生理盐水）及钾盐而补充。止痛剂应早期足量使用，最常用的是阿片制剂。这不会掩盖局限性或弥漫性腹膜炎的体征，并且没有证据证明在等待进一步临床评估时不能使用合适的止痛剂。然而，应常规评估止痛剂的需要，尤其在处理的早期，因为对阿片类止痛剂持续、反复的需要量增加常常强烈提示潜在肠绞窄的存在，提示有手术的适应证。另外，在所有急症病人，尤其是老年人及恶性肿瘤病人，应早期开始预防性使用抗血栓药物并持续使用到症状消退(见 14 章)。

非手术治疗

静脉补液和鼻胃管吸引是“点滴和吸吮”方案的两个组成成分，这对于大多数肠梗阻的病人，尤其是那些考虑粘连性肠梗阻的病人来说是第一线的治疗方案，因为大部分这类病人可自行缓解。如前所述，对于一开始即考虑有潜在肠绞窄的患者应放弃这种治疗方案。虽然，在没有肠绞窄临床表现时，非手术治疗可以持续数天，但是，如果梗阻在 24~48 小时后仍未缓解，一般有手术探查指征。一些病人，已知由于既往多次手术造成腹腔广泛粘连，可以延长等待时间。在这种情况下，应注意营养支持问题，有时必须行中心置管进行肠外营养。（见第 17 章）

手术治疗

任何一个病例的特殊情况决定了其手术治疗的相关需要。做决定时最常见的特征在框 9.2 中列出。

手术原则

一旦决定手术治疗，应对病人进行充分复苏，同病最佳化治疗并经鼻胃管使胃排空。应向病人解释手术时可能扩大手术范围。同时应预防性使用抗生素和抗血栓药。一般来说，当诊断不明确时采用正中切口最合适。如果病人腹部有既往正中切口瘢痕，应切除瘢痕，并向头侧和尾侧延伸，这样可以进入未暴露过的腹腔而非直接通过瘢痕进入腹腔。尤其小肠肠袢可能紧密粘连在陈旧瘢痕后方，这样在进入肠腔之前很难识别组织平面。虽然，当小肠正常时这并不是一个大问题，但是如果肠腔显著扩张、脆弱及有其他病变（如既往放射史）时最好避免这个问题。

一旦进入腹腔，第一个步骤是判断梗阻近端扩张的肠管变成远端塌陷肠管的交界点。证明这种变化的存在是非常重要的，因为这可以证实机械性肠梗阻的诊断并且明确梗阻的部位。均匀扩张的小肠的存在，或者没有明确小肠直径变化的部位提示临床诊断机械性肠梗阻可能是不正确的。扩张的小肠

框 9.2 • 小肠梗阻：手术适应证

绝对适应证（病人一旦复苏立即手术）
弥漫性腹膜炎
内脏穿孔
难复性疝
局限性腹膜炎
相对适应证（24 小时内手术）
可触及包块
既往无腹部手术史
症状不改善（持续疼痛，鼻胃管吸引量大）
试验性保守治疗（留观和/或检查）
不完全性梗阻
既往手术史
进展期恶性肿瘤
诊断不确定（可能是肠梗阻）

通常通过向远端挤压内容物或经鼻胃管吸引而得到减压，通常吸引量较大。如果小肠内容物较稠厚，不容易反流到胃；或者小肠非常脆弱以至于负压吸引可能会导致肠壁撕裂，这样吸引管可能插入小的破裂口。低位肠梗阻时胃肠减压尤其重要，因为大量扩张的肠袢很难处理。肠腔内集聚大量的液体使得肠管变重，因此如果将其从腹腔中取出时应给予支持，使得肠系膜不至于被牵拉或损伤。扩张肠管宽大的表面积导致大量的隐性失水。如果预计到内脏将移出腹腔一段较长的时间，应将其放置于防水的“肠腔”里或浸在湿润的纱布里。扩张的肠管非常脆弱，应谨慎处理。

确定了梗阻部位后，应处理病因。如果是由于肠粘连，应尽可能完全分离，虽然在腹腔内分离每一个粘连是没有必要和无益的，因为这些粘连不可避免地会再次形成。有必要识别出临床误诊为机械性小肠梗阻的病人是，而粘连的存在本身并不证实此诊断。

如果明确小肠缺血或梗阻部位的小肠存在病变则应切除小肠。若两端小肠均正常则行吻合术。如果小肠广泛病变，且一端梗阻则有肠外置的适应证，因为若行吻合术很有可能造成吻合口裂开。Crohn's 病的患者行回肠造口术作为其长期治疗的一部分，并且在开腹探查前必须识别、认真考虑并与病人商榷。

通常采用全层缝合的方法关闭腹腔。虽然连续缝合最常用，但是在缝合困难或愈合困难的病人，应考虑间断缝合的方法。有些严重肠梗阻的病人，即使缓解后，缝合仍很困难，不管用何种缝合方法均有伤口裂开的风险。在这些病人中，应认真考虑使用人工网膜先暂时关闭腹腔，几天后再去除网膜并正式关闭腹腔的方法。如果随后的手术仍不能缝合两侧筋膜，可将网膜留在原处，两侧伤口切缘可向中间生长，逐渐覆盖网膜。

特殊情况

放射性肠炎

患者在放疗期间可因放射性肠炎或多年后反复急性发作而表现为急性腹痛。前一种情况常常由于中性粒细胞减少或治疗的其他副作用而使诊断困难。同时也应考虑到在放疗期间发生原发病变的可能性，如急性阑尾炎。在这种情况下最好避免手术治疗。

更常见的急腹症是由于既往放疗所导致的肠粘连，这类病人通常有肠梗阻的表现。因手术难度较大，保守治疗是最好的选择。肠粘连通常很致密，如果在牵拉小肠时无意中损伤到小肠，那么无论是修补还是吻合，均有可能不愈合。

恶性肿瘤性肠梗阻

小肠的原发肿瘤很少见，但可以导致急性小肠梗阻。这种情况在术前很难作出诊断，而开腹手术治疗取决于疾病确切的性质。

更常见的是腹腔内进展期恶性肿瘤患者，或者既往无手术治疗腹腔内恶性肿瘤病史的患者出现小肠梗阻。最初的保守治疗对这类患者有效果，因此很少采取急诊手术。如果梗阻未能解除或很快又复发，通常有时间做相关检查来确定病变的程度。在这类病人中，腹水是临床的一个混淆因素。需要手术治疗时，手术步骤取决于术中所见。通常在肠切除和旁路手术两条途径中做出选择。

然而，必须认识到并非所有肠梗阻的病人都是由于恶性肿瘤所致。一项关于既往治疗过腹腔内肿瘤（手术治疗或者放疗）的肠梗阻病人的调查报道：约三分之一病人的肠梗阻并不是继发于肿瘤[2]。一项来自日本的研究，调查了 85 名接受手术治疗后又因小肠梗阻再次住院的胃癌患者，其中 20%的肠梗阻是由于良性粘连所致[3]。

恶性粘连的肠肠旁路手术预后一般较差，病人仅有较短的存活时间。正因为如此，在保守治疗内科医生中涌现出一批药物治疗小肠梗阻的专家。治疗的原则包括流食，类固醇类及奥曲肽的应用。这种治疗方案的结果不尽相同，但是这为患者提供了一个避免在疾病终末期进行手术的机会。

第三种外科治疗的选择是经皮胃造口为梗阻部位近端小肠减压，经空肠造口喂食以保证营养，这仅仅适用于一小部分患者。空肠造口必须在梗阻部位的远端，通常需要一个很小的腹壁切口。胃造口引流对于梗阻胃的减压是非常有效的，并且比长期鼻胃管引流更容易使患者接受。全胃肠外营养可以代替空肠造口术，这取决于梗阻的程度。在美国，进展期恶性肿瘤常常是完全胃外营养的适应证，而在英国并非如此，除非有设备能够在家里治疗患者。

腹股沟疝

任何疝都可以表现为肠梗阻。如果临床表现被延误诊断则可能发生坏疽，这时需行肠切除。Rithter疝是肠壁的一部分疝入疝囊而肠腔并未阻塞。但疝入的肠壁仍有可能发生梗死，在潜在疝的部位出现局限性压痛。此时临床上显而易见需要手术治疗。

任何因为难复性疝出现急性症状的病人都应急诊手术，用常规方法进行修补。如果出现梗阻需要肠切除，最好避免使用人工网膜修补。若周围区域明显污染，出现并发症的风险大大增加，应给予全程抗生素治疗。在大部分病例，直接进入疝组织是合适的。应在麻醉下取出疝入组织，这样发生绞窄的可能性较小。然而，应采取所有可能的措施来检查疝内的肠袢以确保坏疽的肠袢没有掉入腹腔。如果不确定，那么在术后早期即可很容易地表现出来。

最后需要考虑的是无症状疝的患者出现急性小肠梗阻，患者可以表现出明显不可复的肿块。小肠梗阻使腹内压增高，而这又反过来造成不可复性疝。粗心者会发现疝很难回复，并尽他们的努力使疝回复。这常常发生于有腹水或由于结肠直肠肿瘤造成的严重肠梗阻的病人。如果没有发现扩张的小肠而发现扩张的结肠则表明“嵌顿”疝可能由于腹腔内其他病理变化继发而来。如果腹股沟疝可疑，应进行探查。如果没有确定的证据证明腹股沟疝是造成肠梗阻的原因，应进行全腹探查。

肠石梗阻

肠石梗阻比较少见，最常见的类型是胆石梗阻和粪石梗阻。典型的胆石梗阻发生于老年女性，是由于急性胆囊炎发作后胆囊十二指肠瘘形成所致。可以在腹平片上看到胆石，在胆道系统中看到气体。手术时，应做邻近的肠切开术取石，并仔细探查梗阻近端的小肠以除外其余较大的胆石。在这种情况下应保留胆囊，因为切除胆囊不仅困难、危险而且通常没有必要。

粪石梗阻常发生在精神病人、过度进食某种食物的正常人以及吞入异物的人群中。粪石可以由空肠憩室内物质聚积形成，不过少见。

肠套叠

成人术前很少诊断这种类型的肠梗阻。急腹症患儿常常去儿科就诊，主要的鉴别诊断是胃肠炎，这将在第12章中详细讲述。成人的肠套叠常常由于肠道的良性或恶性肿瘤造成，一旦在手术中发现，应根据其良恶性进行治疗。

结缔组织病

一些全身性结缔组织病可以影响胃肠道导致引起蠕动力的消失。这类病人常表现为慢性症状，并且原发疾病已经确诊。偶尔，患者出现急性肠梗阻的表现，此时完全性机械性肠梗阻与肠梗阻很难鉴别。这类病人应尽可能保守治疗。肠梗阻可以发展为肠穿孔，此时在立位腹平片上可以见到游离气体。

根据病人的临床情况决定是否需要外科干预，通常剖腹探查不是必需的。如果出现腹膜炎表现，应切除穿孔的肠管并根据病变部位及疾病情况考虑取出近端肠管做空肠造口术。另外，术后肠梗阻较常见，此时晚期发作的机械性肠梗阻与持续性肠梗阻的鉴别是对诊断较大的挑战。

术后早期小肠梗阻

任何开腹手术的病人都有可能发生胃肠道梗阻。做过整形外科或妇科手术的患者出现肠梗阻表现也会请外科医生看病人。每一个病例都应该根据其特点作出判断，而区分真正的机械性肠梗阻与麻痹性肠梗阻很困难。对于真正有机械性肠梗阻的病人，由于诊断困难手术常被延误。在这些病人中，用稀钡或水溶性对比剂进行小肠造影非常有帮助，应尽早采用[5,6]。超声也常用于诊断，可以发现肠蠕动消失，支持肠梗阻的诊断[7]。

腹腔镜检查

随着腹腔镜手术的引进和发展，已有关于使用腹腔镜和腹腔镜手术治疗小肠梗阻及切除粘连带的报道[8]。然而必须指出，由于肠袢的扩张使得操作存在危险，必须极其谨慎并使用“开放”的技术。如果造成粘连性肠梗阻的原因是单束粘连带，如常发生在既往有阑尾切除史而无其他大的腹腔手术时的病人，使用腹腔镜是合适的。除非外科医生对腹腔镜手术有丰富的经验，对需要手术的肠梗阻病人通常采用常规的开腹手术。

腹膜炎

小肠病变可表现为急性腹痛，伴有局限性或弥漫性腹膜炎。这可以出现在任何原因导致的肠梗阻的终末期，但本处仅考虑那些表现为原发炎症的情况。

Crohn's 病

Crohn's 病是一种可以影响胃肠道任何部位的慢性复发性炎症性疾病。最常见的临床表现是回肠末端的炎症，偶尔表现为急腹症。30%的病人仅累及小肠，50%的病人同时累及小肠和结肠。Crohn's 病在美国、英国和斯堪的纳维亚（半岛）发病率最高，在亚洲和非洲较少见，这说明饮食因素可能很重要。与阑尾炎相似，此病可以发生于任何年龄，但在青年人中更常见，并有家族性倾向。有人认为此病可能是一种自身免疫性疾病，但是确切的机制仍不清楚。最终过程是肠壁的微血管炎。如果有可能的话，Crohn's 病的病人应该由专门从事这项工作的外科医生来治疗，读者可以从《外科专科医生实用指南》[9]里的结肠直肠手术卷里获得关于 Crohn's 病的详细说明。本章节讨论该病急性发作时的主要处理原则。

临床表现

典型的急性临床发作表现为腹痛和腹泻，可能伴有发热。既往体健的病人可以出现这些症状的急性发作。青年人中急性发作更为多见，因此，在怀疑阑尾炎的病人中应注意鉴别 Crohn's 病。

虽然不常急性发作，Crohn's 病还有另外两种临床表现。第一，Crohn's 病会在回肠产生纤维化，导致肠梗阻症状。这常常是亚急性或慢性的，表现为急性小肠梗阻者较少见。第二，Crohn's 病组织学特异性的表现为透壁性炎症，它可导致肠-肠瘘或肠-皮肤瘘。

检查

病人表现为右髂窝疼痛，但是症状较典型的阑尾炎隐匿，应提高对 Crohn's 病的临床疑诊。非特异性炎症标记物会显著升高（白细胞计数、血小板计数、碱性磷酸酶、红细胞沉降率）。然而，这些标记物在急性阑尾炎时也会升高，并不能鉴别 Crohn's 病。超声可以显示肠壁增厚或有一肿物，如果存在这些征象，应进行进一步的检查。放射标记的白细胞扫描或灌肠可以提示 Crohn's 病的诊断。一开始即表现为急性 Crohn's 病的手术治疗。

首次发作急性Crohn's病的外科治疗

已知患有 Crohn's 病的患者，表现为急性发作或首次发作，在手术前 Crohn's 病的诊断已经明确，应将病人交给专门从事这项工作的外科医生。然而，在初次发病时，常常在开腹手术时外科医生还只是疑诊，故手术应按照首要原则进行。如果发现局限性炎性包块或狭窄，切除并一期吻合是合适的。如果怀疑阑尾炎而采取手术治疗，术中发现阑尾正常，而回盲肠部有 Crohn's 病，应切除阑尾并仔细缝合盲肠。此时对于 Crohn's 病并不需要采取进一步的措施，而应在术后开始合适的治疗。幸运的是，侵犯整个小肠的弥漫性 Crohn's 病在开腹探查时并不常见，但是在这种情况下，一旦确诊，应尽量少操作，仅处理急性病变（如狭窄）。如果发现狭窄，应该予以切除，这样既可以解决问题又可以确定诊断。多发狭窄在首次急性发作时较少见，如出现应切除一个或多个狭窄带。当然也应与淋巴瘤相鉴别，术中冰冻切片对诊断病因很有帮助。

肠系膜缺血

肠系膜缺血可以是由栓塞或血栓导致，发生于动脉或静脉，表现为急性或慢性。慢性肠系膜缺血也称为“肠系膜跛行”，常由肠系膜上动脉近端狭窄造成。病人表现为餐后痉挛性腹痛，这是由于血管狭窄，肠血流不能增加，不能满足小肠需氧的增加而造成。这种疾病常常与动脉粥样硬化有关，可选的检查方法是肠系膜动脉造影。进一步治疗应转给血管外科专家，这里不再叙述。

急性肠系膜缺血可以影响胃肠道的任何部位，但是小肠和结肠更常见。小肠的急性缺血可能导致肠梗死，而大肠缺血则表现为血性腹泻伴腹痛，整个过程常在几天内结束，常称之为“缺血性结肠炎”。随后可能发生狭窄。

急性小肠缺血可由血栓形成或栓子栓塞造成。血栓形成可以发生在肠系膜上动脉或其分支，常与潜在的动脉粥样硬化有关。栓子常与房颤有关，患者心房内有附壁血栓形成，血栓脱落并栓塞在肠系膜上动脉分布区域的任何部位。肠系膜上静脉分布区域的静脉血栓形成是导致小肠缺血不太常见的原因，可能与血液凝固性增加、门静脉血栓、脱水、感染、血液浓缩以及血管收缩药物有关。

急性肠系膜缺血的早期发现很困难（见第5章），没有早期发现这种情况仍然是发病率和死亡率的主要原因之一。该诊断在有腹部隐痛恶化病史的老年人中较常见，腹痛常转为绞痛性质。常有动脉粥样硬化的病史，但不绝对。体格检查无显著体征，会给医生以安全的错觉。房颤或外周脉搏波动减弱常提醒医生有潜在血管病变的可能，即使如此，早期诊断仍然是排除而不是确定诊断。

疑诊肠系膜缺血的检查将在第5章详细讲述，在此不再重复。当疑诊时血管造影是有帮助的，但是在这个阶段，腹腔镜或开腹探查更合适。疑诊此病的患者应积极复苏并准备手术。一旦确诊，应判断是否能通过血管重建挽救缺血的小肠。如果病因是血栓形成，应行肠切除术；如果有栓子存在，应探查肠系膜上动脉，取出栓子，可避免广泛的小肠切除。这个过程很困难，可能需要相关的血管重建。应该向血管外科专科医生咨询，听取建议。

如果施行切除手术，在肠管两端血运充足的前提下可行一期吻合。如果取栓子并进行肠管重建，切缘的两端均应像造口一样旷置，48小时之后再行开腹探查。在一些外科医生中有将肠的近段和远端闭合的趋势，这迫使医生在48小时后再次探查病人，而不是吻合后根据临床情况再作进一步的治疗。对于直行血栓，切缘近端和远端的血管搏动好，一期吻合是安全的。术后仍应密切观察患者的一般情况，以便能早期发现任何可能的继发性缺血的发生。

不幸的是，大部分肠系膜缺血的病人在开腹探查时才确定该诊断，小肠往往不可挽救而需要切除。如果影响到整个肠系膜上动脉，常常累及大部分小肠及部分近段结肠，此时不应行肠切除术。对于这些病人应静脉给予止痛剂，充分的镇静剂，因为患者不久将面临死亡。

梅克尔憩室

梅克尔憩室是残留的脐肠系膜或卵黄管。它发生于远端回肠的肠系膜游离缘，距离回盲瓣约60cm。它可能含有异位组织，通常是胃组织，估计在2%的病人中能够发现。梅克尔憩室在一生中可能完全没有症状，尤其是宽基底并不含异位胃黏膜的美克尔憩室。偶尔，在梅克尔憩室与脐之间有一条粘连带，可导致小肠梗阻。应按照先天性粘连带治疗，切除粘连带的同时切除憩室。少数情况下，憩室可能发生套叠，也可引起肠梗阻。此时应进行复位并切除憩室。梅克尔憩室的另外两种常见的并发症是炎症（此时患者会出现类似急性阑尾炎的症状和体征）和出血。在手术前很少考虑到憩室的急性炎症，通常当患者在手术台上，在右髂窝切口或腹腔镜探查发现阑尾正常时诊断为憩室炎。梅克尔憩室炎时，应切除憩室，并修补小肠。含异位胃黏膜的梅克尔憩室可以出现隐性胃肠道出血，常通过同位素扫描确诊。治疗是行手术切除。

出血

小肠疾病是急性胃肠道出血的少见原因。除了出血不“新鲜”的或是更像黑便外，没有特异性临床特征来区分出血来源于小肠还是结肠。正如第7章所讲，行上消化道内镜检查以早期除外胃十二指肠出血是重要的。最常见的原因是血管畸形、梅克尔憩室的消化性溃疡和小肠肿瘤。这些均需要通过切除来治疗。

手术时一个主要的问题是血管异常常没有外在

表现。小肠解剖结构的移动性和变异性意味着很难通过红细胞扫描或血管造影找到出血点。在血管造影中，放射科医生应将导管插入肠系膜分支并尽可能接近出血点，来帮助手术定位。如果不行，手术中肠镜检查也会有帮助。少数情况下，唯一的选择是在全小肠节段性钳夹软肠钳，等待一段时间后，切除充满血液的一段小肠。然而，盲目的切除往往是无益的，并且再出血的风险很高。如果不能确定出血点，术者可以关闭腹腔等待，期望不再出血(通常也是这么做的)，或者在中点切段小肠，并留置两个吻合口。这样，可以判断一侧或是另一侧出血，并使用肠镜进一步定位。

急性阑尾炎

急性阑尾炎是最常见的需要手术的外科急症，它在欧美国家的发病率为 7%~12%。虽然该病被频繁地描述为儿童疾病，但是其发病的高峰年龄是 30 岁。男性的发病率稍高（1.3~1.6:1)，女性由于其他相似疾病而行阑尾切除术更为常见（见下文或第 5 章)。读者关注到第 5 章中提到的有关急腹症的表现和检查病人方法的描述，其中大多数是与急性阑尾炎直接相关。

病理

急性阑尾炎发生的病因学是由于阑尾腔被粪石，寄生虫卵，盲肠或阑尾肿瘤及阑尾壁内增大的淋巴结聚集所堵塞而继发细菌感染所导致的。但是在很多病例中，阑尾腔堵塞的原因不明。急性阑尾炎病人的阑尾腔不能被经典的钡灌肠所充填，因此这种方法便不再用于诊断急性期病变。急性阑尾炎发病没有明显的季节差异性，但可能有家族倾向。自 20 世纪 30 年代以来，急性阑尾炎的发病率已经下降。可能是由于生活条件及基本卫生条件的改善。饮食习惯的改变可能是原因之一，如膳食纤维的增加，高粗粮饮食的国家（如中非）阑尾炎不太常见也许就是这个原因。

典型的急性阑尾炎的病理分为化脓性、坏疽性或穿孔性。典型的阑尾炎，阑尾壁全层存在炎症，随着疾病的发展，临近组织尤其是网膜，也会被感染。出血性溃疡和肠壁坏死提示坏疽性阑尾炎，随后的穿孔可能导致局限性阑尾周围包块/脓肿或弥漫性腹膜炎。

临床表现

急性阑尾炎的表现各异，但最经典的病史是中腹部痛，12~24 小时后转移至右髂窝。常有恶心和呕吐，腹泻少见。查体时病人常表现为低热及右下腹局限性腹膜炎。叩诊腹部可有效地引起反跳痛而不是用深部触诊并迅速抬手的原始的方法。

阑尾炎可发生于任何年龄。虽然主要的高峰在青年人，但是第二个高峰在 70 岁左右。在年龄过小或过大时诊断最困难：在婴幼儿是由于缺乏病史而且常常较晚出现临床表现；在老年人是由于许多鉴别诊断及缺乏明显的体征。实际上，任何急腹症病人都应把急性阑尾炎作为鉴别诊断。

体征不典型的另一个因素是阑尾位置的变异。盲肠后位阑尾可产生右腰部和/或右上腹压痛；而盆腔阑尾可以几乎没有腹部不适，但是在直肠检查时有明显触痛并有腹泻的病史。除非阑尾位于盆腔，直肠检查对于急性阑尾炎的诊断几乎没有价值。如果通过腹部检查已确诊，那么直肠检查对于男性病人几乎不再提供额外信息[10]，而对于女性病人可以帮助除外其他盆腔病变。显然，当怀疑盆腔脓肿时应行直肠检查。

急性阑尾炎是为数不多的仅仅通过临床表现就可以决定手术的疾病之一。在本文中，经典病史的描述和/或局限性腹膜炎的存在高度提示急性阑尾炎。一些临床表现如高热、非局限性腹部压痛或迁延病史，诊断急性阑尾炎的可能性较小。如果阑尾穿孔，那么病死率和并发症发生率就会显著增加，那么急性阑尾炎的过度诊断为错误仍然是可以接受的最好外科操作。正如第 5 章中所论述的一样，如果怀疑的话，腹腔镜可以为最终不需要开腹手术者提供一个选择。

检查

这些检查大部分已经在第 5 章中论述过了。

尿液检查很有帮助。虽然阑尾炎时可出现脓细胞和镜下血尿，但是如果没有这些表现，可以帮助从鉴别诊断中除外明显的尿路感染。然而，如果出现腹膜刺激征和脓细胞，而尿中没有明显的细菌时，则应行急诊泌尿系检查以除外肾盂肾炎或肾积脓。如果排除了这些诊断，那么最可能的原因是盲肠后位急性阑尾炎，应行阑尾切除术。

腹部平片实际上对于诊断阑尾炎毫无帮助，因此不作为常规检查。在没有肠道准备的急诊情况下，可以行钡灌肠检查。它的价值在于除外而不是确定阑尾炎的诊断。这是因为急性阑尾炎时很少出现阑尾管腔的完全充盈，而管腔不全部显影不提示为急性阑尾炎。正因为如此，再加上安排急诊钡灌肠的可实施性，缺乏肠道准备以及尤其对于年轻人来说其具有相对有创性，这些都限制了该检查在实际中的应用。最近，计算机断层扫描（CT）已经用于诊断急性阑尾炎[11]，但是可能最适于那些诊断不清而腹腔镜检查较困难（如有多处腹部瘢痕以及在监护室的病人）的病人。正如前面已经提到的，读者可以在第5章中详细了解到各种检查及其作用。

鉴别诊断

正因为在任何腹痛的病人中都应该考虑急性阑尾炎，实际上任何其他急腹症都应作为急性阑尾炎的鉴别诊断。有类似表现的比较常见的疾病包括胃肠炎、肠系膜淋巴结炎、妇科疾病、右侧尿路疾病以及远端小肠病变。其中妇科疾病最重要，因为在年轻妇女中切除正常阑尾的发生率最高。急性输卵管炎、痛经以及卵巢囊肿的并发症都很难鉴别。卵巢囊肿蒂扭转常表现为突发剧痛，有时候根据临床表现可以鉴别。异位妊娠破裂的识别也非常重要，育龄期妇女应常规做妊娠试验（应该记住妊娠前三个月阑尾炎较少见）。

超声技术和腹腔镜手术的持续发展揭示正常阑尾的切除率（约占手术病人的20%）高得让人难以接受。避免不必要的手术的好处是显而易见的，但是漏诊阑尾炎导致阑尾穿孔所发生的并发症发病率及病死率却远远高于切除正常阑尾者。如果第5章中叙述的诊断方法无法实施，当临床怀疑急性阑尾炎时最主要的原则仍然是尽早手术治疗。

治疗

明确诊断为急性阑尾炎需要行急诊手术，因为任何延误将导致穿孔率的升高[12,13]。如果诊断不明确，对于全身情况较好和/或只有较轻体征者，没有必要半夜行开腹探查术。通过反复观察和第5章中所述的检查方法可以保证患者的安全。在这些病人中发生穿孔的可能性并不比早期开腹探查高[14,15]。所有病人都必须通过静脉补液来复苏并给予适量的止痛剂。

有数据表明：使用止痛剂在临床上并没有对阑尾炎的诊断产生不利作用，实际上通过缓解病人的焦虑，有助于诊断[16,17]。因此对于临床上诊断不确定的病例不再禁止使用止痛剂了.

一旦决定手术或积极地非手术治疗急性阑尾炎（见下文），可以静脉给予抗生素。

手术治疗

传统阑尾切除术

一个经典阑尾切除术切口应越过压痛最强点，并位于右髂窝内经髂前上棘到脐之间的一条线上，皮肤切口应水平并落于皮肤皱褶内，尽可能达到一个满意的愈合而不影响美观。术中腹壁肌肉可采用“撕开肌肉”的传统方式，或通过分开肌纤维从腹直肌外侧缘进入腹腔，后者可减少患者术后不适。许多外科医生在女性病人中使用右侧Pfannenstiel切口，因为这样可以方便地进入盆腔，进行妇科疾病的诊断和治疗。但是如果盲肠在盆腔外或者阑尾在盲肠后，切口就不方便了。诊断性腹腔镜因其可操作性也取代了这类手术途径，因此这类切口也已经不再被推荐了。

进入腹腔后轻柔探查以定位阑尾，用手指将其从炎症粘连中分开会更容易些。如果阑尾已经发炎，那么应该将其切除，并行腹腔冲洗，不需进一步探查。如果肉眼观阑尾正常，应拉开腹壁直视下触诊探查盲肠（至少60cm以除外梅克尔憩室炎症）、小肠系膜和盆腔病变。任何游离的腹腔积液都需要做化验和培养，胆汁污染表明某处小肠穿孔，如消化性溃疡穿孔；而出现粪性液体提示结肠穿孔，上述两种情况都需行全腹腔探查。前一种情况最好关闭右髂窝切口，而选择上腹正中切口。但是在后一种情况，一些外科医生建议将右髂窝切口延伸至左侧，切断肌肉作一个下腹部的横切口，但如果不确定最好选择腹正中切口。

传统的做法是术中将阑尾残端包埋，现在普遍认为简单结扎阑尾残端就足够了[18]。但是如果穿孔发生在阑尾根部，推荐使用前者来修复盲肠盲端，应避免遗留一个过长的残端，因为这样做，残端不可避免地会发生坏死，并出现术后症状。腹腔冲洗经常应用，但除非有明显的脓腔，引流没有必要。

所有的病人都应该预防性使用抗生素以防伤口感染，伤口感染是最常见的术后并发症。用药方法很多，但最常使用的两种方法是单用甲硝唑或与广谱头孢或青霉素联合应用。在预防伤口感染方面，一倍剂量与三倍剂量的效果是相当的。对于穿孔的阑尾炎很多外科医生采用全程应用抗生素（超过5天），不过现在还没有好的数据能证明这一用法的有效性。虽然年轻人产生深静脉血栓的几率很小，但是由于不是所有的病人都会很快恢复而且早期活动会被推迟，所以预防措施还是最好常规进行。毋庸置疑在老年人中应列为常规。

腹腔镜阑尾切除术

用腹腔镜治疗阑尾炎相对于开腹手术的优点在近15年中已被广泛研究，但仍有相当一部分研究持反对意见[19-28]。

> 最近两项对照分析研究肯定了腹腔镜治疗阑尾炎具有痛苦少，恢复快和伤口感染发生率低的优点[29,30]。但是最近公布的一项对于4000例病人的数据分析结果提示：腹腔镜治疗会使腹腔内脓肿发生率增加3倍，并使手术时间延长（16分钟）[31]。

这个结果当然与手术技术和病人选择有关。但如果操作正确的话，没有相关的证据表明腹腔镜治疗阑尾炎有更高的并发症发生率，事实上其比开腹手术更易进行腹腔冲洗。

随着腹腔镜使用得越来越广泛，这项技术一定会变得更普遍。如果外科医生掌握这项技术，那么对于任何在行腹腔镜检查中发现急性阑尾炎的病人，都可同时行腹腔镜阑尾切除术。同样，在其他病人中，往往是男性，可以根据外科经验选择腹腔镜治疗。对于体形庞大和肥胖的病人，相对于需要大切口的开腹手术来说，腹腔镜治疗会带来更大的好处。

技术

腹腔镜阑尾切除术的基本原则与传统开腹手术相似。首先将阑尾系膜分离，在阑尾底部用电凝切断，再连续缝合或用止血钳夹闭，阑尾往往用一根事先穿好的结扎线结扎，也可采用一个高效而迅速的方法：在第一步分离阑尾系膜时用内镜专用的血管夹[32]对系膜进行操作，然后再次用血管夹或用线结扎后将阑尾切除，不过这种夹子是很贵的。

发炎的阑尾应从内镜孔中取出，如果肿胀严重，就可将其放在一个小袋中取出，这样做主要是为了预防取出过程中污染腹壁软组织，从而比传统的开腹手术明显减少了伤口感染的发生[30]。对于一个非常脆的或穿孔的阑尾操作时应非常轻柔并小心取出所有的碎片，包括任何粪石。如果对肿胀的阑尾操作过程中发现可能会穿孔，那么应该考虑传统的开腹手术，在这种情况下，腹腔镜可以用作照明，以帮助开腹时选择合适位置的切口，这样可以尽可能减小伤口大小，而不用传统的大切口。在污染的病例中，充分的冲洗是非常重要的，它可以预防术后脓肿的形成。在那些因阑尾穿孔而导致弥漫性腹膜炎的病人中，必须明确腹腔镜治疗与开腹手术相比无明显优势，因为即使通过腹腔镜完成手术，这些病人也因为其自身疾病带来的身体状况而不会马上恢复。

现在有很多腹腔镜技术的操作方法，同时也有许多种不同的打孔位置。如果打孔位置位于下腹部，就比较美观，尽管有许多外科医生喜欢选择一个经典的打孔位置，把一个孔打在右上腹，而另一个孔打在下腹部，让腹腔镜头的长轴在旋转时始终与其他腹腔镜器械保持一个合适的角度，但现在还没有证据能比较两者中哪个更好。

腹腔镜辅助下阑尾切除术被定义为在右髂窝以小切口途径行阑尾手术[33]。在腹腔镜视野下，解除气腹后，阑尾和盲肠就被移至腹壁上并行阑尾切除术。一旦残端被关闭后，重建气腹，盲肠可放回腹腔，腹腔镜检查后，取出腹腔镜，关闭腹部切口。

已报道的腹腔镜阑尾切除术的并发症之一是残端过长而导致症状反复复发[34]，所以必须谨慎操作并确保整条阑尾被完整切除，避免这个并发症的发生。

正常阑尾

如果已行标准切口，那么对于正常阑尾的传统做法是切除之，这样可以防止今后右髂窝疼痛时再与阑尾炎相混淆。一方面，这个做法没有被充分验证，不过我们可以想象，当被告知这方面信息时，绝大多数患者可以理解为什么切除他们的阑尾；另一方面，切除正常阑尾的并发症非常低，但是其伤口感染率与非穿孔性的阑尾炎切除者相同。事实上，每一个患者的正常阑尾都应该被切除，包括 Crohn′s 病累及阑尾基部的盲肠时，这样做是为了避免以后诊断的困难。正常阑尾切除最常见的远期并发症是小肠梗阻。一项瑞士的回顾性研究进行了相关研究，245400 例阑尾炎患者与人群进行对照[35]，这项研究推算，开腹行阑尾炎切除术后 30 年内得小肠梗阻而需要手术治疗的患者的累积发病率为 1.3%，而无手术史的对照组的累积发病率为 0.21%。而因阑尾穿孔者和正常阑尾的患者行阑尾切除术后的并发症风险增高。

在行诊断性腹腔镜时发现阑尾正常时不建议切除之，同样如果能发现引起患者症状的病因时也不应行阑尾切除术，如盆腔炎。如果症状不能被解释时，支持切除阑尾者有两个支持点：① 在以往研究中发现肉眼看似正常的阑尾也有组织学阑尾炎的发现，只是发生机会较低[36]；② 切除阑尾可以防止增加哪些腹腔镜术后仍持续受腹部症状与体征困扰病人的诊断难度。也有人认为腹腔镜在可疑阑尾炎时应用的最大优点是可以方便地切除正常阑尾而且并发症发生率低，不过这仍是值得争议的。

但是有反对的观点认为所有手术干预或操作都会存在一定的风险，并且，如果在腹腔镜下诊断为正常阑尾，那么切除它就要有一个合适的理由。当然外科医生在这点上可以保留自己的观点，并根据患者的情况和临床表现进行治疗抉择。

非手术治疗

很多年来，人们怀疑急性阑尾炎不仅是可以自行好转的，只是以后症状会复发，而且当无弥漫性腹膜炎时抗生素治疗可以获得成功。一项研究支持前一观点，该项研究报道，在 1084 个行阑尾切除术的急性阑尾炎患者中，有 71 人（6.5%）在术前 3 周到 12 年间曾出现相似的阑尾炎症状[37]。另一项随机对照研究支持了后一个观点，它将 40 名疑诊阑尾炎的患者分别应用抗生素治疗和阑尾切除术[38]，并比较两者的治疗效果，结果发现用抗生素治疗的最大问题是复发率高（在抗生素治疗组 20 人中共有 7 人在术后 12 个月内复发），但是在这 20 个人中只有一人因治疗失败而在 12 小时后行阑尾切除术。所以这说明对于一名怀疑急性阑尾炎且还没有出现弥漫性腹膜炎的患者，如果同时有其他非手术治疗的指征，那么抗生素治疗是最合适的。当然此时反复观察毋庸置疑使非常必要的，如果在 12~24 小时症状没有缓解甚至恶化，或有 12 个月后有明确复发风险时就需要行急诊手术。

非典型急性阑尾炎的治疗

阑尾包块

未经治疗的急性阑尾炎的自然病程可以是自然缓解，发展为坏疽和穿孔，或当症状处理被延误时，炎症会因网膜包裹或小肠壁阻挡而被阻止扩散入腹腔。这种病人往往有一个较长的右下腹痛的病史（一周或更长），一般状况良好，在右髂窝可触及一个柔软的包块。这种情况应该谨慎地处理，因为穿孔的危险已经过去，此时作为病程的晚期，手术切除阑尾出现并发症的机会很大[39]。阑尾包块的鉴别诊断在年轻人中包括 Crohn′s 病，在老年人中主要是盲肠肿瘤，超声或 CT 可以明确诊断，不过不常用这些方法去诊断潜在的脓肿[40]。如果患者一般情况好，仍可以继续进行非手术治疗。待症状和包块处理好转后，再进一步检查以排除其他疾病，包括超声、CT、钡灌肠和结肠镜的手段。

在过去，常规的缓解间期阑尾切除术（6 周到 3 个月）被认为是必要的，在年轻人中可以防止复发，在老年人中可以发现肿瘤。但是由于肿瘤可以借助其他方法诊断，因此手术已经显得不重要。在大部分病例中病人的阑尾已经被破坏，一项研究发现，在保守治疗阑尾包块的病人中只有 9%的人症状复发且均在 5 个月内[40]。另一项对于 30 例阑尾包块患者（其中 3 个人早期行阑尾切除术）进行的长达 6 个月~3 年的随访，发现与人只有 2 个人因在 2~3 个月内复发而延期行阑尾切除术[41]。

阑尾脓肿

在有些病人中，阑尾炎症虽然被网膜所包被，但由于其已经穿孔，脓肿就会形成并发展成为阑尾周围病变。这种情况可能会出现在右腹股沟，盲肠下区域或盆腔。那时可能是一个包块，但绝不仅仅只是一个简单的阑尾包块。病人症状会变得不典型，会出现明显的腹部压痛。对于所有这样的病例，引流是最好的办法，引流可以在影像引导下或直接手术进行，后者的优点是通过经典的右髂窝切口，可以发现剩余坏死的阑尾并不得不切除一段肠管，因为，若不切除会导致延迟恢复，毫无疑问，手术引流会引起一些显著的并发症，不光因为那些粘附与脓肿上的组织与器官会变得脆弱，处理时必须非常谨慎，选择保守治疗而在影像学引导下引流被认为较少引起并发症，并且与早期手术/ 再手术的并发症发生率相似[42,43]。因此，对于症状保持典型并且没有出现弥漫性腹膜炎的任何阑尾脓肿的病人，使用非手术的治疗方法是合理的。

慢性阑尾炎

综上所述，很明显存在一部分病人，他们受反复发作的阑尾炎的困扰，经手术切除可以治愈[37]。同样地，还有一部分病人急性阑尾炎恢复后，仍长时间地间断反复发作亚急性阑尾炎，他们也能受益于阑尾切除术，通常作为择期手术，并且愈来愈多地使用腹腔镜治疗。在这些病人中，肉眼看阑尾是不正常的，因此，当可疑发病时，腹腔镜是最好的诊断方法，通过腹腔镜也可以将阑尾切除。对于疑难病例的诊断可以借助于钡灌肠，通过钡灌肠可以发现一个未充盈的阑尾腔（图 9–2），甚至也可以用 CT 来诊断（图 9–3）。

术后并发症和结局

住院日

住院日的长短取决于局部营养，治疗方法，病人的全身状况，和任何合并的疾病。现在（我们）已经很明确地认为，腹腔镜下行阑尾切除术比传统的手术能让病人更快地恢复正常的活动[29,30]，但是却不能缩短住院日。（住院日长短）更多的由于局部因素，而传统的阑尾切除术后早期（24~48 小时）排气提示大部分病人已经可以耐受普食以及早期的肠道运动[44]。

切口感染

切口感染是最常见的术后并发症，约有 15%的经右髂窝切口的病人会发生这种情况。绝大部分病人只是浅表感染，对于抗生素敏感。小部分的病人会发生伤口裂开以及脓性渗出。有时需通过外科干预将腹壁中的聚集液引流出。如今通常让病人早期出院，从而导致许多切口感染发生在家中，所以应该告知患者这种并发症的可能性。如前所述，腹腔

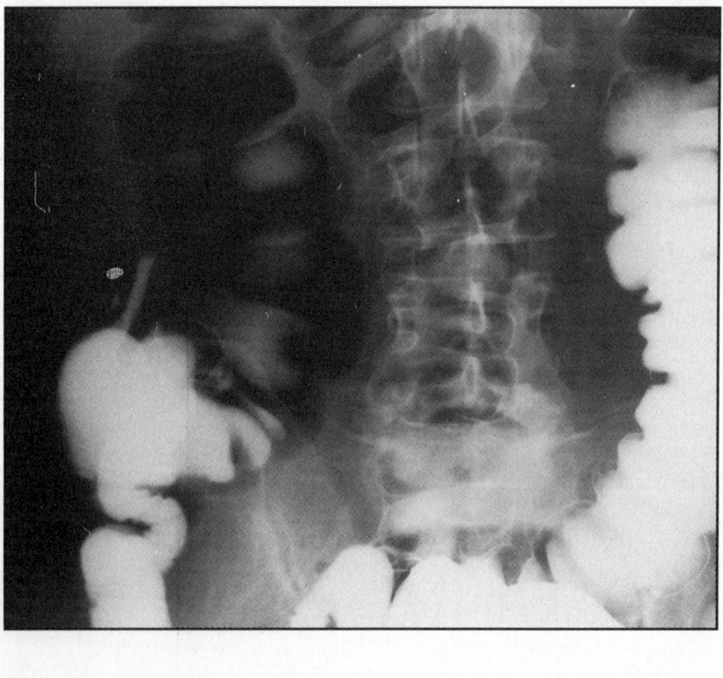

图 9.2 • 一例反复右侧腹痛发作的患者的钡灌肠提示远端阑尾腔未完全充盈。

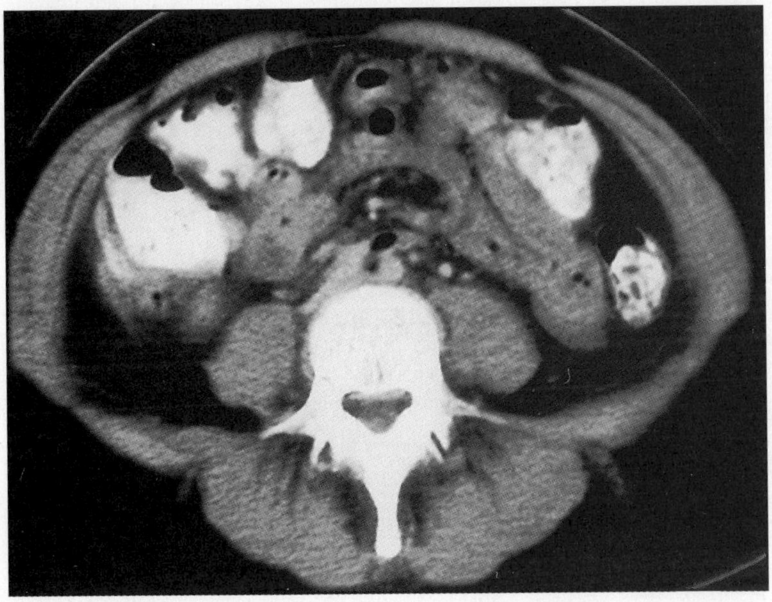

图 9.3 ● 图 2 患者的 CT 影像显示在没有对照时阑尾异常及阑尾尖部增厚。阑尾切除手术证实一半阑尾远端严重异常。

镜下阑尾切除术后的感染发生就少得多了[29,30]。

现在没有明确的证据表明，在伤口注射局麻药会影响伤口感染的发生率，但其对减轻伤口疼痛的作用也极小[45,46]。切口皮肤的关闭可以行间断缝合或连续缝合，但这看起来并不影响伤口感染的发生率和后期处理。对于阑尾炎穿孔，如果伤口中存在许多污染物的话，一些外科医生更倾向于开放切口。而后期对于瘢痕的美容处理通常是令人非常满意的，不过会需要几周时间。

其他化脓性并发症

盲肠周围积液较常见，表现为腹部的不适以及低热。可以用超声来诊断，抗生素治疗有效，特别在儿童中[47]，偶尔需行液体抽吸，而引流并不是十分必要。盆腔脓肿是少见的并发症，它常引起下腹部不适和体温的波动。盆腔脓肿的症状常在 10 天或更长时间后出现，肛门指诊中可触及一个柔软的触痛包块，但并不经常如此。同样诊断上需要超声甚至 CT。如果可以抽出脓液，那么有可能的话就应放置经皮引流了。有时候经皮穿刺引流困难，可选用抗生素治疗或将脓液引流入直肠，或通过手术经腹壁引流。具体方法的选择取决于局部条件以及病人的全身状况。（在治疗的过程中）应尽量避免延长抗生素的使用时间，并且如果在复查超声过程中法发现脓液未消尽，应再进行引流。

在经腹腔镜治疗阑尾炎穿孔的病人中，弥漫性腹膜炎会在术后 48 小时内出现，这主要是由于二氧化碳循环制造的气腹使得感染性液体在腹腔内扩散所致。这种情况的鉴别诊断主要是小肠的医源性损伤，如果难以鉴别，那么就有再行腹腔镜检查的指征了。

预后

阑尾炎的病死率与病人的年龄以及诊断（阑尾穿孔）的延误有关。一份来自英国皇家大学医学院外科杂志的研究报告指出，在 1990~1992 年行开腹阑尾切除术的 6596 名病人中病死率为 0.24%而发病率为 7.7%[48]。一项远期预后的项目是阑尾切除术后输卵管性不孕症的发生率。文献报道阑尾炎穿孔术后妇女的输卵管性不孕症发生的风险增加，在未产妇中为 3.2%，在经产妇中为 4.8%[49]。但近期一回顾性研究并没有发现阑尾切除术对于生育的远期影响[50]。这个最近的研究提出的观点与传统的观点相反，传统的观点认为，在急性阑尾炎中，不必要的阑尾切除术比手术延误效果好，因为后者特别容易增加穿孔的风险。如前所述，在医院里通过定期规律检查的密切观察一段时间并不会增加急性阑尾炎穿孔的风险，而开腹手术（传统方法）切除正常阑尾的早期或晚期并发症的发生率在 13%~17%之间[51,52]。

● 要点

- 有关小肠的急症主要是梗阻、出血和缺血。
- 早期处理需要充分的临床和影像学的评估，后者包括对照影像学检查而更多的是超声检查。（见第 5 章）
- 早期阑尾切除术治疗急性阑尾炎的效果要优于使用抗生素的非手术治疗，因为后者的复发率比较高。
- 相对于开腹阑尾切除术，腹腔镜下行阑尾切除术使患者疼痛减轻，恢复正常的活动更快，但住院日与前者相近，而且术后发生脓肿的风险更高。
- 非手术方法适用于大多数有阑尾包块或脓肿的病人，这时需要影像学引导下的引流。随后的阑尾切除术只适用于那些症状反复发作的患者，但是应该确定排除了除了阑尾炎以外的其他疾病。（如盲肠肿瘤、Crohn's 病）。

（卫文栋）

参考文献

1. Ellis H, Thompson JN, Parker MC et al. Adhesion-related hospital re-admissions after abdominal and pelvic surgery: a retrospective study. Lancet 1999; 353:1476–9.
2. Walsh HPJ, Schofield PE. Is laparotomy for small bowel obstruction justified in patients with previously treated malignancy? Br J Surg 1984; 71:933–5.
3. Nakane Y, Okumura S, Akehira K et al. Management of intestinal obstruction after gastrectomy for carcinoma. Br J Surg 1996; 83:133.
4. Parker MC, Baines MJ. Intestinal obstruction in patients with advanced malignant disease. Br J Surg 1996; 83:12.
5. Chen S-C, Lin F-Y, Lee P-H, YU S-C, Wang S-M, Chang J-J. Water soluble contrast study predicts the need for early surgery in adhesive small bowel obstruction. Br J Surg 1999; 86:1692–8.
6. Brochwocz MJ, Paterson-Brown S, Murchison JT. Small bowel obstruction: the water-soluble follow-through revisited. Clin Radiol 2003; 58:393–7.
7. Ogata M, Mateer JR, Condon RE. Prospective evaluation of abdominal sonography for the diagnosis of bowel obstruction. Ann Surg 1996; 223:237–41.
8. Paterson-Brown S. Emergency laparoscopic surgery. Br J Surg 1993; 80:279–83.
9. Thompson-Fawcett MW, Mortensen NJMcC. Crohn's disease. In: Phillips RKS (ed.) Colorectal surgery, 3rd edn. Edinburgh: Elsevier, 2005; pp. 163–92.
10. Dixon JM, Elton RA, Rainey IB, Macleod DAD. Rectal examination in patients with pain in the right lower quadrant of the abdomen. Br Med J 1991; 302:386–8.
11. Rao PM, Rhea JT, Novelline RA, Mostafavi AA, McCabe CJ. Effect of computed tomography of the appendix on treatment of patients and use of hospital resources. N Engl J Med 1998; 338:141–6.
12. Moss JG, Barrie JL, Gunn AA. Delay in surgery for acute appendicitis. J R Coll Surg Edinb 1985: 30:290–3.
13. Temple CL, Huchcroft SA, Temple WJ. The natural history of appendicitis in adults. A prospective study. Ann Surg 1995; 221:278–81.
14. McLean AD, Stonebridge PA, Bradbury AW, Rainey JB, McLeod DAD. Time of presentation, time of operation, and unnecessary appendicectomy. Br Med J 1993; 306:307.
15. Surana R, Quinn F, Puri P. Is it necessary to perform appendicectomy in the middle of the night in children? Br Med J 1993; 306:1168.
16. Attard AR, Corlett MJ, Kidner NJ, Leslie AL, Fraser IA. Safety of early pain relief for acute abdominal pain. Br Med J 1992; 30:554–6.

    Assessment of patients with acute abdominal pain is not affected adversely by early analgesia.
17. Thomas SH, Cheema F, Reisner A et al. Effects of morphine analgesia on diagnostic accuracy in emergency department patients with abdominal pain: a prospective randomized trial. J Am Coll Surg 2003; 196:18–31.

    A randomised study of 74 patients who received either morphine or placebo. The diagnostic accuracy was not affected by morphine.
18. Engstrom L, Fenvo G. Appendicectomy: assessment of stump invagination: a prospective, randomised trial. Br J Surg 1985; 72:971–2.

19. Kum CK, Ngoi SS, Goh PMY, Tekant Y, Isaac JR. Randomized controlled trial comparing laparoscopic and open appendicectomy. Br J Surg 1993; 80:1599–600.

20. McAnena OJ, Austin O, O'Connell PR, Hederman WP, Gorey TF, Fitzpatrick J. Laparoscopic versus open appendicectomy: a prospective evaluation. Br J Surg 1992; 79:818–20.

21. Cox MR, McCall JL, Toouli J et al. Prospective randomized comparison of open versus laparoscopic appendectomy in men. World J Surg 1996; 20:263–6.

22. Tate JJT, Dawson IW, Chung SCS, Lau WY, Li AKC. Laparoscopic versus open appendicectomy: prospective randomised trial. Lancet 1993; 342:633–7.

23. Martin LC, Puente I, Sosa JL et al. Open versus laparoscopic appendectomy. Ann Surg 1995; 222:256–62.

24. Hansen JB, Smithers BM, Schache D, Wall DR, Miller BJ. Laparoscopic versus open appendectomy: prospective randomised trial. World J Surg 1996; 20:17–21.

25. Minne L, Burnell A, Ratzer E, Clark J, Haun W. Laparoscopic vs open appendectomy. Arch Surg 1997; 132:708–12.

26. Reiertsen O, Larsen S, Trondsen E, Edwin B, Faerden AE, Rosseland AR. Randomised controlled trial with sequential design of laparoscopic versus conventional appendicectomy. Br J Surg 1997; 84:842–7.

27. Hellberg A, Rudberg C, Kullman E et al. Prospective randomised multicentre study of laparoscopic versus open appendicectomy. Br J Surg 1999; 86:48–53.

28. Lintula H, Kokki H, Vanamo K. Single-blind randomised clinical trial of laparoscopic versus open appendicectomy in children. Br J Surg 2001; 88:510–14.

29. Sauerland S, Lefering R, Holthausen U, Neugebauer E. A meta-analysis of studies comparing laparoscopic with conventional appendectomy. In: Krahenbuhl L, Frei E, Klaiber Ch, Buchler MW (eds) Acute appendicitis: standard treatment or laparoscopic surgery? Basel: Karger, 1998; pp. 109–114.

Less pain and earlier return to normal activity after the laparoscopic approach.

30. Golub R, Siddiqui F, Pohl D. Laparoscopic versus open appendectomy: a metaanalysis. J Am Coll Surg 1998; 186:545–53.

Analysis of 1682 patients. Less postoperative pain, shorter hospital stay, faster return to normal activities and less wound infections following laparoscopic appendicectomy.

31. Sauerland S, Lefering R, Neugebauer EAM. Laparoscopic versus open surgery for suspected appendicitis (Cochrane review). The Cochrane Library, Issue 4, 2004. www.cochrane.org/cochrane/revabstr/AB001546.htm

32. Olsen DO. Laparoscopic appendectomy using a linear stapling device. Surg Rounds 1991; 37:873–83.

33. Byrne DS, Bell G, Morrice JJ, Orr G. Technique for laparoscopic appendicectomy. Br J Surg 1992; 79:574–5.

34. Milne AA, Bradbury AW. 'Residual' appendicitis following incomplete laparoscopic appendicectomy. Br J Surg 1996; 83:217.

35. Andersson REB. Small bowel obstruction after appendicectomy. Br J Surg 2001; 88:1387–91.

36. Lau WY, Fan S-T, Yiu T-F, Chu K-W, Suen H-C, Wong K-K. The clinical significance of routine histopathologic study of the resected appendix and safety of appendiceal inversion. Surg Gynecol Obstet 1986; 162:256–8.

37. Barber MD, McLaren J, Rainey JB. Recurrent appendicitis. Br J Surg 1997; 84:110–12.

38. Eriksson S, Granstrom L. Randomised controlled trial of appendicectomy versus antibiotic therapy for acute appendicitis. Br J Surg 1995; 82:166–9.

39. De U, Ghosh S. Acute appendicectomy for appendicular mass: a study of 87 patients. Ceylon Med J 2002; 47:117–18.

40. Bagi P, Dueholm S. Nonoperative management of the ultrasonically evaluated appendiceal mass. Surgery 1987; 101:602–5.

41. Adalla SA. Appendiceal mass: interval appendicectomy should not be the rule. Br J Clin Pract 1996; 50:168–9.

42. Hurme T, Nyalamo E. Conservative versus operative treatment of appendicular abscess. Ann Chir Gynaecol 1995; 84:33–6.

43. Oliak D, Yamini D, Udani VM et al. Initial non-operative management for periappendiceal abscess. Dis Colon Rectum 2001; 44:936–41.

44. Salam IMA, Fallouji MA, El Ashaal YI et al. Early patient discharge following appendicectomy: safety and feasibility. J R Coll Surg Edinb 1995; 40:300–2.

45. Dahl IB, Moiniche S, Kehle H. Wound infiltration with local

anaesthetics for post-operative pain relief. Acta Anaesthesiol Scand 1994; 38:7-14.

46. Turner GA, Chalkiadis G. Comparison of preoperative with postoperative lignocaine infiltration on postoperative analgesic requirements. Br J Anaesth 1994; 72:541-3.
47. Okoye BO, Rampersad B, Marantos A, Abernethy LJ, Losty PD, Lloyd DA. Abscess after appendicectomy in children: the role of conservative management. Br J Surg 1998; 85:1111-13.
48. Baigrie RJ, Dehn TCB, Fowler SM, Dunn DC. Analysis of 8651 appendicectomies in England and Wales during 1992. Br J Surg 1995; 82:933.
49. Mueller BA, Daling JR, Moore DE et al. Appendectomy and the risk of tubal infertility. N Engl J Med 1986; 315:1506-7.
50. Andersson R, Lambe M, Bergstrom R. Fertility patterns after appendicectomy: historical cohort study. Br Med J 1999; 318: 963-7.
51. Chang FC, Hogie HH, Welling DR. The fate of the negative appendix. Am J Surg 1973; 126:752-4.
52. Deutsch AA, Shani N, Reiss R. Are some appendicectomies unnecessary? J R Coll Surg Edinb 1983; 28:35-40.

第十章

结肠急症

Faisal Abbasakoor and
Carolynne Vaizey

概述

大肠的急症是普通外科常见的住院原因，并且近年来这一急症的外科治疗的观点有了许多有意义的变化。既往患者经复苏后立即送进手术室已被取而代之，当前的趋势是应用超声、CT、对比灌肠和血管造影等对患者进行更为详尽的评估。

许多患者应用保守治疗，包括抗菌和静脉输液，必要时应用胃肠吸引和输血。许多情况例如心律失常、心力衰竭、呼吸系统问题和糖尿病等须得到及时的治疗。患者除常规指标的监测外还须进行如中心静脉压的测定或肺动脉压的测定，用脉搏血氧仪进行氧饱和度的测定，每小时尿量的测定等。根据临床需要决定患者进入普通病房或是重症监护病房（ICU）。如果设备条件不具备，将患者转入大的中心是必要的。大多数大的地方综合医院和教学医院提供 24 小时的急诊服务，所以缺少手术室不再是夜间不能进行手术的原因。

急诊结肠切除的手术死亡率是择期手术的 2~3 倍。所以外科医生已经通过引入其他的干预手段使患者情况得到完全缓解或者充分改善患者情况以允许其后的择期手术，从而减少急诊手术的需要。前者的典例是越来越多地应用保守治疗的方法治疗一些憩室炎穿孔的病例，而后者通过应用扩张的金属支架治疗左半结肠的恶性梗阻。

决定是否手术是非常困难的，但在对患者进行多次的临床观察和反复的检查（动态观察）会使这一决定变得越来越清晰。征求会诊同事的第二次意见不再被认为是在贬低他，实际上这已经成为许多医院的临床常规。目前的共识是在这组疑难病例的评估和手术过程中都应该有外科会诊医生的参与。

如果急诊手术是必要的，治疗大肠疾病更倾向于一次性手术而非阶段性手术。这种方法减少了住院的时间，避免了多次手术的风险，但并非适用于所有的患者。在一些不适合的病例或者有急性感染中毒的病例中，依然要选择阶段性手术。

术前准备

患者必须被告知可能的诊断，可能的手术治疗方法和手术危险，包括吻合口裂开的可能性。如果患者想了解造口形成的含义，则应仔细地解释。如果术前估计必须造口，那么造口师应在术前尽可能去探视患者。最佳的造口位置应选在左右髂窝，并在术前标记清楚。

这组患者术后最大的危险是深静脉血栓和肺栓塞，预防是必要的。从住院之日起到住院期间皮下注射小分子肝素。许多单位进行重大手术时也将间断气囊给压作为常规。

不管是择期手术还是急诊大肠手术应充分认识抗生素的预防性应用。单次剂量应用与多次应用方案一样有效，但外科医生眼里如果术中发现腹腔已有污染，抗生素须连续应用几日。

结肠扭转

结肠扭转定义为结肠以其系膜为轴进行旋转。在最新的文献综述中指出，乙状结肠扭转占 76%，盲肠扭转占 22%，而横结肠扭转仅占 2%[1]。另一报道发现 40~60%的患者有肠梗阻史[2]。

乙状结肠扭转

全球乙状结肠扭转的发病率差异很大。在工业发达国家，苏格兰东部发病率为 1.7/10 万[3]，美国明尼苏达州 Olmsted 郡的发病率为 1.47/10 万[4]。相比之下，加纳的 Brong Ahafo 地区的发病率高达 12/10 万[5]。在工业发达国家发病年龄趋于老龄化，且 1/3 的患者患有精神心理疾病或是被送进了专门的养老机构[6]。而非洲的乙状结肠扭转患者不具备这一特点[7]。

乙状结肠顺时针或逆时针旋转 180°~720°就产生了扭转[8]。乙状结肠系膜变细成为扭转的蒂部。有时 Chagas´和 Hirschsprung´s 病可出现乙状结肠扭转，在这两种病中结肠冗长是其特点。结肠非特异性运动功能障碍可能是一个重要的病因学因素[6]。有报道腹腔镜胆囊切除术后发生乙状结肠扭转，这可能与气腹、手术台向一侧倾斜及乙状结肠冗长等综合因素相关[9]。

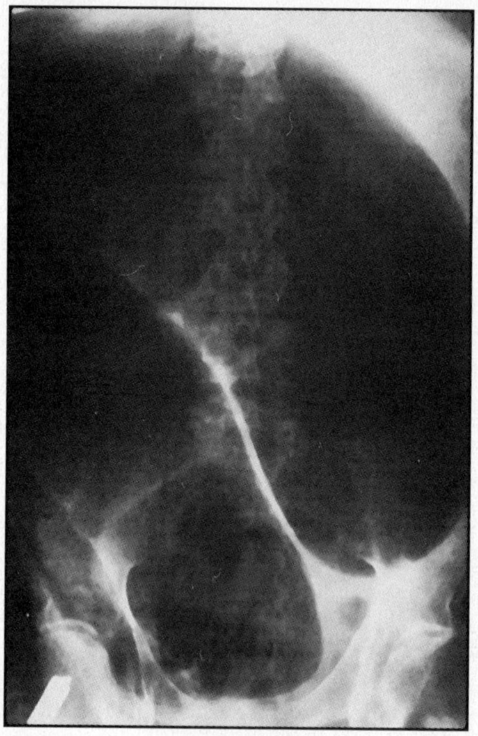

图 10.1 • 乙状结肠扭转的腹平片表现。放射照片由 Inverness, Raigmore 医院放射科顾问医生 Dr D. Nicholls 提供

临床表现

典型的乙状结肠扭转表现为腹痛、便秘和腹胀。检查时常发现不对称性腹部膨胀。严重的疼痛和压痛可能提示结肠局部缺血。约 50%患者既往有类似发作。

检查

腹部 X 线平片常有特异性表现。可见乙状结肠明显扩张；肠管失去其袋状形态，扩张为一个位于盆腔至右上腹部的倒置的“U”型（图 10.1）。在立位腹平片中可见肠袢两端的肠管均出现宽液平，两个液平通常不在同一平面（“双水平”）[10]。而三分之一的患者没有上述典型表现，需行急诊对照灌肠检查。可发现对照的肠袢在扭转点位置变窄，此征象称为鸟嘴样表现[11]。

治疗

需要强调的是，尽管大多数患者可以进行保守治疗，但他们还是存在相当严重的水电解质紊乱，需要精心纠正。

非手术减压法

自从 1947 年 Bruusgaard 报道了 124 例患者的乙状结肠镜下的减压术后，内镜途径就被确立为一种治疗选择[12]。如果应用此法，最重要的是患者没有出现乙状结肠绞窄的临床证据。较简单的方法是通过硬质乙状结肠镜放入一根软管，如宽而多孔的胸腔引流管，使其通过扭转的乙状结肠部分进入乙状结肠袢。当乙状结肠袢得到减压时，它的扭转往往也得到纠正，据报道成功率大于 80%[12,13]。大多数外科医生建议将这个软管固定于肛周皮肤，留置至少 24 小时。

不过这种技术也有其局限性和缺点。首先，可能存在忽略乙状结肠坏死的风险[14]。为减少该风险，当出现 ① 直肠引流管引流出的液体为血性时、② 乙状结肠黏膜见坏死碎片时应行剖腹探查。第二，存在较小的结肠穿孔的风险[15]。目前这种内镜减压的方法也得到改良，柔软可弯曲的结肠镜已取代了硬质乙状结肠镜[16]。可弯曲结肠镜减压的好处在于，它可在直视下操作，提高了插入式通过扭曲结肠的准确性。此外整个乙状结肠袢黏膜都可以直接看到。结肠镜减压治疗乙状结肠扭转的临床经验是令人鼓舞的。Nigeria 报道了 92 例乙状结肠扭转患者，其中 83 例结肠镜减压成功，剩下 9 例因有缺血改变而行开腹手术。所有患者均存活[17]。

手术治疗

如果患者的症状体征提示结肠缺血，应在充分复苏后行剖腹探查。同样，如果非手术治疗失败或结肠镜提示结肠缺血的患者也应行急诊剖腹探查。因为可能采取切除手术，所以患者在手术台上应取截石位或垂头仰卧位。如结肠因扩张而处理困难时，应沿结肠方向斜行插入一细针，并连接吸引装置，以帮助减压。如果结肠已坏死，应切除坏死肠管，并尽量减少操作。最为推荐的术式是 Hartmnn's 术式，即直肠端关闭和结肠端造口[3,5]。西非 Bagarani 等进行的前瞻随机研究中比较了 31 例患者，包括结肠坏死及未坏死者[18]。当有结肠坏死时，Hartmnn´s 术式的死亡率为 12.5%；而行结肠切除及吻合术的死亡率为 33.3%。

少数外科医生报道肠切除及一期吻合术的疗效满意。在最近印度的一篇报道中，197 例急性乙状结肠扭转的患者采用了一期切除及吻合术，其中 23 例患者已出现肠坏疽[19]。结果仅 2 例患者出现吻合口瘘，均通过保守治疗治愈。2 例老年患者死亡，他们都表现为穿孔。Ghana[20] 报道的 21 例行一期切除和吻合术的急性乙状结肠扭转的患者，其中 15 例已出现肠坏死。结果仅 1 例患者有小的吻合口瘘经保守治疗好转。不过需要强调的是这些患者均为年轻患者，所以这一结果并不适合典型的西方人群。相反，来自美国的 228 例患者的系列报道中，急诊手术的死亡率达 24%，择取手术死亡率为 6%。研究发现死亡率与急诊手术及结肠坏死相关[21]。

对于需行急诊手术的乙状结肠扭转患者，术中乙状结肠灌洗可能对一期吻合有利，这是因为扭转部位近端的粪便可能增加吻合口裂开的风险。然而重要的是只有那些一般状况好、没有全身败血症及腹腔污染的患者才可以选用这种手术。

择期手术

据报道乙状结肠减压复位后再次发生扭转的几率达 40%~60%[2]，所以应考虑行择期手术以预防复发。切除术是最为接受的术式，其手术死亡率为 2~3%。可以在腹腔镜辅助下进行[22]或是在局麻下行小切口手术，特别是在老年患者中[23]。

已有多种固定术式被描述，但均存在高复发率的问题。而新近报道的乙状结肠系膜成形术可以避免这个问题[24]。该法在乙状结肠系膜的腹膜上做一个从根部到顶部的切口，然后移动并纵向缝合关闭腹膜，使乙状结肠系膜缩短并加宽（图 10.2）。然后同法处理系膜的另一面。125 例患者在平均 8.2 年中仅有 2 例出现复发。

另外也有一些腹腔镜和内镜下乙状结肠固定术的无对照报道。在有些不适宜的病例中这些方法也是可以应用的[25-27]。

回肠乙状结肠扭转

回肠乙状结肠扭转是乙状结肠扭转的一种变异，它是指回肠以结肠系膜为底部而发生扭转（图

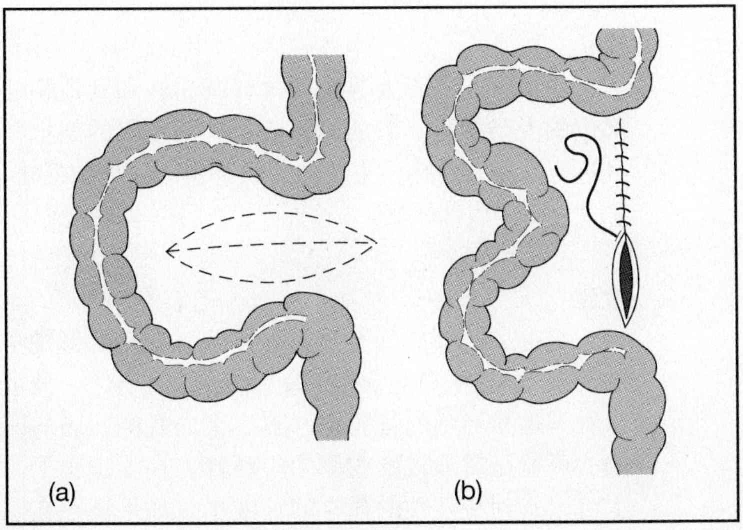

图 10.2 • 乙状结肠系膜成形术的技巧

10.3)，也就是双扭转。有三个原因导致回肠乙状结肠扭转：① 小肠系膜冗长，小肠活动度大；② 乙状结肠冗长而蒂部细；③ 小肠空虚时大量进食[28,29]。当大量的半流食进入近端空肠时，肠运动加速，沉重的肠管掉到了左下腹部,这样空的回肠和空肠肠袢被迫像时钟摆动一样吊到右上腹部，而且以狭长的乙状结肠系膜为蒂部进行旋转。随着肠管的蠕动进一步形成了两个封闭的肠袢，即小肠和乙状结肠，并造成回肠乙状结肠扭转[28,29]。

回肠乙状结肠扭转的临床特征性表现为突发的剧烈的全腹痛和频繁呕吐。常出现回肠及乙状结肠坏死。并发症包括弥漫性腹膜炎、败血症和脱水，常在疾病早期出现低血容量性休克。立位腹平片示乙状结肠扩张，小肠出现液面。

早期处置包括复苏、抗生素应用及之后的手术干预。最常用的手术方式是末端回肠的切除及吻合术和 Hartmann′s 术。最近的报道提出如果病史短、结肠清洁且血供好的情况下一期结肠吻合术是安全的。该疾病的死亡率非常高，达 15%~73%[28,30]。

横结肠扭转

与乙状结肠扭转相比，横结肠扭转比较少见，仅占结肠扭转的 2.6%[31]。引起横结肠扭转的常见原因有妊娠，慢性便秘，低位结肠梗阻，胃手术史等。有两例家族性结肠扭转病例报道，一例是双胞胎，另一例是两兄弟[32,33]。腹部立位平片常显示小肠袢积气和广泛液平。这种情况经常会被误诊为乙状结肠扭转，在术前很难明确诊断。当术中明确诊断并且解除扭转后，就找到了低位梗阻的原因。治疗方法可以行急诊横结肠切除或者扩大的右半结肠切除术。

罕见的病情导致很难根据文献进行确定诊断，但一般来讲肠切除进行吻合是安全的。Mortensen 和 Hoffman[34] 共同提出新的治疗意见，即将右半横结肠缝合到升结肠，左半横结肠也采取类似的步骤，这样就缩短了游离的横结肠。如果有肠管坏疽和严重的腹腔感染，那么最安全的治疗方法是两端切除受累的肠管。

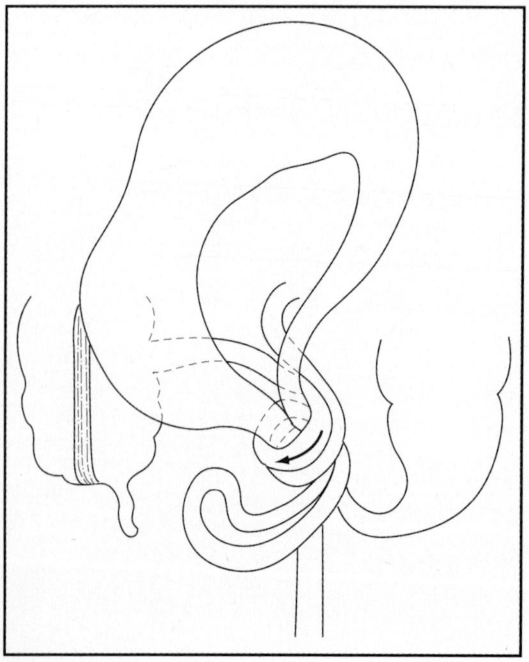

图 10.3 • 回肠乙状结肠扭转

盲肠扭转

盲肠扭转较乙状结肠扭转少见，爱丁堡在过去 10 年报道的结肠扭转中有 28%是盲肠扭转[35]。很可能是由于中肠的不完全旋转导致盲肠和升结肠系膜较长，不能完全固定在后腹壁。正常解剖结构的改变都可以导致盲肠扭转。妊娠是盲肠扭转的高危因素，还有一些病人存在术后粘连，也与低位肠梗阻有关。扭转通常是绕着回结肠血管顺时针发生。尽管称为“盲肠扭转”，实际上还包括升结肠和回肠扭转。发生扭转时，盲肠位于原位的左上方。同样的偶然可见“盲肠活动结构”。在这种情况下，盲肠自身折叠，在升结肠形成尖锐的纽结[36]。

症状

在临床方面不太容易区分盲肠扭转和其他相邻部位的大肠梗阻。有的病人曾经有肠梗阻的病史并且进行过保守治疗。主要的症状是腹部绞痛和呕吐。常常伴随中腹部胀气。

检查

Anderson 和 Mills 已经总结了盲肠扭转的影像学特征[37]。卧位平片上，在中腹部或左上四分之一处可以看到逗号形状的盲肠影，有一个向右侧回肠的凹陷，可能是靠近盲肠右侧的小肠袢。在立位腹平片上可以看到特征性的孤立的长液平。如果还存在疑惑，钡灌肠将显示在升结肠的扭转部位显示“鸟嘴征”。

治疗

盲肠扭转在一定程度上依赖临床影像检查。如果病人不适合手术可以考虑结肠镜检查，因为偶有结肠镜成功治疗该病的报道[38]。但是对绝大多数病人而言，剖腹探查术是必不可少的。如果术中发现右半结肠已经坏疽，那么就要行右半结肠切除术。一般都可以行肠吻合术，即使存在腹腔感染时也可以进行肠吻合术。但是要记住盲肠坏疽的病人死亡率增高。Mayo Clinic 报道盲肠扭转病人，如果盲肠活力好，死亡率是 12%，如果盲肠坏疽则死亡率升至 33%[4]。

对于盲肠扭转病人，在还原扭转后，对有活力的盲肠的治疗选择上还存在很大的争议。仅仅进行反向的旋转有很高的复发率，行肠切除可以避免复发但是有很小的吻合口漏的可能性。在一个 22 例病人的研究中，没有发生死亡和吻合口漏。14%的并发症中包括一例腹壁脓肿，一例腹腔脓肿形成，一例内科并发症[39]。另外的两种常用的治疗盲肠扭转的方法是盲肠切开术和盲肠固定术。报道盲肠切开术治疗的手术复发率是（0%~25%），死亡率是（0%~33%）。有些作者提出讨论盲肠切开术的并发症，除了潜在的长期存在的瘘管，罕见的并发症是腹壁脓毒症和筋膜炎。在对文献报道的 561 例病人盲肠扭转的治疗回顾后进行了综述[40]。这篇综述表明盲肠固定术有 10%的死亡率和 13%的复发率。Anderson 和 Welch 提出了将盲肠固定术和盲肠切开术联合应用的新方法[41]。他们报道运用这种方法在平均随访 9.8 年后没有并发症发生。如果情况允许，进行肠切除手术是非常合理的，可以大大减少术后复发，可能会有一小部分病人发生肠道并发症的可能性增加。在其他的情况下，最小的操作与最低的并发症将是治疗的目标。

急性结肠假性梗阻症

急性结肠假性梗阻症（ACPO）是描述病人存在结肠梗阻时的症状和体征，但是在双重对比造影中没有发现机械性梗阻的因素。作为一种潜在的突发的情况，有超过 80%的病人合并 ACPO 存在，其中 50%是可以发现的[42]。这种状况最常见的原因是代谢失调，外伤，心肺功能失调（框 10.1）。Ogilvie′s synonym 是在文献中专用来描述 ACPO 的一个症状的术语。Ogilvie′s synonym 是描述两个病人，1 个医生和 1 个律师，癌变严重侵犯到了腹膜后导致支配肠管的交感神经受累导致的病变[43]。因此 Ogilvie′s synonym 是 ACPO 的原因之一。ACPO 的死亡率很高，部分是由于疾病本身导致的功能失调导致的，另一部分原因是由于没有认识到这种疾病而进行了不适当的手术。ACPO 的真正的发病率很难确定，因为一部分临床没有发现的病例可能自愈，但是据估计在英国每年可能因为 ACPO 死亡的患者约有 200 人[44]。

病因学

结肠在任何时间点的运动状态是由对交感神经的抑制和对副交感神经的兴奋之间的平衡来决定的。已经表明骶椎副交感神经失用症可能是 ACPO 的原因之一，导致左侧结肠的动力障碍。这也同样可以解释在 82%的患者中，存在左半结肠肠管扩张和狭窄之间的截然分开[45]。现在已经认识到脓毒症是交感神经兴奋的潜在刺激之一，Jetmore 等注意到 42%的病人有这种情况[46]。许多与 ACPO 相关的原因都可能导致交感神经的过度兴奋。

症状

ACPO 的临床特征与机械性肠梗阻有很大相似性[47]，导致进行临床鉴别非常困难。Vanek 和 AL-

框 10.1 • 急性结肠假性梗阻症的诱因

胸部感染
心肌梗死
脑血管意外
肾功能衰竭
产褥期
腹膜后恶性肿瘤（Ogilvie′s synonym）
整形外科损伤
黏液水肿
电解质紊乱

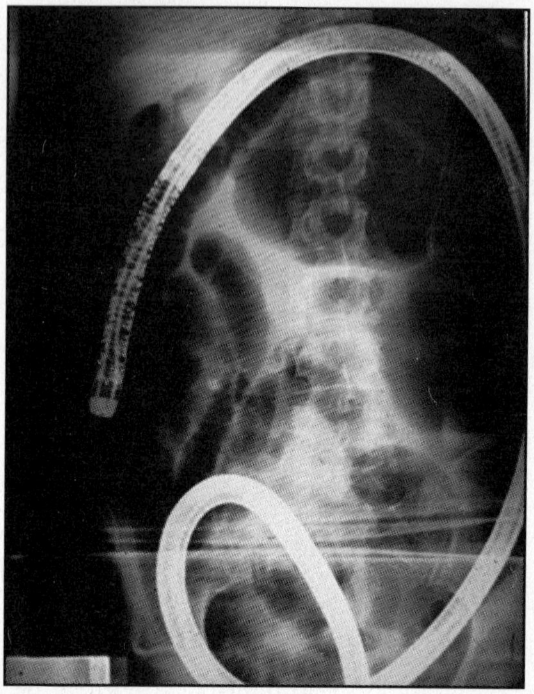

图 10.4 • 腹平片显示盲肠扭转，可见结肠镜在结肠腔内

Salti 回顾了 400 多例患者，注意到 ACPO 的临床特征是腹痛（83%），便秘（51%），腹泻（41%），发烧（37%），腹部膨隆（100%）[45]。查体腹胀明显，腹部柔软程度较预料的差。绝大多数病人有手术病史或因为其他原因在医院进行过治疗。电解质检查通常是不正常的。

检查

ACPO 的腹部立位平片显示典型的结肠扩张，在脾区，直乙交界处，少数情况在肝区有截断征 (图 10.5)。与机械性肠梗阻的病人相比在腹部平片上不常看到气液平[48,49]。如果倾斜位进行观察有助于诊断，因为气体充满直肠可以除外机械性肠梗阻[50]。因为盲肠破裂的危险性与盲肠肠管的直径增加有关，因此盲肠肠管的直径应该在连续的腹部平片上进行测量[48,49]。

由于与机械性肠梗阻鉴别极其困难，所以对于可疑的 ACPO 病人，强烈建议行造影剂灌肠检查。Kronth 等对 91 例可疑大肠梗阻病人进行检查。在被认为有临床机械梗阻的 79 名病人中，确诊的有 50 例；余 29 例造影剂能顺利到达盲肠；这 29 例中，11 例患有非梗阻性疾病如憩室病、溃疡性结肠炎等，另 18 例则为假性结肠梗阻病人。在水溶性造影剂灌肠检查前被认为有假性梗阻的 12 例病人中，有 2 例造影显示患结肠癌。

治疗

非手术处理

ACPO 的初期治疗是非手术治疗，可能的话应该进行病因的治疗。停用任何可能导致肠道淤滞的药物，尤其是止痛药。常规胃肠减压防止咽下的空气进入肠道内。据说进行灌肠和肛管排气对早期的急性结肠假性梗阻是有效的。对许多病人而言溶质液体灌肠本身就有很好的治疗作用。在大多数病人病情可以自行缓解。Bachulis 和 Smith 发现 26 位进行药物治疗的患者平均需要 6.5 天完全缓解[48]。诊疗程序应该进行腹部的系列检查和腹部的影像学检查。

只有当发生穿孔的危险性增加时，进行积极的治疗是非常必要的。穿孔的危险性大约有 3%[52]。Johnson 等[53]观察一组病人腹胀持续的中位时间为 6 天易于发生穿孔，而腹胀持续 2 天则不发生穿孔，表明穿孔与腹胀持续的时间有相关性。

Neely 和 Catchpole 首先描述了通过药物治疗来保持消化管道的动力[54]。Hutchinson 和 Griffiths 运用胍乙啶（一种肾上腺素抑制剂）20mg 溶于 100ml 盐水中静脉输注大于 40 分钟[55]。在注射期间每 10 分钟测血压和脉搏，然后在注射胍乙啶后给予新斯的明，给药时间超过 1 分钟。他们发现只有给予新斯的明后治疗效果增加。两个病人在治疗过程中存在共同并发症：一个病人发生体位性低血压，另一个病人是过度治疗。

在最近一个更大的随机双盲对照实验中，试验组仅使用新斯的明，与使用安慰剂的 10 个病人相比，11 个病人中有 10 个病人经静脉注射新斯的明后排气排便，腹胀减轻[56]。

这个结果在一项 28 人的实验中得到证实，26 位患者得到了快速缓解。排气经过的时间从 30 秒到 10 分钟不等。两位没有达到治疗效果的患者，一位

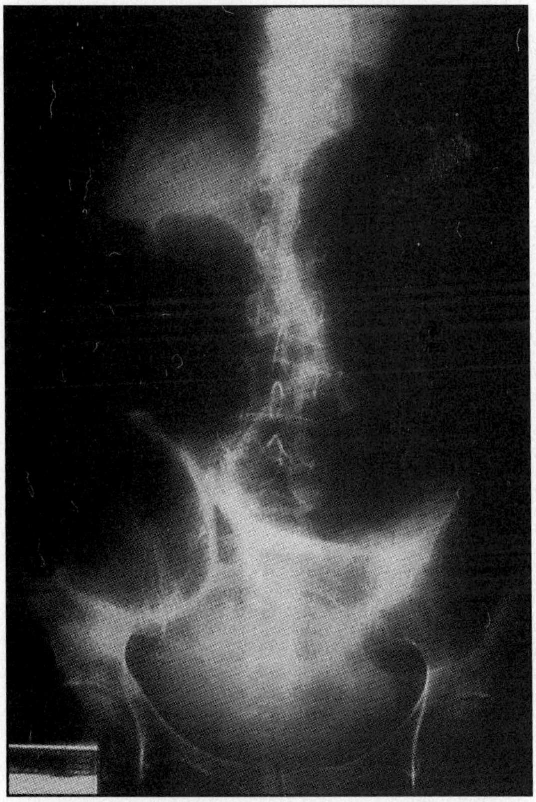

图 10.5 • 急性结肠假性梗阻病人的腹部平片

是乙状结肠癌患者，另一位是死于多器官功能衰竭[57]。使用胆碱能收缩剂可以导致心动过缓，因此心功能不稳定的患者不应该进行新斯的明治疗。有趣的是一个非常传奇的病例表明新斯的明与山小桔碱联合使用可以降低心动过缓的危险性，可以考虑在心功能不稳定的患者中使用[58]。

硬膜外麻醉可以阻止交感神经输出，在此法治疗后，许多 ACPO 患者病情缓解[59]。

结肠镜

Kukora 和 Dent 首先提出对 ACPO 患者通过结肠镜进行结肠减压，目前这种治疗方法已经得到肯定[60]，在患者中治疗的成功率是 73%~90%[61–63]。过程是乏味和艰苦的，需要技术精湛的结肠镜检查师，必须最小程度的注入空气。要求持续少量的注入空气保证在结肠中有良好的视野和明显的结肠镜吸引通道。

结肠镜更大的优势是在结肠黏膜上可以辨认坏死的小块黏膜，可以在进一步治疗之前进行外科处理[64]。结肠镜检查中结肠穿孔的发生率大约是 3%[63]，其他并发症并不常见。无论如何应该强调，临床症状缓解，通过影像学可以看到盲肠膨胀完全缓解。结肠镜治疗的不足是重复性差。首次进行结肠镜减压后的复发率是 15%~29%[46,60,62]。对于复发性 ACPO 的最佳治疗有许多观点，但目前报道再次进行结肠镜检查是最安全和有效的治疗方法[42,46,62]。潜在的减少复发的治疗方法是运用结肠镜将长的小肠导管插入盲肠[65]。

手术治疗

以下是手术指征：

1. 盲肠扩张：扩张程度随作者不同而变化，从 9cm[66] 到 10cm[67]，现在更多是 12cm[68]，起病初始肠管扩张增加并随着治疗增加明显。
2. 进行最大程度的保守治疗，超过 48~72 小时盲肠持续扩张。
3. 疼痛范围超过右侧结肠隐窝，如盲肠。
4. 腹腔内游离气体。

有医生推荐进行经皮的盲肠穿刺减压手术[69]，为了进行减压在放射引导下插管进入盲肠。trephine 盲肠切开术是相对微创的手术可以在局麻下进行[70]。为了避免污染，盲肠应该缝合到切开腹内斜肌或腹外斜肌上，只有在腹膜腔关闭后才打开盲肠，在可疑盲肠穿孔时才进行全切除术。如果盲肠穿孔和坏死已经发生，必须进行充分的切除，常行右半结肠切除术。如果可以进行右半结肠切除，最安全的是进行回肠造口术和黏液瘘，后期行肠管两端再吻合术。如果腹腔污染不严重，保留的结肠生机尚可，则可行一期吻合。

恶性大肠梗阻

恶性大肠梗阻常发生在高龄的患者，Gerber 等报道 168 例大肠梗阻的患者中，63%是年龄大于 70 岁者[71]。尽管在欧洲和北美，结肠肿瘤是大肠梗阻的最常见的原因，但是在肠梗阻的患者中只有 8%~29%存在结直肠肿瘤[72–75]，85%的结肠急症是由于结肠癌[76]。大约一半的梗阻是由于结肠脾区的恶性肿瘤，25%是由于左半结肠的肿瘤，6%是由于直乙结肠交界处的损害[72,77]，8%~30%是由于右半结肠的肿瘤[78]。在全部结肠癌中梗阻和穿孔共同发生的发生率大约1%，但在癌性梗阻中12%~19%将会发生穿孔[79,80]。穿孔可以发生在肿瘤部位或盲肠，是由于远端梗阻性损害引起的压力导致的。

梗阻对预后的影响还存在争议。一些研究认为梗阻对预后的影响在于梗阻是疾病本身发展的一定阶段，而不仅在于肠梗阻本身，因为27%的患者在手术时已经有肝脏转移[72]。另一些研究表明梗阻对预后不良有独特提示作用[74,81]。

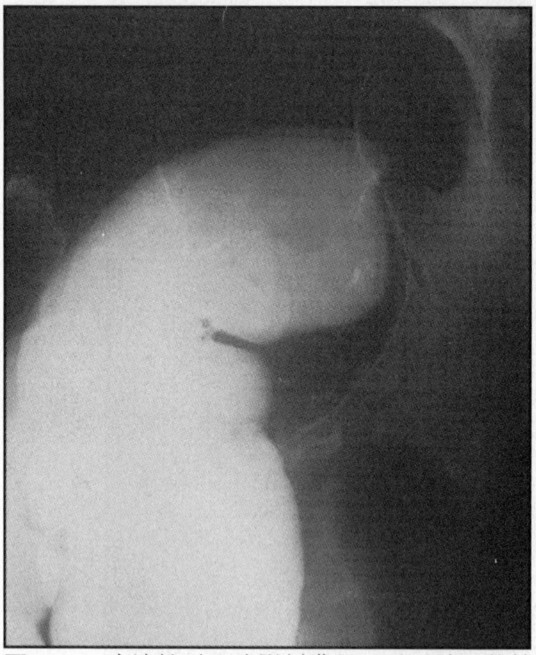

图 10.6 • 水溶性对比造影剂灌肠显示近端乙状结肠完全梗阻

症状

部分患者大肠梗阻的症状在一定程度上反映出肿瘤的部位。右半结肠梗阻，尤其是在回盲瓣水平的梗阻，脐周腹痛发作剧烈和呕吐是较早出现的特征。如果梗阻发生在直乙交界处，则会有大便习惯的改变和直肠出血的病史。低位肿瘤呕吐较少见。

在查体方面，腹胀是最显著的特征，腹胀的范围可以提示梗阻的水平。胀气，尤其是在右下腹的胀气，提示盲肠胀气。腹膜炎症提示穿孔即将发生或已经发生。触及不规则的肝脏边缘提示存在肝转移，直肠指检触及明显肿块提示存在直肠癌，少数情况下是乙状结肠肿瘤脱垂进入骨盆累及直肠前壁。

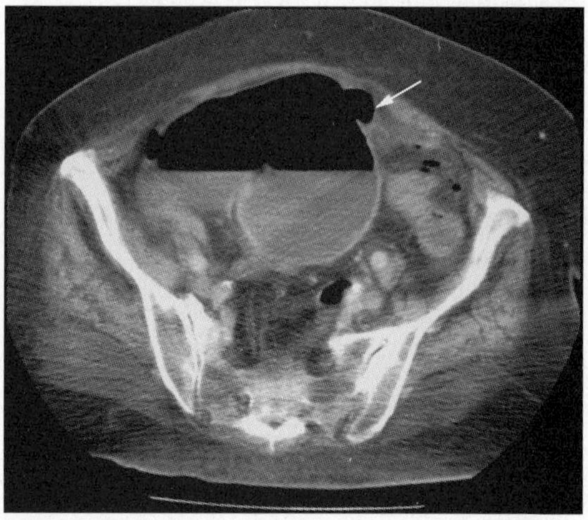

图 10.7 • CT扫描发现盲肠穿孔（箭头示穿孔位置）。扫描还发现了结肠脾曲的肿瘤性穿孔和广泛的肝转移

检查

腹部平片通常可以提示大肠梗阻的诊断。气体在大肠和小肠内的分布形式依赖梗阻的部位，也依赖回盲瓣是否有功能。

所有可疑大肠梗阻的病人在没有穿孔迹象时都应该行水溶性造影剂对比检查（图10.6）否则平片检查可能会被漏诊[51]。

检查应该除外其他情况如扭转或急性假性肠瘫，此外，还应该进行梗阻远端肠道的清洁。应该运用结肠镜或乙状结肠镜，尤其可疑低位肠梗阻时。此外还应该同时除外在梗阻部位下的肿瘤或腺瘤。增强CT或钡灌肠检查应及时使用，将会为术前诊断提供更多的信息（图10.7）。

治疗

非手术治疗

充分的证据表明急诊处理梗阻的并发症和死亡率至少是择期手术处理的两倍。在近几年，大量的技术已经允许肠梗阻病人进行择期手术。相关的减

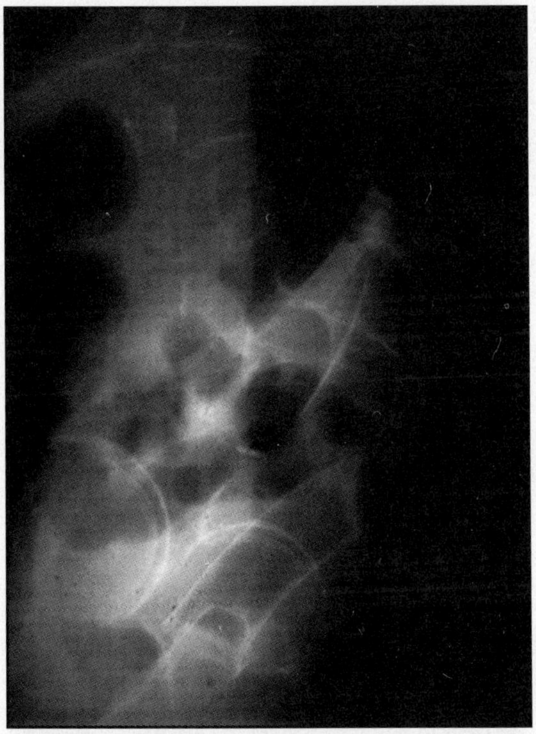

图 10.8 • 腹部平片发现了结肠原位支架（此病人患有乙状结肠肿瘤，且已不适合手术）

压技术有：① 激光治疗，尤其是 Nd-YAG；② 使用自膨胀式金属支架，（图 10.8）；③ 使用经肛门内镜减压管。

前两种方法开始限用于不可切除的远端结肠肿瘤，但最近这些方法开始运用于可以手术治疗的低位大肠肿瘤患者。Kiefhaber 等报道使用 Nd-YAG 激光治疗 75 位结肠肿瘤梗阻的病人，有 57 位患者成功地获得再通[82]。没有病人死亡但是 2 例激光治疗后穿孔。这些病人进行了手术切除和肠管吻合，术后的死亡率是 3.7%。Eckhauser 和 Mansour 报道 46 例结肠肿瘤梗阻的病人，29 例在手术前进行了激光治疗，行肠切除术后的死亡率是 3.4%。

自膨胀式金属支架可以在放射线或内镜下植入，或者联合使用两种技术。一项研究报道 15 位结肠肿瘤梗阻的患者使用自膨胀式金属支架[84]；两例发生穿孔，一例支架放置失败。12 例病人在手术前成功地耐受了支架的机械性作用。38 例结肠梗阻患者中 35 例在术前成功的运用了自膨胀式金属支架治疗[85]。支架植入后进行手术切除的死亡率是 2.6%。一项术前放置支架和急诊手术的对照研究表明，在 18 例多处转移和“大量结肠造口术”的患者中有 17 例避免了不必要的手术[86]。在不同的研究中急症手术一期吻合率也不同。进一步的研究，在 15 名患者中 13 位使用了支架后症状获得缓解[87]，但后期并发症包括两例患者支架移位，三例肿瘤内生性生长。

最近的两篇文章评估了经肛门减压[88,89]。减压管经结肠镜经导丝置入，近端结肠减压后，可以经过减压管或口服聚乙二醇溶液进行结肠灌洗。在一期的研究中从置入减压管到手术需要的平均时间是 4.2 天（3~5 天）,一期吻合后没有发生吻合口漏。二期研究报道 36 位患者中 34 位获得了成功。

手术治疗

右半结肠梗阻的患者应该平卧在手术台上。左半结肠梗阻的患者应该置于截石位，这样便于通过肛门进行直肠残端冲洗或经肛门置入外科吻合装置。同时也允许助手可以选择站在病人两腿之间。

选择腹部正中切口。如果肠管张力高，应该进行减压：首先可以扩大手术视野，其次阻止肠内容物的渗漏。大肠减压可以通过结肠壁斜行植入 16G 的静脉导管，外接吸引器吸引。这样如果肠管的扩张主要是积气时，就可以防止在握持结肠时发生肠管破裂。当局部肿瘤被切除后，它处同源的肿瘤也应该切除。除了肿瘤腹膜种植及肝脏的远处转移，肿瘤直接播散到邻近组织结构的情况也应该进行评估。在这些观察的基础上，来决定手术的范围大小。

如果预期要进行治疗性切除，就应该采取根治性术式，包括扩大切除受累的血管和网膜。如果肿瘤侵犯邻近的结构，如果可行的话应该连同原位肿瘤切除邻近部分受累的组织。如果没有淋巴结和远处转移，进展期肿瘤的高切除率是可以达到的，但要采取根治性术式，保证切缘无瘤。肝脏和腹膜的转移不影响原位肿瘤的根治性切除。如果认为手术是姑息性的，那么一定要保证胃肠道的连续性，应避免分期手术（即造瘘后再次手术）。

右半结肠梗阻

由于回盲瓣的作用形成闭袢性肠梗阻，盲肠和右半结肠张力会非常高。在进行切除手术前在末端回肠进行小的切开，经过回盲瓣置入 FOLEY 尿管到达盲肠可以达到完全减压。这种方法在当捆绑在盲肠上的绳子断裂，表明即将发生肠管破裂时是非常有用的。右半结肠肿瘤导致肠梗阻的手术方法有右半结肠切除肠吻合，右半结肠切除行双腔造瘘，回肠横结肠吻合。普遍接受的观点是大多数病人可行右半结肠切除肠吻合术，这种术式毫无疑问并发症很少。一项报告表明在195例右半结肠肿瘤梗阻患者急诊行右半结肠切除肠吻合，手术切除的死亡率是17%[90]。此外，179例因梗阻行右半结肠切除肠吻合术的患者中，吻合口漏的发生率是10%，相比较579例没有发生梗阻的右半结肠肿瘤患者吻合口漏的发生率是6%[90]。其他的一些研究显示了相似的死亡率，而且许多患者死亡是由于肠吻合的失败。这表明不应该将右半结肠切除肠吻合术的危险都归因于肠梗阻，进行肠切除和造瘘术才是减少肠吻合危险性的明智之举。

肠吻合技术的应用是依赖于外科大夫的优先选择。如果梗阻的肠管壁厚而且水肿严重，那么使用吻合器一定要非常小心，防止吻合器损伤水肿的肠管。只有在很少的情况下局部肿瘤无法切除才行回肠横结肠吻合。在目前的治疗右半结肠梗阻的手术中盲肠穿孔手术已经没有其位置；trephine回肠造口手术可以在局部吻合时使用，在非常重的病人不适合行一般手术吻合时可以应用。

横结肠梗阻

对于横结肠肿瘤绝大多数外科医生会选择扩大右半结肠切除术，结肠减压有利于促进肠管运动。对于横结肠肿瘤梗阻的患者，很难进行廓清手术因为肿瘤会侵犯横结肠系膜和周围的器官。要游离脾区并行回肠和降结肠上段的吻合。在重症患者已经发生盲肠穿孔应该行造瘘术。

左半结肠梗阻

对于左半结肠肿瘤梗阻现在越来越倾向于肠切除肠吻合术。先前围绕着施行Hartmann's术式还是单纯的loop stoma减压手术。后来讨论的焦点集中于急诊肠切除行一期肠吻合还是二期肠吻合。目前的观点认为一期肠吻合是最好的。

三期手术：很多年以来左半结肠三期治疗是标准的治疗术式。包括无功能的结肠切除，通常是横结肠，二期行肿瘤切除，三期行结肠切除关闭。这种方法理论上的优势在于对重症患者而言是一种相对较小的操作，行二期肠吻合术在横结肠切除术中多用。但在实际应用中有许多不利之处。首先横结肠切除病人不易进行造口护理，尤其当造口位于右上腹部时[91,92]；其次，横结肠造口有较高的疝的发生率，既有造口旁疝也有切口疝[93]。对于25%左半结肠梗阻的患者因为肿瘤无法切除而行永久横结肠造口，这尤其是个问题。第三，这些病人的平均住院时间是30~55天[94]。尽管三期手术在70年代的死亡率是20%，在80年代末期及90年代初期外科文献表明死亡率是11%[95-98]，与二期及一期吻合的死亡率是相似的。多数报道表明与肠切除延期肠吻合相比，三期手术的长期生存率是降低的[99,100]。

二期手术：研究表明二期手术与一期手术相比的优势在于：① 肿瘤在一期手术中就被切除，这样可以达到相对好的预后；② 二期手术缩短了住院时间；③ 可以避免肠吻合及其并发症导致吻合失败的危险因素发生。这种术式在70年代非常流行，仍然是许多外科医生的选择。二期手术的死亡率大约是10%[80,97]。平均住院时间是17天[101]~30天[95]，较三期缩短。但是这种术式的一个主要的缺点是大约60%的病人在后期可以保持肠道的连续性，而40%的病人将会面临永久造口及造瘘口护理问题。

二期手术由于粘连导致手术的难度加大。如果直肠残端位于腹膜内位，保持结肠的连续性相对比直肠在腹膜返折部以下容易处理。二期手术时间的选择也是非常重要。在一项80位Hartmann's患者行再次肠吻合术的研究中[102]，最重要的是一期肿瘤切除与二期肠吻合之间间隔的时间发生变化。在Hartmann's手术后6个月患者行二期手术没有吻合口瘘和死亡发生。

现在越来越多的二期手术采用腹腔镜手术。早期的研究表明应用腹腔镜可以缩短住院时间，但是要记住二期手术中难度很大，要及时中转为开腹手术。

一期手术：尽管左半结肠恶性肿瘤一期肠切除吻合在50年代的外科文献中就有报道，在80年代这种术式开始普及。越来越多的研究报道一期肠切除肠吻合的优点，有缩短住院时间，降低死亡率和并发症发生率，避免进行造口。术式的选择依赖于外科医生的选择。据报道次全结肠切除术后行回肠乙状结肠或回肠直肠吻合术的死亡率是3%~11%[94]，住院时间是15~20天[103-105]。节段性结肠切除（左半结肠切除，乙状结肠切除或直乙结肠前切除术），台上灌洗行一期肠吻合的手术死亡率大约是10%[106,107]，吻合口瘘的发生率大约是4%[108]，住院时间大约是20天。

一项最近的回顾性研究中，243位患者因结肠梗阻行急症手术，表明左半结肠恶性肿瘤梗阻行肠切除肠吻合术，既行台上灌洗又行结肠次全切除术，并不比一期肠切除肠吻合的并发症高[109]。

最近的研究报道了节段性结肠切除行一期肠吻合术而不进行结肠灌洗。一项研究报道在58例左半结肠恶性肿瘤患者行结肠减压而不行结肠灌洗，行肠切除一期肠吻合术后发生一例吻合口瘘，一例术后死亡[110]。病人的平均年龄是63岁（年龄54–89岁），一位61岁的乙状结肠肿瘤患者发生吻合口瘘，一位80岁的患者因为心肌梗死而死亡。没有直乙交界处肿瘤和直肠肿瘤。进一步研究表明60位左半结肠肿瘤梗阻患者中40位进行了一期肠切除肠吻合与Hartmann′s手术的比较[111]。在两种术式之间没有时间和结果的显著区别，唯一的死亡率是发生在Hartmann′s手术组。没有乙状结肠以下的肿瘤。

在一些特殊情况下其他的一些术式更加可取。如节段性肠切除在老年患者中优先选择，如果结肠中有同源的多发肿瘤时次全结肠切除是可选的术式。

如果次全结肠切除加回肠直肠吻合是手术选择，全部结肠需要按常规方式进行动员，并进行直肠冲洗。结肠切除术后，可行缝合或吻合器进行回肠-直肠、回肠-乙状结肠端端吻合。1995年报道了第一项关于次全结肠切除和节段性肠切除的随机对照研究[112]。这项研究在12个研究中心由18位外科顾问收集91例符合条件的病人；47名随机分配到次全结肠切除组，44名随机分配到台上灌洗和节段性结肠切除术。两组之间在手术死亡率，住院时间，吻合口瘘，切口感染方面没有明显的差异性。在次全结肠切除组造口旁疝发生率显著升高（7 vs 1）。结肠次全切除组造口旁疝发生率高的主要原因是由于有4例患者是在Hartmann′s手术后被随机分配到该组。还有两例患者后期切除吻合口和进行了造瘘。在术后随访中，结肠次全切除组中每日有3次或更多的结肠蠕动的患者数量比节段性结肠切除术后患者的数量显著增多（14/35 vs 4/35）。一例患者在结肠次全切除术后每日结肠蠕动12次。大约三分之一随机分配到结肠次全切除术的患者中在术后几个月内有夜间肠蠕动。相比较，不到10%的节段性肠切除术患者有同样的情况。

作者小结：尽管两种术式都被接受，节段性肠切除术中灌洗更适用于左半结肠恶性肿瘤梗阻的治疗[112]。

这项研究报道了两种术式术后即刻及早期的结果，但没有进行两种术式长期并发症的随访研究。有争议认为次全肠切除优于节段性肠切除，因为结肠同时性肿瘤可以随同梗阻处损害共同去处，既然左半结肠长度小，那么发生异时性肿瘤的危险性也相对较小。

急性结肠出血

结肠、直肠出血占全部急性胃肠道出血的20%。大多数是老年患者，在153例报道中平均年龄是66岁[113]。低位的胃肠道出血不如高位的胃肠道出血易于确定部位和来源。由于在大多数病人中出血停止没有人为的干预，常常很难找到出血原因。即使进行手术切除标本检查后，最终的诊断也很难确切。

急性低位胃肠道出血的严重程度可以分为轻度、中度、重度。轻度出血指丢失的血容量小于20%，中度出血丢失血容量20%~40%，重度出血丢失血容量大于40%。

病因

(肠) 憩室病

选择性的血管造影和结肠镜对于确定急性结肠出血的来源有非常重要的作用。在这些技术应用之前，依靠乙状结肠镜和钡灌肠检查，使人认为70%的严重结肠出血是由于憩室性疾病[114]。最近的报道则认为憩室性疾病占出血原因的50%[115]。尽管憩室多发于乙状结肠，大约60%的病人憩室源性出血来自右半结肠[116]。憩室多发于结肠营养性血管部位，出血常常是由于动脉破裂进入憩室。研究还表明右半结肠宽颈和圆形的憩室较左半结肠憩室易于出血，导致黏膜直小血管过度变细[117]。这种出血是大的持续性的出血，而不像血管膨胀的间断性出血。

血管发育不良

自70年代，小肠血管畸形，是一种血管扩张和发育不良性疾病，越来越多地被诊断为大肠间歇性出血的原因。表明血管发育不良需要重复进行黏膜下小血管的低度阻塞，但会导致动静脉分流形成。尽管80%的血管发育不良的病人会影响末端回肠、盲肠、升结肠或结肠肝曲[118]，20%会影响降结肠和乙状结肠[119]。血栓性疾病和心血管疾病常常会被联系起来，在一项研究中，这种情况分别占病人的28%和25%[120]。研究表明动脉瓣膜狭窄和血管发育不良之间的关系可以通过 von Willebrand 因子缺乏进行解释[121]，在很多病人中进行瓣膜置换可以阻止胃肠道出血[122]。血管发育不良可以导致一系列贫血和急性结肠出血性疾病。血管扩张迂曲和鲜明的樱桃红区域是结肠镜下的显著特征。在急性发病没有进行肠道准备时，相对细小的出血就会被遗漏，诊断常常要依赖动脉造影。血管造影的特征包括早期充盈，血管迂曲；在毛细血管相，在肠壁可以看到扩张的血管池，然后汇入大静脉，比正常时充盈提前（图10.9）。在临床中当看到明显的出血部位但是没有活动性的出血时，众所周知很难根据血管造影或结肠镜来明确出血的部位。此外，常规结肠镜检中大约有3%~6%发现血管发育不良，在老年群体中发现率是25%[116]。

其他引起出血的原因

尽管憩室和血管迂曲是老年患者结肠出血的重要原因，其他原因也常常可以见到。左半结肠肿瘤也常常可以导致出血。炎症性肠病患者很少发生严重的低位的需要外科手术治疗的出血。萎缩性大肠炎也是公认的直肠出血的原因。在可疑诊断或明确诊断 AIDS 时，AIDS 也可能是潜在的病因[123]。在一项18名 AIDS 患者的调查研究中，72%是由于 HIV-1 缺陷相关的功能失调导致的，包括7例巨细胞病毒感染，5例先天性结肠溃疡，一例小肠 Kaposi's 肉瘤，两例 HIV 相关的血小板减少症。在免疫抑制的患者中应该除外巨细胞病毒感染，比如那些正在化疗的患者。

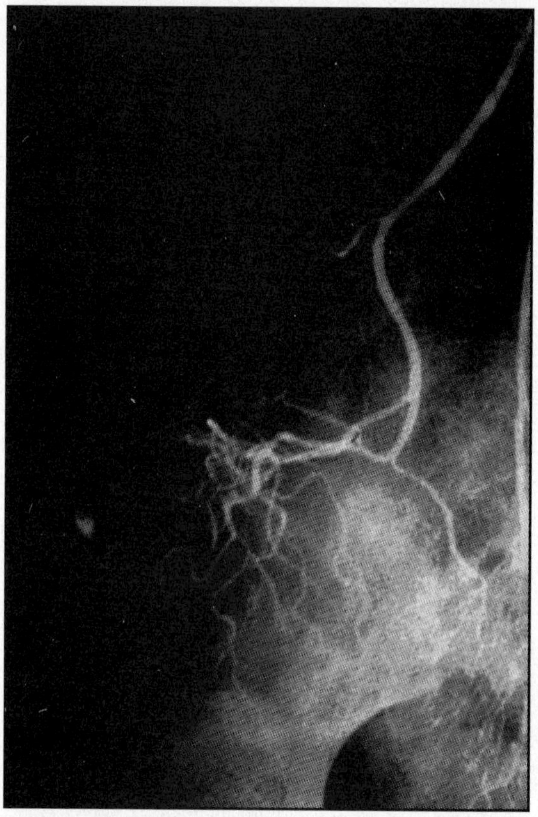

图10.9 • 肠系膜血管造影显示盲肠区域血管发育不良。（造影片由 Raigmore 医院资深放射学专家 Nichools 博士提供）

症状

根据详细的病史和检查可以为明确出血部位提供线索。黑便常常提示出血来自上消化道，但偶然可以发生在小肠和近端结肠。大量新鲜的出血常常提示结肠疾病，但也可以来自上消化道的新鲜出血。先前进行血管手术的患者有血管补片植入可以增加血管-肠管瘘发生的可能性。腹痛可能与萎缩性肠病或炎性肠病有关。血性腹泻表明炎症肠病或感染性结肠炎，肛门出血的病史可能提示有痔疮。直肠的数字化检查和血液检查是必须进行的。

初步处理

严重的结肠出血有两种主要的模式。一种情况是开始出血严重，出血停止，可以在出血间歇期进行检查。另一种情况是在急性出血停止后，仍然持续出血或再出血，需要急诊进行检查。在大多数病人出血可以自发停止。

总之需要全面评估病人的血流动力学状态。严重的休克需要及时纠正。老年人及器官功能严重损害的病人比年轻及全身情况较好的病人不易耐受大量的血液丢失。建立好静脉通路后应该进行全血细胞计数和凝血试验。任何凝血的异常都应该积极纠正。在急性的结肠出血，应该统计尿量，置入中心静脉导管来检测静脉血容量。鼻饲插管和胃灌洗在明确高位胃肠出血中有非常重要的作用，但是在高位胃肠道出血中胃灌洗的阴性率是16%。高位胃肠内镜是最直接的除外高位胃肠出血的手段（也可以见第七章）。

检查

检查的目的是明确出血的部位。通常采用的手段是结肠镜，动脉造影和放射性核素扫描。一些医学中心已经开始着手建立关于针对这方面的技术，而且表明使用这种技术可以将对出血部位的诊断准确率提高到大约90%。绝大多数病人需要临床医生陪同，因为病人多数没有这种患病经验和进行这项检查的经验。出血部位常常难以捉摸，导致治疗这些疾病非常困难。

结肠镜

结肠镜检查在处理急性结肠出血方面早期不受重视，因为有粪便和血块残留影响视野。如果内镜师有足够的经验和技术，现在结肠镜可以作为治疗大肠急性出血的常规方法。因为出血可以排泄，那么对于急性严重出血的患者应该急行内镜治疗。即使内镜检查时仍在急性出血，诊断率仍然只有76%[124]。结肠灌洗可能在明确低位的肠道内粪便和血块方面提供帮助。但是这种观点仍然是很贫乏的，因为排泄物和血块可以吸收大多数的可见光。即使病理证实，寻找近期出血的证据也比高位胃肠道困难。此外，结肠镜可能有并发症发生，如穿孔。由于技术原因导致的不确定性因素很多，不能得到确定的诊断反映的是更加严格的诊断标准而不仅是检测技术的不足。

进行电子结肠镜检查时，病人应该进行严密的监护和吸氧。镇静剂应该小心使用保持病人合作检查。结肠镜应该使用宽孔的吸引器，应该避免过量的充气，防止结肠壁膨胀而加重出血。应该预先使用硬的乙状结肠镜来去除直肠壶腹处的血块。治疗方案包括注射血管收缩物质、激光电凝、透热疗法或加热探针处理畸形的血管和息肉。

在那些出血停止的患者，在同一医院得到许可后，可以口服法进行温和的肠道准备。

血管造影

当看到造影剂进入肠腔，血管造影非常有用，可以进行栓塞止血和对外科治疗进行引导。这要求病人活动性出血速度在1~1.5ml/min，首先行肠系膜上动脉的造影，应为出血常常是在这个动脉的分支处发生。如果没有看到出血点，应该行肠系膜下动脉的造影。如果需要检查全部的出血区域，超选择性的动脉分支插管和大量注射造影剂是非常必要的。拍摄静脉期的后期照片是非常重要的，因为许多显著的病变在动脉期可能看不到。如果出血点看不到，但是动脉造影看到血管发育异常，不必要认为这就是出血部位。在一项研究中，动脉造影可以准确识别58%~86%的出血部位[115]。动脉造影的并发症包括造影剂导致的血栓形成、栓塞和肾衰。

当标准的血管造影不能明确出血的部位时，超选择性血管造影在一些特定的情况下是非常有用的。有时术中血管造影是非常有用的，可以在超选插管后追加亚甲蓝来明确出血部位。

常规使用血管造影的争论之一是其潜在的治疗作用。动脉内应用垂体后叶素治疗可以止血，在一定程度上可以减少外科手术治疗。在一组22个病人的临床研究中，在使用垂体后叶素治疗后20位病人出血得到控制，尽管50%的患者在后期不同的时间复发，57%的病人需要进行选择性外科治疗[115]。

血管造影中垂体后叶素治疗后的高再出血率促使更加权威的治疗方法应用，如超选择性血管栓塞，在控制结肠出血中非常重要，但是有低的栓塞后缺血发生的可能。在一项27位病例的研究中，开始通过动脉栓塞来控制出血，6例发生再出血，5例需要进行外科干预[125]。

最近的研究观察了用明胶海绵粒子或弹簧圈行超选择性栓塞后肠管的大体形态和组织学改变。14

个病人进行了回顾性研究，11 个病人有结肠出血，栓塞治疗成功的控制了出血，没有发生再出血。在 13 例病人中没有发生显著的肠管损害（93%）。一位患者从肠系膜上动脉血管弓近端用大量的明胶海绵粒子进行栓塞，导致严重的肌肉纤维化[126]。

放射性核素扫描

用 ^{99m}Tc-硫胶体或 ^{99m}Tc 标记的红细胞闪烁扫描法来进行胃肠道出血的检查是非常重要的，因为这是相对无创的检查可以探查遗漏的出血部位，即使出血速度低至 0.05~0.1ml/min。^{99m}Tc-硫胶体在血液中可以快速清除，在肝脏和脾脏中有很高的背景活性；然后很快被置换为 ^{99m}Tc 标记的红细胞。这样可以在一次注药后持续观察 24 小时，对于间断出血的病人会非常有意义。尽管这项技术非常敏感，但红细胞快速向肠腔内移动，可以导致在间歇拍片中进行出血定位不准确，而且小肠灌洗导致肠腔血液逆流及向前移动。由于一些扫描能够看到出血但是不能定位，在另一些病人中没有看到出血停止的确切证据，因此闪烁扫描的确切效果还很难评价。六项报告的数据，共包括 641 名患者的闪烁扫描的结果表明该项技术的诊断率是 40%~97%，准确定位率是 40%~97%，不正确的定位率是 3%~59%[127]。

一些临床医生认为闪烁扫描可以作为急性低位胃肠道出血患者的初筛检查，^{99m}Tc 标记的红细胞闪烁扫描法的主要缺陷是只能定位腹部出血的区域。其他的一些不足还包括溶解性差，对出血很少或停止的患者没有意义。

诊断程序概述

对于结肠急性出血患者选择检查方法首先明确出血的严重程度，其次是进行可能的定位。作者采用的方法是首先排除上消化道出血。即使是非常小的可能性，应该使用上消化道内镜技术。应用刚性的乙状结肠镜来除外肛门直肠的出血，可以预先通过结肠镜来除去血块。大约 80%结肠出血的患者可以自发止血，在一些病人可以选择检查方法。通常在进行温和的肠道准备之后进行结肠镜检查。如果出血继续就要进行血管造影检查，如果出血部位在血管造影中不明确，就要尝试通过结肠镜进行进一步检查。当缺乏血管造影技术或内镜不能进行出血定位时，就应该进行放射性核素扫描。当药物，内镜和血管造影技术应用后仍有持续大量的出血，就应该进行外科干预。

控制出血

结肠镜是一线的治疗方法。单极或双极的透热疗法，氩气血浆凝结，Nd-YAG 激光治疗，加热探针已经可以成功治疗血管发育不良。不足为奇的是，这些技术有很小的发生穿孔的危险性，尤其是使用单极透热疗法[128]。加热探针可以治疗出血性憩室[129]。

尽管在血管造影中施加垂体后叶素可以有效治疗 90%血管发育异常和憩室性的出血，但这种方法只是一种姑息性治疗，因为一旦血管痉挛解除，就会发生大出血，大多数的病人需要外科手术治疗。对于不适合行外科手术治疗的患者可以考虑行选择性动脉栓塞治疗[130]。

结肠的失血比例将决定急诊手术的缓急。如果出血来源已经明确，经过血管造影或结肠镜治疗，出血仍在继续，腹腔镜和节段性切除可以引起较少的手术死亡率和再出血的发生率[93]。对于结肠大量出血患者，台上灌洗和术中结肠镜可以进行出血定位和为一期肠吻合做准备。事实上，腹腔镜，高流量的灌洗，术中结肠镜都可以作为出血纠正后进一步治疗的选择方法。在一项报道中，这种方法在 9 名出血患者中，7 名明确了出血部位[131]。如确定血管畸形存在右半结肠，在保留的结肠中存在憩室，出血部位明确但是没有活动性出血，那么在治疗方面还存在争议。对于小肠或直肠出血，尽管次全切除似乎是明智的选择，但病人在术后可以继续出血。清洁灌肠后行结肠造影和台上结肠镜检查可以减少这种危险发生。

在急症情况下，可以在剖腹探查过程中顺行从末端回肠将结肠镜进入小肠，或通过外科治疗顺行经口进入胃、十二指肠和小肠。

术中造影的潜在价值在不同的病例中得到体现。先前已经描述在术中肠管暴露良好时在适当的血管中注入美蓝。另一种方法是关掉无影灯通过内镜在术中进行透视法确定出血部位。

急性结肠憩室炎

随着年龄增加结肠中发现憩室的几率在增加。据估计年龄达 50 岁的患者有三分之一有结肠憩室，80 岁以后有三分之二的患者发生结肠憩室[132,133]。尽管大多数结肠憩室的患者是无症状的，但是许多患者还是因为炎症并发症需要进行外科治疗。急性憩室炎可以影响部分结肠，在西欧和北美，左半结肠常常受累，但是在中国和日本，右半结肠憩室更加常见[133,134]。

憩室炎并发症状发生在 10%~30%的患者中[135,136]。尽管在 60 年代急性憩室炎患者 15%~30%需要进行手术治疗[137]，现在因为急性憩室炎进行手术已经比较少见了。

症状

憩室炎被认为是由于憩室颈部的大便浓缩，继发炎症和小的穿孔。导致局部细菌繁殖，导致结肠壁和网膜的炎症包绕（急性乳头性憩室炎）。脓液可以在结肠系膜和邻近的结肠壁聚集。当脓液聚集增多时，会集中在小肠袢或腹膜的返折处。有时，脓液会破溃进入腹膜腔，引起脓性或粪性的腹膜炎。急性憩室炎的 Hinchey 评分系统已经被广泛接受，在研究结果方面还要进行对比研究（框 10.2）[138]。

有时其他的并发症也会发生。有时会发生肠管与邻近组织之间的瘘，如膀胱。大约 10%的左半结肠梗阻是由于憩室疾病[139]，在临床上与恶性左半结肠肿瘤疾病易于鉴别。出血是罕见的并发症。年轻的恶性结肠憩室性疾病是否进行外科治疗还存在争议。最近，Biondo 等比较观察了 327 例急性结肠憩室炎患者中，50 岁与 50 岁以下的患者治疗后的情况[140]。在严重程度与再发方面没有显著的区别。另一项研究发现年轻憩室炎患者没有发生疾病进展[141]。通常，对急性憩室炎治疗的争议倾向于以下情况，早期的检查和确定诊断是疾病治疗的基础。如果进行急诊手术死亡率和并发症发生率将会升高[142]。

框 10.2 ● 憩室炎腹膜感染的 Hinchey 评分系统

1 级：肠旁或系膜脓肿
2 级：假性盆腔脓肿
3 级：弥漫性化脓性腹膜炎
4 级：弥漫性粪性腹膜炎

检查

在西方罕见的情况是，急性右半结肠憩室炎，可与发生左半结肠的盲肠炎发生混淆[143]。超声报告的敏感性是 91.3%，特异性是 99.8%，诊断急性右半结肠憩室炎的准确率是 99.5%[144]。

在常见的左半结肠疾病中，腹部平片可以显示非特异异常，如大约 3%~12%的患者发生腹胀，30%~50%的患者发生小肠梗阻或软组织的损伤[145,146]。Rigler's 征表明腹部胀气，双侧肠管胀气，可以看到特征性的镰状韧带显像，有时在右上腹部可以看到线状的密度影，侧方脐韧带在骶骨上方呈倒置的 V 形[147]。对于其他检查的价值还存在争议。临床医生认为初始需要外科手术对病人进行分级评估。其他医生认为评估可以推迟到保守治疗失败，出现并发症并且需要进行治疗。

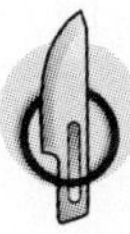

CT 可以提供形态学诊断[148]

急性憩室炎的特征包括肠壁增厚，在炎症后脂肪和周围软组织中出现节段性密度增高，这提示是蜂窝组织炎或软组织肿块形成。CT 的优点包括准确评估肠周受侵的范围，对于穿孔（图 10.10）和脓肿形成[149]的诊断非常有意义。对于其他脓肿的经皮治疗也是有意义的。对于造影检查不能明确描述形态，

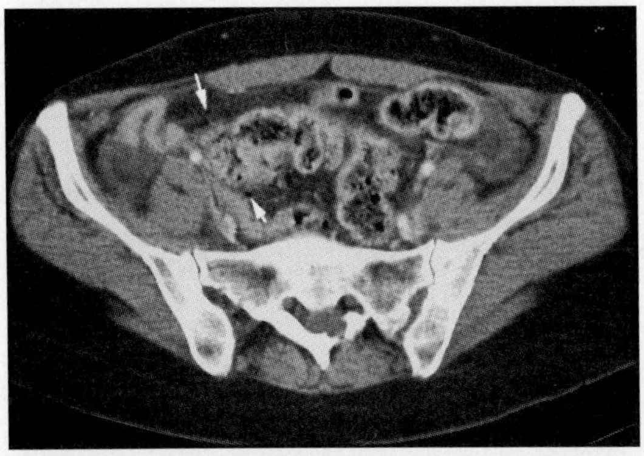

图 10.10 ● CT 显示状结肠憩室病穿孔。上箭头显示袋状游离气体，下箭头指示一处憩室。

外科治疗有困难的患者而言 CT 行检查是有意义的。一项研究表明 CT 可能影响急性憩室炎的治疗，因为大量软组织的受累多需要外科手术治疗[149]。

与钡灌肠相比，CT 没有增加诊断的准确性，但是毫无疑问对诊断疾病严重程度和软组织受累范围方面更加准确，在长期和短期的治疗中有很好的预测价值[150]。尽管超声显像不像 CT 那样用于憩室炎的定位，最近的研究表明超声可以作为初步的诊断[151]。一项最近的研究表明与造影或外科治疗后的最终诊断相比，敏感性是 85%，特异性是 80%[152]。超声诊断标准包括在左侧腹部，肠壁增厚超过 4mm，范围超过 5cm，表明有憩室或邻近肠管的脓肿形成。其潜在的优点在于对脓肿的治疗有价值 153。不足在于超声评估肠管厚度是非特异的，评估水平依赖操作者的水平。对于低位乙状结肠的病例，经直肠超声和经腹部超声联合应用可以提高检查的准确性。

另一项可以选择的检查方法是钡灌肠对比造影。尽管大量文献报道在急性憩室炎时运用钡灌肠对比造影进行诊断，但是还没有在最好的造影剂和最佳的检查时间之间达成共识。尽管很多人提倡用水溶性造影剂，但有人坚持用钡剂，现在已经不再运用注气进行检查了[155]。其他学者则不建议在急性期进行造影剂检查，而是推迟到急性期后两周进行[156]。

在英国的许多医院，急性期优先使用水溶性造影剂，但不使用空气对比造影。水溶性造影剂在急性憩室炎的成像特点是：① 憩室伴有或不伴有痉挛；② 憩室周围炎及乙状结肠不规则的狭窄或梗阻；③ 造影剂外漏是诊断穿孔最可信赖的手段。如果没有发现有憩室，则必须回顾检查。检查对于预测是否进行外科治疗非常重要。30 例伴有或不伴有痉挛的憩室炎患者中只有 3 例经过水溶性造影剂检查后需要进行外科治疗，造影剂外漏的 16 例患者中 13 例需要手术治疗[157]。

最近，在一项前瞻性的研究中通过核磁共振来诊断急性憩室炎。结果非常令人鼓舞但是还需要进行正规的评价[158]。

治疗

右半结肠疾病

右半结肠疾病可能在术中偶然发现或在术前进行详尽的检查。治疗的观点仍存在争议，从阑尾切除术到部分结肠切除术。保守治疗，部分结肠切除术和抗生素应用的死亡率、发病率和复发率与憩室切除相似[159]。一些西方的外科医生不惯用这种方法而是进行更大范围的切除，对于单发的盲肠憩室则采用局限性的回盲部切除术，在右半结肠存在多个病灶时行右半结肠切除术[160]。当不太可能排除肿瘤存在时，进行右半结肠切除是正确的[161]。在术中运用分支内镜经过阑尾的残端进行观察可以确定憩室炎症的诊断[159]，但是只在一些医学中心将这项检查作为常规。

左半结肠疾病

典型的憩室炎患者会主诉左侧髂窝的疼痛和发热。腹部触诊或肛诊有轻压痛或弥漫性疼痛。在妇女应该进行阴道的检查帮助除外妇科疾病。如果进行乙状结肠镜检查，一定要轻微操作，少量注气。

没有弥漫性腹膜炎时，应该采取非手术治疗，采用针对革兰阴性菌和厌氧菌的抗生素。许多临床医生提倡开始让肠道休息，经静脉途径给液体和抗生素。如果疼痛和发热在几天好转，病人可以回家，出院后几周进行钡灌肠或乙状结肠镜或结肠镜检查，除外恶性病变。

如果病人持续发热，疼痛没有缓解，或者低位腹部肿块增大，应该进行 CT 检查。如果不能进行 CT 检查，在此期应该进行超声或水溶性双重对比造影检查。如果有脓肿形成，要在放射引导下进行穿刺引流。如果局部的腹部体征变得弥散或者经过足够的保守治疗感染得不到控制，应该进行手术治疗。少数病人局部的憩室炎需要进行手术治疗，一期切除，术中灌洗和一期吻合已经成为常规术式[162]。

弥漫性腹膜炎

乙状结肠的憩室穿孔常常发生在下腹部，多在腹部左侧，逐渐在全腹播散。大约 25%的患者，症状和体征在右腹部[163]。体检时有全腹的弥漫性腹膜炎，包括压痛和反跳痛。大约四分之一的病人在腹部平片上可以看到膈下游离气体，而且脓性腹膜炎比粪性腹膜炎更常见。在 93 例憩室穿孔和弥漫性腹膜炎患者的连续报道中，18 例是粪性腹膜炎，75 例是化脓性腹膜炎[163]。大多数这样表现的患者明确需要手术治疗，进行其他检查是没有意义的。在这个阶段最主要的是纠正一般情况，因为病人多数年龄大，心功能储备差。对于这组人群主要是通过测定中心静脉压来估计液体输入量。短期的复苏对于病人的生存而言将会付出代价，这时将病人送进手术室是极大的错误。这个时期的任务是恢复耗竭的血管内外的血容量，保证尿量的心肺功能。尽早开始抗生素治疗来抑制厌氧菌和革兰阴性菌。

一些病人经保守治疗恢复很快可以考虑腹腔镜治疗。如果腹痛和体征加重，就应该继续进行更长时间的保守治疗。

手术治疗

病人置于截石位，可以选择正中切口入路。脓液和肠内容物必须从腹膜腔清除，标本送病理检查，要做需氧菌和厌氧菌的培养。术中腹腔灌洗的意义仍存在争议。Killingback 建议用 6~8L 温盐水进行灌洗是有意义的[164]，同时在盐水中加抗生素，在逻辑上是合理的，受到普遍的接受。用四环素进行灌洗（1g 四环素加在 1L 生理盐水中）进行腹腔感染的治疗，Koruth 等连续报道 82 例结肠急诊切除术，有 2%的腹腔内残余脓肿发生率[165]。现在四环素不再使用，cefradine 1g 加入 1L 生理盐水中进行腹腔灌洗。除了治疗腹膜炎，外科治疗的主要目的是降低持续腹腔感染的危险性。过去认为急性发病的患者无法承受结肠切除手术。事实上恰好相反，因为无法切除结肠导致了很高的死亡率。Krukowski 和 Matheson[142] 分析了 57 例急性憩室炎患者的治疗情况，结果表明手术一期切除的死亡率不足未行病变结肠切除患者死亡率的一半。295 例患者由于憩室疾病发生弥漫性腹膜炎而行切除手术患者的死亡率是 10%，而 813 例患者进行手术的死亡率则是 25%。

提倡行结肠切除进一步的问题是在于决定病变是肿瘤穿孔还是憩室炎症。在腹腔镜手术时，当结肠炎症水肿时，两种损害的表现是相似的。据估计大约有 25%的术前诊断为憩室炎的患者在手术中发现是肿瘤穿孔。如果有足够的理由怀疑肿瘤，应该进行病变的根治性切除，包括结肠系膜都要切除。对切除的标本进行病理检查作为决定下一步治疗的依据。

不能足够切除乙状结肠远端是导致憩室炎症复发的危险因素。因此，Hartman 切除术要完整切除乙状结肠，封闭直肠，左侧髂窝结肠造口，是许多外科医生采用的标准术式。如果由于结肠与邻近组织粘连严重手术异常困难，导致肠道不通畅，合理的治疗是远端造瘘，局部清除干净，将病人转诊到三级医疗中心。

一期肠吻合

对于选择进行急性憩室炎手术治疗的患者进行一期肠吻合的数量在增加。主要的原因是：① 病人需要一次手术而不是两次；② Hartman 切除术后患者永久人造肛门，不愿意或不适合进行进一步的手术；③ Hartman 切除术后进行造口还纳是非常困难的。

1955 年 Gregg 首次报道一些憩室穿孔患者进行一期肠切除肠吻合手术没有发生死亡和吻合口瘘[166]。在回顾的文献中，Krukowski 和 Matheson 收集 100 例一期肠切除肠吻合的患者[142]手术死亡率是 9%，而一期肠切除未行肠吻合的死亡率是 12.2%。但是他们指出报道的病例可能是经过选择的，好的结果更多反映的是外科医生施行手术的热情和手术技巧，而不是手术操作本身的内在价值。Biondo 等对 124 例复杂憩室疾病患者中的 55 例施行了肠切除，术中灌洗和一期肠吻合，55 例患者中 49 例患憩室炎症，其中 33 例有局限性腹膜炎，16 例有弥漫性腹膜炎[167]。肠内容性腹膜炎被认为是一期手术的禁忌证。两例发生吻合口瘘，3 例腹部伤口哆开。4 例死亡，1 例死于吻合口瘘。

这项研究表明一期肠切除对于选择性的病人而言是可行的。

进一步研究表明在急诊直肠结肠切除术中一期肠吻合在并发症方面没有显著的区别，即使患者并发腹膜炎（21.9%由于穿孔，17.7%是局限性脓毒症）[168]。在一项回顾性研究中，33 例患者术前没有行肠道准备和术中灌洗，行一期肠切除肠吻合。12 位患者 Hinchey 评分是 1 分和 2 分，7 位患者是 3 分，2 位患者是 4 分。1 例发生吻合口瘘，3 例死亡，其中 1 例怀疑发生吻合口瘘而死亡[169]。尽管越来越多的人支持憩室穿孔的患者行一期肠切除吻合术，但是适合进行这种手术的患者人数却很少。

白细胞减少性小肠结肠炎

白细胞减少性小肠结肠炎也被称为盲肠炎。是一个潜在威胁生命的疾病，特征是盲肠和升结肠的炎症过程。常常作为化疗的并发症发生，可以发展为坏死和穿孔。尽管常可以影响一部分小肠和大肠，但是倾向于右半结肠受累的原因还不明确。

临床特征包括恶心、呕吐、腹痛、腹胀、腹泻和便血。右侧髂窝有压痛，发热常见，晚期可以出现腹膜炎。CT是进行形态学诊断的主要手段，显示右半结肠增厚，肠系膜呈 stranding，肠胀气和腹水(图 10.11)[170]。

治疗需要认真地评价患者，进行个体化治疗[171]。开始的保守治疗包括补液和保持电解质平衡，使用广谱抗生素，纠正伴随的凝血异常，进行肠外营养让肠道休息。应该考虑到使用重组的粒细胞集落刺激因子来纠正化疗导致的粒细胞减少。结肠穿孔和弥漫性腹膜炎是外科手术的指征。手术多选择右半结肠切除，是进行末端肠管造瘘或进行一期肠吻合依赖于感染的范围和腹膜污染的程度[172]。总之，大多数病例可以进行保守治疗[173]。

粪性穿孔

Stercus 是粪便的意思。受到粪性包块挤压导致肠穿孔是非常罕见的，首次在 1894 年由 Berry 在伦敦病态社会杂志中报道。尽管疾病预后不良（大约50%的死亡率），但文献报道的病例数不足 100 人，与杂志不愿刊登病例报道和诊断标准不明确有关系。该病在男女发病率中没有差异，中位发病年龄据说是 60 岁[174]。

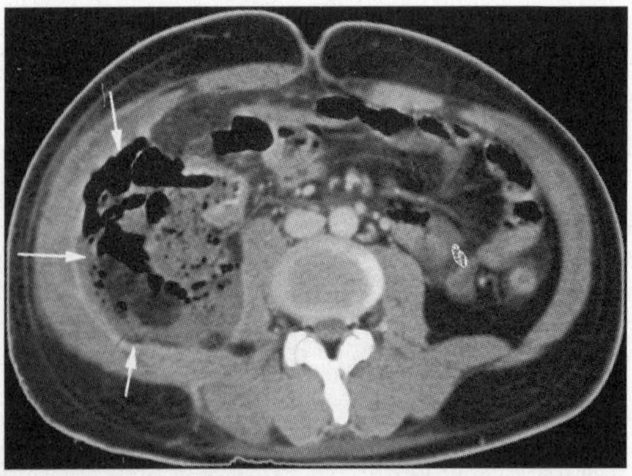

图 10.11 • CT 显示继发于急性坏死性小肠结肠炎，盲肠结肠后壁延迟性穿孔造成大量腹膜后液体积聚（箭头所示）

研究报道的易患因素包括慢性便秘、巨结肠症、硬皮病、高钙血症、肾衰和肾移植。药物相关性的粪性穿孔包括麻醉剂、术后止痛剂、抗酸剂、钙通道阻滞剂和抗抑郁病药物。

只有 11%的病例可以在术前准确诊断[175]，频繁的检查对诊断没有太多帮助。穿孔常发生在对系膜缘，主要发生在乙状结肠和直乙交界区域。约四分之一的患者发生多处穿孔，其余的患者常有远离穿孔部位的大范围的溃疡发生。

建议的临床诊断标准是：

1. 圆形或卵圆形穿孔直径超过 1cm；
2. 在结肠中存在粪便性色块；
3. 镜下可以看到受压坏死，溃疡或穿孔部位的慢性炎症反应[176]。

这些患者需要进行外科治疗，需要足够切除穿孔周围的区域和即将发生穿孔的区域。肠道通常充满大便，不需要为可能会发生便秘进行局限性切除。手术包括切除受累的肠段，左半结肠穿孔应该行结肠造口，右半结肠穿孔行肠切除和肠吻合术。左半结肠穿孔的患者有近端结肠穿孔复发的危险性。将粪便直接顺肠道挤入到待切除的肠管，进行灌洗可以避免早期发生再穿孔。但是由于担心持续便秘会导致穿孔复发导致一些人认为应该进行结肠次全切除。作者的观点是给予足够的术后治疗以避免再穿孔，这些患者病情危重常不能耐受较长时间的手术。

吻合口裂开

吻合口裂开是大肠手术后非常严重的并发症。症状非常重，但是更多情况是病情急剧加重，尤其是在伴随急性腹膜炎时。如果不能及时诊断和治疗，随时可能发生死亡。显而易见，如果存在吻合口瘘死亡率会显著增加。Fielding 等注意到在 191 例发生吻合口瘘的患者中死亡率是 22%，但是在 1275 例没有发生吻合口瘘的患者中死亡率仅有 7.2%[177]。对于伴有严重并发症可以幸存患者，并发症急剧增加，住院时间延长。

病因

在多种教科书中描述了吻合口裂开的局部和全身因素[178]。列出的原因通常包括营养状况不佳、贫血、尿毒症、糖尿病、胆固醇摄入和老年。现在普遍认为局部因素可以影响吻合口的愈合。肠管动力差在吻合口外产生压力，可能是低位结直肠吻合口裂开的一个因素。实验结果表明吻合口周围的局部感染导致吻合口裂开是主要的原因，比胶原合成在吻合口愈合中的作用更为明确[179]。

低位结直肠吻合口瘘的发生率要高于回-结肠和结肠-结肠吻合口瘘的发生率。Inverness 和 Aberdeen 在最近的一项研究中报道回肠-结肠和结肠-结肠吻合口瘘的发生率是 0.4%，而低位结直肠吻合口瘘的发生率是 4.7%[180]。

另一个吻合口裂开的重要因素是吻合口残端的氧气分压。1987 年一项很优秀的研究表明如果吻合口残端的压力低于 20mmHg (2.66kPa)，就有很高的发生吻合口漏的可能性 181。但是最重要的发生吻合口裂开的原因是外科操作的失败，不管是手吻还是吻合器吻合。

症状

通常吻合口裂开的临床特征依赖于吻合口是局部的还是广泛的，是否引起弥漫性腹膜炎。一个极端是，吻合口周围脓肿局限，则临床症状很轻微，体征不明显。可能有流感症状，无明显的寒战和恶心。如果吻合口在盆腔的位置较低，则会出现低位的腹痛，直肠检查可以触及吻合口有缺损。心动过速是常见的症状常常伴随发热，可以看到粪性物或脓液。

另一个极端是病情主要与瘘有关系，粪性物或脓液弥漫性进入腹腔。这对病人的影响常常是很重的。腹痛难以控制，心动过速和烦躁常见。体温升高血压下降常常是一个特征。病人非常痛苦，大汗淋漓，腹部查体有腹肌紧张。有时大范围的吻合口瘘症状更加严重，病情不像预想的进展块，腹痛弥散但不剧烈。

在苏格兰的外科死亡率年度统计报告中诊断延误仍然是导致吻合口瘘死亡率和并发症发生率增加的主要原因[182]。最重要的是外科医生应该警惕任何肠吻合病人出现的症状，尽可能少的使用检查来确定吻合口瘘的诊断。应该记住在术后 2~3 周随时可能发生吻合口瘘。

检查

通常白细胞计数增加，在严重脓毒症患者白细胞计数可能是增加或减低的。立位胸片或腹平片有时显示膈下游离气体，但是这种征象在术后几天内由于开腹手术气体进入腹腔而存在争议。如果没有膈下游离气体则临床医生应该进一步检查明确吻合口的完整性。

超声检查在明确脓液聚集导致吻合口瘘方面是有用的，但是这项检查的价值由于受到充气肠袢和腹腔渗出的干扰而下降。CT 是可以选择的诊断方法。

水溶性造影剂对评估吻合口瘘是非常简单的办法，尤其在左半结肠。除了可以明确是否存在吻合口瘘，也可以评价吻合口瘘的范围，从而决定治疗方法。注意两种情况非常重要，有时，当造影剂显示没有瘘，但后续检查发现有瘘。这种结果很少是真的。造影剂显示有瘘，但是没有瘘的临床征象（放射学瘘）。因此在有明显的吻合口瘘的临床征象的患者一定要浏览所有的影像学图片，评估影像学和临床情况，然后得出最后的结论。

治疗

尽管文献中报道吻合口瘘的发生率是很高的，但对于如何治疗吻合口瘘的资料却很少。最好要将吻合口局部的处理与弥漫性腹膜炎的治疗加以区别。

局部吻合口瘘

多数局部吻合口瘘的患者通过肠道休息和应用抗生素来进行保守治疗。如果吻合口周围有大量脓液，应该在超声下吸净脓液。

弥漫性的吻合口瘘

大肠吻合口瘘导致的弥漫性腹膜炎常常腹痛剧烈，需要纠正患者一般情况。如果进行检查确定诊断，下一步应该评估患者情况决定是否进行手术治疗。

需要评估患者血流动力学状态，要提高患者的心肺功能。通过测定中心静脉压和每小时的尿量来检测患者的一般情况，同时应该记录一些常规的检查参数。优先静脉使用抗生素和扩张血管药物。在这种情况下镇痛常常被忽略，如果可能的话这些患者应该进行重症监护。早期应该通知麻醉师，直到病人情况稳定才能进行手术。

结直肠吻合的患者在进行手术时采用截石体位。沿原正中切口开腹，小心不要损伤粘连的小肠袢，分离大肠袢暴露吻合口。将肠内容物和脓液从腹腔和盆腔清除，在吻合口上下分别置肠钳，来防止进一步的感染发生。吻合口漏导致的腹腔感染通过运用大量消毒剂或抗生素溶液进行冲洗。

下一步根据吻合口缺损的尺寸来决定手术方式。在大多数的病例中，最好的方法是吻合口切除，近端肠管提出进行造瘘，远端形成黏液瘘。如果远端残端没有足够长来提出腹腔，应该闭合残端，仔细缝合浆肌层。如果是低位的结直肠吻合口瘘，应该行回肠造口术。

很少见的情况下，在吻合口有很少的缺损，但是病人的临床症状却加重。如果缺损 1cm 或更小，肠管末端血供丰富，就可以闭合缺损或置入 Foley 尿管进行肠道减压，然后将引流管从腹壁引出。Inverness 和 Aberdeen 在一项回顾中表明，477 例结肠和直肠切除吻合的患者，有 9 例有明显的吻合口瘘的症状，需要进行再手术[180]。4 例患者进行吻合口切除，一例行造瘘术。其他的 5 位患者吻合口缺损小，吻合口血供好，保存了吻合口。3 例患者进行了经肛门吻合口瘘的闭合，1 例从缺损处置入 Foley 尿管，第 5 位患者在吻合口瘘处放置引流管。5 位中的 4 位进行了吻合口瘘的封闭，没有因吻合口瘘发生死亡，吻合口处小的缺损都愈合，后期进行了造瘘口关闭。

吻合口瘘保留吻合口的主要优点是对于小的低位结直肠吻合缺损，另一个选择就是切除吻合口，关闭直肠残端，在左髂窝进行结肠造瘘。现在已经认识到如果去处了吻合口，将来很少能够保持肠道的连续性。但是如果病人已经有了吻合口瘘，如果不切除吻合口将会导致再次发生瘘，病人的安全是最重要的。

结肠镜中的肠道损伤

结肠镜的穿孔率现在普遍认为是 1/500，在这个水平上进行变化。在柔软的乙状结肠镜检查中穿孔的发生率是不同的，在最近的研究中报道发生率是 1/1136 和 1/40674[183-185]。

有三种可能的机制导致结肠镜发生穿孔[186]：

1. 直接由于结肠镜或活检钳；
2. 由于过度注气导致的气压性创伤；
3. 穿孔在治疗中发生。

伦敦皇家医院中有文献报道如何测量在结肠镜操作中给予的压力[183]，有专用的电子装置。盲肠和右半结肠易于发生气压性创伤，憩室也易于直接扩张。注气使用 CO_2 可以降低穿孔的发生率，提高病人的舒适度。治疗性操作如息肉的热切除或圈套切除，限制性气囊扩张，都与穿孔发生有很大关系。

最常见的穿孔部位是乙状结肠[182]。在行结肠镜检查时穿孔的症状和体征并不非常明显。在前瞻性的研究中，在 50%的患者中发生穿孔诊断延误[187,188]。如果内镜师在检查后有疑虑就应该术后行胸部立位平片，观察病人直到症状消失。如果病人高度怀疑穿孔，应该行水溶性造影剂对比造影检查，确定诊断。

结肠镜检查前进行清洁洗肠，密切观察病情、补液和应用抗生素治疗。这种治疗方法常常限用于那些在治疗过程中发生的穿孔而不是在诊断过程中发生的[189,190]。这是因为在从肠壁进镜过程中发生的穿孔通常比较大，需要修补。大的缺损伴有腹腔的感染需要进行手术治疗，在早期明确诊断可以行穿孔修补。可能可以通过腹腔镜修补。延误诊断常常由于肠内容物污染而需要进行造口。

要点

- 最近有观点过分强调术前的检查，尤其是CT，以及急诊患者多由上级医师行日间手术。结肠急症常常伴有粪性腹腔污染，急症手术对于挽救患者生命是非常重要的。
- 扭转：使用长的软管如胸部引流管或结肠镜在多数患者应该由权威医师操作。
- 急性假性结肠梗阻：一些患者可以完全进行保守治疗，使用常规观点和频繁的腹部平片来检查盲肠的直径，当盲肠直径增加时应该进行减压治疗，许多病人对新斯的明治疗有反应。如果治疗无效，多数病人需要在结肠镜下进行减压，如果失败则需要进行盲肠切除。如果穿孔或坏死可疑，必须进行探查手术。
- 恶性疾病:右半结肠切除术是多数右半结肠或横结肠梗阻患者进行手术治疗的选择。脾曲有病变的患者首选结肠次全切除。其他的在左半结肠有梗阻的患者最好的治疗方法是进行区段的结肠切除，可能的话进行肠吻合。患者如果考虑不耐受长时间手术则选择节段性切除或结肠切除术。
- 出血：当除外上消化道出血后，外科医生可以等待结肠出血自行停止。此后应该进行全结肠检查包括结肠镜。持续的或较急的出血理论上可以检查的到，有时可以进行血管造影检查。如果进行外科手术关键是进行出血部位的定位。
- 憩室炎：CT是急诊病人的主要诊断手段。脓肿可以进行经皮穿刺引流，穿孔需要外科医生早期进行诊断。一期手术理论上可行，但是对左半结肠疾病，病情不稳定的患者或弥漫性腹膜炎的患者则不是首选治疗。
- 白细胞减少性小肠结肠炎：在白细胞减少的患者应该高度怀疑这种疾病，保守主要包括应用抗生素，肠道休息，但是应该积极除外穿孔发生，首选CT。
- 粪性穿孔:在术前很难明确诊断。要意识到术后可能再次发生穿孔是决定疾病转归的关键因素，尤其对施行局限性切除术后的患者。
- 吻合口瘘：术后腹部评价非常复杂，许多体征是外科手术导致的。在一些诊断不明确的患者，应该进一步检查。应该由高年资的医师小组进行疾病的观察，在一些场合，在进行初步的评估和纠正后，应该转诊到结直肠专业组进行治疗。
- 结肠镜损伤：在结肠镜检查中穿孔的症状和体征不是很明显，如果高度怀疑尤其是进行治疗之后发生的，应该进行保守治疗或在早期进行手术修补。

（张小丽）

参考文献

1. Ballantyne GH. Review of sigmoid volvulus: clinical pattern and pathogenesis. Dis Colon Rectum 1982; 36:508.
2. Gibney EJ. Volvulus of the sigmoid colon. Surg Gynecol Ob-stet 1991; 173:243–55.
3. Anderson JR, Lee D. The management of acute sigmoid volvulus. Br J Surg 1981; 68:117–20.
4. Ballantyne GH, Brandner MD, Beart RW, Ilstrup DM. Volvulus of the colon. Ann Surg 1985; 202:83–92.
5. Schagen van Leeuwen JH. Sigmoid volvulus in a West African population. Dis Colon Rectum 1985; 28:712–16.
6. Sonnenberg A, Tsou VT, Muller AD. The ‘institutional colon’: a frequent colonic dysmotility in psychiatric and neurologic disease. Am J Gastroenterol 1994; 89:62–6.
7. Shepherd JJ. The treatment of volvulus of sigmoid colon: a review of 425 cases. Br J Med 1968; 1:280–3.
8. Sutcliffe MML. Volvulus of the sigmoid colon. Br J Surg 1968; 55:903–10.
9. Walsh S, Lee J, Stokes M. Sigmoid volvulus after laparo-scopic cholecystectomy. An unusual complication. Surg En-dosc 2001; 15:218.

10. Andersen DA. Volvulus in Western India. Br J Surg 1956; 44:132–43.
11. Rigler LG, Lipschultz O. Roentgenologic findings in acute obstruction of the colon. Radiology 1940; 35:534–43.
12. Bruusgaard C. Volvulus of the sigmoid colon and its treatment. Surgery 1947; 22:466–78.
13. Mangiarte EC, Croce MA, Fabian TC et al. Sigmoid volvulus, a four decade experience. Am Surg 1989; 55:41–4.
14. Hinshaw DB, Carter R. Surgical management of acute volvulus of the sigmoid colon. Ann Surg 1957; 146:52–60.
15. Knight J, Bokey EL, Chapuis PH, Pheils MT. Sigmoidoscopic reduction of sigmoid volvulus. Med J Aust 1980; 2:627–8.
16. Starling JR. Initial treatment of sigmoid volvulus by colonoscopy. Ann Surg 1979; 190:36–9.
17. Arigbabu AO, Badejo OA, Akinola DO. Colonoscopy in the emergency treatment of colonic volvulus in Nigeria. Dis Colon Rectum 1985; 28:795–8.
18. Bagarani M, Conde AS, Longo R et al. Sigmoid volvulus in West Africa: a prospective study on surgical treatments. Dis Colon Rectum 1993; 36:186.
19. De U, Ghosh S. Single stage primary anastomosis without colonic lavage for left sided colonic obstruction due to acute sigmoid volvulus: a prospective study of one hundred and ninety seven cases. Aust NZ J Surg 2003; 73:390–2.

A prospective study of 197 patients with acute sigmoid volvulus treated by single-stage resection and primary anastomosis, 23 of whom had gangrene of the bowel. Two patients had anastomotic leaks and were successfully managed conservatively. There were two deaths, both in elderly patients who presented with perforations.

20. Naeeder SB, Archampong EQ. One-stage resection of acute sigmoid volvulus. Br J Surg 1995; 82:1635–6.
21. Grossmann EM, Longo WE, Stratton MD, Virgo KS, Johnson FE. Sigmoid volvulus in Department of Veterans Affairs Medical Centers. Dis Colon Rectum 2000; 43:414–18.
22. Leach SD, Ballantyne GH. Laparoscopic management of sigmoid volvulus: modern management of an ancient disease. Semin Colon Rectal Surg 1993; 4:249–56.
23. Sharon N, Efrat Y, Charuzi I. A new operative approach to volvulus of sigmoid colon. Surg Gynecol Obstet 1985; 161: 483–4.
24. Subrahmanyam M. Mesosigmoplasty as a definitive operation for sigmoid volvulus. Br J Surg 1992; 79:683–4.
25. Mehendale VG, Chaudhari NC, Mulchandani MH. Laparoscopic sigmoidopexy by extraperitonealization of sigmoid colon for sigmoid volvulus: two cases. Surg Laparosc Endosc Percutan Tech 2003; 13:283–5.
26. Pinedo G, Kirberg A. Percutaneous endoscopic sigmoidopexy in sigmoid volvulus with T-fasteners: report of two cases. Dis Colon Rectum 2001; 44:1867–9.
27. Choi D, Carter R. Endoscopic sigmoidopexy: a safer way to treat sigmoid volvulus. J R Coll Surg Edinb 1998; 43:64.
28. VerSteeg KR, Whitehead WA. Ileosigmoid knot. Arch Surg 1980; 115:761–3.
29. Akgun Y. Management of ileosigmoid knot. Br J Surg 1997; 84:672–3.
30. Miller BJ, Borrowdale RC. Ileosigmoid knotting: a case report and review. Aust NZ J Surg 1992; 62:402–4.
31. Anderson JR, Lee D, Taylor TV, Ross AH. Volvulus of the transverse colon. Br J Surg 1981; 7:12–18.
32. Pustorino S, Polimeni F, Migliorato D et al. Chronic idiopathic intestinal pseudo-obstruction associated with volvulus of the transverse colon. The identical mode of clinical presentation and of the intestinal manometric pattern in monozygotic twins. Minerva Gastroenterol Dietol 1994; 40:37–46.
33. Rangiah D, Schwartz P. Familial transverse colon volvulus. Aust NZ J Surg 2001; 71:329–30.
34. Mortensen NJMcC, Hoffman G. Volvulus of the transverse colon. Postgrad Med J 1979; 55:54–7.
35. Anderson JR, Lee D. Acute caecal volvulus. Br J Surg 1980; 67:39–41.
36. Weinstein M. Volvulus of the cecum and ascending colon. Ann Surg 1938; 107:248–59.
37. Anderson JR, Mills JOM. Caecal volvulus: a frequently missed diagnosis. Clin Radiol 1984; 35:65.
38. Anderson MJ, Okike N, Spencer RJ. The colonoscope in cecal volvulus: report of 3 cases. Dis Colon Rectum 1978; 21: 71–4.
39. Tuech JJ, Pessaux P, Regenet N, Derouet N, Bergamaschi R, Arnaud JP. Results of resection for volvulus of the right colon. Tech Coloproctol 2002; 6:97–9.
40. Rabanovici R, Simansky DA, Kaplan O, Mavor E, Manny J. Cecal volvulus. Dis Colon Rectum 1990; 33:765–9.

41. Anderson JR, Welch GH. Acute volvulus of the right colon: an analysis of 69 patients. World J Surg 1986; 10:336–42.

42. Dorudi S, Berry AR, Kettewell MGW. Acute colonic pseudo–obstruction. Br J Surg 1992; 79:99–103.

43. Ogilvie H. Large intestine colic due to sympathetic deprivation: a new clinical syndrome. Br Med J 1948; 2:671–3.

44. Datta SN, Stephenson BM, Havard TJ, Salaman JR. Acute colonic pseudo–obstruction. Lancet 1993; 341:690.

45. Vanek VW, Al–Salti M. Acute pseudo–obstruction of the colon (Ogilvie′s syndrome) : an analysis of 400 cases. Dis Colon Rectum 1986; 29:203–10.

46. Jetmore AB, Timmcke AE, Gathright JB, Hicks TC, Ray JE, Baker JW. Ogilvie′s syndrome: colonoscopic decompression and analysis of predisposing factors. Dis Colon Rectum 1992; 35:1135–42.

47. Dudley HAF, Paterson–Brown S. Pseudo–obstruction. Br J Surg 1986; 292:1157–8.

48. Bachulis BL, Smith PE. Pseudo–obstruction of the colon. Am J Surg 1978; 136:66–72.

49. Wanebo H, Mathewson C, Conolly B. Pseudo–obstruction in the colon. Surg Gynecol Obstet 1971; 133:44–8.

50. Low VH. Colonic pseudo–obstruction: value of prone lateral view of the rectum. Abdom Imaging 1995; 20:531–3.

51. Koruth NM, Koruth A, Matheson NA. The place of contrast enema in the management of large bowel obstruction. J R Coll Surg Edinb 1985; 30:258–60.

52. Laine L. Management of acute colonic pseudo–obstruction. N Engl J Med 1999; 341:192–3.

53. Johnson CD, Rice RP, Kelvin FM, Foster WL, Williford ME. The radiological evaluation of gross cecal distension. Emphasis on cecal ileus. Am J Radiol 1985; 145:1211–17.

54. Neely J, Catchpole B. Ileus: the restoration of alimentary–tract motility by pharmacological means. Br J Surg 1971; 58: 21–8.

55. Hutchinson R, Griffiths C. Acute colonic pseudo–obstruction: a pharmacological approach. Ann R Coll Surg Engl 1992; 74:364–7.

56. Ponec RJ, Saunders MD, Kimmey MB. Neostigmine for the treatment of acute colonic pseudo–obstruction. N Engl J Med 1999; 341:137–41.

Randomised study of 21 patients with acute ACPO in which 11 patients were randomised to receive neostigmine and 10 patients received intravenous saline. The study showed that where the conservative treatment of ACPO fails, intravenous injection of 2.0mg neostigmine results in rapid decompression of the colon.

57. Trevisani GT, Hyman NH, Church JM. Neostigmine. Safe and effective treatment for acute colonic pseudo–obstruction. Dis Colon Rectum 2000; 43:599–603.

58. Abbasakoor F, Evans A, Stephenson BM. Neostigmine for acute colonic pseudo–obstruction. N Engl J Med 1999; 341: 1622–3.

59. Lee JT, Taylor BM, Singleton BC. Epidural anaesthesia for acute pseudo–obstruction of the colon. Dis Colon Rectum 1988; 31:686–91.

60. Kukora JS, Dent TL. Colonoscopic decompression of massive non–obstructive cecal dilation. Arch Surg 1977; 112:512–17.

61. Nivatvongs SN, Vermeulen FD, Fang DT. Colonoscopic decompression of acute pseudo–obstruction of the colon. Ann Surg 1982; 196:98–100.

62. Strodel WE, Brothers T. Colonoscopic decompression of pseudo–obstruction and volvulus. Surg Clin North Am 1989; 69:1327–35.

63. Strodel WE, Norstrant TT, Eskhauser FE, Dent TL. Therapeutic and diagnostic colonoscopy in non obstructive colonic dilatation. Ann Surg 1983; 197:416–21.

64. Bernton E, Myers R, Reyna T. Pseudo–obstruction of the colon: case report including a new endoscopic treatment. Gastrointest Endosc 1982; 28:90–2.

65. Stephenson KR, Rodriguez–Bigas MA. Decompression of the large intestine in Ogilvie′s syndrome by a colonoscopically placed long intestinal tube. Surg Endosc 1994; 8:116–17.

66. Hamed A, Dare F. Oglivie′s syndrome. Int J Gynaecol Obstet 1992; 37:47–50.

67. Diethelm AG, Stanley RJ, Robbin ML. The acute abdomen. In: Sabiston′s textbook of surgery. Philadelphia: WB Saunders, 1997; p. 842.

68. Laine L. Management of acute colonic pseudo–obstruction. N Engl J Med 1999; 341:192–3.

69. Chevallier P, Marcy P, Francois E et al. Controlled transperitoneal percutaneous cecostomy as a therapy alternative to the endoscopic decompression for Oglivie′s syndrome. Am J Gastroenterol 2002; 97:471–4.

70. Gierson ED, Storm FK, Shaw W, Coyne SK. Caecal rupture

due to colonic ileus. Br J Surg 1975; 62:383–6.

71. Gerber A, Thompson RJ, Reiswig OK, Vannix RS. Experiences with primary resection for acute obstruction of the large intestine. Surg Gynecol Obstet 1962; 115:593–8.
72. Phillips RK, Hittinger R, Fry JS, Fielding LP. Malignant large bowel obstruction. Br J Surg 1985; 72:296–302.
73. Fielding LP, Phillips RK, Fry JS, Hittinger R. Prediction of outcome after curative resection for large bowel cancer. Lancet 1986; ii:904–7.
74. Serpell JW, McDermott FT, Katrivessis H, Hughes ESR. Obstructing carcinomas of the colon. Br J Surg 1989; 76: 965–9.
75. McKenzie S, Thomson SR, Baker LW. Management options in malignant obstruction of the left colon. Surg Gynecol Obstet 1992; 174:337–45.
76. Valerio D, Jones PF. Immediate resection in the treatment of large bowel emergencies. Br J Surg 1978; 65:712–16.
77. Rovito PF, Verazin T, Prorok JJ. Obstructing carcinoma of the caecum. J Surg Oncol 1990; 45:177–9.
78. Sjodahl R, Franzen T, Nystrom PO. Primary versus staged resection for acute obstructing colorectal carcinoma. Br J Surg 1992; 79:685–8.
79. Runkel NS, Schlag P, Schwarz V et al. Outcome after emergency surgery of the large intestine. Br J Surg 1991; 78:183–8.
80. Umpleby HC, Williamson RC. Survival in acute obstructing colorectal carcinoma. Dis Colon Rectum 1984; 27:299–304.
81. Crucitti F, Sofo L, Doglietto GB et al. Prognostic factors in colorectal cancer: current status and new trends. J Surg Oncol 1991; 2 (Suppl.) :76–82.
82. Kiefhaber P, Kiefhaber K, Huber F. Pre–operative neodymium YAG laser treatment of obstructive colon cancer. Endoscopy 1986; 18:44.
83. Eckhauser ML, Mansour EG. Endoscopic laser therapy for obstruction and/or bleeding colorectal carcinoma. Am Surg 1992; 58:358–63.
84. Saida PM, Sumiyama Y, Nagao J et al. Stent endoprosthesis for obstructing colorectal cancer. Dis Colon Rectum 1996; 39:552.
85. Tejero E, Mainar A, Fernandez L, Tobio R, de Gregorio MA. New procedure for the treatment of colorectal neoplastic obstruction. Dis Colon Rectum 1994; 37:1158–9.
86. Martinez–Santos C, Lobato RF, Fradejas JM, Pinto I, Ortega–Deballon P, Moreno–Azocoita M. Self–expandable stent before elective surgery vs. emergency surgery for the treatment of malignant colorectal obstructions: comparison of primary anastomosis and morbidity rates. Dis Colon Rectum 2002; 45:401–6.
87. Aviv RI, Shyamalani G, Watkinson A, Tibballs J, Ogunbaye G. Radiological palliation of malignant colonic obstruction. Clin Radiol 2002; 57:347–51.
88. Nozoe T, Matsumata T. Usefulness of preoperaive colonic lavage using transanal ileus tube for obstructing carcinoma of left colon. J Clin Gastroenterol 2000; 31:156–8.
89. Tanaka T, Furukawa A, Murata K, Sakamoto T. Endoscopic transanal decompression with a drainage tube for acute colonic obstruction. Dis Colon Rectum 2001; 44:418–22.
90. Dudley H, Phillips R. Intraoperative techniques in large bowel obstruction: methods of management with bowel resection. In: Fielding LP, Welch J (eds) Intestinal obstruction. Edinburgh: Churchill Livingstone, 1987; pp. 139–52.
91. Gutman M, Kaplan O, Skornick Y, Greif F, Kahn P, Rozin RR. Proximal colostomy: still an effective emergency measure in obstructing carcinoma of the large bowel. J Surg Oncol 1989; 41:210–12.
92. Malafosse M, Goujard F, Gallot D, Sezeur A. Traitment des occlusions aigues par cancer du colon gauche. Chirurgie 1989; 115 (Suppl. 2) :123–5.
93. Edwards DP, Leppington–Clarke A, Sexton R, Heald RJ, Moran BJ. Stoma–related complications are more frequent after transverse colostomy than loop ileostomy: a prospective randomized clinical trial. Br J Surg 2001; 88:360–3.
94. Deans GT, Krukowski ZH, Irvin ST. Malignant obstruction of the left colon. Br J Surg 1994; 81:1270–6.
95. Ambrosetti P, Borst F, Robert J, Meyer P, Rohner A. L′excrese anastomose en un temps dans les occlusions coliques gauche operees en urgence. Chirurgie 1989; 115: (Suppl. 2) :I–VI.
96. de Almeida AM, Gracias CW, dos Santos NM, Aldeia FJ. Surgical management of acute malignant obstruction of the left colon with colostomy. Acta Med Port 1991; 4:275–62.
97. Gandrup P, Lund L, Balslev I. Surgical treatment of acute malignant large bowel obstruction. Eur J Surg 1992; 158: 427–30.

98. Sjodahl R, Franzen T, Nystrom PO. Primary versus staged resection for acute obstructing colorectal carcinoma. Br J Surg 1992; 79:685–8.

99. Irvin TT, Greaney MG. The treatment of colonic cancer presenting with intestinal obstruction. Br J Surg 1977; 64:741–4.

100. Carson SN, Poticha SM, Shields TW. Carcinoma obstructing the left side of the colon. Arch Surg 1977; 112:523–6.

101. Dixon AR, Holmes JT. Hartman's procedure for carcinoma of rectum and distal sigmoid colon. J R Coll Surg Edinb 1990; 35:166–8.

102. Pearce NW, Scott SD, Karran SJ. Timing and method of reversal of Hartmann's procedure. Br J Surg 1992; 79:839–41.

103. Dorudi S, Wilson NM, Heddle RM. Primary restorative colectomy in malignant left sided large bowel obstruction. Ann R Coll Surg Engl 1990; 72:393–5.

104. Stephenson BM, Shandall AA, Farouk R, Griffiths G. Malignant left-sided large bowel obstruction managed by subtotal/total colectomy. Br J Surg 1990; 77:1098–102.

105. Alle JL, Azagra JS, Elcheroth J, Cavenaile JC, Buchin R. La colectomie subtotale en un temps dans le traitment en urgence des neoplasies coliques gauches occlusives. Acta Chir Belg 1990; 90:86–8.

106. Murray JJ, Schoetz DJ, Coller JA, Roberts PL, Veidenheimer MC. Intra-operative colonic lavage and primary anastomosis in non-elective colon resection. Dis Colon Rectum 1991; 34:527–31.

107. Koruth NM, Krukowski ZH, Youngson GG et al. Intra-operative colonic irrigation in the management of left sided large bowel emergencies. Br J Surg 1985; 72:708–11.

108. Konishi F, Muto T, Kanazawa K, Morioka Y. Intra-operative irrigation and primary resection for obstructing lesions of the left colon. Int J Colorectal Dis 1988; 3:204–6.

109. Lee YM, Law WL, Chu KW, Poon RT. Emergency surgery for obstructing colorectal cancers: a comparison between right-sided and left-sided lesions. J Am Coll Surg 2001; 192:719–25.

A retrospective study of 243 patients who underwent emergency operations for obstructing colorectal cancers. Single-stage resection with primary anastomosis was possible in 197 patients. Of the 101 patients with left-sided obstruction, segmental resection with on-table colonic lavage was performed in 75 patients and subtotal colectomy in 26. There were no differences in the mortality or leakage rates between patients with right-sided and left-sided lesions (mortality 7.3% vs. 8.9%; leakage 5.2% vs. 6.9% respectively).

110. Naraynsingh V, Rampaul R, Maharaj D, Kuruvilla T, Ramcharan K, Pouchet B. Prospective study of primary anastomosis without colonic lavage for patients with an obstructed left colon. Br J Surg 1999; 86:1341–3.

111. Turan M, Ok Engin, Sen M et al. A simplified operative technique for single-staged resection of left-sided colon obstructions: report of a 9-year experience. Surg Today 2002; 32:959–64.

112. The SCOTIA Study Group. Single stage treatment for malignant left sided colonic obstruction: a prospective randomised clinical trial comparing subtotal colectomy with segmental resection following intra-operative irrigation. Br J Surg 1995; 82:1622–7.

Multicentre, prospective, randomised trial comparing subtotal colectomy with segmental resection, intraoperative irrigation and primary anastomosis for left-sided malignant large bowel obstruction. Although postoperative mortality and length of stay in hospital were similar for both procedures, segmental resection with intraoperative colonic irrigation was superior to subtotal colectomy in terms of stoma rate and bowel function.

113. Dusold R, Burke K, Carpentier W, Dyck WP. The accuracy of technetium-99m-labelled red cell scintigraphy in localising gastrointestinal bleeding. Am J Gastroenterol 1994; 89:345–8.

114. Noer PF, Hamilton JE, Williams DJ, Broughton DS. Rectal hemorrhage: moderate and severe. Ann Surg 1962; 155:794–805.

115. Browder W, Cerise EJ, Litwin MS. Impact of emergency angiography in massive lower gastrointestinal bleeding. Ann Surg 1986; 204:530–6.

116. Demarkles MP, Murphy JR. Acute lower gastrointestinal bleeding. Med Clin North Am 1993; 77:1085–100.

117. Cavett CM, Selby H, Hamilton L, Williamson W. Arteriovenous malformation in chronic gastrointestinal bleeding. Ann Surg 1977; 185:116–21.

118. Lichtiger S, Kornbluth A, Salomon P et al. Lower gastrointestinal bleeding. In: Taylor MB, Gollan JL, Peppercorn MA

(eds) Gastrointestinal emergencies. Baltimore: Williams & Wilkins, 1992; p. 358.

119. Santos JCM, Aprilli F, Guimaraes AS, Rocha JJR. Angiodysplasia of the colon: endoscopic diagnosis and treatment. Br J Surg 1988; 75:256–8.

120. Gupta N, Longo WE, Vernava AM. Angiodysplasia of the lower gastrointestinal tract: an entity readily diagnosed by colonoscopy and primarily managed non operatively. Dis Colon Rectum 1995; 38:979–82.

121. Warkentin TE, Moore JC, Morgan DG. Aortic stenosis and bleeding gastrointestinal angiodysplasia: is acquired von Willebrand disease the link? Lancet 1992; 340:35–7.

122. Cappell MS, Lebwohl O. Cessation of recurrent bleeding from gastrointestinal angiodysplasia after aortic valve replacement. Ann Intern Med 1986; 105:54–7.

123. Chalasani N, Wilcox CM. Etiology and outcome of lower gastrointestinal bleeding in patients with AIDS. Am J Gastroenterol 1998; 93:175–8.

124. Rossini FP, Ferrari A, Spandre M et al. Emergency colonoscopy. World J Surg 1989; 13:190.

125. DeBarros J, Rosas L, Cohen J, Vignati P, Sardella W, Hallisey M. The changing paradigm for the treatment of colonic hemorrhage: superselective angiographic embolisation. Dis Colon Rectum 2002; 45:802–8.

This study involved 27 patients who underwent transcatheter arterial embolisation using either platinum-fibred coils or polyvinyl alcohol particle emboli. Superselective embolisation resulted in cessation of bleeding immediately in all patients. However, six patients rebled and five of them were treated surgically without repeat attempt at embolisation, while the remaining patient underwent successful re-embolisation. Two patients suffered from postembolisation ischaemia, one of whom required surgery. There was no mortality.

126. Horiguchi J, Naito A, Fukuda H et al. Morphologic and histopathologic changes in the bowel after super-selective transcatheter embolization for lower gastrointestinal hemorrhage. Acta Radiol 2003; 44:334–9.

127. Zuckerman DA, Bocchini TP, Birnbaum EH. Massive hemorrhage in the lower gastrointestinal tract in adults: diagnostic imaging and intervention. Am J Roentgenol 1993; 161:703–11.

128. Wadas DD, Sanowski RA. Complications of the hot biopsy forceps technique. Gastrointest Endosc 1988; 34:32.

129. Johnston J, Sones J. Endoscopic heater probe coagulation of the bleeding colonic diverticulum. Gastrointest Endosc 1986; 32:160.

130. Gomes AS, Lois JF, McCoy RD. Angiographic treatment of the gastrointestinal hemorrhage: comparison of vasopressin infusion and embolization. Am J Roentgenol 1986; 146:1031–7.

131. Cussons PD, Berry AR. Comparison of the value of emergency mesenteric angiography and intra-operative colonoscopy with antegrade colonic irrigation in massive rectal haemorrhage. J R Coll Surg Edinb 1989; 34:91–3.

132. Mendeloff AL. Thoughts on the epidemiology of diverticular disease. Clin Gastroenterol 1986; 15:855–77.

133. Kirson SM. Diverticulitis: management patterns in a community hospital. South Med J 1988; 81:972–7.

134. Sugihara K, Muto T, Morioka Y et al. Diverticular disease of the colon in Japan. Dis Colon Rectum 1984; 27:531–7.

135. Almy TP, Howell DA. Diverticular disease of the colon. N Engl J Med 1980; 302:324–31.

136. Parks TG. Natural history of diverticular disease of the colon. Clin Gastroenterol 1975; 4:53–69.

137. Parks TG, Connel AM. The outcome in 455 patients admitted for the treatment of diverticular disease of the colon. Br J Surg 1970; 57:775–8.

138. Hinchey EJ, Schaal PG, Richards GK. Treatment of perforated diverticular disease of the colon. Adv Surg 1978; 12:85–109.

139. Greenlee HB, Pienkos FJ, Vanderbilt PC et al. Proceedings: acute large bowel obstruction. Comparison of county, veterans administration and community hospital publications. Arch Surg 1974; 108:470–6.

140. Biondo S, Pares D, Marti Rague J, Kreisler E, Fraccalvieri D, Jaurrieta E. Acute colonic diverticulitis in patients under 50 years of age. Br J Surg 2002; 89:1137–41.

141. Reisman Y, Ziv Y, Kravrovitic D, Negri M, Wolloch Y, Halevy A. Diverticulitis: the effect of age and location on the course of disease. Int J Colorectal Dis 1999; 14:250–4.

142. Krukowski ZH, Matheson NA. Emergency surgery for diverticular disease complicated by generalised and faecal peritonitis: a review. Br J Surg 1984; 71:921–7.

143. Shyung Li-Rung, Lin S-C, Kao C-R, Chou S-Y. Decision making in right-sided diverticulitis. World J Gastroenterol 2003; 9:606-8.

144. Chou Y, Chiou H, Tiu C et al. Sonography of acute right side colonic diverticulitis. Am J Surg 2001; 181:122-7.

145. Morris J, Stellato TA, Haaga JR, Lieberman J. The utility of computed tomography in colonic diverticulitis. Ann Surg 1986; 204:128-32.

146. Kourtesis GJ, Williams RA, Wilson SE. Acute diverticulitis: safety and value of contrast studies in predicting need for operation. Aust NZ J Surg 1988; 58:801-4.

147. Rice RP, Thomson WM, Gedgaudes RK. The diagnosis and significance of extraluminal gas in the abdomen. Radiol Clin North Am 1982; 20:819-37.

148. Ambrosetti P, Becker C, Terrier F. Colonic diverticulitis: impact of imaging on surgical management. A prospective study of 542 patients. Eur Radiol 2002; 12:1145-9.

This study prospectively evaluated 420 patients who underwent both CT and water-soluble contrast enema in the evaluation of acute diverticulitis. The performance of CT was significantly higher than contrast enema both in terms of sensitivity (98% vs. 92%) and in the evaluation of the severity of the inflammation (26% vs. 9%). Furthermore, contrast enema picked up an abscess in 20 patients compared with 69 patients using CT.

149. Lieberman JM, Haaga JR. Computed tomography of diverticulitis. J Comput Assist Tomogr 1983; 7:431-3.

150. Hulnick DM, Megibow AJ, Balthazar EJ, Naidich DP, Bosniak MA. Computed tomography in the evaluation of diverticulitis. Radiology 1984; 152:491-5.

151. Wilson SR. The value of sonography in the diagnosis of acute diverticulitis of the colon. Am J Radiol 1990; 154: 1199-202.

152. Verbanck J, Lambrecht S, Rutgeerts L et al. Can sonography diagnose acute colonic diverticulitis in patients with acute colonic inflammation? A prospective study. J Clin Ultrasound 1989; 17:661-6.

153. Neff CC, van Sonnenberg E, Casola G et al. Diverticular abscesses. Percutaneous drainage. Radiology 1987; 163:15-18.

154. Hollerweger A, Rettenbacher T, Macheiner P, Brunner W, Gritzmann N. Sigmoid diverticulitis: value of transrectal sonography in addition to transabdominal sonography. Am J Roentgenol 2000; 175:1155-60.

155. Stein GN. Radiology of colonic diverticular disease. Postgrad Med 1976; 60:95-102.

156. Grief J, Fried G, McSherry CK. Surgical treatment of perforated diverticulitis of sigmoid colon. Dis Colon Rectum 1980; 23:483-7.

157. Kourtesis GJ, Williams RA, Wilson SE. Surgical options in acute diverticulitis. Value of sigmoid resection in dealing with the septic focus. Aust NZ J Surg 1988; 58:955-9.

158. Heverhagen JT, Zielke A, Ishaque N, Bohrer T, El-Sheik M, Klose KJ. Acute colonic diverticulitis: visualization in magnetic resonance imaging. Magn Reson Imaging 2001; 19: 1275-7.

159. Chiu P, Lam C, Lam S, Wu A, Kwok S. On-table cecoscopy. A novel diagnostic method in acute diverticulitis of the right colon. Dis Colon Rectum 2002; 45:611-14.

160. Junge K, Marx A, Peiper Ch, Klosterhalfen B, Schumpelick V. Caecal diverticulitis: a rare differential diagnosis for right-sided lower abdominal pain. Colorectal Dis 2003; 5:241-5.

161. Fang J, Chen R, Lin B, Hsu Y, Kao J, Chen M. Aggressive resection is indicated for cecal diverticulitis. Am J Surg 2003; 185:135-40.

162. Rothenberger DA, Wiltz O. Surgery for complicated diverticulitis. Surg Clin North Am 1993; 73:975-92.

163. Dawson JL, Hanon I, Roxburgh RA. Diverticulitis coli complicated by diffuse peritonitis. Br J Surg 1965; 52:354.

164. Killingback M. Management of perforative diverticulitis. Surg Clin North Am 1983; 63:97-115.

165. Koruth NM, Hunter DC, Krukowski ZH, Matheson NA. Immediate resection in emergency large bowel surgery: a 7 year audit. Br J Surg 1985; 72:703-7.

166. Gregg RO. The place of emergency resection in the management of obstructing and perforating lesions of the colon. Surgery 1955; 27:754-61.

167. Biondo S, Perea M, Ragué J, Pares D, Jaurrieta E. One-stage procedure in non-elective surgery for diverticular disease complications. Colorectal Dis 2001; 3:42-5.

This study investigated the efficacy and safety of one-stage resection, intraoperative colonic lavage and primary anastomosis in emergency surgery for complicated acute diverticulitis. Of 124 patients who underwent emergency operation for complicated diverticulitis, one-stage procedure was carried out on 55 patients, which included 33 patients with localized peritonitis and 16 patients with generalized purulent peritonitis. No patients with faecal peritonitis underwent a one-stage procedure. Major complications included two anastomotic leaks (one of which was successfully treated with parenteral nutrition), four reoperations (three for abdominal wound dehiscence and one for anastomotic leak) and four deaths (three of those who died were older than 70 years old). The study concluded that one-stage resection is feasible in selected patients.

168. Zorcolo L, Covotta L, Carlomagno N, Bartolo DCC. Safety of primary anastomosis in emergency colo-rectal surgery. Colorectal Dis 2003; 5:262–9.

169. Blair NP, Germann E. Surgical management of acute sigmoid diverticulitis. Am J Surg 2002; 183:525–8.

170. Kirkpatrick IDC, Greenberg HM. Gastrointestinal complications in the neutropenic patient: characterization and differentiation with abdominal CT. Radiology 2003; 226:668–74.

171. Avigan D, Richardson P, Elias A et al. Neutropenic enterocolitis as a complication of high dose chemotherapy with stem cell rescue in patients with solid tumors. Cancer 1998; 83:409–14.

172. Williams N, Scott ADN. Neutropenic colitis: a continuing surgical challenge. Br J Surg 1997; 84:1200–5.

173. Gomez L, Martino R, Rolston KV. Neutropenic enterocolitis: spectrum of the disease and comparison of definite and possible cases. Clin Infect Dis 1998; 27:695–9.

174. Dubinsky I. Stercoral perforation of the colon: case report and review of the literature. J Emerg Med 1996; 14:323–5.

175. Serpell JW, Nicholls RJ. Stercoral perforation of the colon. Br J Surg 1990; 77:1325–9.

176. Maurer CA, Renzulli P, Mazzucchelli L, Egger B, Seiler CA, Buchler MW. Use of accurate diagnostic criteria may increase incidence of stercoral perforation of the colon. Dis Colon Rectum 2000; 43:991–8.

This study, which constitutes one of the largest single-institution reports on stercoral perforation of the colon, defined strict clinical and pathological criteria for its diagnosis. Using these criteria stercoral perforation of the colon would appear to occur more frequently than previously reported in the literature.

177. Fielding LP, Stewart Brown S, Blesovsky L, Kearney G. Anastomotic integrity after operation for large bowel cancer: a multicentre study. Br Med J 1980; 282:411–14.

178. Keighley MRB, Williams NS. Surgical manage-ment of carcinoma of the colon and rectum. In: Keighley MRS, Williams NS (eds) Surgery of the anus, rectum and colon, 2nd edn. London: WB Saunders, 1999; p. 1100.

179. Irvin TT, Hunt TK. The effect of trauma on colonic healing. Br J Surg 1974; 61:430.

180. Watson AJ, Krukoswski ZH, Munro A. Salvage of large bowel anastomotic leaks. Br J Surg 1999; 86:499–500.

In a review of 477 large bowel anastomoses, which included 215 colorectal anastomoses, there were eight colorectal and one ileocolic leaks. All nine patients required laparotomy, and five (four colorectal and one ileocolic) of these nine were salvaged with no mortality. Three colorectal leaks (small posterior defects in stapled anastomoses) were closed with interrupted endoanal sutures and a proximal loop stoma fashioned in two patients who did not already have one. The other two leaks (defect in suture line attributable to a single suture cutting through) were managed by creating a controlled external fistula. None of these patients had further complications and all the stomas were subsequently closed. It is possible to salvage anastomotic leaks with a good outcome in selected patients with appropriate operative treatment.

181. Sheridan WG, Lowndes RH, Young HL. Tissue oxygen measurement as a predictor of colonic anastomotic healing. Dis Colon Rectum 1987; 30:867–71.

182. Scottish Audit of Surgical Mortality. Annual Report 1998. Glasgow: Royal College of Physicians and Surgeons of Glasgow; p. 25.

183. Anderson ML, Pasha TM, Leighton JA. Endoscopic perforation of the colon: lessons from a 10-year study. Am J Gastroenterol 2000; 95:3418–22.

184. Gatto NM, Frucht H, Sundararajan V, Jacobson J, Grann V, Neu A. Risk of perforation after colonoscopy and sigmoidoscopy: a population based study. J Natl Cancer Inst 2003; 95:230–6.

185. UK Flexible Sigmoidoscopy Screening Trial Investigators. Single flexible sigmoidoscopy screening to prevent colorectal

cancer: baseline findings of a UK multicentre randomised trial. Lancet 2002; 359:1291–300.

186. Appleyard MN, Mosse CA, Mills TN, Bell GD, Castillo FD, Swain CP. The measurement of forces exerted during colonoscopy. Gastrointest Endosc 2000; 52:237–40.

187. Damore LJ, Rantis PC, Vernava AM, Longo WE. Colonoscopic perforations. Dis Colon Rectum 1996; 39:1308–14.

188. Garbay JR, Suc B, Rotman N, Fourtanier G, Escat J. Multicentre study of surgical complications of colonoscopy. Br J Surg 1996; 83:42–4.

189. Orsoni P, Berdah S, Verrier C et al. Colonic perforation due to colonoscopy: a retrospective study of 48 cases. Endoscopy 1997; 29:160–4.

190. Soliman A, Grundman M. Conservative management of colonoscopic perforation can be misleading. Endoscopy 1998; 30:790–2.

第十一章

肛管直肠急症

James B. Mander

引言

肛管直肠急症是普外科急诊中的重要部分。患者可以表现为肛门疼痛，明显的感染中毒症状，直肠出血，肛管直肠创伤或异物。肛管直肠部脓肿，肛裂或并发血栓形成的痔疮都可引起急性肛门疼痛。

肛门直肠部脓肿

肛门直肠部脓肿是最常见的外科急症。该病常发于成人，多提示有其他潜在的疾病存在而且需要尽早手术引流，易复发而且易形成瘘管。20 世纪 60 年代的数据显示英格兰和威尔士地区发病率可高达 1/1000 每年。高发年龄段在 30 岁和 40 岁左右，男性是女性的 3 倍。

熟悉肛管的局部解剖对于理解脓肿形成的病理生理学原理很有帮助。

局部解剖

肛管是 3~4cm 长的管状结构，覆以上皮组织，上起肛门直肠角下至肛环。（图 11.1）该结构由两部分括约肌围绕，维持排便功能。内层的括约肌环叫做肛门内括约肌，为直肠壁环状肌的延续。外层是肛门外括约肌，由横纹肌组成，上方与肛提肌板延续。肛腺位于两层肌肉之间的括约肌间隙内。腺体的腺管在齿状线水平开口于肛管。直肠被覆柱状上皮，肛管被覆鳞状上皮，两者的连接部分就是齿状线。

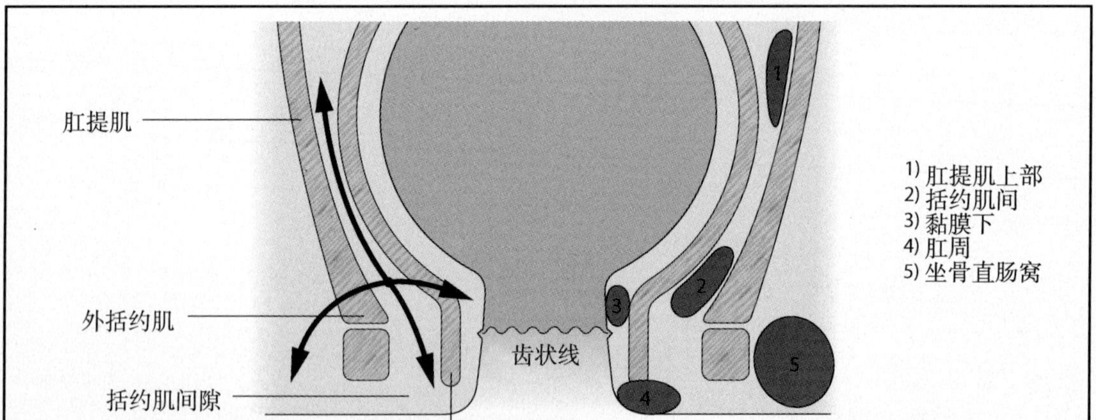

图 11.1 • 肛腺感染的蔓延方向和肛管直肠脓肿的多发部位。括约肌间隙的肛腺感染可向多个方向蔓延（请见图的左方），导致多个部位发生脓肿：

1，肛提肌上部；2，括约肌间；3，黏膜下；4，肛周；5，坐骨直肠窝。

病因

原发性肛门直肠脓肿多由肛腺（隐窝腺）感染，局部皮肤化脓性感染或穿通肛提肌板的骨盆病变引起。目前认为隐窝腺脓肿是括约肌间隙的肛腺感染所致[1,2]。这些腺体在齿状线水平与肛管上皮相连。临床观察发现超过60%的患者在齿状线上有相关的内开口，这支持隐窝腺体学说[3]。这种化脓性感染可沿着几个方向发展，引起临床上不同解剖部位的脓肿形成。表11.1列举了不同部位发生脓肿的几率[4]。

皮肤化脓性感染包括疖、痈、顶泌腺感染。这组成大约10%~25%的肛门直肠感染，几乎均为葡萄球菌感染[5]。因为这种病变与肛管黏膜无关，很少形成瘘管。

大约10%的患者继发于其他疾病[6]，较常见的如炎性肠病（主要为Crohn's克罗恩病）、结直肠肿瘤、糖尿病、艾滋病和结核病。其他一些少见的有直肠异物或吞咽下的硬物造成肠道损伤，痔疮局部用药的并发症。

自然病程

有些患者在应用甚至未应用抗生素后就自行缓解，可能这些患者无隐窝腺脓肿。一小部分免疫功能缺陷或糖尿病患者可能合并严重的蜂窝织炎，未及时治疗可危及生命[7]。相当一部分单纯切开引流的患者脓肿复发并形成瘘管。尚缺乏高质量的前瞻性研究阐明原发脓肿治疗后的复发问题，而回顾性研究因为随访期太短而意义不大。数据显示30%~40%患者之前有类似病史，超过80%的患者仍在原部位复发。一项包含68位复发患者的前瞻性研究显示78%有瘘管形成[8]。

表11.1 • 肛管直肠脓肿在不同解剖部位发生的几率

解剖部位	绝对数	百分比
肛周脓肿	437	42.7
坐骨直肠窝	233	22.8
括约肌间间隙	219	21.4
肛提肌上部	75	7.3
黏膜下	59	5.8

临床表现

肛门直肠脓肿主要表现为急性炎症的症状和体征。肛周和坐骨直肠间隙的脓肿往往可见局部肿胀伴明显压痛，而括约肌间隙脓肿则不同，多表现为严重的肛周疼痛和发热。有时，无麻醉的情况下患者难以忍受肛门指诊。肛提肌上脓肿可以通过双合诊或其他影像学检查协助诊断。有些肛门直肠感染表现为严重的坏死性感染。此类患者往往有易感因素，如糖尿病、免疫功能损害、肥胖或慢性消耗性疾病。

辅助检查

急性肛门直肠感染患者要采取一系列全身检查，包括血常规和血糖检查。所有严重肛周疼痛或感染的患者都应全面检查肛管和直肠，包括直肠乙状结肠检查。笔者认为这些较痛苦的检查都应在全身麻醉下进行。不过，目前在美国这些检查都在门诊局麻下进行（因为保险公司的压力所致），其实在病程初期全身麻醉下检查具有更高的性价比[9]。

肛管内超声检查

因为大多数急性肛门直肠感染临床上容易诊断，故把肛肠内超声检查作为常规检查仍有争议。肛管内超声检查是识别肛管局部化脓的敏感检查。一项有22例慢性感染的研究显示，超声内镜检查揭示括约肌间隙脓肿和瘘管形成的敏感性较高[10]。尽管标准肛管内超声检查探头识别外括约肌深部解剖结构的分辨能力不足，但对复杂肛门直肠化脓性疾病（如Crohn's病）或发现肛周疼痛患者局部脓肿（图11.2）的敏感性很高。但是这种检查在急诊处置中普及仍有一定困难。

磁共振

MRI发现肛周脓肿和并发瘘管的敏感性很高[11]，但目前还未在临床上广泛应用。

治疗

治疗原则是引流脓肿，缩短住院周期并且保留

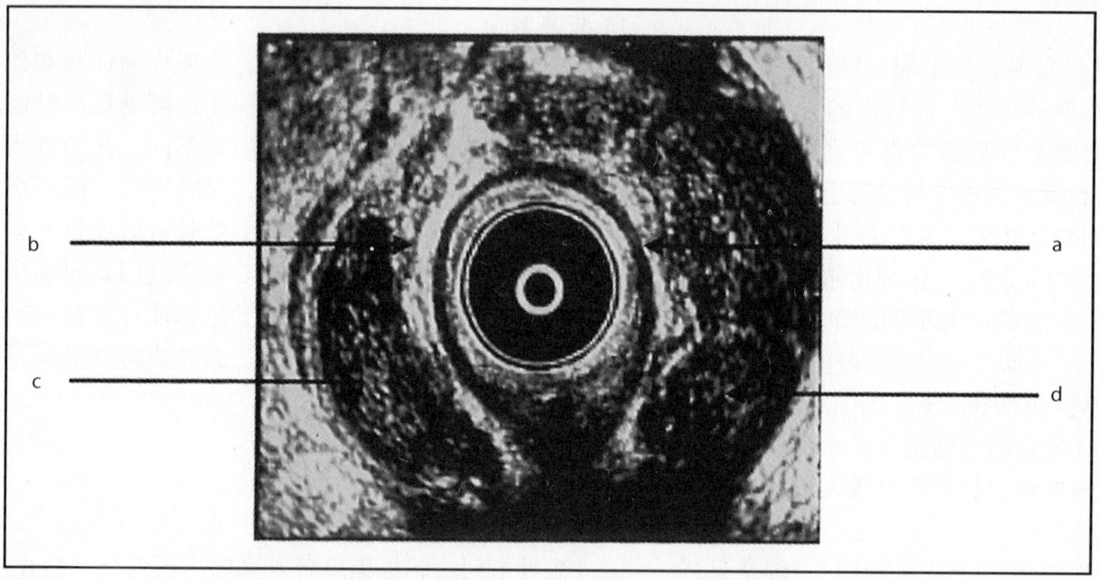

图 11.2 • 一患者全麻下行肛管内超声检查的影像。该患者临床表现为严重的肛周疼痛和肛周组织硬化，但未发现局部波动感。超声下可见肛管周围（a，内括约肌；b，外括约肌）范围广泛的坐骨直肠窝内脓肿（c）。

排便功能。

脓肿引流

对大多数病人，可以切开脓肿表面，手指分离脓腔的间隔以及局部敷药（不同脓肿的处理办法请阅读下面有关章节）

脓腔顶切术创口过大，且延长住院和反复换药的时间。除非止血的需要，不必持续填充脓腔。可以行脓肿局部穿刺并留置引流管。Kyle 和 Ibister 研究比较了 91 例穿刺引流和 54 例传统切开引流病例。

小切口穿刺导管引流与传统切开引流治疗相比住院时间短（平均 1.4 天比 4.5 天），需要社区护理时间少，且瘘管形成或引流失败等并发症的比较无明显差异[12]。

一期闭合脓腔

一期闭合脓腔的理论基础是引流脓液后多可以达到一期愈合，局部敷药多不必要。Simms 等研究了急诊局麻下引流来治疗软组织脓肿[13]。患者随机分配到单纯切开引流或切开引流后一期缝合两个治疗组。将肛门生殖器周围脓肿单独分为另一亚组，17 例一期缝合而 22 例单纯引流。组间愈合周期无差别，但该研究报道一期缝合组 35%出现创口裂开。Leaper 等进行的另一个研究显示，一期缝合可以明显缩短住院周期[14]，但复发率两组均很高，提示有很多患者都存在瘘管形成而未发现。一期封闭脓腔可以避免后期重复敷药治疗从而缩短疗程，但是不能降低复发的几率。因此并不推荐在急诊推广这一治疗方案。

抗生素的作用

目前还无证据支持无并发症的肛门直肠脓肿须常规应用抗生素。但是在脓肿引流治疗中有引起菌血症的危险（如行瓣膜置换术的患者），蜂窝组织炎和坏死性感染的患者中应该应用抗生素。患者有中性粒细胞减少症也应应用抗生素。

评估并发瘘管的可能性

如上文所述，肛门直肠脓肿经常在肛管部位并发瘘管形成，应用窥器帮助给脓肿局部加压可见脓液在内部瘘管开口流出。括约肌间和肛提肌上脓肿较肛周或坐骨直肠间隙脓肿出现瘘管的可能性更大。

病原学

在外科引流时要常规留取脓液标本送检作培养。大量证据显示当病原菌为皮肤源性（多为金黄色葡萄球菌）时，发生瘘管的机会较小[15,16]。Grace 等研究了 156 例肛门直肠脓肿患者[15]，其中 114 例脓液培养为肠源性细菌，54%有瘘管形成；34 例培养为皮肤源性细菌，无瘘管形成，两者有显著差异（$P<0.0005$）[15]。

Ekyn 和 Grace 严格设计了另一项研究[5]，他们发现 80 例患者中 53 例并发瘘管，其中 45 例（85%）引流脓液可培养出大肠杆菌，47 例（89%）可培养出肠源性类杆菌。另外 27 例未形成瘘管，其中各有 5 例生长大肠杆菌和肠源性类杆菌。

肠源性厌氧菌培养阳性预测瘘管形成的敏感性和特异性分别是 90%和 80%[5]。

然而应用脓液培养结果预测脓肿复发可能性存在两个问题。首先，如果不能采用上述研究中应用的复杂检验程序，用细菌培养结果来预测并发瘘管的敏感性就降到 50%~60%；其次，细菌培养耗时较长，如果培养结果提示瘘管可能形成，患者不得不忍受第二次麻醉痛苦来明确诊断。

手术中评估

Lunnis 和 Philips 指出如果急性肛门直肠脓肿形成的隐腺理论成立，那么发病时存在括约肌间脓肿可能是比脓液细菌培养更敏感的预测因素[17]。他们的研究包含 22 例患者，均在脓肿顶部作放射状切口。切口向内侧延伸，切开括约肌间隙探查有无括约肌间脓肿形成，若有瘘管形成则进一步详细检查。平均随访 38 周。该研究证实用是否并存括约肌间隙脓肿来预测瘘管形成的特异性和敏感性均为 100%[17]。

应该注意的是这项研究是由两位经验丰富的肛肠科医生主刀操作。因此尽管其特异性和敏感性均很高，但尚无证据证实可以在没有经过特殊训练的其他外科医生中安全有效地推广这一试验结论。

同期瘘管切开术的作用

很明显有相当一部分患者并发瘘管形成。如果这种并发症可以同期治疗，就会方便患者而且降低复发的机会。但是手术时一定要权衡利弊，避免损伤排便功能。而且在炎症急性期，局部充血水肿，解剖结构不清，手术处理难度就会增加。有很多关于同期瘘管切开术有效性和安全性的随机临床试验的报道。Schouten 等就比较了 36 例切开引流同期行瘘管切开术和 34 例单纯引流病例的研究[18]。平均随访 42.5 个月，同期行瘘管切开术组复发率明显下降（2.9%∶40.6%）[18]。

随访到一年时同期瘘管切开术组排便障碍的病例有增加的趋势，但并无统计学差异。但是单纯切开引流组也有 20%的患者诊断为排便障碍，提示评价标准缺乏特异性。

新加坡有两项类似的研究[19,20]。一项研究中共 45 例肛周或坐骨直肠间脓肿病人，随机分别接受单纯切开引流或同期瘘管切开术，后一组发生括约肌间瘘管的机会较低，而且一年随访后复发率更低，但不具有统计学差异。同期瘘管切开术组无排便障碍发生。另一项试验仅包括肛周脓肿患者[20]随机连续 52 名病人，单纯切开引流 28 人，切开引流加同期瘘管切 除 24 人。

在平均为 16个月的随访中，同期瘘管切开术组瘘管复发率亦明显降低，且所有患者术后排便功能正常。

操作技术细节

图 11.3 描述了不同脓肿处理的方法。单纯肛周脓肿单纯引流，并轻柔刮除脓腔（图 11.3 a）。坐骨直肠间脓肿的脓腔多较大（图 11.3 b），尽可能靠近肛门边缘切开。如果要同期行瘘管切开术，这样操作可以使得瘘管外开口尽可能靠近肛门边缘而减少损伤。前文已述，应用引流管可以缩小引流创口，括约肌间脓肿可以引流到肛门直肠内，并切除部分内括约肌（图 11.3 c）。黏膜下脓肿很少见，也可引流入肛管。肛提肌上或骨盆内脓肿要谨慎处理，最好避免穿通腹膜，否则可在肛门部形成一高位瘘管。对于肛腺感染继发的骨盆内脓肿可以引流入阴道或直肠。而原发于盆腔的病变要在引流脓液的同时处理原发疾病。

继发性肛周化脓性感染的处理

恶性肿瘤

脓肿引流如其他常规处理。应该注意这些患者可能是因为肿瘤转移导致局部感染。要进一步行相关原发肿瘤疾病的治疗。如果并发明显的恶性瘘管，

(a)

(b)

(c)

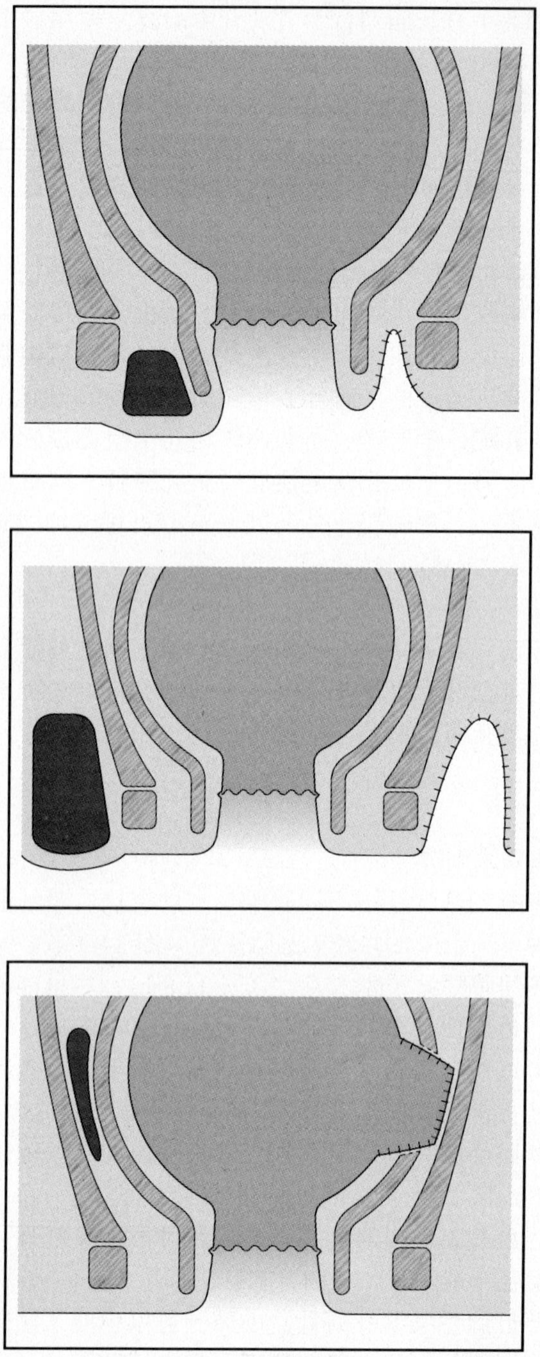

图 11.3 • 不同部位脓肿的处理原则 (a) 单纯肛周脓肿切除其顶部少量皮肤，并轻柔刮除脓腔。(b) 坐骨直肠窝间脓肿要切除足量的局部组织以充分引流，也可以局部穿刺留置引流管。(c) 括约肌间脓肿要切除脓肿表面的黏膜和内括约肌，不能通过会阴部皮肤引流脓液。

应行辅助性造口。

炎症性肠病

肛管内超声可以有效诊断这类疾病。要尽可能引流脓液。大多数该病的急性期患者，应该通过瘘管开口系线治疗。

坏死性筋膜炎

其治疗应包括引流脓液和切除所有坏死组织，应用大剂量的抗生素（根据脓液培养及药敏结果选用）。可能需要择期麻醉下Ⅱ期检查，并行近端造口来促进切口愈合。

儿童期患儿的处理

儿童患肛门直肠脓肿者较少。统计报道患者最多的文献记录了 69 位患儿，平均年龄为 3 岁（1 个月到 12 岁）[21]，男性与女性的比率为 9:1，单纯切开引流后 38%患儿复发，其中有一半并发瘘管形成，但该研究未发现瘘管形成与脓液培养结果相关。

推荐处理措施

推荐早期行切开引流治疗急性肛周化脓性感染。同期瘘管切开术可以降低复发可能。若外科医生经验丰富，这样的治疗不会损伤排便功能。然而，尚无明确证据可以证实哪种安全有效的技术可以被非专科医生用来治疗并发瘘管的肛门直肠脓肿。推荐将脓液送检作培养以便评价并发瘘管的可能性。如果皮肤源性病原微生物培养阳性，不必进一步的随访。如果肠源性病原微生物培养阳性，则应该进一步检查。

藏毛窦感染

藏毛窦感染是一种慢性炎性疾病，多累及臀间裂。藏毛窦脓肿是该病常见的并发症，表现为在臀间裂中或邻近部位的红肿压痛的硬结，病变中央有小凹往往提示藏毛疾病。脓肿自行破溃引流并遗留瘢痕的情况并不少见。常见的致病菌为葡萄球菌，且常有厌氧菌混合感染[22]。

对所有脓肿，治疗原则均为引流脓液，治疗局部的原发疾病并减少影响患者排便功能的机会。外科治疗手段有：

1. 急性期引流脓肿并切除局部病变；
2. 引流脓肿，分期行确定性手术；
3. 引流脓肿，需要时行分期确定性手术。

目前还没有十分令人信服的临床试验数据揭示哪种治疗措施最好。但急性期切除局部病变后复发的几率很高，可达60%[23]。另外，脓肿引流本身是一种疗效确定的治疗措施。一项研究包括73例患者，均采取局麻下切开引流，平均随访5年，42例（58%）一期愈合，有9例（12%）复发[24]。如果存在侧孔道则需要行二次手术的可能性就会增加。

有一半藏毛窦脓肿患者经单纯切开引流可以治愈，且5年内不会复发[24]。

表11.2列举了以色列的一项研究，共58例患者。其中29例切开引流，另外29例切除病变（未封闭切口）。尽管切除病变组住院时间较长，但两组间复发率的比较无明显差异。

行藏毛窦脓肿切除手术与单纯脓肿引流在复发率上相似，但前者恢复时间较长。

推荐

因为有证据证实单纯切开引流可以治愈50%的患者，故不推荐同期行病变切除术。迁延不愈或复发者可以考虑行确定性手术治疗。

表11.2 • 急性藏毛窦脓肿的治疗结果

	切除	切开引流	*P*值
总数	29	29	
复发	12（41%）	16（55%）	NS
住院时间（天）	4	3	NS
休假时间（天）	14	7	0.06
痊愈时间（天）	30	30	NS

急性肛裂

肛裂多是在门诊诊治的慢性疾病，但偶尔因突发顽固的肛周疼痛而就诊于急诊。原发性肛裂是肛管内的浅表良性溃疡。典型临床表现是排便后严重肛门疼痛可伴直肠出血。大多数患者通过病史和视诊就可明确诊断。分开臀裂可以看到肛裂的下缘，多在中线靠后方。尽管Larpent等报道应用舌下含服三硝酸甘油酯的方法解除了16例其他疾病急性发作病人中13例患者的症状，但大多数患者往往因疼痛过于剧烈而无法忍受肛门指诊检查[26]。如果诊断依据不足，或者患者疼痛加重或复发，应该在给予局部麻醉后进一步仔细检查。

Frezza等研究了308例肛裂病例[27]，比较急性发作期采用保守治疗与手术治疗的结果。

几乎所有（90%）患者经保守治疗可以治愈，且早期外科干预并不能缩短病程。

侧方内括约肌切开术是目前临床上最常选择的术式，复发率只有0%~2%[28]。但是可有高达6%的患者术后出现排便障碍[29]。内括约肌痉挛是患者出现剧烈疼痛的原因。可以局部应用三硝酸甘油酯或地尔硫卓来减轻疼痛。虽然地尔硫卓存在一些副作用[34]，但这两种药物可以缓解括约肌痉挛[30,31]，有效地降低括约肌张力并治愈慢性肛裂[32,33]。若麻醉下检查发现急性肛裂，不需急诊行括约肌切开术，给予局部浸润麻醉即可有效缓解症状。

推荐

根据一系列临床随机试验证实药物保守治疗应作为肛裂的一线疗法，迁延不愈或复发的患者可以考虑外科手术治疗。

血栓性痔疮

无并发症的痔疮多无疼痛，如果疼痛多提示其他疾病或并发症存在。脱垂的血栓性内痔往往有触痛而且临床症状明显。出现疼痛前多有出现肛门可还纳性脱垂物的病史。疼痛多剧烈难忍，患者甚至不敢坐下，行走和排便。肛周皮肤水肿和血栓形成可导致剧烈疼痛。分开臀裂疼痛可明显加重，痔疮局部病变的黏膜坏死也加重疼痛。

治疗措施有：①保守疗法；②急诊痔切除术。保守疗法就是局部或全身用药确切止痛。传统应用冰块冷敷或局部抬高的方法治疗作用不大。保守治疗的合理性在于其病程具有自限性，自临床观察发现痔疮，尽管疼痛剧烈，但持续仅约 4~5 天；而痔切除术本身也会引起 4~5 天的疼痛。有一项研究共包括 117 例患者。

经保守治疗 92 例患者出院后获得完整随访，87%仍持续出现脱垂和出血的症状，而且 10% 不得不再次入院治疗。

如果急诊手术治疗，因为手术部位可能已经感染和急性期局部水肿严重使得解剖结构不清，导致痔切除术难度增加。因为需要切除更多组织，故术后肛管狭窄等并发症更容易发生。但如果手术医生经验丰富，那么手术疗效也可以很好。Mazier 等记录了 400 例患者的治疗经过[36]，发现急诊手术出现并发症的几率并不比择期手术更高。

新加坡进行的一项病例对照试验比较了 204 例急诊手术和 500 例择期手术患者的治疗结果。研究终点为出血，肛管狭窄，复发排便失禁和门静脉脓毒症（表 11.3）。两组间无统计学差异[37]。

推荐

目前大量证据证实急性血栓形成性痔疮症状复发的危险性极大，因而需要行痔切除术。经验丰富的专科医生行急诊痔切除术其并发症出现的机会不比择期手术更高。但目前应否在急性期行确定性手术治疗尚无定论。

表 11.3 • 择期和急诊痔切除术的治疗结果比较研究

	择期手术 (*n*=500)	急诊手术 (*n*=204)	*P* 值
出血	27（5.4%）	10（4.9%）	NS
需输血	10（2%）	4（2%）	NS
肛门狭窄	15（3%）	12（5.9%）	NS
排便功能障碍	26（5.2%）	9（4.4%）	NS
感染	0	0	NS
复发	38（7.6%）	14（6.8%）	NS

肛门直肠出血

肛门直肠大量出血在临床上比较少见。但仍需行直肠乙状结肠镜检查来排除此部位出血。有研究显示 98 例 65 岁以上结肠大量出血患者中仅有 4 例为肛管直肠出血[38]，分别为直肠癌、直肠脱垂、痔疮和孤立性直肠溃疡。其他可引起大量出血的疾病有直肠的海绵状血管瘤、肛裂、直肠静脉曲张和直肠炎。

肛门直肠创伤

穿通伤，医源性损伤或插入的异物都可造成直肠腹膜外和腹膜内部分的损伤。腹膜内直肠的创伤可以一期修复[39]。但大面积创伤、创口严重污染、局部组织血供阻断或开放性骨折伤员，可以考虑行直肠远端切除近端造口术。腹膜外直肠损伤如果条件允许可以一期修复，或者创伤部分彻底清创后近端造口，骶骨前放置引流管[40]。创伤伤员发现直肠出血或剖腹探查发现直肠附近腹膜外血肿是行乙状结肠镜检查的指征。

肛门损伤多见于分娩时，0.4%的产妇经阴道分娩可并发Ⅲ度（撕裂至外括约肌）或Ⅳ度肛门裂伤（撕裂至肛管）[41]。一项前瞻性研究显示 35%阴道分娩的产妇产后超声检查可见外或内括约肌的损伤[42]。产科医生多通过间断缝合来处理这种裂伤，但治疗效果不理想。34 例Ⅲ度裂伤的患者行一期修复，16 例术后存在较严重的大便失禁和尿急，85%患者超声内镜（endosonography）检查可发现括约肌缺损[43]。可能结直肠专科医生推崇的重叠修复技术可改善预后。

异物

有大量文献报道为获得性快感而插入直肠各种

各样异物的病例，同样也有大量各种各样的创新技术将异物安全取出。

样本数最大的单项研究为 Cohen 等自圣迭哥的报道（包括一些伦敦海默史密斯医院的病例）[44]。在 64 例直肠异物患者中，31 例患者（61%）在急诊室药物镇静下取出异物。3 例患者直肠异物为条形肥皂，在收入院灌肠后成功排出。另有 18 例需要麻醉下取异物，其中 5 例因直肠穿孔而需行剖腹探查术，1 例需要修复括约肌撕裂伤，另外 12 例顺利取出异物。

该文作者建议取出异物后须仔细检查直肠，以确认没有直肠全层损伤。若临床检查或腹部 X 线平片发现损伤高至直肠，那么需要麻醉下检查处理的可能性就会增加。

● 要点

- 肛管直肠部脓肿需要根据局部解剖关系尽快彻底地引流脓液；
- 只有经验丰富的结直肠专科医生才可行手术同步处理并发的瘘管；
- 藏毛病灶急性发作期只要切开引流即可；
- 肛裂首选药物保守，无效时再考虑手术治疗；
- 血栓性痔疮首选药物保守治疗，除非有经验丰富的结直肠专科医生主刀；
- 肛管直肠损伤或异物的处理取决于损伤和异物嵌入的部位。

（孙长怡　孙　競）

参考文献

1. Eisenhammer S. The internal anal sphincter and the ano-rectal abscess. Surg Gynecol Obstet 1956; 103:501–6.
2. Parks AG. Pathogenesis and treatment of fistula in ano. Br Med J 1961; 1:63–9.
3. Buchan R, Grace RH. Anorectal suppuration: the results of treatment and the factors affecting the recurrence rate. Br J Surg 1973; 60:537–40.
4. Ramunjam PS, Prasad Ml, Abcarian H, Tan AB. Perianal abscesses and fistulae: a study of 1023 patients. Dis Colon Rectum 1984; 27:593–7.
5. Ekyn SJ, Grace RH. The relevance of microbiology in the management of anorectal sepsis. Ann R Coll Surg Engl 1986; 62:364–72.

   Seminal paper using detailed microbiological techniques to correlate the presence of a fistula in ano with gut-derived organisms. The technique is highly sensitive but not readily transferable to non-academic microbiological departments.
6. Winslett MC, Allan A, Ambrose NS. Anorectal sepsis as a presentation of occult rectal and systemic disease. Dis Colon Rectum 1988; 31:597–600.
7. Badrinath K, Jairam N, Ravi HR. Spreading extraperitoneal cellulitis following perirectal sepsis. Br J Surg 1994; 81:297–8.
8. Chrabot CM, Prasad ML, Abcarian H. Recurrent anorectal abscesses. Dis Colon Rectum 1983; 26:105–8.
9. Abcarian H. Editorial comment to Winslett et al. Dis Colon Rectum 1988; 31:601.
10. Law PJ, Talbot RW, Bartram CI. Anal endosonography in the evaluation of perianal sepsis and fistula in ano. Br J Surg 1989; 7:752–5.
11. Lunnis PJ, Barker PG, Sultan AH et al. Magnetic resonance imaging of fistula in ano. Dis Colon Rectum 1994; 81:368–9.
12. Kyle S, Ibister WH. Management of anorectal abscesses: comparison between traditional incision and packing and de-Pezza catheter drainage. Aust NZ J Surg 1990; 60:129–31.

    A case-control study comparing 91 patients treated with stab incision and catheter drainage with 54 patients treated with radical incision and drainage. The study suggests considerable advantages from a minimally invasive approach and indwelling catheter.
13. Simms MH, Curran F, Johnson RA et al. Treatment of acute abscesses in the casualty department. Br Med J 1982; 284: 1827–9.
14. Leaper DJ, Page RE, Bartram CI, Rosenburg IL, Wilson DH, Goligher JC. A controlled study comparing conventional treatment of idiopathic anorectal abscess with that of incision, curettage and primary suture under systemic antibiotic cover. Dis Colon Rectum 1976; 19:46–50.

15. Grace RH, Harper IA, Thompson RG. Anorectal sepsis: microbiology related to fistula-in-ano. Br J Surg 1982; 69:401-3.

The first study to analyse microbiological data in acute anorectal sepsis. The presence of skin organisms in the cultured pus effectively excludes the presence of a fistula.

16. Whitehead SM, Leach RD, Ekyn SJ, Phillips I. The aetiology of perirectal sepsis. Br J Surg 1982; 69:166-8.

17. Lunnis PJ, Phillips RKS. Surgical assessment of acute anorectal sepsis a better predictor of fistula than microbiological analysis. Br J Surg 1994; 81:368-9.

Study by two highly experienced fistula surgeons highlighting that when fistula in ano occurs with an anorectal abscess there is always pus in the intersphincteric space. Criticised as a technique only safe in the hands of experienced anal surgeons.

18. Schouten WR, van Vroonhoven Th. Treatment of anorectal abscess with or without primary fistulectomy. Neth J Surg 1987; 392:43-5.

Study showing a drastically reduced recurrence rate if fistula managed synchronously. Some concerns raised about changes in continence following surgery but also seen in 1 in 5 of the control group.

19. Tang C-L, Chew S-P, Seow-Choen F. Prospective randomised trial of drainage alone vs drainage and fistulotomy for acute perianal abscesses with proven internal opening. Dis Colon Rectum 1996; 39:1415-17.

20. Ho Y-H, Tan MRN, Chui C-H, Leong AM, Eu K-W, Seow-Choen F. Randomised trial of primary fistulotomy with drainage alone for perianal abscesses. Dis Colon Rectum 1997; 40:1435-8.

Randomised trial that shows a significant reduction in recurrence rates of abscess or fistula in patients treated with synchronous fistulotomy without any disturbances in continence. All participating surgeons were experienced in coloproctology.

21. Macdonald A, Wilson-Storey D, Munro F. Treatment of perianal abscess and fistula in ano in children. Br J Surg 2003; 90:220-1.

22. Sondenaa K, Nesvik I, Anderson E, Natas O, Soreide JA. Bacteriology and complications of chronic pilonidal sinus treated with excision and primary suture. Int J Colorectal Dis 1995; 10:161-6.

23. Clothier PR, Haywood IR. The natural history of post anal (pilonidal) sinus. Ann R Coll Surg Engl 1984; 66:201-3.

24. Jensen SL, Harling H. Prognosis after simple incision and drainage for a first episode of acute pilonidal abscess. Br J Surg 1988; 75:60-1.

A study of 73 patients with pilonidal abscess treated under local anaesthetic. Highlights that the technique is frequently all that is required to eradicate the disease.

25. Matter I, Kunin J, Schein M, Eldar S. Total excision versus non-resectional methods in the treatment of acute and chronic pilonidal disease. Br J Surg 1995; 82:752-3.

Study with 29 patients in both arms revealed that undertaking any type of excisional surgery at the time of incision and drainage slows recovery and does not reduce recurrence rates.

26. Larpent JL, Dussaud F, Gorce D, Lunaund B, Pelissier E. The use of glycerine trinitrate in inexaminable patients with anal fissure. Int J Colorectal Dis 1996; 11:263.

27. Frezza EE, Sandie F, Leoni G, Biral M. Conservative and surgical treatment in acute and chronic anal fissure: a study on 308 patients. Int J Colorectal Dis 1992; 7:188-91.

A sizeable study of acute and chronic fissures revealing that the condition is self-limiting in the vast majority of patients.

28. Lewis TH, Corman Ml, Prager ED, Robertson WG. Long term results of open and closed sphincterotomy for anal fissure. Dis Colon Rectum 1988; 31:368-71.

29. Walker WA, Rothenberger DA, Goldberg SM. Morbidity of internal sphincterotomy for anal fissure and stenosis. Dis Colon Rectum 1985; 28:832-5.

30. Loder PB, Kamm MA, Nicholls RJ, Phillips RKS. Reversible chemical sphincterotomy by local application of glyceryl trinitrate. Br J Surg 1994; 81:1386-9.

31. Carapeti EA, Kamm M, Evans B, Phillips R. Topical diltiazem and bethanechol decrease anal sphincter pressure without side effects. Gut 1999; 45:719-22.

32. Lund JN, Scholefield JH. A randomised, prospective, double-blind, placebo controlled trial of glyceryl trinitrate ointment in the treatment of anal fissure. Lancet 1997; 349:11-14.

33. Knight J, Birks M, Farouk R. Topical diltiazem ointment in the treatment of chronic anal fissure. Br J Surg 2001; 88: 553-6.

34. Kocher H, Steward M, Leather AJ, Cullen P. Randomised clinical trial assessing the side-effects of glyceryl trinitrate and diltiazem ointment in the treatment of chronic anal fissure. Br J Surg 2002; 89:413-17.

35. Grace RH, Creed A. Prolapsing thrombosed haemorrhoids: outcome of conservative management. Br Med J 1975; 3:354.

A follow-up study of 92 patients with an initial presentation of acute haemorrhoids. Subsequent symptoms of prolapse and bleeding are common and 10% of patients present with another acute attack.

36. Mazier WP. Emergency haemorrhoidectomy: a worthwhile procedure. Dis Colon Rectum 1973; 16:200.

37. Eu KW, Seow Choen F, Goh HS. Comparison of emergency and elective haemorrhoidectomy. Br J Surg 1994; 81:308-10.

A well-powered case-control study undertaken by experienced coloproctologists that reveals that they can perform emergency haemorrhoidectomy as safely as in the routine setting. However, there is no suggestion that this technique should be undertaken without appropriate training in the technique in the emergency setting.

38. Boley SJ, DiBiase A, Brandt LJ, Samartano RJ. Lower intestinal bleeding in the elderly. Am J Surg 1979; 37:57-64.

39. Levine JH, Longo WE, Pruitt C, Mazuski JE, Shapiro MJ, Durham RM. Primary repair without diversion may be feasible in some rectal injuries. Am J Surg 1996; 172:575-9.

40. Vitale GC, Richardson JD, Flint LM. Successful management of injuries to the extraperitoneal rectum. Am Surg 1983; 49: 159-62.

41. Sleep J, Grant A. West Berkshire Perianal Management Trial. Br Med J 1987: 295:749-51.

42. Sultan AH, Kamm MA, Hudson CN et al. Anal sphincter disruption during vaginal delivery. N Engl J Med 1993; 329: 1905-11.

43. Sultan AH, Kamm MA, Hudson CN et al. Third degree obstetric anal sphincter tears. Br Med J 1994; 308:887-91.

44. Cohen JS, Sackier JM. Management of colorectal foreign bodies. J R Coll Surg Edinb 1996; 41:312-15.

第十二章

小儿外科急症

Lewis Spitz and
Ian D. Sugarman

引言

儿科急腹症须考虑患儿的年龄。可分为三个阶段：① 新生儿（到妊娠后 44 周）；② 婴儿期（1 月到 2 岁）；③ 儿童（超过 2 岁）。

新生儿期

肠梗阻

新生儿期最常见的腹部外科急症就是肠梗阻。主要临床表现是呕吐含胆汁的液体。高位梗阻呕吐物是绿色澄清液，但梗阻部位较低时，呕吐物开始是绿色，随后因未及时确诊处理可呕出粪质。当梗阻部位在华特壶腹之上时，呕吐物常不含胆汁，但是呕吐剧烈而持久。腹胀的程度（图 12.1）取决于梗阻的部位。高位梗阻只引起上腹胀，低位梗阻或已经存在严重气腹时，会出现全腹胀甚至引起呼吸困难。完全性梗阻时，患儿可以不排胎粪或只排出少量黏液。偶见先天性肠道闭锁的患儿排出少量正常胎粪，是因为在完全闭锁之前胎粪能够到达肠道远端而排出体外。出现前腹壁水肿和/或脐周红斑多提示病情危重，可以合并肠穿孔、腹膜炎，说明即将或已经发生肠坏死。

X 线腹平片照相是协助诊断最重要的影像学检查，可以提示梗阻的部位及并发症的情况，如肠穿孔引起的腹腔积气，出生前穿孔引起钙化或坏死性小肠结肠炎导致的肠壁囊样积气征。

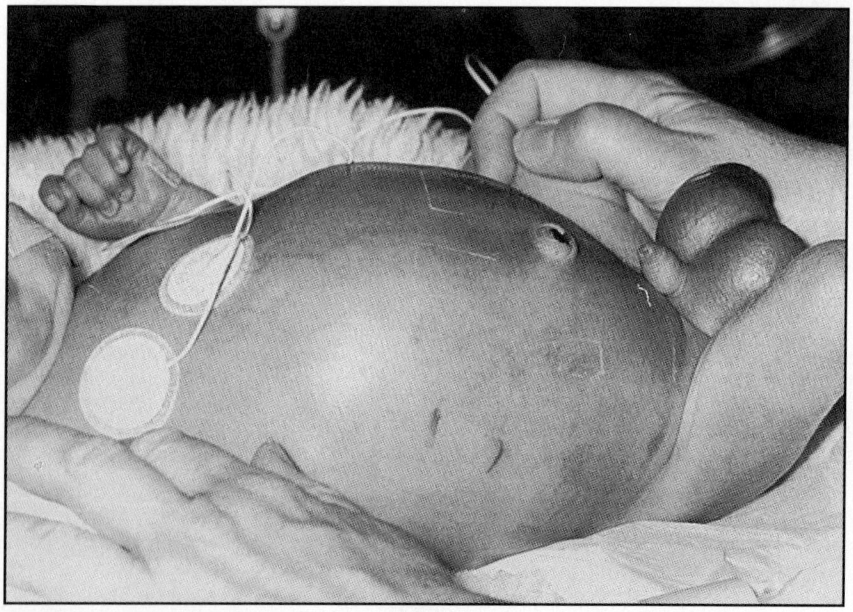

图 12.1 • 新生儿腹胀图示

怀疑部分高位梗阻时，如肠旋转不良所引起的高位肠梗阻，可以行上消化道造影；如果怀疑低位梗阻，可以应用钡剂灌肠，观察梗阻部位在结直肠还是回肠远端。平片上较难区分小肠和大肠。

产前诊断

随着产前超声波检查敏感度的提高，有两点值得重视：（1）发现先天畸形的几率增加。例如脐疝或腹裂，可见十二指肠闭锁引起的“双气泡”征和小肠闭锁引起的多发扩张肠袢。（2）超声诊断专家发现了一些新影像，其意义还有待进一步研究。如“强回声性”小肠，可能与胎粪性肠梗阻和囊性纤维化有关，但是这种超声异常的敏感性和特异性都较低，还需要高质量前瞻性试验进一步证实其诊断价值[1]。另一个例子是腹裂引起腹腔内肠管扩张，这提示腹壁裂口过于狭窄，可能导致腹腔外疝出肠管坏死。这种情况应急诊分娩以避免胎儿大段肠坏死[2]。小儿外科医师做好产前咨询解释至关重要，而且与产科医生和新生儿学科医生密切合作也是很必要的。

一般原则

怀疑肠梗阻的婴儿须置于便携式保育器送至小儿外科病房进一步检查治疗。留置粗孔鼻胃管（直径 8~10Fr）定时抽吸行胃肠减压，其他时间使其自然引流。基层医院在转院前要根据患儿情况静脉补充液体和电解质，如果存在容量不足的情况，开始以 20ml/kg 的剂量补充人血白蛋白或生理盐水。无容量不足存在时，可以常规补液，0.18%的氯化钠溶液加入 10%的葡萄糖溶液中以 4ml/kg/h 的速度输液，并以每 500ml 含 10mmol 氯化钾的生理盐水（最终浓度为 20 mmol/L）补充经胃管丢失的液体。

肠梗阻病因学

肠梗阻可以分为两类：机械性和麻痹性。（框 12.1）

框 12.1 • 新生儿肠梗阻的分类

机械性
管腔内
胎粪性肠梗阻
肠壁内
闭锁/狭窄
Hirschsprung's 病
肛管直肠畸形
外源性
旋转不良±肠扭转
肠套叠
腹股沟疝
麻痹性
脓血症
坏死性小肠结肠炎

胎粪性肠梗阻

囊性纤维化是白种人最常见的遗传性缺陷，属于常染色体隐性遗传疾病，新生儿发病率为 1/2500，基因携带率为 1/25。囊性纤维化跨膜传导调节因子的基因位于 7 号染色体长臂，最常见△F508 变异。大约 10%~15%的患儿出生时发生胎粪性肠梗阻，可能合并或不合并肠扭转、肠闭锁、肠穿孔及胎粪性腹膜炎。

无并发症的胎粪性肠梗阻，梗阻由远端回肠肠腔内产生的黏稠胎粪阻塞肠腔引起。结肠和回肠末端充满灰白色浓缩的粪球。立位腹平片显示，粗细不等扩张的肠管，多无液平面，右下腹可见“肥皂泡”样结构。钡剂灌肠显示充满粪球的“小结肠”。对无并发症的胎粪性肠梗阻，可以应用泛影葡胺灌肠造影，同时也可起到治疗的作用，因为这种造影剂是高渗的而且含有乳化剂。应由经验丰富的小儿放射科医生进行灌肠，并且经静脉适当补液。将稀释的泛影葡胺缓慢灌入结肠，透视下控制灌肠液量直到造影剂进入扩张的回肠肠袢。如果初次失败而患儿病情平稳，可以尝试第二次甚至第三次灌肠，成功率约为 55%；保守灌肠治疗失败者应行单纯肠管切开，彻底清除肠管内梗阻的胎粪[3]。

婴儿出生时患有复杂性胎粪肠梗阻多表现为全腹胀，腹部可触及包块。X 线腹平片可见典型肠梗阻的表现，如有钙化提示存在胎粪性腹膜炎。患儿需要积极复苏治疗并尽快行剖腹探查术。如果并存肠扭转或肠闭锁，需切除明显扩张的病变肠段，将无胎粪肠管近端和远端作一期端端吻合。因为血管粘连的缘故，胎粪性腹膜炎患儿术中可能失血较多。通常需切除所有坏死的肠管，并在 I 期吻合之前松解和仔细检查小肠和结肠。对少数生命体征不稳定的患儿应行回肠造口术（双腔或 Bishop-Koop 造口术）。

囊性纤维化的确诊需要作染色体检查（△F508）和汗液检测（最少 100g 汗液），汗液中钠离子和氯离子浓度超过 60mmol/L 可以确诊。

肠闭锁/狭窄

十二指肠 超过 50%并发其他畸形的十二指肠闭锁患儿被证实，其畸形的发病原因是逐渐发展的，而不是在子宫中获得的。有 30%的患儿并存 Down's 综合征和肠扭转不良，20%并发先天性心脏发育畸形，8%并发食管闭锁和肛管直肠畸形。X 线腹平片上出现“双泡征”可以确诊十二指肠闭锁（图 12.2）。只有在部分梗阻时需要作钡剂灌肠检查，用来区别外源性或内源性病因，例如因肠套叠或肠扭转导致的肠旋转不良。治疗可采用十二指肠侧侧吻合术。

小肠闭锁 小肠闭锁多是在子宫内病变肠段血供受阻而导致的独立畸形。病变分为四类：

I：近端和远端肠管之间存在膜状或网状组织，该结构和未受损的肠系膜相连；

II：盲端由一带状结构相连；

IIIa：不相连的盲端在肠系膜上形成一 V 形裂隙；

IIIb：如同 IIIa 型“苹果皮”或“圣诞树”样畸形，但伴有肠系膜严重缺损，远端回肠由回结肠动脉的侧支供血；

IV：多发小肠闭锁。

III 型和 IV 型多与小肠长度过短有关。近段肠管明显扩张，肠壁肥厚，可见自盲端部分肠段蠕动不全或减少。立位腹平片可明确诊断（图 12.3），为区分空回肠梗阻和结肠以下梗阻可行钡剂灌肠检查。治疗可手术切除严重扩张的近段肠管（图 12.4）和远段适当长度肠管，继而行端-端浆肌层一期吻合术。对于空肠高位闭锁，要严格控制近段肠管的切除长度，需要行肠腔逐渐缩窄的空肠成形术以完成端对端吻合。

Hirschsprung's 病

Hirschsprung's 病是由于肠壁内神经节细胞缺如

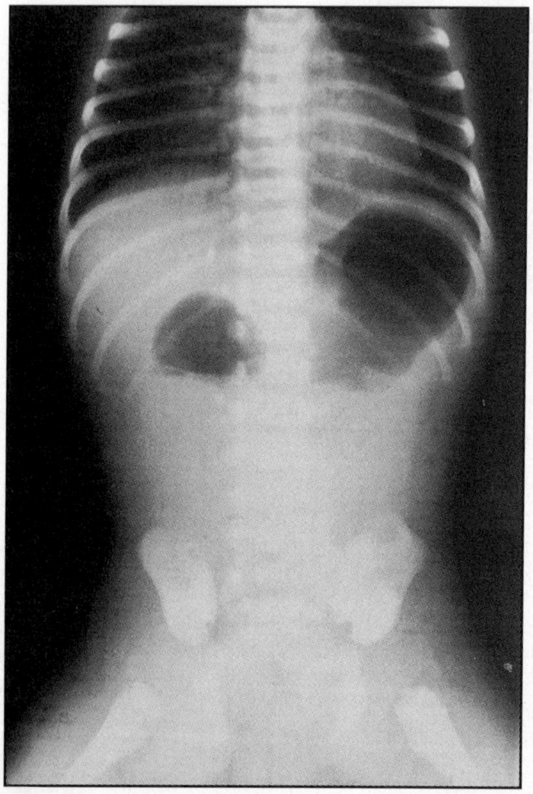

图 12.2 • 立位 X 线腹平片显示十二指肠闭锁典型的“双泡征”

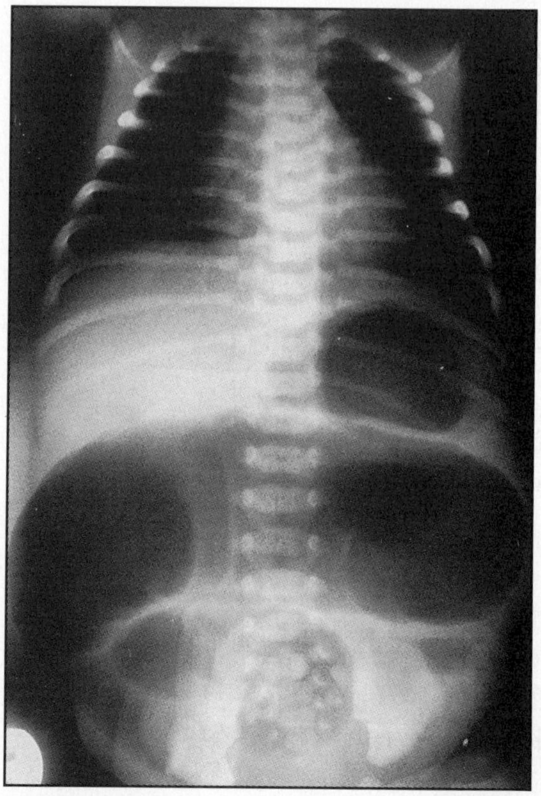

图 12.3 • 立位腹平片显示高位小肠闭锁大量扩张的小肠袢

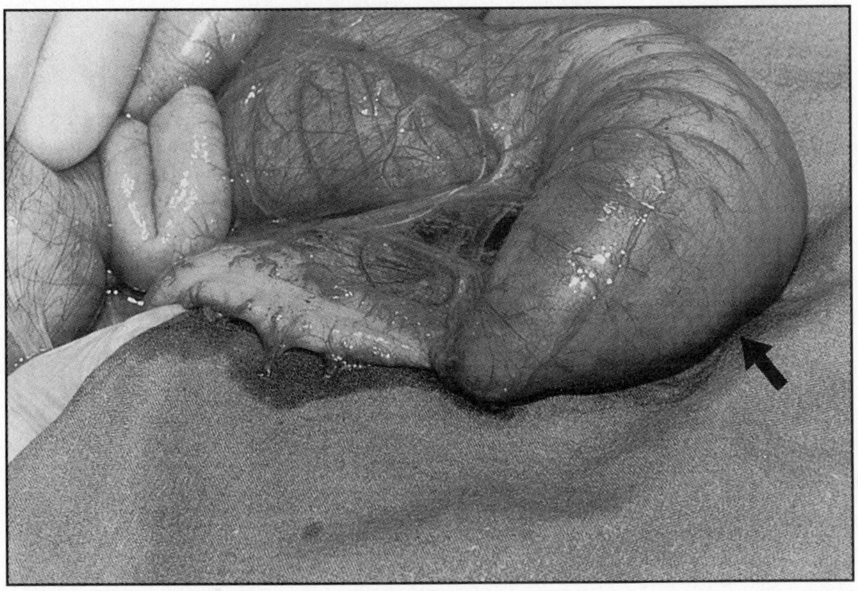

图 12.4 ● 小肠闭锁的术中所见，闭锁近端肠管扩张增厚，远端塌闭。

造成的，病变自直肠内括约肌开始，向近端有不同长度蔓延。约 75%患者病变局限于直肠和乙状结肠，10%累及全部结肠。婴儿发病率估计为 1/5000。Hirschsprung's 病为常染色体显性遗传病，图谱显示第 10 和 13 染色体异常。该区域含有 RET 原癌基因。

Hirschsprung's 病患儿超过 80%在新生儿期表现为排泄胎粪延迟（分娩后 24 小时内胎粪未排），少数进展为完全性肠梗阻。其中大部分患儿通过肛门指诊刺激就可缓解，仅对数天内反复发作者须行生理盐水直肠冲洗。大约 25%患儿开始就表现为小肠结肠炎：可有大量腹泻伴血便、腹胀、呕吐含胆汁物、脱水等。这是一种危及生命的并发症，需要积极抢救，行低压灌肠及病变近端造口等。

该病确诊可行直肠活检，病理检查可见黏膜下缺少神经节细胞，神经干粗大，黏膜肌层和固有层可见乙酰胆碱酯酶染色阳性的神经纤维（图 12.5）。少数情况下可谨慎应用钡剂灌肠和/或肛管直肠测压协助诊断。钡剂造影可见直肠收缩，并在造影剂进入扩张的结肠之前见到锥形连接部。

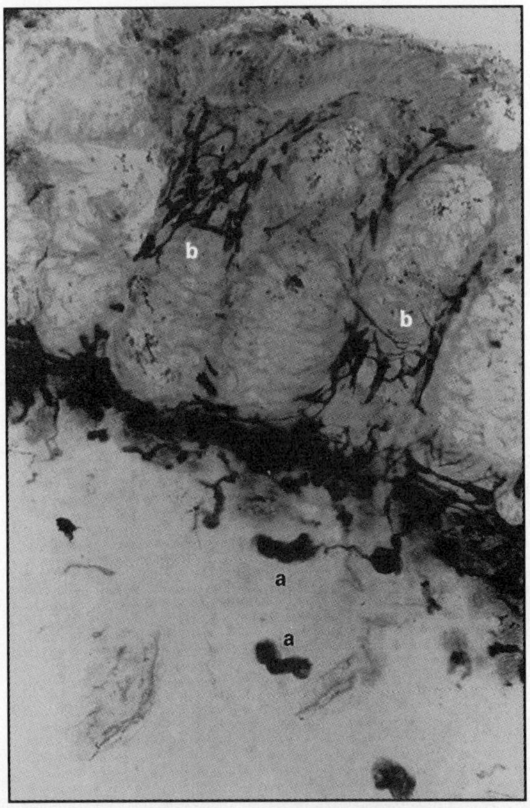

图 12.5 ● Hirschsprung's 病患儿直肠活检标本乙酰胆碱酯酶染色显示黏膜下神经节细胞缺失，神经干粗大（a）；固有层神经纤维增多（b）。

确定性治疗方法包括旁路术（Duhamel 式，Soave 式）或切除无神经节肠段，通过一期，二期或三期手术恢复肠道的连续性（Swenson 式、Rehbein 式）。可采用微创腹腔镜手术，但是要求手术时有组织病理学专家在场协助。最近有完全经肛门手术的报道，从直肠齿状线开始行黏膜下分离，上至腹腔内，切除肠管直到有神经结支配肠段。近段结肠拖出并按照 Soave 术式吻合。

一期或多阶段择期手术的短期预后（如小肠结肠炎等并发症）和长期预后（排便功能）还需要进一步研究[4]。

肛管直肠畸形

肛管直肠畸形包括多种结构异常，在新生儿发生率为 1/5000。最重要的是准确判断畸形的严重程度。例如，根据会阴异位排出胎粪可以临床诊断为低位畸形（图 12.6）。对于这些病变可以及时行重建手术，以期后天能够正常排便。但 Rintala 等研究发现这些患儿更容易出现便秘而不是排便失禁，仅 60%保留正常排便功能，7%完全失禁[5]。所有其他畸形（肛提肌上，高位和中位病变）都需要在新生儿期行结肠造口术，然后在疏通直肠远端后再行手术精确重建肛管直肠肌群并塑造新的肛门开口。（矢状面后移直肠肛管成形术）

旋转不良

在子宫中发育到 12 周末未完成肠管的正常扭转和固定可能引起潜在的致命性肠旋转不良。十二指肠空肠曲位于中线偏右，回肠和阑尾位于右季肋部或上腹部正中，结果中段肠管的肠系膜基底过窄而容易导致肠扭转。

患儿表现为间断呕吐，呕吐物中含胆汁。这可能是肠旋转不良尚未发展到肠扭转之前的唯一临床指征，当进展为肠扭转时，患儿迅速出现休克而且便血，腹部压痛。年龄稍大的患儿可表现为间断呕吐，生长迟缓，食欲不振甚或痉挛性腹痛和吸收不良。

肠扭转患儿典型的立位腹平片表现为“无气征”（图 12.7）。如果病情允许，可以选择行上消化道钡餐造影检查。无并发症的患儿表现为十二指肠空肠曲位置异常，小肠袢集中于右腹部；并发肠扭转时可出现“螺旋锥状扭曲带样”影像。

治疗原则为积极复苏，并急诊剖腹探查解除肠袢扭转，在松解扩展中肠肠系膜后重置肠管（Ladd′s 手术）。

肠重复畸形

肠重复属罕见畸形，可以分为囊肿型或管型，且可以在消化道的任何部位发生。囊肿畸形临床多表现为肠梗阻，腹部可触及或超声可探及包块；而管状肠重复，因为肠重复畸形内的异位胃黏膜可以引起邻近肠黏膜溃疡而主要表现为肠出血。

腹股沟疝

腹股沟疝是小儿外科最常见的疾病。该病在足月婴儿中发病率为 2%，早产儿中为 10%。发病性别比男：女为 5~10：1，右侧是左侧的 2 倍，10%为双

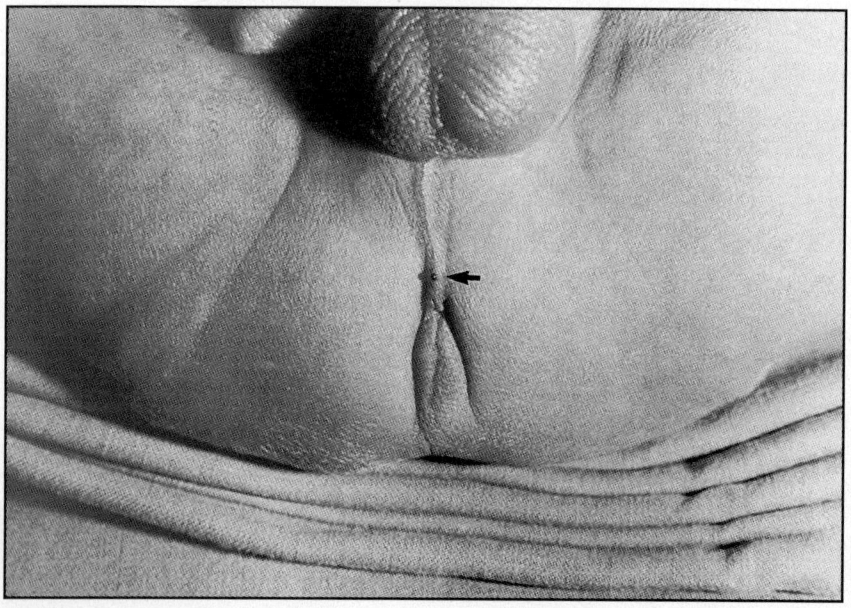

图 12.6 • 低位肛管直肠畸形婴儿。注意闭锁的肛门前方可见少量胎粪（箭头所指）经会阴部溢出。

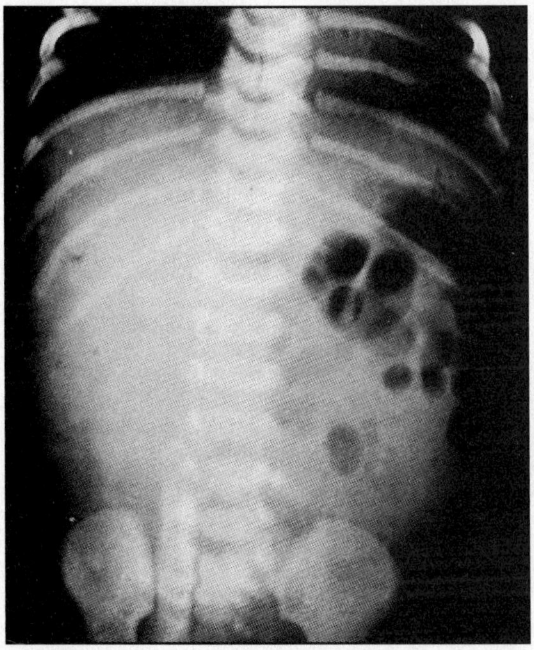

图 12.7 • 疑为肠旋转不良并中肠扭转患儿的立位腹平片显示腹腔内气影相对减少

侧病变。腹股沟疝多表现为腹股沟区间断出现包块，患儿哭闹时增大而平静时自动减小。且在发现时就无法还纳者并不少见。大多数难复性疝可以在镇静状态下采用“整复手法”成功还纳。亦可行单纯疝切开术进行治疗，婴儿期一旦发现应尽快手术，因为发生嵌顿的几率很高（图 12.8）。对于新生儿期/婴儿期发生单侧腹股沟疝患儿，应否在健侧行预防性疝切开术仍有较大争议[6]。

坏死性小肠结肠炎

坏死性小肠结肠炎主要发生于早产儿，是新生儿期最常见的外科急症。发病机制有三：① 肠缺血；② 细菌定植；③ 肠腔中存在细菌繁殖底物，高渗配方乳汁。病变多累及回肠末端和结肠，但是任何肠段都可受累。

临床表现为嗜睡乏力、腹胀、呕吐含胆汁物或鼻胃管中可抽出含胆汁液体，拒食，直肠出血等。早期表现难于和新生儿败血症鉴别。放射检查特征性表现为“肠壁囊样积气征”（图 12.9），而腹腔积气提示肠穿孔，门静脉气体栓塞提示大段肠管受累，但不一定是致死性的。

早期治疗措施包括鼻胃管减压，应用广谱抗生素，补充液体和电解质，给予 7~10 天的全胃肠外营养，其后 70%~80%的患儿可缓解。手术指征包括发生肠穿孔及保守治疗无效，或提示有更严重的肠疾患存在。

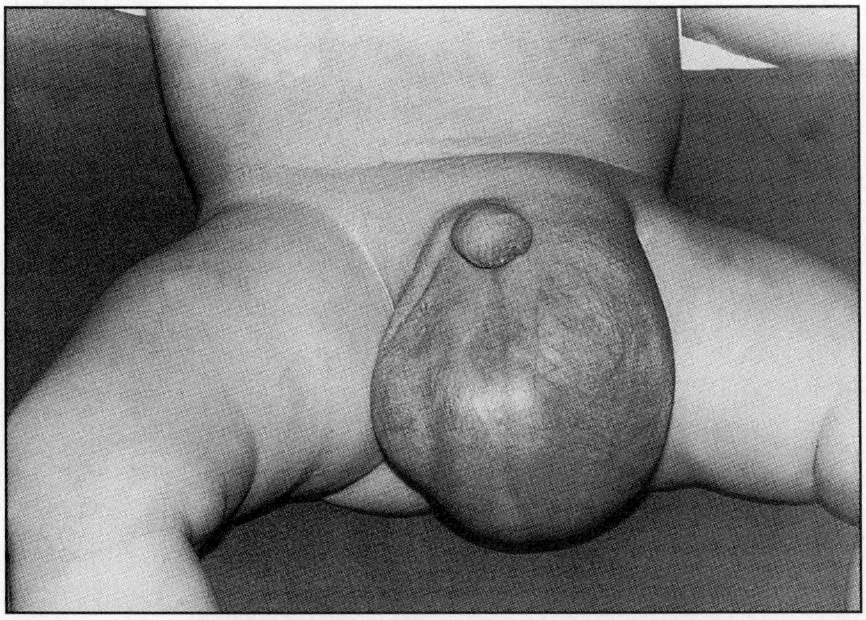

图 12.8 • 婴儿左侧嵌顿性腹股沟疝

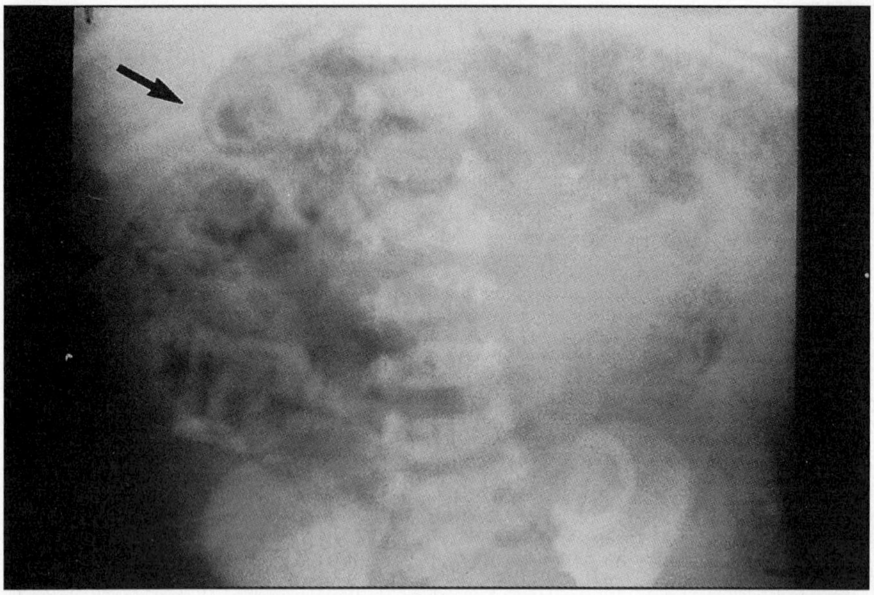

图 12.9 • 坏死性小肠结肠炎立位腹平片显示右腹部可见肠壁内积气（箭头所指）（“肠壁囊样积气征”）。

手术处理须切除完全坏死的肠管，按英国方式多一期吻合断端，而在美国多行造口术[7]。

10%~15%的患儿出现术后肠狭窄需要再次手术纠正。

婴儿期

幽门狭窄

幽门狭窄多发生在 4~6 周的婴儿，主要表现为喷射样呕吐，呕吐物中不含胆汁，患儿生长迟缓，习惯性便秘，明显脱水。发病率大约是 1∶200，男∶女为 4∶1。患儿右季肋部可触及“橄榄状”包块，行腹部超声检查可辅助诊断，若仍不明确可考虑进一步行钡餐造影检查。治疗措施应首先纠正脱水和电解质紊乱。患儿多存在低氯性代谢性碱中毒，可给以 0.45%氯化钠溶液纠正并适量补钾。因为血碳酸氢盐浓度过高时麻醉容易引起呼吸抑制，因此应在纠正电解质及酸碱紊乱后再行手术治疗。经典术式为经右上腹切口的 Ramstedt 幽门肌切开术；Tan 和 Bianchi 发明一种利于美容的环脐切口的新术式[8]；另外有些外科医生建议最好使用腹腔镜进行手术[9]。

肠套叠

年龄 3 个月到 2 岁的患儿最常见的外科急症为肠套叠，发病高峰在 6 到 9 个月龄，多在春天和仲冬季节发病。该年龄段肠套叠多是“特发性”的，最常见的病因为病毒感染后诱发的派伊尔淋巴结肿大（Peyer´s patch）。仅有 5%肠套叠患儿继发于其他已知病变，例如息肉、Meckel 憩室、肠重复畸形或肿瘤。最常见的受累部位为回盲部，不过肠道的其他部分也可受累。

肠管的一部分（套入部）内陷入邻近肠管（容纳部）引起亚急性不全肠梗阻，压迫肠套叠套入部的静脉；静脉淤血引起血液和黏液经直肠排出，腹部触诊可触及“腊肠样”包块。典型临床表现为阵发性腹痛，发作时患儿哭闹不停，屈曲膝关节，颜色苍白，每次发作持续 1~2 分钟，每隔 10~15 分钟发作一次。

根据典型的临床表现就可诊断肠套叠。立位腹平片可见肠套叠头端有气体环绕，如软组织团块影，而右髂窝气体消失（图 12.10）。若仍难以确定，可进一步行钡剂灌肠或腹部超声检查以明确诊断。

治疗措施包括积极纠正水、电解质紊乱，留置鼻胃管减压。无并发症的患儿，可在透视下或超声引导下应用空气或钡剂灌肠复位。

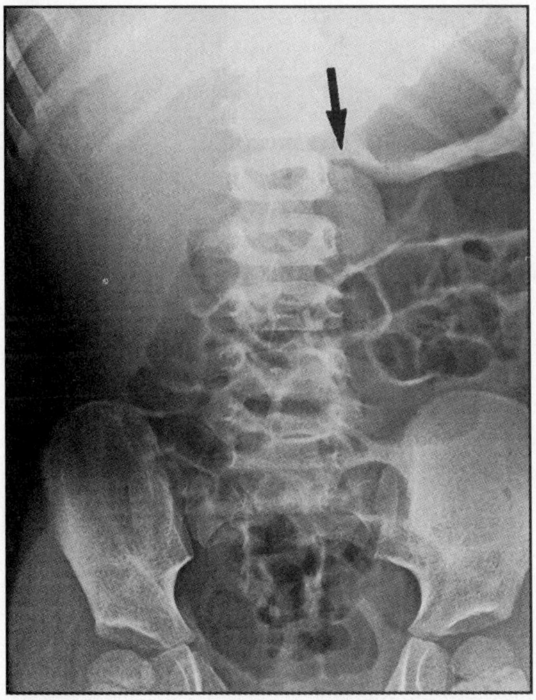

图 12.10 • 立位腹平片可见上腹部肠套叠的“软组织”阴影（箭头）

空气灌肠复位的成功率可达 90%[10]。

如果出现并发症，例如肠穿孔，有临床证据提示肠坏死，或者灌肠复位失败，则需采取手术治疗。术中（图 12.11）可以手法复位套叠肠管，如果套叠部肠管已经坏死或有明确的肠穿孔，则可以切除部分肠管并一期端-端吻合。

儿童期

阑尾炎

各年龄段的急腹症都要考虑阑尾炎的诊断（请参阅第 9 章），但 5 到 15 岁最常见。阑尾炎初始病因多为粪石或黏膜和黏膜下集合淋巴结增生阻塞阑尾管腔。阻塞部位远端的黏膜不断分泌和蠕动导致阑尾内压力持续增高；局部细菌大量繁殖，阑尾管腔内压力增高促进细菌侵入管壁，可发展为阑尾管壁全层坏死或穿孔，进而导致局部或全腹腹膜炎。

阑尾炎的典型临床表现为非特异性脐周疼痛迅速转移并固定于右下腹髂窝区，多伴食欲不振、呕吐、38℃左右的低热。腹部触诊右下腹髂窝区可有压痛和肌紧张，穿孔时局部肌紧张更明显。不必观察有无反跳痛，因为该体征在儿童中并不可靠，而且只会增加患儿的痛苦不适。如果诊断不清可考虑行肛门指诊。盆腔位阑尾穿孔在肛门指诊时可触及包块。

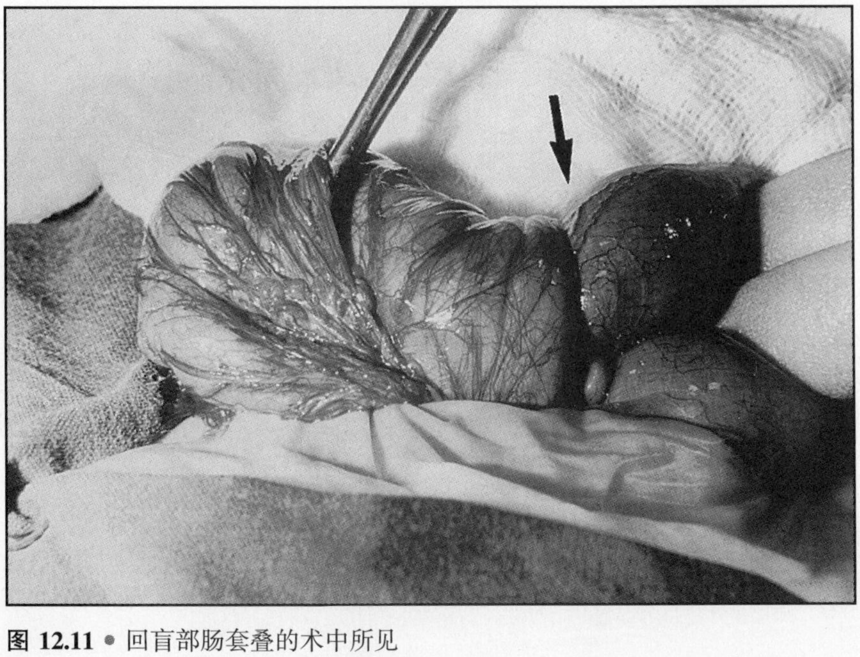

图 12.11 • 回盲部肠套叠的术中所见

通常根据临床症状和体征就可明确急性阑尾炎的诊断。实验室检查的价值不大，但外周血白细胞计数 10×10^9 到 15×10^9 支持该诊断。立位腹平片可见钙化的粪石；最近的研究显示腹部超声检查对不能确诊的患儿，尤其是青少年女性的诊断意义较大。超声检查也可发现急腹症的其他病因，如卵巢囊肿；而阑尾直径超过 6mm 且在阑尾周围发现积液者提示阑尾炎诊断。诊断性腹腔镜检查诊断意义显著，尤其对青少年女性更加明显。

急性阑尾炎需要和很多疾病鉴别。婴幼儿因获得病史困难，往往发展至穿孔或腹膜炎时才能确诊；青少年女性要和很多妇科急症鉴别；还应该与患泌尿系感染，镰状红细胞贫血，糖尿病和白血病等疾病的患儿鉴别。

治疗措施分四类：早期阑尾炎而且无并发症发生，要尽早施行阑尾切除术；急性阑尾炎穿孔致腹膜炎在手术前积极保守治疗，补充液体纠正电解质紊乱；可触及腹部包块提示穿孔已经局限化，可积极给予抗生素抗感染治疗，待 6~8 周后择期行阑尾切除术。诊断不明者要在医院留观适当时间，密切注意病情变化。观察期间很少发生阑尾穿孔，且多能在 12~24 小时内明确诊断。

小儿外科施行腹腔镜下阑尾切除术的作用不如成人那么明确，好处可能是术后疼痛轻，住院时间较短[11,12]。

最近一项 61 例患儿的临床随机试验也证实上述益处存在，但目前开腹手术还是主流，尚需时日来判定其是否会被腹腔镜下阑尾切除术所取代。

睾丸扭转

有两种类型的睾丸扭转：鞘膜外型，主要发生在围产期；鞘膜内型，与睾丸异常活动有关（“钟摆样”畸形），多发生在青春期。睾丸扭转典型临床表现为突发阴囊疼痛。受累睾丸肿胀、触痛明显，在阴囊内上移。根据临床表现即可诊断，但应与睾丸附件扭转鉴别，后者可采取保守治疗；亦应与附睾-睾丸炎鉴别。如果怀疑睾丸扭转，积极行阴囊切开探查术是必要的，纠正睾丸扭转，慎重评估其活性。如果已明显坏死，应切除睾丸；如果仍存活，要用非吸收线缝扎三或四针防止复发。对侧睾丸也应同期行预防性处理，因为引起睾丸扭转的畸形多是累及双侧的。

尿路感染

尿路感染可发生于任何年龄，临床表现各异，取决于发病年龄。新生儿期患病多表现为躁动不安，体温波动，乏力，食欲不振，呕吐和黄疸。婴儿期多表现为生长迟缓，尖叫哭闹，烦躁不安，可有呕吐和腹泻。尿频，血尿，尿液混浊有异味是比较特异的尿路感染症状。年长的儿童多表现为尿频和排尿困难伴腹痛和发热。

确诊需要作尿液分析和细菌培养。具有尿路感染病史的患儿都要全面检查，包括肾脏、输尿管和膀胱的超声检查，排泄性膀胱尿道造影检查等。容易引起尿路感染最常见的畸形有膀胱输尿管反流，排尿功能障碍和肾盂输尿管连合部梗阻，后者的典型表现为疼痛、腹部包块、血尿、恶心呕吐和高血压。

要点

- 新生儿或儿童的复杂手术最好在小儿外科专科治疗和实施；
- 新生儿肠梗阻最具特征性的临床表现为呕吐含胆汁的胃内容物；
- 胎粪排泄延迟（超过 24 小时）应怀疑 Hirschsprung's 病；
- 婴儿发生腹股沟疝是一种小儿外科急症；
- 积极复苏是治疗措施的第一步。

（孙长怡　孙　兢）

参考文献

1. Stringer MD, Thornton JG, Mason GC. Hyperechogenic fetal bowel. Arch Dis Child 1996; 76:F1–F2.
2. Omran W, Nicolaides K, Haugen S, Davenport M. Intrauterine closed gastroschisis. Unpublished presentation at the 46th Annual Congress of the British Association of Paediatric Surgeons, Liverpool, July 1999.
3. Murshed R, Spitz L, Kiely EM, Drake DP. Meconium ileus: a ten–year review of thirty–six patients. Eur J Pediatr Surg 1997; 7:257–77.
4. Stringer MD, Oldham KT, Mouriquand PDE, Howard ER. Pediatric surgery and urology: long term outcomes. London: WB Saunders, 1998; pp. 329–56.
5. Rintala R, Mildh L, Lindahl H. Fecal continence and quality of life in adult patients with an operated low anorectal malformation. J Pediatr Surg 1992; 27:902–5.
6. Tackett LD, Brewer CK, Luks FI et al. Incidence of contralateral inguinal hernia. J Pediatr Surg 1999; 34:684–7.
7. Fasching G, Hollworth ME, Schmidt B et al. Surgical strategies in very–low–birthweight neonates with necrotising enterocolitis. Acta Paediatr 1994; 396 (Suppl.) :62–4.
8. Tan KC, Bianchi A. Circumbilical incision for pyloromyotomy. Br J Surg 1986; 73:399.
9. Fujimoto T, Lane GS, Segawa O et al. Laparoscopic extramucosal pyloromyotomy versus open pyloromyotomy for infantile hypertrophic pyloric stenosis: which is better? J Pediatr Surg 1999; 34:370–2.
10. Hadidi AT, El Shah N. Childhood intussusception: a comparative study of non–surgical management. J Pediatr Surg 1999; 34:304–7.
11. McAnena OJ, Austin O, O'Connell BR et al. Laparoscopic versus open appendicectomy: a prospective evaluation. Br J Surg 1992; 79:818–20.
12. Garbutt JM, Soper NJ, Shannon WD et al. Meta–analysis of randomized controlled trials comparing laparoscopic and open appendectomy. Surg Laparosc Endosc Percutan Tech 1999; 9:17–26.
13. Lintula H, Kokki H, Vanamo K. Single blind randomised clinical trial of laparoscopic versus open appendicectomy in children. Br J Surg 2001; 88:510–14.

    This randomised study of 61 children aged 4–15 years demonstrated significantly less pain and shorter hospital stay after the laparoscopic approach.

第十三章

腹部创伤

Kenneth D. Boffard

引言

在创伤治疗领域，很少有像在诊治危及生命的腹部损伤患者的过程中所表现的那样，迅速诊断和早期干预会对治疗结果产生非常显著的影响。在英国，人们已经认识到，在入院时尚存活的创伤患者，如果得不到有组织的创伤救治，将有大约 20%~35% 会发生不必要的死亡[1]。在 1979 年发表的一项对创伤中心和非创伤中心进行比较对照研究中，West 等指出，这些可避免的死亡大多是由于未获诊断从而未得到治疗的腹腔内出血造成的[2]。

腹部闭合伤患者中有大约 6%需要开腹探查，主要是因为实质脏器损伤引起的出血。这些创伤大多是由车祸引起的。然而，随着安全带得到越来越多的使用，发生空腔脏器的损伤的可能性增加，这就需要很多专门知识和技术对其进行早期诊断。除车祸伤外，坠落伤和行人撞伤也可造成严重的腹部损伤。

躯干穿透性损伤有其本身的决策问题，特别是涉及腹膜腔是否真正被穿透，以及在腹膜腔穿透的情况下是否发生了腹腔脏器的损伤。

危险因素

Mackersie 等[3]在一项对 3223 名闭合性创伤患者进行的研究中发现，在动脉碱缺失大于等于 3mmol/L、存在重要的胸部创伤、存在骨盆骨折或低血压的情况下腹部损伤的风险显著增加。Taylor 和 Eichelberger4 研究了 482 名儿科患者，发现血尿和客观的腹部表现（腹胀、擦伤、挫伤、胃肠道内血液）与腹部损伤相关。Knudson 等[5]调查了在一组包括成人和儿童的患者中，血尿和腹部闭合伤的相关性。在这项研究中，血尿同肾脏之外的重要腹腔内损伤之间的相关性随血尿严重程度的增加而增加。在每高倍视野超过 100 个红细胞的患者中，17%具有腹腔内损伤；在具有肉眼血尿的患者中，这一比例增至 24%。如果患者具有休克的病史，即使只有镜下血尿（<100 个红细胞/高倍视野），腹部损伤的发生率也可达 29%[5]。

判断患者具有显著的腹部损伤风险从而需要进行客观评价的标准包括：

- 不能解释的血流动力学不稳；
- 不能解释的低血容量性休克；
- 伴发重要的胸部损伤；
- 存在骨盆骨折；
- 神志障碍；
- 显著的碱缺失；
- 存在血尿；
- 客观体征（如压痛）；
- 主要的致伤机制。

急诊室评价

腹部损伤的全部哲学可以通过回答下面的问题得到总结：

- 在创伤过程中腹部是否受到损伤？
- 手术治疗是必须的吗？
- 除此之外患者还需要何种支持治疗？

对于低血压的患者，治疗的目标是使出血停止，这包括快速判断腹腔出血是否是造成低血压的原因。如果腹腔内出血是造成低血压或血流动力学不稳定的原因，必须采取紧急措施来控制出血。这些措施包括紧急输液以“购买时间”，或在急诊室紧急开胸控制降主动脉从而控制远端的出血。必须强调的是输血本身只是一种达到目的的手段，对于具有穿透性躯干损伤的低血压患者，将强有力的液体复苏延迟至迅速的手术干预开始后进行可改善预后[6]。对没有腹膜刺激征的血流动力学稳定的患者可以进行更为全面的检查来回答上述问题。

多数传统的教科书都强调必须详尽地询问病史并进行仔细的腹部查体。尽管这一点无疑是非常重要的，但在创伤的情况下，可能无法获得病史，并且所有表现出的体征都有可能是令人迷惑的，因而对腹部情况进行评价极为困难。新鲜血液并非是可引起腹膜炎的腹膜刺激物。

了解受伤的机制对评价腹部损伤的可能性是至关重要的。这些信息可从患者、患者的亲属、警察或急救人员处获取。在对穿透性损伤伤员进行评价时，相关的致伤史信息包括受伤时间、武器类型、(特别是) 枪弹伤的数目和方向 (例如一个入口和一个出口，或两个入口而子弹留在体内)。如果可能，病史还应包括腹痛的强度和位置以及疼痛是否放射到肩部。

拒绝镇痛治疗是不合理的。明智地使用静脉阿片类药物并不会明显地影响获得清晰的病史，也不会“掩盖”疼痛，抑制大脑或呼吸，或者引起血压的变化。使用镇痛药可使创伤引起的不适减轻，从而使医生对其病史和临床表现的了解更为准确。

腹部闭合伤的诊断手段

腹部查体用于检出腹腔内损伤的准确性是有限的，即使经验丰富的医生也是如此。有很多患者因素造成查体的困难，包括存在其他分散疼痛注意力的创伤，特别是腹部上方和下方都存在损伤时，以及药物、酒精或颅脑损伤造成的意识状态的改变。认识到体格检查的局限性，多数创伤外科医生赞成对于具有腹腔内损伤风险的患者进行更为客观的检查。

常规 X 线片筛查

美国外科医师学会高级创伤生命支持程序 (ATLS) 规定，常规 X 线检查包括颈部侧位片、正位胸片和骨盆片[7]。卧位胸片或立位腹平片并不总是有用的。如果有可能的话 (并且如果这样做是安全的)，对于寻找膈下游离气体而言，立位胸片会比立位腹平片提供更多的信息 (另见第五章)。

在所有的穿透性创伤患者中，对于不稳定的患者，必须认识到 X 线检查不会影响其治疗，这些患者需要紧急开腹手术。但是，对于稳定的患者，X 线检查可以得到有关伤道的额外的有用信息。在这种情况下，使用伤道表示物来显示入口和出口是很重要的[8]。简单地将曲别针粘到皮肤上即可。在将躯干所有的伤口都粘上曲别针之后进行照相，不仅可以提示弹道的走行，还可显示其他碎片的存在。

造影检查

尿道造影

如果怀疑尿道破裂，没有必要进行急诊尿道造影。相比之下，可以考虑进行耻骨上膀胱造瘘。

膀胱造影

膀胱破裂可以通过 Foley 导管采用经尿道膀胱造影进行诊断。必须将 400~500ml 造影剂注入膀胱使其充分扩张。正位、侧位和斜位片以及排尿后照相都是该检查所必须的。

静脉尿路造影

如果想要将肾脏的功能和解剖清楚的呈现出来，需要快速注射高剂量的造影剂。在肾脏显影期使两个肾都显影是很必要的，肾脏显影期发生在注入造影剂 2~5 分钟之后。如果一侧肾无功能就需要进一步检查，可选用动脉造影或增强 CT 检查。

胃肠道造影检查

如果考虑某一内脏器官具有孤立的损伤，或者腹膜后损伤，特定的造影检查可能会有帮助。

特殊诊断性检查

各项用于诊断腹部损伤的客观的腹部检查方法的优缺点总结于框 13.1。

诊断性腹腔灌洗

Root 等介绍了诊断性腹腔灌洗（DPL）作为一种评价腹腔情况的方法[9]，尽管这种方法常常被更为先进的（也有可能更为昂贵）技术所代替，它仍被作为评价其他一些诊断性检查的标准。DPL 的主要优势在于它可由相对缺乏经验的医生迅速完成，并发症很少。DPL 用于检测腹腔内出血的灵敏性和特异性也很高（>97%），但不能鉴别损伤的器官。DPL 会使腹膜后损伤漏检，而骨盆骨折可造成假阳性结果。

DPL 的阳性标准通常为：

- 红细胞计数>100 000/mm^3；
- 白细胞计数>500/mm^3；
- 灌洗液中有淀粉酶或肠内容物。

此外，如果外科医生对每个具有阳性 DPL 结果的患者都进行手术治疗，可能会失去采用非手术手段治疗病人的能力。因此，腹腔灌洗阳性可被认为是一种提示腹腔存在病变的证据而不一定是手术治疗的指征（见后非手术治疗部分）。

CT 检查

通过 CT 检查，不仅可识别损伤的器官，还可对损伤的严重程度进行分级。腹腔内和腹膜后损伤都可通过 CT 检出，腹腔内出血量也可被估计出。序列的 CT 扫描可用于追踪损伤的好转（或演进）。CT 的缺点包括须要将患者转移至 CT 室，以及进行扫描所需要的时间，随着螺旋和多层探头的引入，后者的重要性已有所下降。CT 检查费用昂贵，静脉造影剂有导致过敏反应的可能，口服造影剂有导致误吸（罕见）的潜在危险。

尽管 CT 对于空腔脏器损伤的检出相对不敏感，但是，肠管损伤（尤其是十二指肠损伤）可通过发现增厚的肠壁、肠腔外气体以及在没有实质脏器损伤的情况下存在腹腔积液等情况得以提示[10,11]。对于处于病程早期的胰腺损伤，CT 也可能不能检出。CT 用于检查膈肌、空腔脏器和肠系膜损伤的准确性通常较差，有报道认为假阴性结果的发生率很高[12]。尽管有这些局限性，对于可能有腹腔内损伤的稳定的创伤患者，CT 仍然是对腹部进行客观评价的一种可供选择的方法。

诊断性超声

超声波检查在欧洲和中国的部分地区是一种被广泛应用的工具，尤其是用于产科患者。直到最近，超声波检查还被认为对于创伤患者的用处十分有限，但是由于它是一项非侵入性的、快速的和相对廉价的检查，而且可以在床旁进行，人们对它的看法已发生改变。

据报道，超声用于检测腹部闭合性创伤腹腔游离液体的灵敏度为 81%~99%[13]。超声波检查的缺点在于它对于不导致出血和腹腔内积液的损伤缺乏敏感性，而且其准确性直接与操作者的经验相关。然而，可以培训外科医生迅速准确地实施和解读超声波检查，其灵敏性/特异性和准确性均可超过 90%[14–16]。这项诊断方法在儿科创伤患者和妊娠的创伤患者中具有特别的吸引力。

在许多中心，超声已取代 DPL 用于评价不稳定的闭合性创伤患者。但是，因为超声检查可能会遗

框 13.1 • 腹部损伤诊断性检查的特殊技术

	优点	缺点
临床查体	快速，非侵入性	不可靠
诊断性腹腔灌洗	快速，廉价	侵入性，过分敏感，特异性不高
超声	快速，非侵入性	检查者依赖性，无助于空腔脏器损伤的诊断
CT	器官特异性，可提供腹膜后信息	患者必须是稳定的，昂贵
腹腔镜检查	器官特异性	痛苦，需要麻醉
开腹探查	高度特异性	并发症，昂贵

漏少量的腹腔内液体，它在穿透性腹部创伤诊断中的作用仍有争议。

诊断性腹腔镜检查

腹腔镜检查被发现对于评价闭合性腹部创伤患者的用处非常有限[17]。除极少数情况外，腹腔镜检查需要全麻，比较昂贵而且在充气过程中有可能造成张力性气胸或空气栓塞。在预期到这些问题时，对患者进行严密监测，出现问题后迅速做出反应可能会取得满意的结果；已有为避免空气栓塞而采用非气腹腹腔镜检查的报道[19]。这项技术的主要优点在于避免了与气腹相关的各种问题而且可以使用传统的外科器械。主要缺点是使用腹壁牵引系统需要付出成本。该技术用于穿透性创伤已有成功修补膈肌和胃损伤的报道[20]。

目前诊断性腹腔镜检查的另外一项缺点在于该检查与其他检查手段相比费用较高，尤其是与超声这样可在床边进行的检查相比更是如此。该技术只能用于相对稳定的患者，并且腹腔镜检查探查肠管损伤的能力仍然有限。腹腔镜检查用于不确定是否有腹膜穿透或膈肌损伤的患者最有价值[21]。就具体的器官而言，腹腔镜检查被证实对于膈肌区域损伤的诊断特别有帮助，而其他用于腹部创伤的诊断性检查对此区域的损伤都很不敏感。而且膈肌区域的损伤如果延误诊断或漏诊会使并发症的发生率显著增加[22]。腹腔镜检查不仅能发现临床未怀疑到的膈肌损伤，还可以检出其他诊断性检查“漏诊”的损伤。腹腔镜检查对于诸如十二指肠和胰腺这样的腹膜后器官的损伤的诊断与其他技术相比不具有任何优势或进步。不过腹腔镜检查可以用于评价脾脏情况，但仍可能无法提供充分的信息，对此，CT 检查更为准确。

剖腹探查

强制性剖腹探查

尽管对于具有明显的腹部创伤的不稳定患者而言，剖腹探查仍是最恰当的治疗手段，但非治疗性的剖腹术并不总是无害的。在最近的一项前瞻性研究中，254 名创伤患者进行了不必要的剖腹探查手术，其中 41%出现了并发症，包括肺不张、术后低血压、胸腔积液、气胸、长时间的肠麻痹、肺炎、切口感染、小肠梗阻和尿路感染[23]。

然而，许多中心对腹部枪弹伤患者仍然实施强制性的剖腹探查手术，因为延误诊断会导致并发症发生率增高[24,25]。但是，在一项研究中，阴性开腹（没有损伤）的比例在枪伤患者中占 12%，在刀扎伤患者中占 23%，在闭合性创伤患者中占 6%，这说明对于闭合性损伤的腹部检查更为准确[26]。总的来说，阴性开腹的并发症发生率为 5%~22%[27]。

穿透性损伤的选择性剖腹探查（即选择性保守治疗）

有数项研究探讨了选择性地对某些患者（甚至是看起来需要剖腹探查的患者）仅仅进行观察的可能性。两项南非的研究回顾了对腹部枪弹伤患者进行选择性保守治疗的情况。Muckart 等报道没有延期的开腹手术或并发症，阴性开腹率仅为 7%[25]，而 Demetriades 等报道的延期开腹率为 17%[28]。

显然，对于不做手术的决定应该慎重考虑；如果决定保守治疗，应该对患者进行仔细的反复的检查以观察腹部体征的变化。总的原则应该是对患者的评估越是不确定、评估者越是没有经验就应该越倾向于剖腹探查。

腹部创伤的手术治疗

多系统创伤患者剖腹探查时机的选择

对于经过上述任何诊断标准判断需要剖腹手术来控制损伤的患者，为探查和/或修复损伤而进行剖腹探查手术的时机须由经验丰富的创伤外科医生来决定。尽管有待商榷，我们对下述情境给出了建议的诊疗程序（图 13.1）。

伴有腹腔内出血的不稳定患者

具有明显的腹腔内出血的不稳定患者应该立即接受手术治疗。但是，如果其他损伤也非常急迫（如严重的闭合性颅脑损伤或伴发的骨盆出血），应考虑进行“损伤控制”手术（简短的剖腹手术）以容许对患者的生理状况或其他危及生命的损伤进行纠正和治疗。

如果患者最初的 Glasgow 昏迷评分（GCS）低于 815，无论剖腹手术多么简短，都推荐进行颅内压监测。最致命的继发性脑损害是由低血压或缺氧引起的。

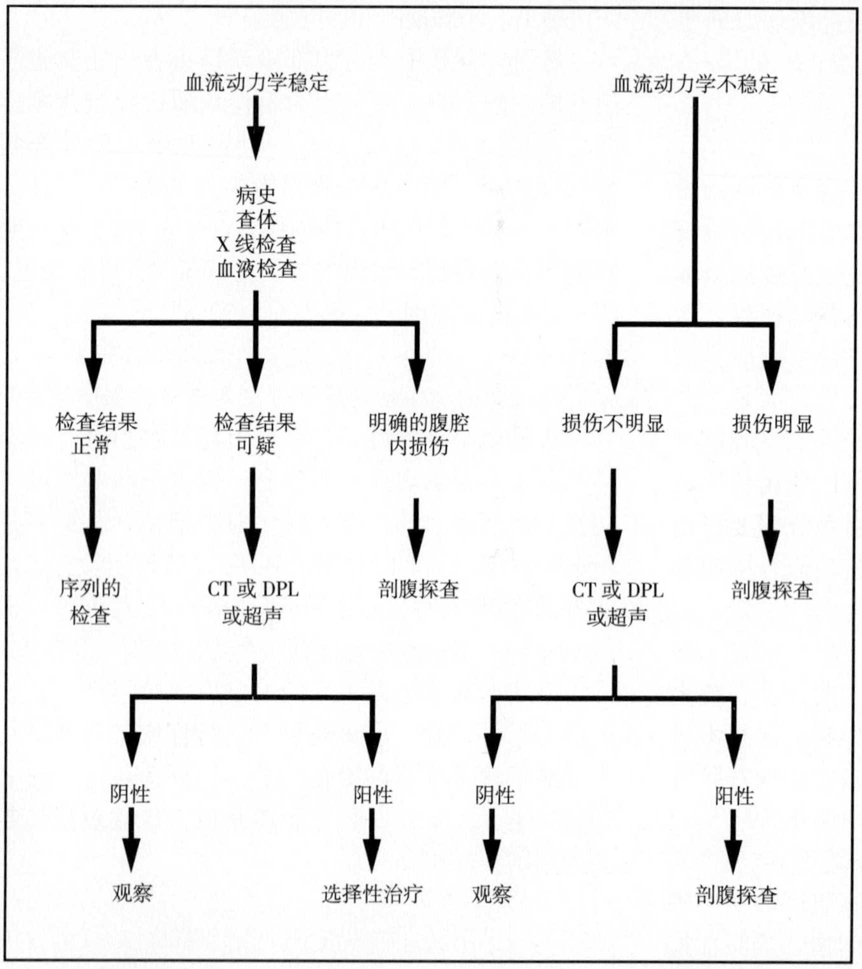

图 13.1 ● 腹部创伤诊治程序。CT，计算机体层摄像；DPL，诊断性腹腔灌洗。

如果纵隔增宽，必须对此进行评估，并予以优先诊治。对于因腹腔内损伤而造成血流动力学不稳定的患者，针对纵隔的诊断过程可能必须在治疗性的剖腹手术之后。应该考虑使用 β 阻滞剂以及低压性复苏，直至主动脉/大血管得到充分的评价。

目前有不少资料支持在其他损伤稳定之前应对封闭的胸主动脉损伤进行药物治疗[29,30]。

伴有腹腔内出血和盆腔出血的不稳定患者

对于既有腹腔内出血又有盆腔出血的不稳定患者，外科医生必须确定是由哪处损伤引起的低血压。如果 DPL 明显阳性或超声显示在 Morrison 陷凹有大量积液，应立即进行剖腹探查手术。因为多数骨盆骨折的出血发生在腹膜外，这种出血不太可能发生在盆腔。对于既有盆腔出血又有腹腔出血征象的不稳定患者，应采用带结固定巾、充气性抗休克服（PASG）或立刻使用外固定装置对骨盆进行外固定，随后进行剖腹探查或进行盆腔血管造影以及出血血管栓塞。在这种情况下，超声检查用于确定这些损伤的数量是不可靠的，如果患者循环足够稳定，应该行盆腔和腹部的 CT 检查。CT 检查不仅可以提供有关骨盆骨折的重要信息，还可提供关于可能发生的腹腔内器官损伤的信息。此外，CT 检查还可除外膈肌破裂，膈肌破裂的发生率与骨盆骨折具有显著的相关性。如果 DPL 只是轻微阳性，（红细胞计数<200000/mm³）或超声显示血液仅存于盆腔内，并且主要的出血像是盆腔来源，行骨盆外固定会对患者有益。外固定不能控制的盆腔内出血，如果是动脉出血，最好采用血管造影和栓塞来处理，如果是静脉出血则采用填塞止血或充气式抗休克服治疗。

具有头部、胸部和腹部联合损伤的稳定患者

对于具有头部、胸部和腹部联合损伤的稳定患者，增强CT可以迅速确定需要手术干预的损伤。在Wisner等进行的一项研究中，有800名患者被认为其头部和腹部都具有可纠正的损伤[31]。在这些患者中，只有52人需要开颅手术，40人需要开腹手术，只有3人既需要开颅手术也需要治疗性开腹手术。这些结果支持这样一种观点：如果具有头部和腹部联合创伤的患者是稳定的，并且超声（或DPL）结果是阴性的，他们可以接受头部和腹部的CT检查。先前，同时具有神经系统损伤和腹腔实质脏器损伤的患者被认为不适合进行观察治疗，最近，这一观点受到了挑战，许多同时具有头部创伤和稳定的肝脏/脾脏损伤的患者现在都在接受非手术治疗[32]。

具有腹部损伤和四肢骨折的患者

除了骨盆骨折、骨折/脱位以及同时存在血管损伤等情况，在实施其他手术的过程中，多数骨折可以仅仅以夹板固定。开放性骨折应在受伤6小时内进行冲洗和清创，并使用抗生素。尽管对于多发创伤患者何时进行骨折固定仍存在很多争论，那些具有头部和/或肺部损伤的患者，只要术中可以避免低血压和缺氧，仍可从早期骨折固定术中获益。

创伤剖腹探查术：一种系统的途径

如果确定伤员会从剖腹探查术中获益，手术应按一种有序的方式进行。各种具体的腹腔内损伤的详尽的治疗过程并不在本章讨论之列，但是了解“创伤剖腹探查术”的内容是非常重要的。至关重要的最初目标是控制出血和限制污染。

术前准备

一个有充分准备的手术室是最基本的，一旦决定手术，必须将伤员迅速转移至手术室。延误手术是导致不必要的持续出血的最常见原因。除常规的设备外，下列装备应该被认为是必需的：

- 快速输液装置；
- 血液加温装置（Alton Deane，Mallincrodt 或Level One）；
- 患者加温毯（如Bair Hugger）；
- 自体血回输装置（如果有可能）。

切口

应采用长的腹正中切口，该切口既可向下延长也可在行胸骨切开术时向上延长。理想的切口永远是“太大而不是太小”并且应该从剑突直到耻骨联合。

控制出血

如果一打开腹腔就遇到严重的出血，尽可能将血舀出，使用分层的腹腔海绵进行腹腔填塞：

- 左膈下；
- 降结肠外侧；
- 盆腔；
- 升结肠外侧；
- 肝下；
- 肝上，右膈下；
- 腹腔中央。

如果需要，可使用更多的填塞物来隔离出血区域。闭合性损伤最常见的出血部位是肝脏、脾脏和肠系膜。对实质脏器进行填塞，肠系膜的出血部位以动脉钳或蚊式钳钳夹。在对所有主要的出血部位进行钳夹控制之前，不要试图结扎各支单独的血管（因为这一过程太浪费时间）。必要时可使用软肠钳夹闭系膜，控制所有的系膜出血。

如果是穿透性损伤，对肝脏和腹膜后结构、血管结构以及肠系膜都应进行检查。

如果填塞不能控制出血，采用近端钳夹或分离技术将器官的血供阻断。如果还需要额外进行血压控制，可用手在裂孔处压迫腹主动脉。在患者的循环得到适度的稳定后，将填塞物系统地移除，最后显露最有可能损伤的部位。随后根据需要通过钳夹、缝合或再填塞控制所有的出血部位。

控制污染

通过缝合或钉合迅速控制来源于胃肠道的严重污染。

生理控制

在麻醉人员使患者的情况得到稳定之前不要进

行进一步的手术。这可能需要在监护室进行一段时间的复苏。

全面探查损伤

一旦控制了出血和感染就可以以更为从容的步伐进行系统的探查。

除探查肝脏和脾脏之外，全面的创伤剖腹探查还包括探查胃的前后壁；全部大肠和小肠（包括十二指肠）；膈；肝胃韧带；胰头、胰体和胰尾；以及任何处于中心位置的腹膜后血肿。为了做到这些，仅仅做一个传统的将十二指肠翻起的操作（Kocher手法）是不够的，还应翻起右半和左半结肠来探查大血管（Cattel-Braasch 手法和 Mattox 手法）[33]。

只有在可以安全关腹的情况下才关闭腹腔（参见后面的损伤控制剖腹探查术和腹腔室间隔综合征部分）。

损伤控制剖腹探查术

从 20 世纪 80 年代中期以来，对于伴有大量出血的腹部损伤进行填塞和关闭的概念再度兴起。对该技术的进一步应用已使其延伸到具有其他血管/肠管损伤的患者，并且出现了诸如“损伤控制”外科、“简短剖腹探查手术”、“阶段性剖腹探查手术”或“计划性再次手术”等新名词[34]。

损伤控制这一概念的目的是在生理脆弱的情况下将额外的手术应激推迟。这并不是一个全新的概念：最早在 90 年前，就有人对肝脏进行填塞止血，尽管由于不能理解其中的原理或无法应对随后发生的生理过程的崩溃导致了灾难性的后果。

在 1979 年，Elerding 等对创伤后致命性肝脏出血进行了分析，指出肝脏损伤后 82%的死亡是由无法控制的出血以及进行性的凝血功能障碍导致的，低体温和酸中毒看起来加重了凝血功能障碍[35]。填塞的概念得到了重新审视，在初期中止剖腹探查术、进行腹腔内填塞，然后在凝血功能恢复到可接受的水平时完成手术的技术被证实是可以挽救生命的。这一方法最初被主张用于具有严重肝脏损伤的患者，尤其是合并肝后静脉损伤者。如果运用恰当，肝上和肝下的填塞物可以在足够长的时间内压迫和控制静脉出血，直至患者的凝血功能、酸中毒和体温得到纠正。

通常，在对肝脏损伤进行填塞后将患者再送回手术室时，出血已经停止，只需要进行冲洗、清创和正式的关腹。阶段性手术的概念既适用于常规手术也适用于急诊手术，并且在胸腔、盆腔和颈部也可得到像在腹腔一样好的应用。

这一方法在穿透性损伤和闭合性损伤患者中都得到了应用，一般包括钳夹主要的出血血管、填塞出血的实质脏器损伤以及钉合/分离损伤的肠管，但不进行重建。已经出现了各种不同的暂时性关闭腹腔的方法，网片及其他人工合成材料、塑料的静脉输液袋和巾钳。但是，必须记住，与采用何种方式关腹相比，更为重要的是认识到终止手术、挽救患者的需要。

开始损伤控制的通常背景和随后的各个阶段描述如下。

进行损伤控制的患者的选择

选择具有下述情况的患者进行损伤控制：

- 无法止血；
- 难以接近的大静脉损伤，如肝后下腔静脉损伤；
- 预计手术耗时较长（>90 分钟）；
- 需要采用非手术方法控制的其他损伤，如骨盆骨折；
- 不能拉拢腹部切口；
- 需要对腹腔内情况进行再评价（定向的二次探查）。

无论背景情况如何，在低体温情况下出现凝血功能障碍是终止计划性手术或缩短确定性手术的单一的最常见原因。在凝血功能异常变得明显之前终止手术是非常重要的。

Hirshberg 和 Mattox[36] 提出了三条对严重创伤患者进行计划性再次手术的指征：

- 通过迅速结束手术操作避免低体温的凝血功能障碍患者发生不可逆的生理损害；
- 无法获得直接止血（通过结扎、缝合或血管修补），需要通过填塞或气囊压塞间接控制出血；
- 严重的内脏水肿以至无法正式关闭腹腔和胸腔。

Garrison 等[37] 提出了严重腹腔内出血需要早期填塞的预测标准：

- 损伤严重性评分（ISS）>35；
- 凝血功能障碍（凝血酶原时间>19 秒）；
- 低血压（收缩压<70mmHg）超过 70 分钟；
- pH 值<7.2；
- 血清乳酸>5mmol/L；
- 体温<34℃。

已积累的经验显示填塞/损伤控制手术的生存率为 48%。在一项包括 46 名需要输血超过 10 个单位的腹部穿透性损伤的患者的研究中，Rotondo 等将其中一个亚组的患者称为“最严重损伤”组，其中接受损伤控制手术的患者其生存率显著高于相对应的接受确定性手术组（13 人中 10 人存活，确定手术组 9 人仅一人存活）[34]。

损伤控制过程可以认为有如下几个阶段

第一阶段：损伤控制手术

在损伤控制手术中，手术的技术方面的特点由损伤的类型决定，主要的手术目标如下：

阻止出血和出血引起的（引起出血的）凝血功能障碍

控制出血的操作包括：

- 修补或结扎可接近的血管；
- 阻断进入出血器官的血流（如采用 Pringle's 手法控制肝脏出血）；
- 使用包裹物或填塞物进行压塞；
- 血管内分流；
- 术中或术后栓塞；
- 如果可能，行自体输血。

限制污染及污染造成的结局

通过以下操作达到这一目的：

- 结扎或钉合肠管；
- 隔离胰腺损伤；
- 充分的吸引引流（如使用 Blake's 引流）。

临时性关腹

关闭腹腔以限制热量和液体的流失并保护腹腔脏器。这取决于腹部切口是否可以拉拢缝合。如果不能，可采用下述方法关闭腹腔。

- 巾钳；
- OpSite“三明治”或“真空包装”：将一块腹腔海绵的一侧覆以 OpSite，放置腹腔海绵，以 OpSite 面接触肠管；将两根引流管置于伤口处，用另外一张 OpSite 封闭腹腔。
- Bogota 袋：临时性 silo 储袋。

第二阶段：将患者转送至 ICU 继续复苏

将患者从手术室转移至 ICU 的时机选择非常关键，适时的转运是划算的；过早的转运是低成效的。此外，一旦得到了确切的止血，不一定要终止手术，继续进行确定性手术是有可能的。相反地，有些具有严重头部损伤的患者，其凝血功能障碍是由严重的不可逆的脑损伤引起的，进一步的手术是无用的。

在手术室时就必须开始纠正所有相关的伴随情况如酸中毒、低体温和缺氧，并且有可能仅凭这些措施就可使凝血状态得到改善。应该给予足够的时间来完成这些工作，随后应对腹部损伤进行再次评价，因为发现另外的损伤或继续出血的情况并不少见。

第三阶段：在 ICU 进行复苏

到达 ICU 后应优先做的是：

1. 恢复体温：
   (a) 使用加温毯、温热的液体等进行被动复温；
   (b) 使用胸腔或腹腔灌洗进行主动复温。
2. 通过补充血液成分纠正凝血功能。
3. 改善氧的输送：
   (a) 补充血容量以达到最适宜的前负荷；
   (b) 使血红蛋白达到 9g/dL 的最佳水平；
   (c) 使体温达到最优水平（>35℃）；
   (d) 检测和纠正乳酸性酸中毒。
4. 使用 Foley（膀胱）导管或胃内导管监测腹腔内压力（IAP），预防腹腔室间隔综合征。

第四阶段：返回手术室进行确定性手术

第三阶段的目标完成后，患者应尽快返回手术室。返回的时间由下列因素决定：

- 首先是进行损伤控制的指征；

- 损伤类型；
- 生理反应。

具有持续性出血的患者不论其他参数纠正的如何应尽早返回手术室控制出血。出现严重腹腔室间隔综合征的患者必须尽早再次开腹并纠正潜在的原因。

必须尽可能使所有患者都在首次手术后 24 小时内（或者，最多 48 小时内）返回手术室。如果拖延时间，患者可能会受到诸如 ARDS、SIRS 和脓毒症等影响（原因或结果），从而有可能失去进一步手术的机会。

第五阶段：确定性手术，必要时进行腹壁重建

一旦患者接受了确定性手术，并且预期不需要进一步手术，就可以关闭腹壁。这通常是困难的，可采用如下方法：

- 一期缝合；
- 缝合筋膜层，皮肤切口不缝合；
- 使用 Silo 袋（Bogota 袋），随后逐渐关闭腹腔；
- 使用 Vicryl 网片，Gore-Tex 补片或其他合成补片。

腹腔室间隔综合征（ACS）

ACS 可定义为腹内压急性升高所导致的不良生理改变[38]。临床上，最常受影响的器官系统包括心血管系统、肾脏和呼吸系统。心输出量下降、外周阻力升高、少尿、无尿、气道压力升高、顺应性下降以及缺氧均可发生。如果不予治疗，ACS 可导致致命性的器官功能衰竭。相反，腹腔减压可迅速逆转上述病理生理学改变。该综合征最常见的原因是凝血功能障碍和术后出血。

腹内压升高的程度可分为：

- 正常（<10cmH_2O）；
- 轻度（10~25 cmH_2O）；
- 中度（25~40 cmH_2O）；
- 重度（>40cmH_2O）。

诊断 ACS 必须满足下列条件中的三条：

- 适当的临床背景（肝脏填塞或大的盆腔血肿）；
- 腹内压升高（>25 cmH_2O）；
- $PaCO_2$ 升高至>45mmHg；
- 潮气量下降和气道压力升高；
- 尿量突然减少。

病理生理学

在接受监护治疗的普通外科手术术后患者中，腹内压升高（以>25mmHg 或>30mmHg 为标准）的发生率可能为 30%；在急诊手术后这一比例更高。腹内压急剧升高的原因通常是多因素的。最早报道的术后腹内压升高通常是发生在主动脉手术后，由移植物缝合线部位发生术后出血引起的。腹膜炎和腹腔内感染、组织水肿和肠麻痹是腹内压升高的主要原因。创伤患者的通常是由失血和组织水肿共同造成的。接受创伤手术的创伤患者是最常发生腹内压升高和 ACS 的人群之一。

腹内压升高的原因包括：

- 继发于缺血、创伤和感染等损伤的组织水肿；
- 肠麻痹；
- 腹腔内或腹膜后血肿；
- 腹水；
- 气腹。

腹内压升高对器官功能的影响

肾脏功能

1945 年，Bradley 在一项包括 17 名志愿者的研究中证实，腹内压升高可引起肾血浆流量和肾小球滤过率（GFR）的下降[39]。1982 年，Harman 等报道，犬的腹内压从 0 增加至 20mmHg 可使 GFR 下降 25%[39]。当腹内压达到 40mmHg 后，对这些犬进行了复苏。心输出量恢复正常但 GFR 和肾血流量没有改善，显示腹内压增加对肾血流量具有局部的影响。然而，危重病患者的情况可能有所不同，由于危重病患者病情的复杂性，在重症监护环境下发生的肾功能不全的确切原因尚不清楚。最近的一项研究发现，在20名具有腹内压升高和肾功能损害的患者中，有13人在腹内压升高之前就已存在肾功能损害[40]。

腹内压升高最可能发生的直接结果是肾血管阻力增加，伴有中等程度的心输出量下降。研究人员发现放置输尿管支架并不能改善肾功能，所以输尿管压力已被排除是一种引起肾功能损害的原因。其他可能导致肾功能异常的因素包括激素因素和肾实质压力。引起肾功能损害需要达到的腹内压的绝对值可能是20mmHg。在存在腹内压升高的情况下维持足够的心血管系统充盈压似乎也是重要的。

心脏功能

腹内压升高可减少心输出量并升高中心静脉压、系统血管阻力、肺动脉压和肺动脉楔压。心输出量主要受每搏输出量减少的影响，每搏输出量的减少继发于前负荷的减少和后负荷的增加。低血容量将进一步加重这一变化。矛盾的是，在存在低血容量的情况下，腹内压的升高可使心输出量暂时增加。当患者的腹内压超过12cmH_2O时，腿上可出现静脉淤滞。此外，最近有关腹腔镜胆囊切除患者的研究显示其肾素和醛固酮的水平有近4倍的升高。

呼吸功能

腹内压的升高对膈肌有一种支撑作用，从而对肺产生限制性作用，使通气量减少、肺顺应性降低、气道压力升高以及潮气量减少。腹内压升高损害肺功能的机制似乎完全是机械性的。随着腹内压的升高，膈肌受压升高至胸腔，压迫肺脏。此时患者仍可得到充足的通气量，但必须以升高气道压力为代价。

在接受机械通气的危重患者中，腹内压升高对呼吸系统的影响可以非常明显，导致肺容量减少、气体交换受损以及通气压力升高。这些改变可导致高碳酸血症，引起酸中毒，同时存在的因腹内压升高而导致的心血管抑制可使酸中毒加重。在重症监护环境下腹内压升高对呼吸系统产生的影响有时可以是危及生命的，需要紧急进行腹腔减压。接受腹腔减压手术的真正的ACS患者，其术中的生命体征会发生显著的改变。

内脏灌注

随着人们逐渐了解到胃张力测量法以及腹内压和以胃pH值来测量的内脏灌注之间存在相关性，人们对腹腔灌注的兴趣逐渐增加。这种相关性在最近的一项研究中得到证实，在该研究中，在腹内压为15cmH_2O的情况下，十二指肠和胃的血流各减少11%和54%。动物试验显示，内脏灌注的减少是选择性的，例如，在影响肾上腺血流之前先影响肠管的血流。一项包括73名剖腹探查术后患者的研究中显示，腹内压和pH值具有很强的相关性，提示腹内压水平在最低15cmH_2O时就可使内脏血流发生早期的减少[40]。在腹内压升高一段时间以后，内脏再灌注损伤成为一个很严重的问题，这本身就可以产生致命的后果。

颅内改变

升高的腹内压可对颅内的病理生理产生显著的影响并导致严重的颅内压升高。

腹内压的测量

测量腹内压的最常用方法是按Kron等描述的方法使用导尿管进行测量[41]。患者平躺于床上。使用一根标准的Foly导管，在导尿管和引流管之间接上一个T形的膀胱压力装置。然后将该装置连接到一个压力传感器上，将压力传感器放在腋中线水平并将尿液引流管夹闭。通过一个三路活塞向膀胱内注入约50ml等张盐水。在置零以后，记录显示器的压力。

测量技术

要进行有效的腹内压测量，下列因素是非常重要的：

- 对操作技术和腹内压的解读有严格的规程和人员培训是最基本的。
- 非常高的压力（特别是当压力出乎意料得高时）通常是由导尿管堵塞引起的。
- 导尿管的型号不影响测量。
- 注入膀胱的盐水量并不重要，但应足够克服收缩的膀胱产生的阻力；50~100ml 就已足够。

- 也可使用中心静脉压测量系统，但较在线监测更为繁琐。
- 抬高导管测量尿柱高度可以提供大致的参考并且易于操作。
- 如果患者不是平卧，腹内压可在耻骨联合水平测量。

腹内压升高的治疗

一般支持

一般而言，最好的治疗是预防，这就要尽量减少造成腹内压升高的各种因素以及早期认识到潜在的并发症。

可逆性因素

治疗的第二个方面是纠正任何可造成 ACS 的可逆性因素，如腹腔内出血。大量的腹膜后出血通常发生于骨盆骨折，应考虑采取诸如骨盆固定或血管栓塞这样的措施来控制出血。在某些情况下，重症监护患者可能出现严重的腹部胀气或急性结肠假性肠梗阻。这种情况下，新斯的明可能有效，但如果情况非常严重，可能需要手术减压（另见第十章）。肠麻痹是引起重症监护患者腹内压升高的常见原因。在这种情况下，除了将患者的呼吸循环情况和血清电解质水平调整到最佳状态外，不无太多其他手段可以采取。

必须记住 ACS 通常只是潜在问题的一个症状。在一项包括 88 名剖腹探查术后患者的前瞻性研究中，Sugrue 等发现，腹内压达到 18cmH_2O 的患者发生腹腔脓肿的比值比升高达 3.9（95%置信区间为 0.7~22.7）[40]。应优先进行腹部检查了解有无腹腔脓肿，腹部检查应包括直肠指诊以及诸如超声和 CT 这样的检查。对于腹内压升高是由术后出血引起的患者，手术显然是最主要的治疗手段。

Maxwell 等报道了可以发生于无腹部创伤患者的继发性 ACS，指出，早期诊断同样可以改善预后[42]。

手术

目前，对于腹内压升高时进行手术减压的确切时机尚缺乏指导性意见。一些研究认为腹腔减压是唯一的治疗手段，应该早期实施以预防 ACS。这是一种过头的说法，缺乏有力的证据支持。

腹腔减压的指征是纠正病理生理异常，以达到一个恰好的、最佳的腹内压。将腹腔减压后临时性关闭腹腔。已有很多技术可用于方便完成临时性关腹，包括静脉输液袋、维可牢尼龙搭扣、硅树脂和拉链。无论采用何种技术，重要的是要有足够大的切口以达到有效的减压。

下面是对于手术减压治疗腹内压升高的提示：

- 早期检查和纠正引起腹内压升高的原因。
- 持续腹腔内出血伴腹内压升高需要紧急手术治疗。
- 尿量减少是肾功能损害的晚期表现；胃张力测量或含尿的膀胱压力监测可能提供有关内脏灌注情况的早期信息。
- 腹腔减压需要足够长的腹部切口。

采用三明治技术以外科敷料关闭切口，将两根负压引流管至于两侧，以利切口处液体的引流。如果腹部非常紧，应考虑采用 silo 袋进行临时性关闭[43]。

不幸的是，在开放的腹腔中，临床感染是很常见的并且感染通常是多种细菌的混合感染。应该尽可能早地关闭腹部缺损。但由于组织水肿的持续存在，这常常是不可能的。没有指征预防性使用抗生素。

总结

腹内压测量的概念及其意义在 ICU 中日渐重要，腹内压测量正迅速成为常规监护的一部分。腹内压升高的患者需要严密的和仔细的监测、有力的复苏以及在需要时毫不迟疑地进行腹腔减压手术。

损伤评分系统

穿透性腹部创伤指数

Moore 等制定了穿透性腹部创伤指数（PATI）评分系统（表 13.1 和 13.2）以便于识别高危患者[44]。他们的研究表明，在一组包括 114 人的腹部枪弹伤患者中，PATI 评分大于 25 可显著增加术后并发症的风险（PATI 评分大于 25 的患者有 46%发生了严重的术后并发症，而在 PATI 评分小于 25 的患者中仅有 7%）。随后的报道证实了高 PATI 评分预测术后并发症的准确性，并且还发现多次输血以及存在潜在的内科疾病也是术后并发症的预测因素[45]。

表 13.1 • 穿透性腹部创伤指数（PATI）的计算

损伤的器官	危险因子	评分	损伤
十二指肠	5	1	单一肠壁
		2	<25%肠壁
		3	>25%肠壁
		4	十二指肠肠壁及其血供
		5	需要胰十二指肠切除术
胰腺	5	1	切线伤
		2	贯通伤（无胰管损伤）
		3	需要大的清创或远端胰管损伤
		4	近端胰管损伤
		5	需要胰十二指肠切除术
肝脏	4	1	无出血：外周损伤
		2	出血，中央的，或需要小的清创
		3	需要大的清创肝动脉结扎
		4	需要行肝叶切除
		5	需要肝叶切除和腔静脉修补或广泛的双叶清创
大肠	4	1	浆膜
		2	单一肠壁
		3	<25%肠壁
		4	>25%肠壁
		5	结肠壁和血供
大血管	4	1	<25%管壁横断
		2	>25%管壁横断
		3	完全横断：一期修补
		4	需要植入移植物或旁路
		5	需要结扎
脾脏	3	1	不出血
		2	需要电凝或止血剂
		3	需要小的清创或缝合
		4	需要部分切除
		5	需要脾切除
肾脏	3	1	不出血
		2	需要小的清创或缝合
		3	需要大的清创
		4	肾蒂或大的肾盏损伤
		5	需要肾切除术

表 13.1 • 穿透性腹部创伤指数（PATI）的计算（续）

损伤的器官	危险因子	评分	损伤
肝外胆道	3	1	挫伤
		2	需要胆囊切除术
		3	<25%的总胆管壁损伤
		4	>25%的总胆管壁损伤
		5	需要胆肠重建
小肠	2	1	单一肠壁
		2	贯通伤
		3	<25%肠壁或 2~3 处损伤
		4	25%肠壁或 4~5 处损伤
		5	肠壁或血供或超过 5 处损伤
胃	2	1	单一胃壁
		2	贯通伤
		3	需要小的清创
		4	需要楔形切除
		5	需要切除>35%
输尿管	2	1	挫伤
		2	撕裂伤
		3	需要小的清创
		4	需要切除一段输尿管
		5	需要重建
膀胱	1	1	单一膀胱壁
		2	贯通伤
		3	需要清创
		4	需要楔形切除
		5	需要重建
骨	1	1	骨膜
		2	皮质
		3	贯通伤
		4	关节内
		5	大的骨缺失
小血管	1	1	不出血的小血肿
		2	不出血的大血肿
		3	需要缝合
		4	需要结扎分离出的血管
		5	需要结扎有名的血管

风险因子乘以损伤估计评分可得到各个器官的 PATI 评分，如：十二指肠>25%肠壁损伤是 5×3 而肝脏非出血的外周损伤为 4×1。总的 PATI 评分是将各个器官的评分相加得出的（此例中为 15+4=19）。

获准引自 Moore EE, Dunn EL, Moore JB, Thompson JS. Penetrating Abdominal Trauma Index. J Trauma 1981;21:439–45。

表 13.2 ● 使用穿透性腹部创伤指数（PATI）估计术后并发症发生的可能性

PATI 评分	发生并发症患者的百分比
1~5	0
6~15	6
16~25	12
26~35	44
36~45	47
46~55	50
>55	50

获准引自 Moore EE, Dunn EL, Moore JB, Thompson JS. Penetrating Abdominal Trauma Index. J Trauma 1981;21:439-45。

器官损伤量表系统

美国创伤外科学会（AAST）制定了一个针对人体所有重要损伤的器官损伤量表系统[45-52]。因为外科决策通常是根据所遭受的损伤程度作出的，所以这些评分不仅可以使处理器官损伤时有一种清晰的解剖学的语音，还与治疗和预后有一定程度的一致性。该量表系统可通过因特网在 http://www.aast.org 得到。

腹部创伤的外科决策

具有处理创伤的经验可以明显地取得更好的结果：良好的判断来自于经验。不幸的是，经验来自于错误的判断。尽管已出现了某些实践指南，在创伤方面有循证医学支持的决策是很有限的[53]。

预防性抗生素在腹部创伤中的应用

有关患者选择和具体抗菌药物方案的指南是有良好证据支持的，有关高危患者和治疗持续时间的指南的证据等级稍低（框 13.2-13.5）[54,55] 创伤手术的背景与择期手术完全不同，特别是关于预防性使用抗生素。应在出现腹膜损伤并且可能造成污染后使用抗生素。

肝脏损伤

进行肝切除或修补治疗肝脏损伤需要熟悉肝脏的解剖，包括动脉血供、门静脉血供和肝静脉引流。对于解剖性肝段切除术已有充分的报道，但通常不适用于创伤。三条主要的肝静脉将肝脏分为四个区段：右后外侧、右前内侧、左前和左后。每一个区段有一个肝门蒂。在临床实践中，将肝脏分为八个 Couinaud 段（图 13.2）。

框 13.2 ● 预防性使用抗生素的循证医学指南：建议概要

1. 由创伤性肠管损伤引起腹腔污染的患者，肠管如在 12 小时内得到修补，可认为未发生腹腔内感染，应预防性使用抗生素不超过 24 小时（**证据级别，1**）；
2. 需要手术干预的穿透性创伤患者在受伤后应尽可能早地接受系统性抗生素治疗（**证据级别，2**）；
3. 单一广谱抗生素与两联或三联抗生素治疗的安全性和有效性至少是相同的（**证据级别，2**）；
4. 具有可完全去除的炎性病灶（如肠坏死）的患者应接受不超过 24 小时的预防性抗菌药物治疗（**证据级别，2**）；
5. 情况更为复杂的患者应按具有更广泛的感染来治疗，给予治疗性抗菌药物治疗超过 24 小时（**证据级别，3**）。

框 13.3 ● 抗生素治疗时间的循证医学指南：建议概要

1. 结肠枪弹伤、高的 PATI 评分、大量失血以及需要术后监护的患者术后发生感染性并发症的风险较高。没有证据表明将预防性应用抗生素治疗的时间延长至超过 24 小时会降低这种风险（**证据级别，2**）；
2. 针对多数已经发生的腹腔内感染的抗生素治疗应限于 5 天以内（**证据级别，2**）；
3. 当患者没有诸如发热或白细胞增多这样的感染的临床证据时，可以停止抗菌药物治疗（**证据级别，2**）；
4. 在指定的抗菌药物治疗时间结束时仍有感染的临床证据时应立刻进行适当的诊断性检查而不是延长抗菌药物治疗的时间（**证据级别，3**）；
5. 如果感染的来源不能得到充分的控制，可以延长抗菌药物治疗的时间（**证据级别，3**）。

框 13.4 ● 抗菌药物方案的循证医学指南：建议概要

1. 用于腹腔内感染的抗菌药物方案应覆盖一般的需氧和厌氧的肠道菌落。没有方案被证实优于其他方案（**证据级别，1**）；
2. 如使用氨基糖苷类药物治疗腹腔内感染，推荐采用每日一次剂量的给药方案（**证据级别，2**）；
3. 氨基糖苷类药物应避免用于急性创伤患者，因为在达到最小抑菌浓度的情况下没有毒性是很困难的（**证据级别，3**）；
4. 对于不太严重的具有社区获得性感染的患者，使用抗菌谱较窄的药物，如抗厌氧菌的头孢菌素要优于更为昂贵的、覆盖革兰氏阴性细菌和/或具有更高毒性的广谱制剂（**证据级别，3**）；
5. 术中常规留取细菌培养是有争论的，没有证据表明根据术中培养结果改变抗菌药物会改善疗效（**证据级别，3**）。

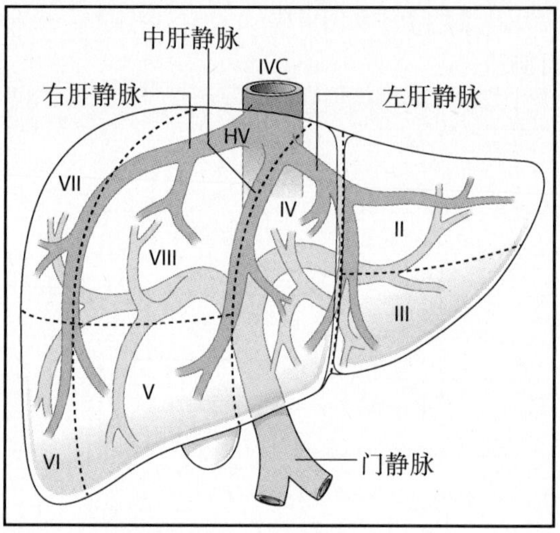

图 13.2 ● 肝脏 Couinaud 分段

理解肝脏的解剖还可帮助解释闭合性创伤后的一些肝脏损伤形式。组织弹性的差异也可决定损伤的形式。闭合性损伤的暴力通常是直接压缩性暴力或剪切性暴力。动脉血管弹性组织使其较肝内其他结构不易受剪切力的影响。静脉和胆管组织对剪切力有中等程度的耐受性，而肝实质的耐受性最差。因此，肝实质内的破裂倾向于沿肝段之间的裂隙出现或直接进入肝实质，这使得主要肝静脉和门静脉的侧支受到剪切。严重的减速伤可使肝静脉的起始部位从下腔静脉上撕裂，引起严重的出血。同样，尾状叶直接进入下腔静脉的小分支也容易受剪切力的影响，在腔静脉表面形成线形的撕裂伤。

直接压缩暴力通常在肝段裂隙之间引起前后矢状位的裂伤。水平进入肝实质的破裂线是这类肝脏损伤的典型的爆裂形式。如果破裂线是平行的，这种损伤被称为“熊爪形”损伤，可能反映了肋骨被直接压入肝实质。偶尔，会有一条单一的破裂线横过肝脏水平面，通常在前后段之间。如果直接延伸至腹腔或与腹腔相通，这类损伤将导致大量出血。

任何右上腹的穿透性损伤都有可能伤及肝脏。事实上对所有的腹部穿透性损伤都应进行迅速的探查，尤其是同时伴有低血压时。外科医生应该意识到，伴有血胸的右下胸部穿透性损伤可能会穿透膈肌，出血有可能来源于肝脏。

闭合性损伤的诊断可能会比较困难。了解诸如快速减速史等致伤机制可能会有所帮助。汽车肩部安全带可导致肝脏闭合性损伤，并且潜在的肋骨骨

框 13.5 ● 对高危患者进行抗生素治疗的循证医学指南：建议概要

1. 对于具有腹腔内感染的患者，治疗失败和死亡与患者的危险因素相关，如高龄、营养状态不佳、低蛋白血症以及此前存在的内科疾病。较高的 APACHE Ⅱ评分是死亡和治疗失败相关性最强的危险因子（**证据级别，1**）；
2. 疾病和治疗相关性危险因子，包括非社区来源性感染、耐药病原体的存在以及对污染源的控制不充分等，与治疗失败和死亡相关（**证据级别，2**）；
3. 在覆盖革兰阴性菌的广谱抗菌药物基础上常规加上氨基糖苷类药物并不会带来额外的好处（**证据级别，2**）；
4. 对于具有术后腹腔内感染的患者，如果念珠菌感染的风险较高，加用氟康唑进行有力的抗真菌治疗是合理的（**证据级别，2**）；
5. 对于具有较高失败风险的患者（如损伤控制），抗菌药物应具有更广的抗菌谱，覆盖革兰阴性需氧菌/兼性厌氧菌（抗生素降阶梯治疗策略）（**证据级别，3**）。

折可能会直接划破肝脏。增强 CT 提高了重要的肝脏损害的诊断率。

严重肝脏损伤的治疗应首先暂时性控制出血。多数发生于肝脏损伤的严重出血是静脉性的，因而可以通过肝脏填塞得以控制。如果肝实质有鲜红的血液涌出，应使用血管夹通过肝胃韧带夹住肝门（Pringle 手法）。如果这样可以控制出血，应考虑是否肝动脉或门静脉损伤。在进行止血时，建立更多的静脉通道以及安装其他必要的监测设施是非常重要的。应该预期到低体温的发生并采取措施进行纠正。

在止血和血流动力学复苏完成后，移去下腹部的所有填塞物。如果存在腹腔污染，应尽快控制。然后移除左上腹的填塞物。如果存在伴发的脾脏损伤，必须决定是迅速切除脾脏还是使用血管夹暂时夹闭脾门减少进一步出血。最后，移除右上腹的填塞物，迅速对肝脏损伤情况作出评估。

如果存在肝门部的出血，应仔细探查有无门静脉出血，若存在损伤，进行修补或分流术。牵拉肝脏顶部会使肝后的血液突然涌出，使医生怀疑存在肝静脉或下腔静脉的损伤。肝静脉和腔静脉的处理方法包括直接压迫（填塞）、延长裂口、心房腔静脉分流术、非分流性隔离术（Heaney 技术）以及静脉-静脉旁路术。肝脏填塞也可以作为确定性治疗，尤其是存在两叶损伤时，或者是在患者出现凝血功能障碍、低体温或没有血源时仅作为赢得时间的治疗。

胰腺损伤

穿透性胰腺损伤应该是明显的，因为这类患者几乎都会因为明显的损伤接受剖腹探查手术[56]。一旦创伤涉及腹膜后区域，医生必须在中央区进行彻底的探查，包括：

- 采用扩大的 Kocher 手法检查全部十二指肠；
- 采用自右侧向正中的内脏旋转手法（Cattel-Braasch 手法）检查胰头背部；
- 分离 Treitz 韧带检查胰腺前面；
- 分离胃结肠韧带检查胰腺上方；
- 采用自左侧向正中的内脏旋转手法检查胰尾的前后面，此处胰尾向脾门延伸。

对胰头的任何实质血肿应进行全面探查，还应包括对血肿进行冲洗并使用负压吸引装置进行充分引流（如 Blake 引流）。

由于胰腺是一个腹膜后器官，在闭合性损伤时可以没有前方的腹膜刺激征，所以闭合性胰腺损伤的诊断更为困难[56]。受伤史可能有所帮助，如存在上腹部创伤的病史。体格检查常常使人误入歧途。淀粉酶和血细胞计数是非特异的；口服水溶性造影剂敏感性尚可，CT 的准确率为 85%，在经选择的稳定患者中，ERCP 可有所帮助。

对于胰尾或胰体的损伤，通常可进行引流，如果高度怀疑主胰管损伤，切除损伤以远的胰腺会有很好的效果。然而，最令外科医生感到棘手的是胰头部位的损伤，尤其是并列的胰头损伤或包括十二指肠损伤。切除手术（Whipple 术）通常只限于具有破坏性损伤或十二指及胰头发生血供障碍的患者。这一手术只应在稳定的患者中进行，对其他患者应考虑采取适当的损伤控制措施。其余的损伤通常采取各种引流和幽门旷置术进行治疗。这包括十二指肠置管造瘘以及损伤部位周围广泛的闭式引流。胆总管引流没有指征。

主动脉和下腔静脉损伤

主动脉和下腔静脉损伤的主要问题是发现出血部位（快速）和控制出血。如果打开腹腔后发现中央区域有广泛的腹膜后出血，有两种选择。如果出血主要是静脉性的，应向中线游离右半结肠，包括十二指肠和胰头（Cattel-Braasch 手法）。这一操作会暴露肾下下腔静脉和肾下主动脉，也可方便接近门静脉。

如果出血主要是动脉性的，最好从左侧接近损伤部位。可以通过直接压迫食管裂孔或经过小网膜囊初步控制出血。可以通过仅仅分离左侧膈脚得到更充分的暴露。血管的显露包括将左半结肠向中线翻起，向中线游离胰腺、肾脏和脾脏（Mattox 手法）。通过左侧途径到达主动脉比通过小网膜囊到达更容易迅速识别 Leriche 平面。问题在于腹腔神经节和肠系膜上神经节都非常致密，妨碍对腹腔动脉和肠系膜上动脉起始部周围的解剖。

治疗主动脉或腔静脉的损伤通常是直截了当的，或者直接缝合或者偶尔进行移植物修补。肾静脉以下的腔静脉损伤如果非常广泛，可以进行结扎，但是修补更为理想。肾静脉以上的腔静脉损伤只要有可能就要进行修补。如果静脉后壁存在损伤，最好隔离该段血管，通过前壁切口在静脉内修补后壁。

结肠损伤（框 13.6）

进行结肠造瘘以及还纳造瘘可使并发症和经济成本显著增加，并且结肠造瘘会对患者的生活质量带来破坏性的影响，这些都被作为支持对结肠损伤进行一期修补的依据[55,57–59]。

许多研究表明，对于术后并发症风险低的患者一期修补结肠损伤是安全的；然而，识别高危患者，在这些患者中避免腹腔内存在结肠缝合线可能是有益的，对此尚存争论。Stone 和 Fabian 认为存在休克、大量失血、超过两个器官损伤、超过“极微量”的粪便污染、伤后超过 8 小时进行修补以及结肠和腹壁破坏严重需要切除的患者不适合一期修补[60]。Murray 等回顾了 140 例具有需手术切除的结肠损伤的患者[61]。他们指出，多数患者可以安全接受结肠切除及一期结肠结肠吻合术，甚至严重损伤的患者也是如此；然而，存在一个亚组的具有非常严重损伤的患者具有较高的发生吻合口漏的风险（表现为高得 PATI 评分以及术前低血压），对这些患者可能最好行结肠造瘘治疗[61]。

Cornwell 等也认为存在一组具有非常严重损伤的患者（可通过高 PATI 评分、高的输血需要量和/或发病前的心血管功能障碍来进行可靠的识别），其胃肠道低灌注和术后酸中毒可能会持续较长时间，对这些患者进行结肠修补或吻合是不安全的[62]。

在生理情况不稳定的患者，内脏组织的低灌注导致局部组织缺氧，在这种情况下进行修补或吻合更可能会失败。这一高危组患者应采用损伤控制技术进行治疗，在生理性损害得到纠正后立即恢复肠道的连续性。如果患者具有严重的创伤类型（即高 PATI 评分）并同时伴有生理改变（最重要的生理改变是低体温、乳酸性酸中毒、低血压和需要输血），就应被选择进行损伤控制治疗[45]。这些因素反映了患者的生理状态，是我们选择手术和决定手术范围的决定性因素[55]。

我们了解到，通过应用不断发展的损伤控制概念，并且意识到“结果是由患者生理状态的完善而非解剖学的完整决定的”，大多数患者可以通过一期结肠修补或结肠切除一期吻合进行最佳的治疗，这使得结肠造瘘术作为结肠损伤的最初治疗可能会被放弃[63,64]。

> 框 13.6 • 治疗结肠损伤的循证医学指南：建议概要
>
> 1. 在没有腹膜炎的情况下，对非毁损性结肠损伤（受累肠壁<50%，不伴血供阻断）支持进行一期修补。结肠造瘘并不能避免风险，腹腔内感染常常发生在不存在缝合线破裂的情况下。因此，多数发生于日常活动中的结肠损伤可通过一期修补进行治疗（**证据级别，1**）；
> 2. 具有穿透性结肠损伤的患者，若损伤为损毁性，在满足下列条件时可采用肠切除和一期吻合：
>   (a) 血流动力学稳定，无休克证据；
>   (b) 没有严重的潜在疾病；
>   (c) 伴随损伤是最低限度的（PATI<25，ISS<25）；
>   (d) 没有腹膜炎；
>   （**证据级别，1**）。
> 3. 具有损毁性结肠损伤需要肠切除的高危患者被随机进行一期修补的人数很少，所以仍有空间可考虑采用结肠造瘘治疗这些患者（**证据级别，2**）；
> 4. 存在休克、潜在疾病、严重伴发损伤或腹膜炎的损毁性损伤患者应接受肠切除和结肠造瘘术（**证据级别，2**）；
> 5. 如果钡灌肠证实远端已经愈合，结直肠损伤后进行的结肠造瘘可在两周内关闭。这项建议适用于没有未愈合的肠道损伤或未控制的切口感染的患者，或不稳定患者（**证据级别，2**）；
> 6. 对于没有危险迹象的患者，在治疗创伤的结肠造瘘关闭之前不应进行钡灌肠检查来除外结肠癌或息肉（**证据级别，2**）；
> 7. 对于穿透性结肠损伤患者，多次输血、休克和高 PATI 评分能可靠地识别易于发生感染性并发症的高风险患者（**证据级别，2**）。

伴发的复杂骨盆骨折

有些复杂的骨盆骨折属于最难治疗的创伤。最初，骨折可引起大量出血，随后可发生严重的盆腔感染，最终导致多器官功能衰竭。对于具有复杂骨盆骨折的患者，如果血流动力学稳定，应尽可能快地进行诊断性检查，包括骨盆平片、CT 和有时进行的血管造影，特别是起初不稳定的患者，经过复苏后若有时间容许安全地进行血管造影，可进行该检查。一旦必要的诊断性检查完成后，应尽快将这些患者送入手术室，如果患者血流动力学不稳定，应继续进行复苏[65]。

外科医生首先面对的问题是控制盆腔出血并除外其他伴随出血的腹腔内器官损伤。有时，迅速进行剖腹探查术排除其他出血是明智的，但是，若非强烈怀疑腹腔内出血，最好避免剖腹探查，直至盆腔出血得以控制。使用外固定装置常可稳定盆腔出血。如果这项措施失败并且尚未进行剖腹探查，接下来可选择进行血管造影和选择性栓塞。如果已开始剖腹探查，可通过填塞损伤部位暂时止血，然后决定是否进行盆腔血管造影。

最初可通过加压稳定骨盆（使用充气性抗休克服、带结固定巾或外固定）。外固定用于稳定前骨盆，但如果后骨盆是不稳定的，外固定就会失败。这些患者需放平骶髂关节，最好使用充气性抗休克服进行固定，充气至 25~40mmHg，然后进行 CT 和血管造影检查。根据损伤的位置，为防止损伤后会阴部伤口的污染，可能需要行结肠造瘘。总的来说，所有涉及会阴和肛周区域的复合伤都需要进行转流性结肠造瘘。

对于伴有严重会阴部损伤的患者，在骨盆的初步固定完成后，应每日检查伤口、清创并逐渐移除填塞物。必须指出，填塞物留在体内的时间越长，发生盆腔感染的风险越高。

框 13.7 • 治疗骨盆骨折出血的循证医学指南：建议概要

1. 对于具有骨盆不稳定性骨折证据并伴随低血压的患者应考虑进行某种形式的骨盆固定（**证据级别，2**）；
2. 具有骨盆不稳定骨折证据的患者如果需要剖腹探查，应在剖腹之前先行骨盆外固定术（**证据级别，2**）；
3. 具有严重骨盆骨折的患者如有持续出血征象，在除外非骨盆来源的失血后，应考虑进行盆腔血管造影，如有可能，进行栓塞（**证据级别，2**）；
4. 具有严重骨盆骨折的患者，如发现存在盆腔出血，在剖腹手术中不能充分控制，应考虑进行盆腔血管造影，如有可能，进行栓塞（**证据级别，2**）；
5. CT 发现静脉造影剂在盆腔有动脉性外溢，应考虑进行盆腔血管造影，如有可能，进行栓塞（**证据级别，2**）；
6. 具有低血压和腹腔内大量血液以及肠道穿孔证据的患者需要紧急剖腹探查（**证据级别，2**）；
7. 对此，诊断性腹腔穿刺术是最可靠的诊断性检查。在充分复苏后仍表现出持续腹腔内出血征象或具有肠道穿孔证据的患者应进行紧急剖腹探查术（**证据级别，2**）；
8. 具有不稳定骨盆骨折证据，不伴低血压但需要稳定而持续的复苏的患者应考虑进行骨盆外固定（**证据级别，3**）。

腹腔实质脏器损伤的非手术治疗方法（框 13.8）[66]

肝脏

在 1990 年，有人指出，有相当数量的肝脏闭合性损伤患者可能适合观察等待治疗[67]。非手术治疗的成果能够并不依赖于损伤程度，但可根据患者的血流动力学稳定情况来预测。在一项多中心研究显示，经过有经验的创伤外科医师的治疗，肝脏损伤非手术治疗的成功率高于 98%[68]。

目前，如果能保证血流动力学的稳定，所有肝脏闭合性损伤患者都应考虑进行非手术治疗。与脾脏不同，肝脏的迟发出血非常罕见。接受等待治疗的患者，其并发症常与胆道系统相关，多可通过内镜或介入技术治疗。尽管非手术治疗最常用于闭合性损伤患者，一些穿透性创伤导致的肝脏损伤患者如血流动力学稳定也可接受等待治疗[69]。

脾脏

在儿童中，脾脏损伤非手术治疗的成功率超过 90%，但成人的情况并非如此。目前，多数医生会尝试对 AAST Ⅰ~Ⅲ级的成人脾脏损伤进行非手术治疗；对Ⅳ级或Ⅴ级的损伤的治疗尚存争议。

在最近的一项报告中，有 190 名连续的脾损伤

框 13.8 ● 循证医学为基础的腹部损伤非体治疗：总结与推荐

1. 对于血流动力学平稳的肝和/或脾脏闭合性损伤病人非手术治疗是合理的（**证据水平 2**）
2. 肝或脾的损伤的严重程度（CT 损伤分别或血腹程度），神经状况和/或伴随损伤的表现并不是保守治疗的禁忌证（**证据水平 2**）
3. 腹部 CT 检查是识别，评价脾、肝损伤最可靠方法（**证据水平 2**）
4. 病人临床表现出现变化应复查 CT 扫描（**证据水平 3**）
5. 首次 CT 扫描应口服造影剂及静脉强化造影，以便合并空腔脏器损伤的诊断（**证据水平 3**）
6. 停止治疗及恢复正常活动应根据愈合情况而定（**证据水平 3**）
7. 对于血流动力学稳定的肝、脾损伤病人有继续出血表现时，血管造影栓塞治疗可做为辅助方法（**证据水平 3**）

患者在一个单一机构接受治疗[70]，102 名患者（54%）最初采用非手术治疗，其中包括 15 名存在脾脏固有病变的患者和六名具有单一刺伤的患者。只有两名患者非手术治疗失败，并且这两名患者最终都得以存活。文章显示，约 65%的闭合性脾脏损伤和经选择的刺伤可以接受非手术治疗，输血量、并发症发生率或死亡率都很低，成功率达 98%。与之相比，在必要时进行的脾切除术与过多的输血和非常高的术后感染率相关。

● 要点

- 为了避免遗漏损伤和可预防的死亡，具有任何腹部损伤风险的创伤患者应接受对腹部的客观评价。
- 对于不稳定患者，推荐的客观检查是床旁超声。如果无条件进行超声检查或检查结果不确定，应进行诊断性腹腔灌洗。
- 对于稳定的患者，使用口服和静脉造影剂的腹部 CT 检查是推荐的腹部客观检查方法。
- 如果需要剖腹探查，应按系统的方式进行，对损伤的治疗应按优先次序进行。
- 对于低体温、凝血功能障碍和酸中毒的患者，应迅速完成损伤控制手术。

（赵磊光）

参考文献

1. Anderson ID, Woodford M, de Dombal T, Irving MH. A retrospective study of 1000 deaths from injury in England and Wales. Br Med J 1988; 296:1305–8.
2. West JC, Trunkey DD, Lim RC. System of trauma care: a study of two counties. Arch Surg 1979; 114:455–60.
3. Mackersie RC, Tiwary AD, Shackford SR, Hoyt DB. Intra-abdominal injury following blunt trauma: identifying the high-risk factors. Arch Surg 1989; 124:809–13.
4. Taylor GA, Eichelberger MR. Abdominal CT in children with neurologic impairment following blunt trauma. Ann Surg 1989; 210:229–33.
5. Knudson MM, McAninch JA, Gomez R, Lee P, Stubbs HA. Haematuria as a predictor of abdominal injury after blunt trauma. Am J Surg 1992; 164:482–6.
6. Bickell WH, Wall MJ, Pepe PE et al. Immediate versus delayed fluid resuscitation for hypotensive patients with penetrating torso injuries. N Engl J Med 1994; 331:1105–9.
7. American College of Surgeons. Advanced Trauma Life Support Programme: Abdominal trauma. Washington, DC: American College of Surgeons, 1997.
8. Brooks A, Bowley DM, Boffard KD. Bullet markers: a simple technique to assist in the evaluation of penetrating trauma. J R Army Med Corps 2002; 148:259–61.
9. Root HD, Hauser CW, McKinley CR, LaFave JW, Mendiola RP. Diagnostic peritoneal lavage. Surgery 1965; 57:633–7.
10. Donohue JH, Federle MP, Griffiths BG, Trunkey DD. Computed tomography in the diagnosis of blunt intestinal and mesenteric injuries. J Trauma 1987; 27:11–17.

11. Brasel KJ, Olson CH, Stafford R, Johnson TJ. Incidence and significance of free fluid on abdominal computed tomographic scan in blunt trauma. J Trauma 1998; 44:889–92.

12. Sherck JP, Oakes DD. Intestinal injuries missed by computed tomography. J Trauma 1990; 30:1–7.

13. McKenney MG, Martin L, Lopez C. 1000 consecutive ultrasounds for blunt abdominal trauma. J Trauma 1996; 40:607–12.

14. Rozycki GS, Ochsner MG, Schmidt JA et al. A prospective study of surgeon–performed ultrasound as the primary adjuvant modality for injured patient assessment. J Trauma 1995; 39:492–7.

15. Shackford SR. Focused ultrasound examinations by surgeons: the time is now. J Trauma 1993; 35:181–2.

16. Rozycki GS, Ballard RB, Feliciano DV, Schmidt JA, Pennington SD. Surgeon–performed ultrasound for the assessment of truncal injuries: lessons learned from 1540 patients. Ann Surg 1998; 229:557–67.

17. Brooks AJ, Boffard KD. Current technology: laparoscopic surgery in trauma. Trauma 1999; 1:53–60.

18. Fabian TC, McCord S. Therapeutic laparoscopy in trauma. Trauma Q 1993; 34:313–15.

19. Smith RS, Fry WR, Tsoi EKM. Gasless laparoscopy and conventional instruments. Arch Surg 1993; 70:632–7.

20. Zantut LF, Ivatury RR, Smith S. Diagnostic and therapeutic laparoscopy for penetrating abdominal trauma: a multicentre experience. J Trauma 1997; 42:825–31.

21. Fabian TC, Croce MA, Steward RM et al. A prospective analysis of diagnostic laparoscopy in trauma. Ann Surg 1993; 217:557.

22. Degiannis E, Levy R, Sofianos C, Potokar T, Florizoone M, Saadia R. Diaphragmatic herniation after penetrating trauma. Br J Surg 1996; 83:88–91.

23. Renz BM, Feliciano DV. Unnecessary laparotomies for trauma: a prospective study of morbidity. J Trauma 1995; 38:350–6.

24. Moore EE, Moore JB, van Duzer–Moore S, Thompson JS. Mandatory laparotomy for gunshot wounds penetrating the abdomen. Am J Surg 1980; 140:847–51.

25. Muckart DJ, Abdool–Carim AT, King B. Selective conservative management of abdominal gunshot wounds: a prospective study. Br J Surg 1990; 77:652–5.

26. Ross SE, Dragon GM, O′Malley KF, Rehm CG. Morbidity of negative celiotomy in trauma. Injury 1995; 26:393–4.

27. Weigelt JA, Kingman RG. Complications of negative laparotomy for trauma. Am J Surg 1988; 156:544–7.

28. Demetriades D, Charalambides D, Lakhoo M, Pantanowitz D. Gunshot wound of the abdomen: role of selective conservative management. Br J Surg 1991; 78:220–2.

29. Maggisano R, Nathens A, Alexandrova NA et al. Traumatic rupture of the thoracic aorta: should one always operate immediately? Ann Vasc Surg 1995; 9:44–6.

30. Camp PC, Shackford SR, Knudson MM et al. Outcome following blunt traumatic thoracic aortic laceration: identification of a high risk cohort. J Trauma 1997; 43:413–22.

31. Wisner DH, Victor NS, Holcroft JW. The priorities in the management of multiple trauma: intracranial versus intra–abdominal injury. J Trauma 1993; 35:271–8.

32. Archer LP, Rogers RB, Shackford SR. Selective nonoperative management of liver and splenic injuries in neurologically impaired adult patients. Arch Surg 1996; 131:309–15.

33. Cattel RB, Braasch JW. A technique for the exposure of the third and fourth parts of the duodenum. Surg Gynecol Obstet 1960; 111:379–83.

34. Rotondo MF, Schwab CW, McGonigal MD et al. ′Damage control′: an approach for improved survival in exsanguinating penetrating abdominal injury. J Trauma 1993; 35:375–82.

35. Elerding SC, Aragon GE, Moore EE. Fatal hepatic haemorrhage after trauma. Am J Surg 1979; 138:883–8.

36. Hirshberg A, Mattox KL. Planned re–operation for severe trauma. Ann Surg 1995; 222:3–8.

37. Garrison JR, Richardson JD, Hilakos A et al. Predicting the need to pack early for severe intra–abdominal haemorrhage. J Trauma 1996; 40:923–9.

38. Burch J, Moore E, Moore F, Franciose R. The abdominal compartment syndrome. Surg Clin North Am 1996; 76:833–42.

39. Harman PK, Kron IL, McLachlan HD. Elevated intra–abdominal pressure and renal function. Ann Surg 1982; 196:594–7.

40. Sugrue M, Buist MD, Hourihan F, Deane S, Bauman A, Hillman K. Prospective study of intra–abdominal hyperten–

sion and renal function after laparotomy. Br J Surg 1995; 82: 235–8.
41. Kron IL, Harman PK, Nolan SP. The measurement of intra-abdominal pressure as a criterion for abdominal re-exploration. Ann Surg 1984; 199:28–30.
42. Maxwell RA, Fabian TC, Croce MA, Davius KA. Secondary abdominal compartment syndrome: an underappreciated manifestation of severe haemorrhagic shock. J Trauma 2000; 47:995–9.
43. Sugrue M, Jones F, Janjua J, Deane SA, Bristow P, Hillman K. Temporary abdominal closure. J Trauma 1998; 45:914–21.
44. Moore EE, Dunn EL, Moore JB, Thompson JS. Penetrating Abdominal Trauma Index. J Trauma 1981; 21:439–45.
45. Stewart RM, Fabian TC, Croce MA, Pritchard FE, Minard G, Kudsk KA. Is resection with primary anastomosis following destructive colon wounds always safe? Am J Surg 1994; 168: 316–19.
46. Moore EE, Shackford SR, Pachter HL et al. Organ Injury Scaling: spleen, liver and kidney. J Trauma 1989; 29:1664–6.
47. Moore EE, Cogbill TH, Malangoni MA, Jurkovich GJ, Shackford SR, Champion HR. Organ Injury Scaling: pancreas, duodenum, small bowel, colon and rectum. J Trauma 1990; 30:1427–9.
48. Moore EE, Cogbill TH, Jurkovich GJ. Organ Injury Scaling III: chest wall, abdominal vascular, ureter, bladder and urethra. J Trauma 1992; 33:337–8.
49. Moore EE, Malangoni MA, Cogbill TH et al. Organ Injury Scaling IV: thoracic, vascular, lung, cardiac and diaphragm. J Trauma 1994; 36:299–300.
50. Moore EE, Cogbill TH, Jurkovich GJ, Shackford SR, Malangoni MA, Champion HR. Organ Injury Scaling: spleen and liver (1994 revision). J Trauma 1995; 38:323–4.
51. Moore EE, Jurkovich GJ, Knudson MM et al. Organ Injury Scaling VI: extrahepatic biliary, oesophagus, stomach, vulva, vagina, uterus (nonpregnant), uterus (pregnant), fallopian tube, and ovary. J Trauma 1995; 39:1069–70.
52. Moore EE, Malangoni MA, Cogbill TH et al. Organ Injury Scaling VII: cervical vascular, peripheral vascular, adrenal, penis, testis and scrotum. J Trauma 1996; 41:523–4.
53. Hoff WS, Holevar M, Nagy KK et al. Practice management guidelines for the evaluation of blunt abdominal trauma. EAST Practice Management Guidelines Work Group, 2001. Available online at http://www.east.org
54. Mazuski JE, Sawyer RG, Nathens AB et al. The Surgical Infection Society Guidelines on antimicrobial therapy for intra-abdominal infections: an executive summary. Surg Infect 2002; 3:161–73.
55. Cornwell EE III, Campbell KA. Trauma. In: Gordon TA, Cameron JL (eds) Evidence-based surgery. Hamilton, Ontario: BC Decker, 2000; pp. 415–28.
56. Boffard KD, Brooks AJ. Pancreatic trauma. Eur J Surg 2000; 166:4–12.
57. Brasel KJ, Borgstrom DC, Weigelt JA. Management of penetrating colon trauma: a cost utility analysis. Surgery 1999; 125:471–9.
58. Bern JD, Velmahos GC, Chan LS, Asenscio JA, Demetriades D. The high morbidity of colostomy closure after trauma: further support for the primary repair of colon injuries. Surgery 1998; 123:157–64.
59. Pachter HL, Hoballah JJ, Corcoran TA, Hofstetter SR. The morbidity and financial impact of colostomy closure in trauma patients. J Trauma 1990; 30:1510–14.
60. Stone HH, Fabian TC. Management of perforating colon trauma: randomisation between primary colon closure and exteriorisation. Ann Surg 1979; 190:430–6.
61. Murray JA, Demetriades D, Colson M et al. Colonic resection in trauma, colostomy versus anastomosis. J Trauma 1999; 46: 250–4.
62. Cornwell EE, Velmahos GC, Berne TV et al. The fate of colonic suture lines in high risk patients: a prospective analysis. J Am Coll Surg 1998; 187:58–63.
63. Hirschberg A, Walden R. Damage control for abdominal trauma. Surg Clin North Am 1997; 77:813–21.
64. Cayten CG, Fabian TC, Garcia VF et al. Patient management guidelines for penetrating intraperitoneal injuries. EAST Practice Parameter Working Group, 1998. Available online at http://www.east.org
65. DiGiacomo JC, Bonadies JA, Cole FJ et al. Practice management guidelines for haemorrhage in pelvic fracture. EAST Practice Management Guidelines Work Group, 2001. Available online at http://www.east.org

66. Alonso M, Brathwaite C, Garcia V et al. Practice management guidelines for the nonoperative management of blunt injury to the liver and spleen. EAST Practice Management Guidelines Work Group, 2003. Available online at http://www.east.org
67. Knudson MM, Lim RC, Oakes DD, Jeffrey RB. Nonoperative management of blunt liver injuries in adults: the need for continued surveillance. J Trauma 1990; 30:1494–500.
68. Pachter HL, Knudson MM, Esrig B et al. Status of nonoperative management of blunt hepatic injuries in 1995: a multicenter experience with 404 patients. J Trauma 1996; 40:31–8.
69. Renz BM, Feliciano DV. Gunshot wounds to the right thoracoabdomen: a prospective study of nonoperative management. J Trauma 1994; 37:737–44.
70. Pachter HL, Guth AA, Hofstetter SR, Spencer FC. Changing patterns in the management of splenic trauma: the impact of nonoperative management. Ann Surg 1998; 227:708–19.

第十四章

深静脉血栓的预防与治疗

George Hamilton

介绍

在西方社会，下肢静脉血栓形成很常见。通常人们完全不能预料静脉血栓的发生，而它可导致高病残率和死亡率，尤其当下肢近端静脉受累时，危险性更大。静脉血栓的两个主要并发症是肺栓塞和血栓后综合征，前者仍是医院和社区病人的主要杀手；后者则使患者饱受痛苦，并且成为各级医疗服务机构的沉重负担。静脉血栓不仅发生于术后病人，也常发生在医院、家庭护理单位和社区内长期卧床病人和老年人中。在各种静脉血栓表现形式中，静脉血栓栓塞是常见的病症。

流行病学

在美国，每年估计约二百万人罹患深静脉血栓（DVT）和肺栓塞。对麻省社区医院内短期住院病人进行的以人口为基数的研究发现，有记录的DVT的年发病率为56/100000人口；肺栓塞发病率为23/100000住院病人，其死亡率为12%。从这些结果推断全美紧急住院治疗的病人中，临床诊断血栓栓塞的患者每年为260000例[1]。从几项相似研究所汇集的数据显示，静脉血栓年发病率为50~150/100000人口[2]。由于广泛存在隐性DVT和肺栓塞，特别在危重病人中更普遍存在这一现象，再加上尸检率较低的原因，使得静脉血栓实际发病率比估计的要高。

除儿童外，静脉血栓栓塞症的发病率随年龄的增长呈指数性增加，30岁时发病率约为30/100000人口；70岁以上约为300~500/100000人口[3]。尽管人们认识到口服避孕药和激素替代治疗能增加静脉血栓栓塞症发生风险，但不同性别的发病率没有显著性差异。静脉血栓栓塞症更易发生于高危人群，如恶性肿瘤、创伤和手术患者。经过治疗的DVT患者，6个月的复发率近7%，肺栓塞较DVT更易复发[3]。DVT的30天死亡率为6%，而肺栓塞的30天死亡率上升至12%，死亡风险与癌症、老龄和心血管疾病密切相关。估计25%~50%静脉血栓栓塞症的首发病例为原发性或特发性。约15%~25%的静脉血栓栓塞症与癌症有关，约20%静脉血栓栓塞症在术后3个月内发生。

静脉血栓栓塞症分布的地理性差异表现在非洲和亚洲发病率很低[4,5]。在北美，男性肺栓塞的死亡率高于女性，而非白人肺栓塞死亡率高于白人[6]。许多尸检研究证实，尽管存在许多诊断方法，但仅少数病人死前能确诊为肺栓塞[7]。显然，扩大DVT和肺栓塞的疑似诊断范围会改善病人预后。

绝大部分数据与住院病人有关。对所有入住一家英国地区综合医院的病人研究显示，10%的死亡病人（相当于0.9%的住院病人）与肺栓塞有关[8]。同样，3%的外科住院病人死亡原因为肺栓塞[9]，而大宗外科病人尸检结果显示肺栓塞发生率为24%[10]。人们早就知道DVT常见于住院病人，通过具有放射活性的纤维蛋白原下肢扫描显示，多达30%的DVT患者为无症状非梗阻性小腿静脉血栓[11]。这种限局性静脉血栓的临床意义虽有争议，但当病人血栓不断蔓延，特别是当下肢近端静脉形成血栓时，发生肺栓塞风险增大[12]。Kakkar等在1969年的研究中发现，当下肢静脉血栓蔓延至腘静脉及近端静脉时，肺栓塞的发病率为10%[10]。50%下肢近端静脉血栓并发无症状的肺栓塞；30%~50%小腿局限性静脉血栓并发无症状肺栓塞[13]。相反，36%~45%由通气–灌注扫描或肺血管造影诊断的肺栓塞病人，存在双重扫描所证实的无症状深静脉血栓[14]。

血栓后综合征主要原因是静脉瓣破坏、血栓后瘢痕形成以及静脉壁硬化等。只有当腘静脉及其近端静脉形成血栓时才更有可能发展至血栓后综合征[15]。血栓后综合征的并发症，特别是静脉溃疡常见于老年病人，是主要致残原因。

最后，需要强调的是术后静脉血栓栓塞征的发生风险。众所周知，肺栓塞最常发生在术后10天内，但是，有不断增多的迹象表明，术后晚期、甚至术后出院的病人出现肺栓塞的可能性明显增加[10,16]。在英国医院内，只有1/4发生致命性肺栓塞的病人是近期手术病人。静脉血栓栓塞性疾病累及广泛的病人，包括手术病人、非手术的住院病人，以及门诊病人（框14.1）。

框 14.1 • 静脉血栓栓塞症的自然病史

绝大多数深静脉血栓（DVT）发生于小腿静脉
约半数与手术相关的DVT在术中发生，其中50%的病人会在72小时内自愈
在危险因素持续存在时，术后DVT进展的风险最大，形成的起始血栓体积大
75%整形外科术后病人的DVT发生在进行手术的下肢
术后2周内发生有症状的DVT的风险最大，这种风险在术后2~3月内一直存在
限局性小腿DVT很少出现症状，很少导致具有临床意义的肺栓塞
近25%未经治疗且伴有症状的小腿DVT病人，1周内，血栓可进展至近端静脉
近70%有症状的肺栓塞病人伴有DVT（其中近2/3累及下肢近端静脉）
近50%未经治疗的伴有症状的近端静脉血栓或肺栓塞病人在3个月内将复发。术后3~7天发生致死性肺栓塞的风险最大，而10%有症状的DVT病人在发病1小时内可致命。
5%~10%的肺栓塞病人可表现为休克
局限性小腿DVT病人的复发几率是近端静脉血栓和肺栓塞的一半
近端静脉血栓和肺栓塞的复发风险概率相似
同侧下肢DVT的复发容易产生血栓后综合征
近50%肺栓塞病人治疗后2~4周，肺灌注障碍能够得到缓解，而其中2/3病人肺灌注障碍能得到完全治愈。
近5%肺栓塞病人并发肺动脉高压

摘自Kearon C. 静脉血栓栓塞症的自然病史.《循环》杂志2003；107(1)：22-30

病因学

所有有关静脉血栓栓塞症的论文均会提及Virchow和他著名的三因论。1858年，25岁的Virchow证实肺栓塞与静脉血栓的病理性联系，并提出血栓形成主要是三个经典因素相互作用的结果：静脉内血流的降低或停滞，静脉壁的损伤和血液的高凝状态。虽然这一理论提供了血栓形成机制的方便简洁的框架，但静脉血栓形成的机制远较三因论复杂，且在一定程度上令人困惑不解。

在任何静脉系统均可形成血栓，但绝大多数血栓发生在小腿静脉内（soleal vein），尤以静脉瓣膜的袋囊内多见[18,19]。血液淤滞在血栓形成中的作用存有争议，但对于制动病人或刚做完手术病人，血液淤滞显然是血栓形成的主要因素。静脉逆行血管造影显示，注射造影剂数分钟后，造影剂常常滞留于Soleal静脉内，证实在仰卧位，这部分静脉丛内的血流速度非常缓慢。然而，人们早就观察到离体结扎的静脉内血液在很长时间内仍为液体状。这是由于一些自然形成的抗凝血机制作用的结果，包括局部产生前列环素、一氧化氮、组织型纤溶酶原活化物(tPA)，以及细胞表面的蛋白多糖，如硫酸肝素、生理性凝血抑制物，如抗凝血酶、蛋白C和蛋白S。

动物实验表明，结扎静脉产生血液淤滞后24~72小时才会出现凝血迹象[20]。粒细胞与内皮细胞粘附，并迁移至内皮下层是机体对血液淤滞的早期反应，但并非是血栓形成的原因[21]。血液淤滞后很快会发生缺氧，特别是在瓣膜窦，缺氧性内皮细胞损伤被认为是血栓形成的原因[22]。但DVT病人的尸检显示，即使在瓣膜袋囊内，也没有发现明显的内皮细胞损伤[23]。某些血管壁或内皮细胞损伤形式被认为是静脉血栓形成、发展的重要特征。然而，实验研究表明，钳夹或挤压造成的血管内血流缓慢或停止的静脉管壁损伤并没有导致明显的血栓形成[24]。因此，仅仅血流淤滞和血管壁损伤并不能解释血栓形成的发展机制。

实验和临床研究显示了高凝状态在形成血栓过程中的重要作用。血液淤滞可通过某些途径激活内源性凝血系统，在短至 10 分钟内产生血凝块。在实验状态下，血液淤滞和激活的凝血因子创造了非常有利的血栓形成条件[25]。在临床，血液淤滞和凝血因子激活可能缘于局部或全身的凝血功能改变，而最常见的是局部和全身凝血功能均有改变。

大量运用放射性标记的纤维蛋白原显像术或逆行静脉造影术的临床研究证据表明，绝大多数（超过 90%）血栓发生于小腿，或是孤立存在，或是与下肢近端静脉血栓相连[18,19]。以上发现与 Sevitt[25] 的组织学研究相结合，提示了血栓自静脉瓣囊袋内血栓核形成的可能机制。血流研究显示，在静脉瓣囊袋深处有血流淤滞区，血流速度极慢，这正是组织学研究发现的初期血栓核形成区域[22]。因而在此区域，血流淤滞、活化的凝血因子聚集、可能存在的低氧性内皮细胞损伤以及血栓素和凝血酶的释放等诱发因素相结合，导致了血栓核的形成。

靠近静脉壁的瓣膜囊袋血栓富含红细胞和纤维蛋白，被称为红色血栓。远离静脉壁与红色血栓相连的部分被称为白色血栓，主要由血小板和富含纤维蛋白的可延长部分组成[23,26]。血栓既可向近端延伸形成游离浮动的非梗阻性凝血块，也可横跨瓣膜囊袋，向对侧静脉壁延伸而常堵塞静脉腔（见图 14.1）[27]。

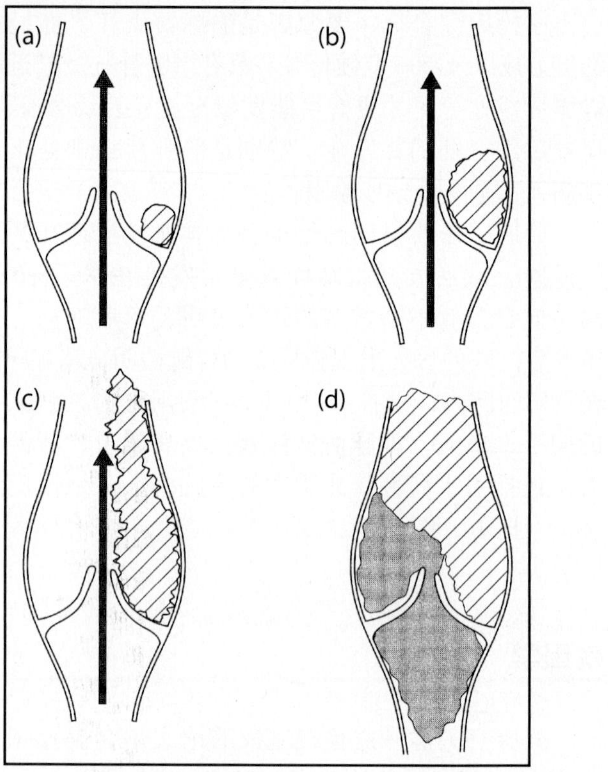

图 14.1 • 凝血块的形成与延长：（a）在瓣膜袋隐窝内形成的血栓核；（b）血栓延伸充满瓣膜囊袋；（c）游离浮动的血栓延伸并不堵塞静脉腔；（d）血栓延伸触及对侧静脉壁造成血管堵塞，继发性血栓形成后可向近端或远端延伸。摘自伦敦 WB Saunders 出版社 1998 年出版、Beard JD, Gaines PA 主编《血管外科》Hamilton G, Platt SA.编写“深静脉血栓形成”章节，第 351 页–396 页。

纤溶系统

局部纤溶活性在很大程度上决定了初始血栓核是延伸为完整的血栓，抑或会被纤溶系统所溶解。纤溶系统可被丝氨酸蛋白水解酶，凝血酶所激活，并起到平衡血浆 tPA 与纤维蛋白溶酶原活化抑制物–1（PAI–1）的作用，这两种物质均产自内皮细胞[28]。非特异性分析显示，在静脉淤滞时，静脉血栓病人的血纤溶活性较对照病人为低[29]。针对血浆 tPA 和 PAI–1 的特异性和敏感性分析研究已明确表明，30%~40%的 DVT 病人存在血栓溶解功能障碍。这主要是 PAI–1 水平增加的结果，但也常伴有静脉阻塞后 tPA 水平的降低[28,29]。然而，炎症可刺激 PAI–1 产生增加，在病人体内所观察到的高水平 PAI–1 可解释为机体对 DVT 产生炎症反应的部分结果。在额外带有人 PAI–1 基因的转基因鼠的血浆和组织中 PAI–1 水平增加，并且在出生后不久便有静脉血栓形成[30]；而敲除 tPA 基因的鼠并不出现血栓并发症[31]。因而，虽然尚无肯定性临床证据，但很有可能纤溶活性的降低是特发性 DVT 病因中的一个因素。一项对 DVT 病人的研究显示，86%特发 DVT 的复发病人纤溶系统功能不正常，而只有 29%的继发性 DVT 病人存在纤溶功能异常[32]。这有可能提示，对继发于其他原因的 DVT 病人而言，纤溶功能的降低在 DVT 病因中并不是重要因素。

作为急性期应激反应的一部分，创伤和重大手术可引起短暂的 PAI–1 水平的增加，使病人在术后 7~10 天纤溶活性减低。髋关节置换病人术前血浆 PAI–1 水平与术后 DVT 发生危险性密切相关[33]，但类似相关性在腹部重大手术病人中并不明显[34]。基因异常型 PAI–1 水平的升高与冠心病和心肌梗死的发病风险相关[35]。还需要进一步研究 PAI–1 活性在静脉血栓栓塞症中的作用。

高凝状态

在高凝状态，血栓发生风险增加。显然，有许多潜在因素作用于局部，使凝血酶、tPA、组织因子途径抑制物、蛋白C、蛋白S和抗凝血酶之间相互作用，导致血栓形成。这些因素也许源自天生的凝血倾向素质，比如先天性蛋白C、蛋白S或抗凝血酶缺乏症；或源自基因突变，比如Ⅴ因子 Leiden 或凝血酶原 20210A 位点变异。另外，高凝状态也可后天获得，比如恶性肿瘤、重大手术后、制动、口服避孕药物或抗磷脂综合征。然而，在继发性高凝状态下的血栓形成机制尚不清楚，已知凝血倾向是特异性凝血异常的结果。凝血异常主要缘于凝血酶原的变异，目前有超过60%的凝血倾向病人存在明确的基因缺陷。

高凝状态的原发原因

在凝血的级联反应中，主要有四种天然的抗凝机制抑制血管损伤处的凝血过程而保证血液流动：抗凝血酶、蛋白C和蛋白S、组织因子途径抑制物以及纤溶系统（图 14.2）。以上四种机制分别作用于凝血过程的不同阶段以抑制和控制凝血级联反应。上述每种凝血抑制机制缺陷均可产生促凝血状态，但仍不能确定组织因子途径抑制物异常可否导致凝血倾向。许多不同类型的基因突变可导致抗凝机制异常，最常见的基因突变为某一核苷酸被置换或缺失，或者插入约 10 个核苷酸。另外，对于单一基因突变，病人基因可能是杂合型或是纯合型；而对于两个不同基因突变，病人基因是复合的杂合型基因[36]。

抗凝血酶

由于抗凝血酶抑制凝血酶和其他凝血因子（因子Ⅻa、Ⅺa、Ⅸa 和Ⅹa）活性，而且它的活性反应可被内皮细胞表面肝素样葡糖胺聚糖所催化，因此抗凝血酶是最重要的抗凝蛋白。然而抗凝血酶缺陷是少见的常染色体显性遗传情况，估计发生率为 0.2%~0.4%；通过对抗凝血酶-肝素协同因子活性的功能测定结果，其在人群中确切发生率可能高达 1/500~1/250[36-38]。抗凝血酶缺陷分为两型，1 型和 2 型（2 型静脉血栓风险较低），在抗凝血酶缺陷家族，血栓性疾病的发生率较高，可达 15%~100%[37]。基因异常携带者年发病率约为 1%，较非携带者其血栓相对风险提高了 10.6 倍[39]。

蛋白C和蛋白S

蛋白C由肝脏产生，蛋白S不仅由肝脏产生，也由内皮细胞、巨核细胞和睾丸间质细胞产生，它们的合成依赖维生素K。口服华法林病人诊断蛋白C或蛋白S缺乏比较复杂。凝血酶激活蛋白C，这种激活作用因内皮细胞膜表面凝血酶与凝血酶调节因子结合而增强。激活的蛋白C成为活化蛋白C，释放后与循环中协同因子蛋白S结合形成蛋白C/S复合物，可被凝血因子Ⅴa 和Ⅷa 灭活。活化蛋白C可被Ⅴ因子进一步激活和强化，并且在循环中有长半衰期，而发挥着抗凝作用[40]。

蛋白C和蛋白S缺陷是由常染色体遗传的基因异常。蛋白C缺陷少见，总人口中发生率为 0.1%~0.5%[41]；在病人中发生率 2%~5%，成为血栓形成的风险因素[42]。在静脉血栓病人中，蛋白S缺陷的发生率与蛋白C缺陷相仿，而在总人口中蛋白S缺陷的发生率不明[40]。有两型蛋白C缺陷和三型蛋白S缺陷[43]。同抗凝血酶缺陷一样，蛋白C和S缺陷也存在质与量的异常，因此蛋白C和S功能评估法比免疫分析法更能准确地诊断血栓栓塞症患者，并可靠地进行风险评价。

活化蛋白C抵抗/Ⅴ因子 Leiden

1993 年，Dahlbäck 等实验中发现，在三名存在静脉血栓家族史病人的血浆中存在抵抗活化蛋白C抗凝作用的机制[44]。在 Leiden 大学医院就诊的静脉血栓病人中，有 20%的病人存在活化蛋白C抵抗现象，说明了这一机制在静脉血栓形成中的重要临床意义[45]。随后的许多研究也证实了在静脉血栓病人中，活化蛋白C抵抗现象是常见的，而绝大多数病人缘于表达Ⅴ因子基因单个位点的变异[46]。这种基因异常，常称之为Ⅴ因子 Leiden 缺陷，在欧洲和美国有非常高的发生率，达到 3%~7%水平或更高，但在其他地区，如非洲和东南亚发生率较低，不到 1%[47,48]。不同研究证实，在静脉血栓病人中活化蛋白C抵抗的发生率很高，达到 17.5%~64%[49]。纯合子基因型病人比杂合子基因型病人更早地发生活化蛋白C抵抗（前者年龄中位数 31；后者年龄中位数 44），而杂合子基因型病人又比不存在Ⅴ因子 Leiden 的病人（年龄中位数 46）发生活化蛋白C抵抗要早[48]。在Ⅴ因

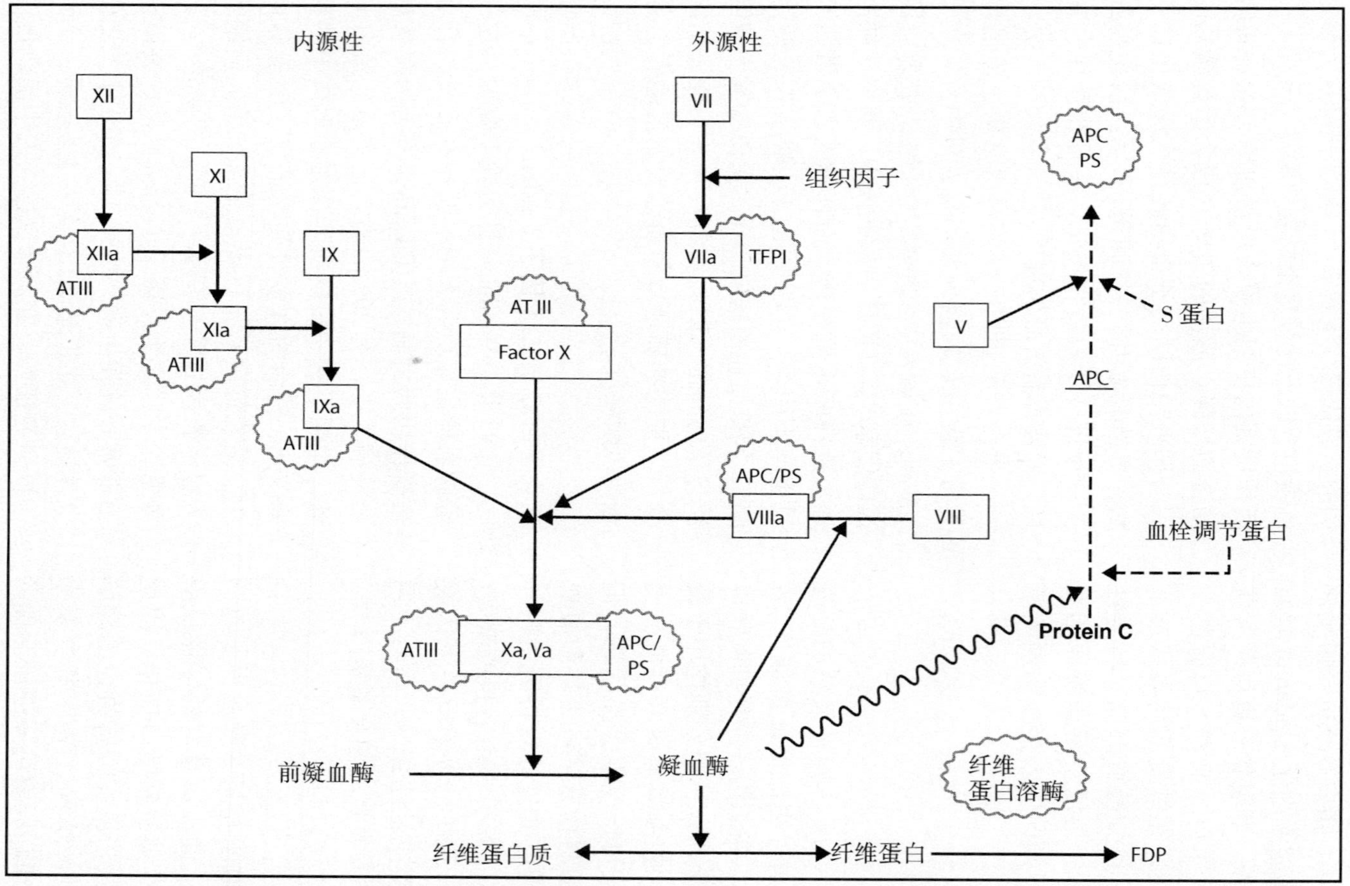

图 14.2 ● 四种主要抗凝机制在凝血级联反应中作用部位示意图：抗凝血酶Ⅲ（ATⅢ），纤维蛋白溶酶，蛋白 C 和 S（APC/PS）和组织因子途径抑制物（TFPI）。FDP，纤维蛋白降解产物。摘自伦敦 WB Saunders 出版社 1998 年出版、Beard JD, Gaines PA 主编的《血管外科》书中，Hamilton G, Platt SA.所编“深静脉血栓形成”章节，第 351 页–396 页。

子 Leiden 携带者中，静脉血栓栓塞症的年发病率为 0.28%，是非携带者相对风险的 2.8 倍[42]。

同抗凝血酶、蛋白 C 和蛋白 S 缺陷一样，活化蛋白 C 抵抗是Ⅴ因子 Leiden 作用的结果，通常为常染色体显性遗传异常。最近，高凝状态可能由多基因异常引起的假说已得到支持。在Ⅴ因子 Leiden 突变合并蛋白 C 基因缺陷的携带者中，血栓事件发生率（71%）明显高于单基因缺陷的携带者（发生率分别为 10%和 36%）[50]。另外，当上述基因缺陷伴有高同型半胱氨酸血症，或口服避孕药物时，静脉血栓形成的危险性增加[48]。活化蛋白 C 抵抗发生率是所有其他确定的基因异常总发生率的 10 倍，显然活化蛋白 C 抵抗是静脉血栓形成的主要危险因素，特别是当它与其他基因缺陷共存并且出现继发性凝血酶原异常时。

非Ⅴ因子 Leiden 原因的活化蛋白 C 抵抗也许是混合基因异常并且是获得性的。有一种基因异常已被推断，可能在 306 分裂点包含精氨酸到苏氨酸突变（Arg306→Thr，Ⅴ因子 Cambridge）。口服避孕药和妊娠可致获得性活化蛋白 C 抵抗[51]。

凝血酶原 20210A 基因突变

1996 年 Poort 等描述，3′非转录区凝血酶原基因的序列变异导致在 20210 位点谷氨酰胺被精氨酸替代[52]。具有 20210A 等位基因病人的凝血酶原水平增高，是血栓形成的危险因素。在正常人群 20210A 基因突变发生率是 0.7%~2.6%，在 DVT 病人发生率为 5%~6.2%[52-54]。此基因突变若与Ⅴ因子 Leiden 或与抗凝血酶缺陷、蛋白 C 或蛋白 S 缺陷并存，则更易发生凝血。因为 20210A 基因突变较Ⅴ因子 Leiden 更易于血栓的形成[51]，这一新近发现的基因异常对欧洲意义重大。

Ⅷ因子升高

Ⅷ因子水平升高可增加单发 DVT 和复发 DVT 的风险。随着Ⅷ因子水平升高，静脉血栓栓塞症的风险也增加[55]。虽然Ⅷ因子水平升高并不是 DVT 相关急性期反应的组成部分，但Ⅷ因子水平可持续升高，即使不存在静脉血栓栓塞疾病时Ⅷ因子也可升高[56]。事实是，Ⅷ因子水平升高看来几乎与Ⅴ因子 Leiden 升高同样是 DVT 常见的风险因素。最近对 615 名初次自发性 DVT 病人进行的研究显示，Ⅷ因子水平升高病人继发性浅表血栓性静脉炎和 DVT 的发生率增加，证实Ⅷ因子水平升高是独立危险因素[57]。

纤溶系统异常

有关纤溶系统重要性内容已如前述，复发 DVT 病人存在纤溶系统异常。除了 tPA 产生减少和 PAI-1 产生增加外，其他有关纤溶系统异常指标也已得到确认。纤溶酶原异常与静脉和动脉血栓形成风险相关的凝血后状态有关，被称为异常纤溶酶原血症。在一般病人，此异常发生率高达 10%，只有在其他风险因素基础上附加纤溶系统异常才能导致血栓形成[58]。血清纤维蛋白原水平增高与冠状动脉血栓形成和外周血管疾病风险紧密相关。然而，尚无有力证据揭示纤维蛋白原水平增高与血栓形成倾向直接相关。其他纤溶系统异常的少见原因为低纤溶酶原血症和富含组氨酸的糖蛋白水平增高。也许，最重要的纤溶系统异常是 PAI-1 产生增加。

高凝状态的获得性或继发性原因

抗磷脂综合征

抗磷脂综合征也许涉及每一系统器官，在不同医学专科表现变化莫测。对血管科专家而言，最常发生于不伴其他促凝风险因素的年轻女性病人的急性动脉或静脉血栓是此综合征的常见表现。1983 年，首次描述了与动脉和静脉血栓形成、反复自发性流产、血小板减少、神经方面异常、狼疮抗凝因子（LA）实验阳性及/或抗心磷脂抗体（ACA）阳性相关的典型抗磷脂蛋白综合征[59]。抗磷脂综合征也可发生于系统性红斑狼疮（SLE）和系统性硬化症病人。然而，在许多抗磷脂蛋白综合征患者中，SLE 的诊断并不明确，称之为原发性抗磷脂蛋白综合征；其中一些病人可能在生命的后期发展为真正的 SLE。

LA 和 ACA 是两个重要的免疫球蛋白家族成员，被认为是抗磷脂蛋白抗体。LA 增加凝血并发症，却不导致出血并发症，它可通过磷脂依赖性凝集实验测定（如活化部分凝血激酶时间，即 APTT；白陶土凝血时间或稀释性拉塞尔蝰蛇毒时间）。ACA 通过放射免疫测定法或酶联免疫吸附分析法（ELISA）进行检测。不久前，ACA 和 LA 还被认为是同类抗体，但现在却被视为不同抗体，因而两者均予测定是重要的。LA 和 ACA 均与血栓栓塞症相关，其中 70% 以上发生在静脉，其余为动脉[60]。60%的血栓栓塞症病人能同时检测到 LA 和 ACA。动脉事件最常表现为卒中，较年轻病人累及大脑循环[61]。两者水平的升高也与药物、感染和恶性肿瘤相关。因此，抗磷脂综合征的诊断应至少符合下述条件之一：动脉血栓、反复流产、血小板减少；同时，在大于 8 周的间隔期，抗磷脂蛋白抗体至少两次阳性。基于前瞻性临床研究和体内凝集标记物的检测证据显示，两种抗体具有病因作用[62]。在一项前瞻性研究中，发现了 ACA 初始阳性与随后发生静脉血栓栓塞症的关系[63]。

此综合征最大的事件显然是血栓形成，在 LA 或 ACA 持续阳性病人，5 年的血栓复发风险增加近 50%[64]。另外，维持国际标准化比率（INR）在 2.0~3.0 的标准抗凝治疗，并不能预防血栓复发，这类病人应接受更强化的抗凝治疗以维持 INR 在 3.0–4.0。就临床表现、病理生理与治疗而言，抗磷脂综合征显然是一种复杂病症，也可能是获得性血栓形成倾向的最常见原因。最近，对 1000 名抗磷脂综合征病人研究列出的最常见表现如下：DVT（31.7%）、血小板减少（21.9%）、网状青斑（20.4%）、卒中（13.1%）、浅表性血栓性静脉炎（9.1%）、肺栓塞（9%）、流产（8.3%）[65]。对于无伴随风险因素却发生血栓栓塞症年轻病人，特别是女性，LA 和 ACA 的筛查必须成为诊断性检查的一部分。

肝素导致的血小板减少

自 70 年代以来，肝素抗凝作用、血小板减少和血栓形成之间的关系已被认识。发现了两种血小板减少的表现形式。最常见的表现为肝素治疗后 1~5天内血小板暂时性减少，其计数低于 100~150×10⁹/L。这类血小板减少很少出现并发症，即使在继续肝素治疗时，血小板计数也会恢复至正常水平。虽然这类血小板减少常见，但由于临床过程良好，故不易诊断。此类血小板减少可能因肝素与血小板膜直接结合产生急性非免疫反应，认为是Ⅰ型血小板减少(HIT)。

Ⅱ型 HIT 是非常危重的情况，特点为严重血小板减少，其计数常低于 50×10^9/L。超过 90%受累病人在肝素治疗 6 天以后产生此型 HIT；然而，当再次肝素治疗时，血小板减少可在几小时内发生[66,67]。可能出现即使增加肝素剂量也不能维持足够的抗凝作用而测得的活化部分凝血激酶时间（APTT）延长的现象，被认为是肝素抵抗。如果停用肝素，血小板计数在一周内恢复，但是完全恢复所需时间也许更长。Ⅱ型 HIT 可发生在任何年龄病人，前瞻性研究显示其发生率为 5%~15%[67]。肝素制备来源是重要的：即使高度纯化，用牛肺制备的肝素所致 HIT 的发生率也明显高于用猪黏膜制备的肝素（5% vs 1%）[66]。虽然预防和治疗剂量的肝素均能产生 HIT，但皮下注射治疗发生 HIT 风险较静脉注射明显降低[68]。一般地，低剂量肝素产生 HIT 及其并发症的风险低，但是即使用很低剂量的肝素冲洗或应用肝素覆被的肺动脉导管，也可发生Ⅱ型 HIT[69]。自相矛盾的是，在Ⅱ型 HIT 的并发症中，血栓栓塞较出血更常见，前者的发生率近 10%~20%（见图 14.3）。虽然血小板计数低于 40~50×10^9/L 的病人更易发生出血并发症，但血小板计数低于 40~60×10^9/L 与血栓栓塞并发症风险增加相关。所有接受肝素治疗或预防应用超过一周的病人应当每周监测血小板计数。

一旦临床诊断确立，治疗应包含停止所有的肝素使用形式，包括肝素冲洗，并采用其他抗凝方法。

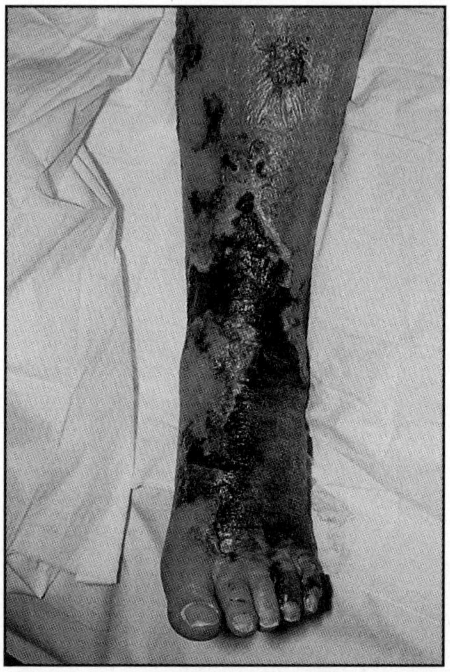

图 14.3 • 肝素导致血小板减少引起皮肤坏死。摘自伦敦 WB Saunders 出版社 1998 年出版、Beard JD, Gaines PA 主编的《血管外科》书中，Hamilton G, Platt SA.所编“深静脉血栓形成”章节，第 351 页–396 页。

如果 INR 应保证在有效治疗范围内，就需要继续使用华法林。如果血小板减少不严重（$<100\times10^9/L$），合理的治疗是继续使用肝素并严密监测血小板计数直至华法林抗凝作用起效。然而，如果血小板减少严重（$<50\times10^9/L$），需要采用其他形式的抗凝治疗。只有当血小板计数明显下降至$<50\times10^9/L$ 并存在临床出血高风险时才给予血小板治疗。当血循环中仍存在肝素时不能给予血小板治疗[70]。虽然低分子肝素（LMWH）也可产生对肝素致敏现象而出现交叉反应，但如果急需临时抗凝治疗，可应用这类肝素进行有效抗凝[71]。

高同型半胱氨酸血症与静脉血栓形成

轻度高同型半胱氨酸血症是蛋氨酸代谢异常结果，是血管疾病的已知危险因素，但直到最近才知道它也是静脉血栓疾病的危险因素[72]。同型半胱氨酸尿症的典型综合征伴随高静脉血栓发生率，说明高同型半胱氨酸血症确实与静脉血栓相关；的确，荷兰人进行的一项研究显示高同型半胱氨酸血症是静脉血栓形成的危险因素[73]，确立了同型半胱氨酸水平升高与静脉血栓复发率增加相关的直接关系。另外，研究结果还提示这种风险性增加的关系发生在所有年龄人群。另一项研究发现，有 18%年龄在 40 岁以下复发血栓的病人存在高同型半胱氨酸血症[74]。

尚不了解高同型半胱氨酸血症导致血栓的机制，但可能是同型半胱氨酸引起内皮细胞损伤或激活 V 因子及抑制血栓调节蛋白作用的结果。没有数据确定高同型半胱氨酸血症与静脉血栓栓塞症的关系[75]。有待于荷兰人进行的对初发静脉血栓病人施以叶酸和复合维生素 B 治疗的前瞻性研究（VITRO 研究）结果。高同型半胱氨酸血症显然是血栓形成的又一重要的原发诱因，应当确立其在静脉血栓栓塞疾病的鉴别诊断中的地位。

其他的高凝状态继发原因

获得性凝血异常的病人被认为易患血栓性疾病。与上述高凝状态相比，继发性高凝状态机制是多因素的，且不甚了解。包括静脉血流淤滞、凝血途径激活和血小板活性增加等继发诱因以各自独立或相互结合的形式发挥作用。一个具有遗传性或原发性促凝机制异常的个体若出现继发性高凝状态，不仅触发了静脉血栓栓塞的发生，同时显著增加了静脉血栓栓塞症的风险。静脉血流淤滞作为静脉血栓形成病因的重要性已如前述，它发生于制动病人，特别是心衰的老年人、肥胖病人、术后病人和下肢轻瘫或截瘫病人。主要获得性或继发性凝血倾向原因，如抗磷脂综合征和 HIT 已在前文中讨论。

经济舱综合征/旅行者血栓形成

在 20 世纪 40 年代，首次报告了飞行是静脉血栓栓塞症的危险因素，然而，近年人们才对其产生浓厚兴趣并集中进行研究。一些研究支持血栓风险与超过 6 小时飞行相关，但其他研究却未证实这一关系[76]。总的证据可能只支持伴有其他危险因素的病人存在这一关系。在这类病人中发生致死性肺栓塞的风险非常低[76]。最近有两项研究帮助量化了这些风险。在意大利，对 210 名近端 DVT 病人进行的研究表明，静脉血栓栓塞症的风险在有凝血倾向病人中增加了 6 倍，在飞行旅客中增加 2 倍，当两种风险因素并存时，则会增加 16 倍。进一步对女性的研究分析表明，静脉血栓栓塞症风险在口服避孕药者增加 4 倍，在飞行后增加 2 倍，当两种风险因素并存时，则增加 14 倍[77]。

在西澳大利亚进行的研究调查了长距离飞行与静脉血栓栓塞症的关系，发现每年一次长距离飞行使静脉血栓栓塞症发生风险增加 12%[78]。此两项研究发现死于肺栓塞的平均风险较小，而先前合并其他风险时则死亡风险较高。

外科病人静脉血栓栓塞症

虽存有争议，但血流淤滞仍被认为是外科病人发生静脉血栓栓塞症的主要因素，它也许是应当予以治疗的原因。血流淤滞的重要性已如上述，但需强调，在非外科病人，制动也是主要因素。除现患疾病或操作之外，外科病人的静脉血栓栓塞症其他重要危险因素现已明确（框 14.2）。

术后或创伤后与内在机制不明的高凝状态有关。在术后或创伤后的长达 10 天，病人系统性纤溶活性降低，抗凝血酶水平降低。术后 6 周和出院后发生血栓栓塞的病历报告提示血栓形成的风险超过术后 10 天期限[14]。

框 14.2 • 血栓形成风险因子

先天性
抗凝血酶缺陷
蛋白 C 缺乏
蛋白 S 缺乏
活化蛋白 C 抵抗
Ⅷ因子增加
异常纤溶酶原血症
血浆组织纤维蛋白溶酶原活化抑制物-1 水平增加
纤维蛋白溶酶原缺乏
Ⅶ因子缺乏
Ⅻ因子缺乏
组织纤维蛋白溶酶原活化物缺乏
凝血调节因子缺乏
肝素辅助因子Ⅱ缺乏
同型半胱氨酸血症
高胆固醇血症
血红蛋白异常
富含组氨酸的糖蛋白异常
获得性
长时间手术和创伤
制动
卒中、心功能衰竭
妊娠、激素替代治疗、口服避孕药
Ⅷ因子增加
抗磷脂综合征
高血粘稠度综合征
炎性肠病
恶性肿瘤
Behcet 氏病
肾病综合征
阵发性夜间血红蛋白尿
严重感染
慢性炎症疾病
糖尿病
溶血-尿毒综合征
血栓性血小板减少性紫癜
肝素致血小板减少

年龄是重要的风险因素，许多研究确认，超过 40 岁风险程度增加；超过 70 岁患有严重疾病、创伤或外科治疗的病人，血栓风险程度呈指数增长。因此，血栓栓塞疾病主要发生于老年人，较少程度上发生于中年人。伴有凝血倾向或存在其他风险因素的年轻病人进行大手术后也会增加血栓形成风险，应予确认这部分病人。在继发性风险因素中，最重要的是肥胖，充血性心力衰竭，长期制动，曾患血栓栓塞症，盆、髋或膝手术以及恶性肿瘤[79]。

DVT 风险（如筛查所见）在未应用特异性预防抗凝治疗病人中，与手术类型和时间有关。大型手术总体发生率约 25%，致命的肺栓塞发生率为 0.7%。整形外科（主要为髋或膝手术）DVT 发生率最高，为 40%~80%，致命的肺栓塞发生率则为 1%~10%。股骨和胫骨平台骨折 DVT 发生率超过 40%，而胫骨骨干骨折为 22%。妇科恶性肿瘤术后血栓风险（35%）高于良性疾病手术，如子宫切除术（12%）。泌尿（包括肾移植）和神经外科手术与普通腹部手术有相似的血栓栓塞疾病的发生率，但因顾忌术中和术后出血，因此避免应用肝素作为预防治疗，而更首选采取机械性预防措施。血管手术，包括截肢手术病人静脉血栓疾病和肺栓塞发生率较高，这类病人伴有其他静脉疾病风险因素时应被确定为高危病人。

不存在其他风险因素的静脉曲张手术将外科医生置于特定的法医学窘境之中[80]。没有证据表明，不伴其他血栓风险因素的静脉曲张病人与血栓并发症有关。初始证据证明腹部和盆腔手术病人与血栓并发症有关。在不伴其他血栓风险因素和未进行手术病人中，血栓栓塞症风险与静脉曲张之间无关。下肢浅表血栓性静脉炎也许与 DVT 风险增加有关，但仍存有争议[81]。因此，静脉曲张手术的低风险病人并不易并发 DVT[82]。然而，可能由于被列为血栓栓塞的独立风险因素，多达 62%的英国血管外科医生选择性应用凝血预防治疗，27%医生则常规应用凝血预防治疗[80,83]。

口服避孕药和激素替代治疗

静脉血栓在年轻人中很少见，估计其年发生率在 15~49 岁为 0.4~0.8/100,000[84]。Ⅴ因子 Leiden 基因突变携带者年发生率增加为 5.7/100,000。口服避孕药的女性静脉血栓风险率为 3.0/100,000，口服避孕药且携带Ⅴ因子 Leiden 突变基因的女性血栓发生率为 28.5/100,000，提示风险因素存在协同作用。因此，正常女性口服低剂量的避孕药可使血栓风险增加 3 倍。年龄较大女性（>30 岁）口服避孕药血栓风险增大，如同使用较大剂量雌激素也使血栓风险增大一样；即使在不同小剂量雌激素，如 30μg 和 50μg 片剂之间风险也不同[86,87]。

> 三代口服避孕药比二代口服避孕药出现血栓栓塞症的风险要高。这种作用是由于三代口服避孕药含有的去氧孕烯较二代口服避孕药中含有的左炔诺孕酮更能导致获得性活化蛋白 C 抵抗增加[88]。

另外，Ⅶ因子凝血活性增加和纤维蛋白原水平的增长以及抗凝血酶水平降低都介导口服避孕药的促凝作用[89]。在过去服药者中，再次确定了这些促凝作用不是长期存在的，并且没有发现肺栓塞的发生率显著增加。

即使口服避孕药含低剂量雌激素也的确增加了静脉血栓栓塞症的风险。然而，必须认识到，这只是在具有很低血栓发生概率的正常女性中提高了 3 倍风险而已。口服避孕药的手术病人也同样增加血栓栓塞症的发生风险，但这也是在绝对值上的很小增幅，服用者为 0.9%，非服用者为 0.5%。口服避孕药病人是否应在术前 4~6 周停止服用仍有争议。除非合并其他风险因素，术前常规停用避孕药的策略看来并不合理。在急诊手术时，血栓形成风险增加，此时建议预防性抗凝治疗[79]。

1996 年以前，人们认为绝经女性激素替代治疗（HRT）发生静脉血栓栓塞症风险很低。这在很大程度上基于 HRT 的雌激素剂量较口服避孕药为低，因而它们对凝血的作用较小的推断。

> 然而，发表于 1996 年的三项研究确认，用雌激素单制剂和雌激素/孕激素合剂进行 HRT 者均增加静脉血栓栓塞症风险 2~4 倍[90-92]。

孕激素也许与促凝有关，但即使低剂量外源性雌激素可能也增加血栓风险。这些研究同样提示在 HRT 的第一年内使用较高剂量雌激素制剂血栓风险最大。

需再次强调，HRT 发生血栓风险相对较低，每年因 HRT 而出现静脉血栓栓塞症比率估计为 5~16.5/100,000。在缓解严重绝经综合征和减少骨质疏松及动脉粥样硬化性疾病的风险方面，HRT 的短期和长期益处仍然重要而应予考虑。不存在其他血栓栓塞风险因素（如复发血栓栓塞，凝血倾向，肥胖，制动以及下肢静脉功能不良）时，利弊权衡应是继续 HRT。

恶性疾病

很久以来，恶性肿瘤，特别是胃癌、肺癌、乳腺癌、胰腺癌和前列腺癌与静脉血栓栓塞疾病的关系已得到认识。其机制是组织样因子促发凝血级联反应。骨髓增生异常和血液恶性肿瘤导致高凝状态的主要原因是血小板激活和过多血细胞成分释放。常伴随这些异常状态的制动增加了血栓风险。这类病人手术致血栓栓塞症的高发率已被充分认识。

对存在广泛 DVT 和肺栓塞风险的老年病人，进行恶性疾病筛查应成为检查的组成部分。治疗恶性疾病，特别是广泛恶性疾病的高凝状态是非常困难的，对此大量应用抗凝治疗常是必须的，但很难产生效果。对广泛恶性疾病进行化疗也可产生严重的促凝状态，推断是恶性细胞和活化的炎性细胞释放的组织因子所致。

病理生理总结

现在，静脉血栓栓塞症的病理生理越来越得到认识。除了较严重且较少见的原发性凝血倾向外，单独存在的风险因素似乎并不易致凝血发生。而在原有风险因素基础上附加其他促凝因素、如重大手术的病人将可能并发血栓栓塞性疾病。

静脉血栓诊断

临床特征

DVT 最常见的症状和体征是疼痛、肿胀、微红、沿股部或腓肠部的触痛、肌肉硬结和轻微发热。然而很多病人在受累肢体并无明显症状或体征，这是有一半病人表现为“静止”DVT而运用纤维蛋白原摄取作为指标研究中的共同特点。在这些临床特征中，单侧可凹性水肿是最具意义的表现，在70%病人中可提示存在血栓。Homan疼痛征或足背屈不适感并不可靠而遭到众多学者包括Homan本人的非议。

当血栓位于局部腓肠静脉时，这种不确定性表现最常见。一旦血栓累及腘静脉和股静脉时，临床特征更具可靠性。髂静脉和股静脉远端血栓常表现为下肢痛性水肿，典型者皮肤苍白。苍白可能是水肿压迫皮肤血管的结果，也使足部脉搏触及不清。这一现象被认为炎性白质样变或白腿综合征，常与急性动脉功能不全混淆。累及全髂静脉的血栓可产生更加明显下肢水肿，伴剧痛和发绀，被认为是炎症性蓝色样变。除末梢皮肤坏疽，如受累下肢的全部足趾坏疽的典型表现外，还可出现其他皮肤斑片状坏疽区域。静脉性坏疽可与动脉性坏疽相鉴别，前者表现为下肢明显水肿和发绀，这与后者因急性动脉阻塞而表现的典型特征如皮肤苍白且不伴水肿完全不同。静脉性坏疽的部分原因是全髂静脉阻塞所致静脉极度淤血的结果，也可缘于血栓延伸至小静脉和毛细血管的作用。这类病人肯定处于严重凝血倾向的状态。

其他一些情况也有类似于静脉血栓的表现，应加以排除。Baker氏包囊破裂表现为突发的剧痛和水肿。此囊通常不能扪及，膝关节也可没有明显炎症或不正常表现，并且Baker氏包囊破裂也许与静脉血栓同时存在。大多数病人通过双重扫描得以确诊。蜂窝组织炎是另一与静脉血栓的表现相似的常见情况。常有淋巴水肿或局部创伤和感染、如昆虫叮咬后的感染病史。肌肉损害如腓肠肌裂伤或使用抗凝剂后的肌肉出血都可通过仔细的病史采集得到诊断。

浅表血栓性静脉炎可与DVT混淆。临床体检常显示为精确地定位于沿浅表线状走行的受累静脉触痛，静脉曲张病人有其典型表现。复发性浅表血栓性静脉炎提示存在隐性恶性疾病可能。浅表血栓性静脉炎与DVT有紧密的相关性，据报道浅表血栓性静脉炎的DVT发生率为17%~40%；近期股部浅表血栓性静脉炎病人发生肺栓塞比率为33%[93]。由于这些相关性，建议静脉双重扫描以排除DVT，特别对不存在静脉曲张病人更应进行静脉双重扫描。

DVT的临床诊断既困难又缺乏可靠性。然而将病人划为发生血栓栓塞症的各种可能性的分类法是重要的。起初，这是为可靠选择检查项目和解释其结果，并且也为指导治疗。Wells等发现，应用临床模型可划分怀疑发生DVT病人为高、中和低度可能性三组（框14.3）[94]。运用这种模型可简化诊断步骤，有正常双重扫描或静脉造影结果并具低度DVT可能性病人可免除进一步检查（图14.4）。

D-二聚体

D-二聚体是纤维变性的特异性分解产物，其测定对静脉血栓栓塞性疾病有高度敏感性和中度特异性。Simpli-RED D-二聚体是全血红细胞凝集测定法，它可在床旁快速测定，据报告其结果在有症状

框14.3 • 深静脉血栓（DVT）的临床诊断

主要标准
活动期癌症
下肢麻痹或近期下肢石膏固定
近期卧床（>3天）或重大手术（<4周）
既往DVT病史或明确的家族史
股部和腓肠部肿胀
比无症状侧腓肠部水肿3cm
辅助标准
近期下肢创伤史（<60天）
过去的6个月内住过院
单侧可凹性水肿
单侧红斑或扩张的浅表静脉
临床可能性
高度
具备三项以上主要标准且无其他诊断
具备二项以上主要标准+二项以上辅助标准+无其他诊断
低度
具备一项主要标准+二项以上辅助标准+可有其他诊断
具备一项主要标准+一项以上辅助标准+无其他诊断
不具备主要标准+三项以上辅助标准+可有其他诊断
不具备主要标准+二项以上辅助标准+无其他诊断
中度
所有其他组合

注：摘自Wells PS, Hirsh J, Anderson DR等.临床深静脉血栓的正确判断.Lancet 1995;345:1326-30.翻印获得了Elsevier的许可。

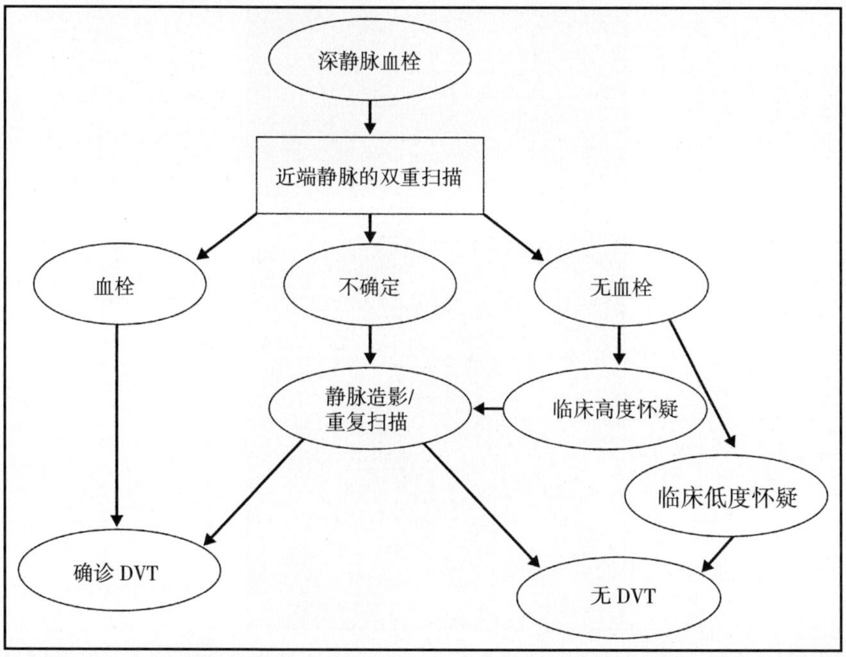

图 14.4 ● 深静脉血栓（DVT）检查步骤很大程度上依赖于依据临床可能性程度而进行的双重扫描和静脉造影或仍存疑问时的重复扫描。摘自伦敦 WB Saunders 出版社 1998 年出版、Beard JD, Gaines PA 主编的《血管外科》书中，Hamilton G, Platt SA.所编“深静脉血栓形成”章节，第 351 页–396 页。

病人中敏感性为 85%~95%，特异性为 65%~68%。另一种在实验室里测定 D–二聚体的较新的 Elisa 法也能快速进行，而不必像老式方法那样等待批量测定。在血栓栓塞病患者，这一测定法有较高的敏感性 90%~100%，但特异性较低为 30%~40%。因此，D–二聚体检测有较高假阳性率。有学者已进行了 D–二聚体测定结合危险度分类及加压式超声波检查或阻抗体积描记法的临床诊断研究[95]。

两项大规模临床研究确认，D–二聚体浓度正常同时加压式超声波检查或阻抗体积描记法显示阴性结果时可除外 DVT 诊断。这一研究结果使终止上述病人抗凝治疗安全了，而他们发生血栓栓塞并发症的风险率不到 2%[96,97]。

基于 D–二聚体与其他检查结合评价时有较高的阴性预测价值，因此现今 D–二聚体测定似乎在诊断 DVT 方面仍发挥着作用。

最近对 1096 例病人进行的随机对照研究确认了 D–二聚体的诊断价值。根据发生 DVT 的不同可能性对病人进行了分类，然后对病人随机进行 D–二聚体测定或仅行超声波检查。在 D–二聚体组病人中，若结果为阳性或被断定可能存在 DVT 时，则行超声波检查。这项研究发现，临床上 DVT 可能小的病人若 D–二聚体也阴性的可除外 DVT，而不必双重扫描检查[98]。

静脉造影术

静脉造影术是诊断下肢 DVT 的金标准，但这项检查有创、可产生不适感并且需注射显影剂。

当静脉内显示充盈缺损时就可诊断 DVT（图 14.5）。即使当血栓将静脉几乎完全阻塞时，造影剂仍可正常通过血栓与血管内壁的间隙，从而使静脉呈阴影状外观。当有明确的腓肠静脉血栓时，对腘静脉和股静脉近端浅表支进行造影以显示可能的延伸血栓是重要的。

若髂血管不能清晰显示，在腹股沟部位向股静脉内直接注射造影剂可显示髂总和髂外静脉全部解剖影像；若髂血管阻塞时所有髂血管侧支也能显示。

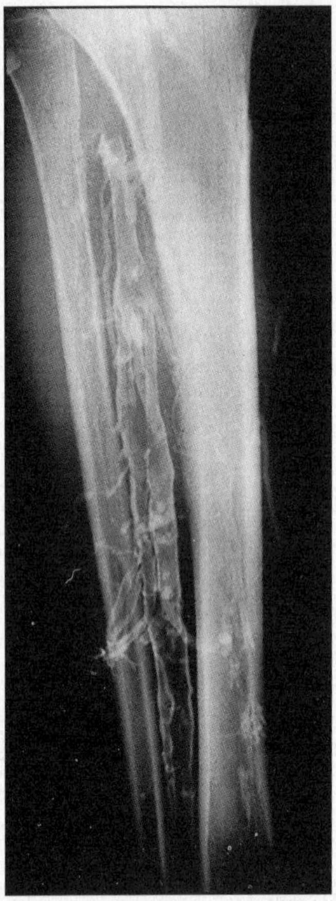

图 14.5 ● 静脉造影片显示腓肠静脉内广泛血栓形成。充盈缺损周围的造影剂产生所谓“轨道征”影像。摘自伦敦 WB Saunders 出版社 1998 年出版、Beard JD, Gaines PA 主编的《血管外科》书中，Hamilton G, Platt SA.所编“深静脉血栓形成”章节，第 351 页-396 页。

如果直接静脉造影显示髂血管阻塞，则须在对侧股静脉穿刺并行逆行静脉造影以显示可能的血栓延伸至下腔静脉（图 14.6）[99]。

静脉造影术的独特优点是应用的普遍性，影像解读的简易性和操作的相对安全性。操作本身通常给病人带来不适感，特别是当给急性水肿的下肢扎止血带时。目前极少存在严重造影剂反应风险且死亡率几乎为零。给予大腿扎止血带理论上可引起血栓移动，但这种情况也极少出现，或者即使出现也不具临床意义。静脉造影确可引起血管内皮细胞损伤且可导致静脉血栓发生。当使用离子造影剂时上述情况的发生并不少见，而使用非离子造影剂时出现几率很低。

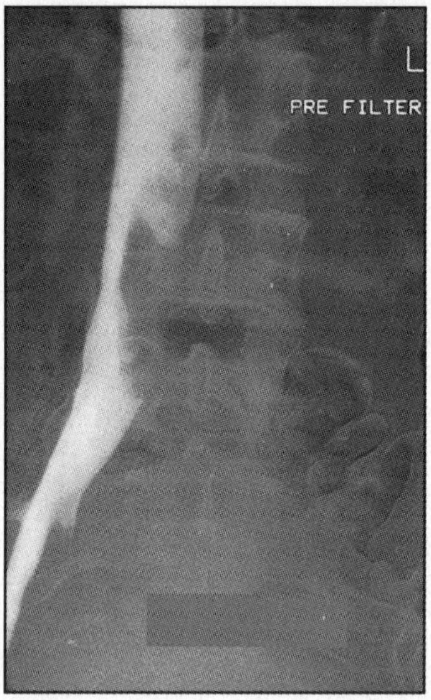

图 14.6 ● 股静脉造影片显示左髂静脉完全阻塞，血栓延伸至下腔静脉。摘自伦敦 WB Saunders 出版社 1998年出版、Beard JD, Gaines PA 主编的《血管外科》书中，Hamilton G, Platt SA.所编“深静脉血栓形成”章节，第 351 页-396 页。

超声波检查

B 型超声扫描已广泛应用，价格相对便宜，是无创检查的选择项目。未闭的静脉腔通常是无回声的，屏幕上显示为黑色区域；然而，静脉内血栓也是无回声的。但是栓块只有轻度可压性，而未闭的静脉腔则不同，管壁能轻易被超声探头施加的外力压迫致管腔变瘪[100]。运用这项简单技术可对股静脉和腘静脉等大静脉内血栓进行诊断，敏感性和特异性分别为 97%和 94%（图 14.7）[100-102]。彩色血流图并不增加诊断的准确性，且在诊断腓肠静脉血栓时不够准确。显示包括髂静脉在内的盆腔静脉常较困难，特别是当肠道气体遮蔽后腹腔时，例如长期卧床病人。超声波诊断的准确性也完全依赖于操作者。

即使存在这些缺陷，加压式超声波扫描仍是很多具有可靠技术水准的医疗中心首选的检查方法。最大受限之处在于对腓肠静脉血栓的诊断方面，然而，对连续超声波扫描正常的可疑 DVT 病人中断抗凝剂治疗已确定为安全的。在一周内两次或三次扫

(a)

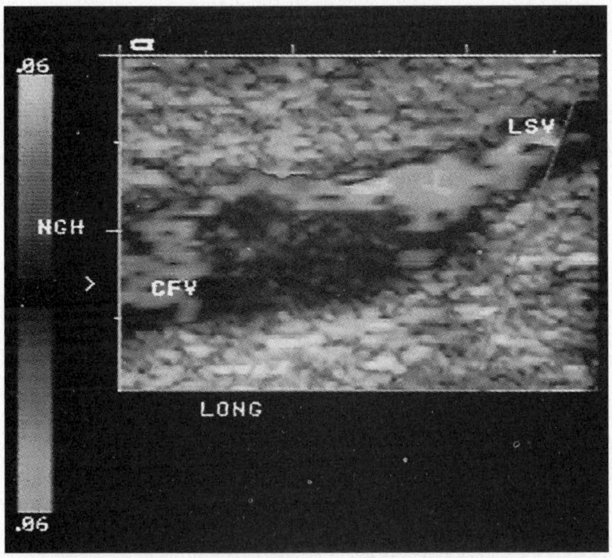

(b)

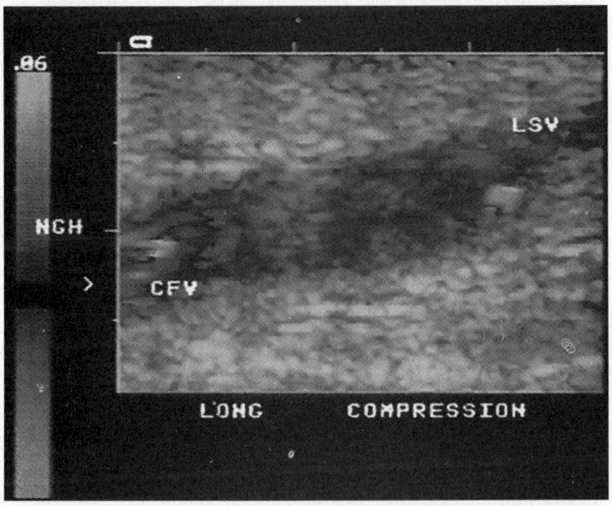

图 14.7 • 股静脉双重扫描：（a）血栓导致无血流区、（黑色区域）；（b）因血栓存在而静脉不能被压迫。摘自伦敦 WB Saunders 出版社 1998 年出版、Beard JD, Gaines PA 主编的《血管外科》书中，Hamilton G, Platt SA.所编“深静脉血栓形成”章节，第 351 页–396 页。

描正常者并发血栓栓塞症的风险不到 2%[100]。即使存在孤立性腓肠静脉血栓，但多达 80%这样的血栓不会延伸而会自行溶解。剩余 20%~30%会延伸至腘静脉段的血栓能通过连续超声波扫描得到可靠诊断和治疗[103]。然而存在超声波扫描正常却具有 DVT 临床高度可能性的情况，因为此时出现血栓的可能为 18%，故须进行静脉造影[104]。

磁共振成像研究

磁共振成像（MRI）和磁共振血管造影（MRA）可应用于外周和中心静脉系统。虽然 MRI 和 MRA 可能是未来血管影像学的发展方向，但现今这两项技术尚未广泛应用。MRI 用来显示存在开放的静脉或血管内血栓。MRA 只用来显示开放的血管存在。这两项技术仍在研究中，并具有全部无创性检查的潜在益处。MRA 如同多普勒，运用血流而非其他物质作为影像对比的依据，无需血管内注射任何造影剂。对怀疑髂静脉血栓的妊娠女性应用此项技术具有特殊意义。

计算机断层扫描

虽然计算机断层扫描（CT）在外周静脉阻塞的影像学检查方面未广泛应用，但 CT、特别是静脉内强化对比对中心静脉阻塞的诊断非常具有价值。强化 CT 可诊断上腔和下腔静脉阻塞。通过移动病人扫描探头而使螺旋 CT 获得扫描图像。这一技术的主要优点是其采集图像速度之快，只需一次屏气即可完成扫描全过程。这可以去除病人活动后造成的伪影，并且同时获得所需采集图像以显示首次扫描全过程的血管强化的密集薄扫影像，而不必等待对比造影术所需平衡时间。螺旋 CT 肺血管造影术正更多地用于肺栓塞的诊断[105]。

体积描记术

水银张力测量计和阻抗体积描记术显示气体止血带在对下肢压迫及松解压迫后对静脉回流造成阻塞与再通后血容积的变化。它们显示的是靠近探头的静脉阻塞程度，因而不能可靠地显示膝下进展中或已形成的 DVT。此技术的敏感性和特异性分别为 83%和 92%。直接对比研究已确定加压式超声波的优越性。

放射性同位素成像

同位素标记的纤维蛋白原可显示形成活动期的腓肠静脉血栓，但却不能可靠显示更近端的静脉血栓，特别是当血栓导致静脉完全阻塞时。能结合活化血小板上纤维蛋白原受体的新制剂及能结合纤维蛋白的标记抗体也许在 21 世纪头十年内对检测静脉血栓发挥重要作用。

诊断技术总结

对富有经验和熟练者而言，超声波是诊断手段的选择，静脉造影术用于可疑腓肠静脉或髂静脉血栓以及与临床可能性判断不相符的病人。这一诊断策略正在增加血管实验诊断和超声诊断的压力，而 D–二聚体测定也许在缓解这些压力方面有用（图 14.8）。为最大增加诊断准确性和恰当治疗，将病人分为低、中、高风险度在临床分析和分类方面仍有重要作用。

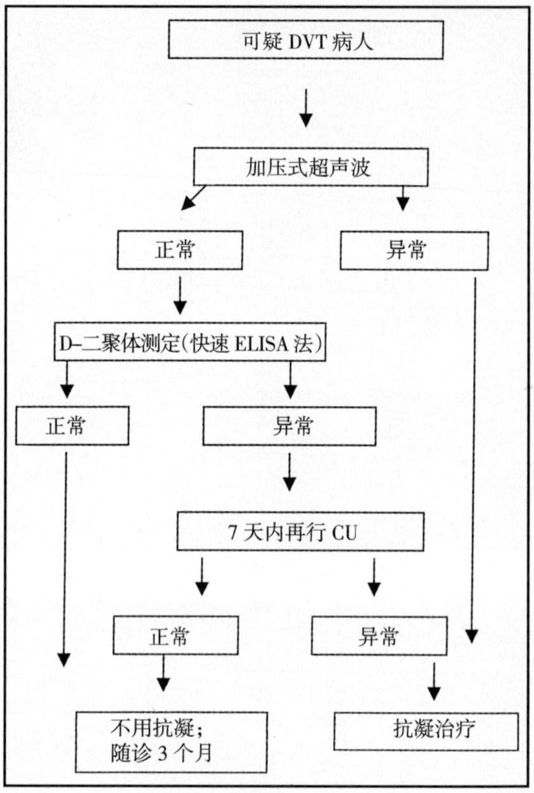

图 14.8 • D–二聚体测定用于深静脉血栓（DVT）诊断策略。ELISA，酶联免疫吸附测定；CU，加压式超声波。

深静脉血栓治疗

DVT 可表现为不同的严重程度，从放射性标记纤维蛋白原诊断的孤立胫骨静脉血栓至威胁生命及下肢存活的严重炎症和静脉坏死。临床的严重程度取决于血栓涉及范围及各种导致血栓的促凝因子。治疗的主要目的在于初步阻断促凝过程并阻止血栓的延伸，以避免或降低肺栓塞风险；通过恰当溶栓，最终降低血栓后综合征的发生。为达此目的，肝素和华法林抗凝仍是现代治疗的主要手段，对预防复发具有优势。

静脉血栓栓塞抗凝治疗

在肝素和华法林应用 20 多年后，Barritt 和 Jordan 于 1960 年提出了抗凝在治疗静脉血栓症中的重要性[106]。对怀疑肺栓塞病人进行的一项随机研究中，华法林治疗的病人死亡率和肺栓塞复发率均有明显下降[106]。

由于肝素抗凝作用快，因此开始治疗通常用肝素，经过数天后再用华法林。

在一项仅口服抗凝剂与口服抗凝剂加初始静脉肝素治疗比较的双盲随机研究中，治疗初始应用肝素的临床重要性得到证实。结果显示，静脉血栓栓塞症的复发率在仅口服抗凝剂组中高达 20%，而初始静脉肝素治疗组复发率为 6.7%[107]。

肝素

肝素由分子量 4000~40000Da 的不同硫酸多糖混合物组成。它的即刻抗凝作用是通过加速催化凝血酶与抗凝血酶Ⅲ之间反应而实现的。这一反应通过抗凝血酶Ⅲ，加强了对凝血酶和其他活化丝氨酸蛋白酶（因子Ⅸa、Ⅹa、Ⅺa、Ⅻ）的抑制作用。因子Ⅹa 与肝素-抗凝血酶Ⅲ复合物之间的反应非常重要，抑制 1 单位因子Ⅹa 能阻止 50 单位凝血酶生成。肝素通过与凝血酶选择性抑制剂肝素协同因子Ⅱ的直接结合而发挥更重要的抗凝催化作用。这一作用在抗凝血酶缺陷中非常重要，这种缺陷可能为遗传或长期肝素治疗的结果，后者中高达 1/3 的抗凝血酶作用因丝氨酸蛋白酶而复杂化。此时输新鲜冰冻血浆可提供足够的抗凝血酶而改善肝素抗凝作用。

商业化肝素从牛肺或猪肠黏膜中得到，并制备成钠盐或钙盐。它既可静脉应用也可皮下注射。静脉注射时抗凝作用即刻出现，而皮下注射吸收的药代动力学使其 4~6 小时后作用才达高峰且抗凝作用依剂量长达 8~12 小时。相比之下，静脉肝素半衰期约 90 分钟。因肝素由网状内皮系统清除而不是肝肾脏器，故肝肾功能衰竭并不影响肝素的清除。

持续静脉注射肝素因作用快速、出血并发症少和剂量需要小，已成为优先选择模式[108]。标准化治疗是先推注肝素 100~200U/kg，随后以 1000~2000U/h 速度输注。由于肝素药代学的个体差异，输注速度必须依 APTT 结果而定。虽然 APTT 在 2.0 以下时很少有出血并发症，但 APTT 为 1.5~2.5 倍于正常对照值却是治疗的范围[109]。只要对 APTT 进行监测并维持在 1.5~2.0 时，皮下注射肝素也同样有效。

使肝素快速达到抗凝治疗水平具有极其重要临床意义，因为同肝素达到治疗水平的病人相比，在治疗后 24 小时 APTT 水平在 1.5 以下的病人再发血栓栓塞症的比率增加了 15 倍[108,110]。然而，有可靠证据表明大部分病人并未达到上述目标[111,112]。利用列线图依体重决定肝素剂量与标准治疗方案（如上述）比较，显示前者能更快速达到抗凝水平且更有效（97% vs 77%）。使用依体重决定剂量的方案或使用固定剂量的低分子肝素可避免广泛存在的因肝素应用过分小心而导致未达治疗剂量和高血栓复发率风险[113]。

有两项研究比较了在口服抗凝剂前持续使用静脉肝素超过 10 天和 5 天的差异[114,115]。虽然入选病人数较少，但在两种治疗方案中血栓和出血并发症风险相当。因此，大部分治疗中心在静脉应用肝素后 24 小时便开始口服华法林抗凝。通常在华法林使用 5~10 天后，其剂量达到抗凝治疗作用时停止肝素治疗。

低分子肝素

低分子肝素是未经分离的肝素（UFH）的提取物，分子量在 3000~10000Da 之间。同 UFH 不同，这些小分子不能同时与抗凝血酶和凝血酶结合，而这种结合对抑制凝血酶是必要的，但它们可充分与因子Ⅹa 结合。抑制因子Ⅹa 是低分子肝素抗凝作用的主要方式。由于它们与抗凝血酶和凝血酶结合力较低，从而降低了抗凝活性，同时也较少发生出血并发症。皮下注射低分子肝素与普通肝素比较，其生物有效性更强，生物半衰期也更长。由于低分子肝素具有可预测的药代动力学特点，每天固定单剂量（但大多数制剂与病人体重相关）给药足以产生抗凝作用，而不必监测 APTT 水平。

系统回顾显示每日一次低分子肝素治疗与每日两次治疗具有同样效果和安全性[116]。最近，一项比较低分子肝素与静脉用 UFH 治疗静脉血栓栓塞症的荟萃研究确认，使用低分子肝素进行初始 DVT 治疗具有安全和可能降低出血风险的作用[117]。

两项多中心、前瞻、随机研究比较了在主要为门诊病人初始使用低分子肝素和在住院病人使用 UFH 对近端 DVT 治疗的差异。两组病人都在上述抗凝后口服 3 个月的抗凝剂。在低分子肝素治疗组，血栓栓塞症的复发率有下降趋势[118,119]。在两项研究的低分子肝素治疗组中，多达半数病人进行了完全门诊治疗，余下病人的住院治疗时间也较 UFH 组短（1~3 天 vs 6.5~8 天）。

同普通肝素比较，低分子肝素不仅同样治疗有效和安全，而且能缩短住院时间和减低治疗费用。对 8 项研究的回顾性文章揭示，对 DVT 门诊病人进行低分子肝素治疗安全、有效且有较高效价比[120]。最近，在 Cochrane 图书馆出现了一项对固定剂量低分子肝素在治疗静脉血栓栓塞症安全性和有效性方面同校正剂量肝素进行比较的回顾性研究的更新版本。这篇论述详尽的文章基于所有真正随机的临床相关治疗研究，并展现了现今最佳的临床证据[121]。

此项研究显示低分子肝素至少在有效性和安全性方面同 UFH 一样。初始应用低分子肝素治疗时大出血发生率有统计学意义的显著降低：在低分子肝素组中为 1.1%（共 2158 病人），而在 UFH 组中为 2.0%（共 2196 病人）。研究结束时，低分子肝素治疗组的总体死亡率也显著降低：在低分子肝素组为 5.2%（1803 病人中 94 人），而在 UFH 组为 6.9%（1816 病人中 125 人）。另外，静脉造影显示低分子肝素治疗能明显减少血栓的体积（减少 62% vs 53%）。最后，对近端 DVT 病人使用低分子肝素能明显降低血栓栓塞症复发率：在低分子肝素组为 4.8%（共 814 病人），而在 UFH 组为 7.8%（共 822 病人）。这项回顾性研究得出结论，低分子肝素可成为 DVT 的安全的标准治疗方法，现在应当对不同的低分子肝素疗效进行比较。

一项与 UFH 进行的前瞻性随机比较研究的荟萃分析确认，在非大面积肺栓塞病人中初始使用固定剂量低分子肝素具有安全性和有效性[122]。

华法林

除了抑制蛋白 C 和蛋白 S 外，华法林还通过抑制维生素 K 依赖的因子Ⅱ、Ⅶ、Ⅸ和Ⅹ的产生而发挥抗凝作用。维生素 K 是需与钙结合的凝血因子产生羧基谷氨酰残基的协同因子。在使用华法林进行充分抗凝治疗时，活化的因子Ⅱ和因子Ⅸ的活性只有 30%~40%，而活化的因子Ⅶ和因子Ⅹ的活性仅为 10%。凝血酶原在循环中有 36 小时的较长半衰期，因此华法林在开始治疗剂量的 48 小时后才会发挥有效的抗凝作用，而在此前应使用肝素治疗。由于华法林的治疗可使维生素 K 依赖的活化蛋白 C 和蛋白 S 的水平降低从而导致促凝状态，故应强调先使用肝素抗凝治疗。

华法林可被肠道充分吸收，在循环中主要与白蛋白结合，半衰期为 36–40 小时；未结合的华法林（占 3%）是活性部分。虽然存在不同的负荷剂量方案，但在肝功能衰竭病人、老年人、肠外营养治疗病人或接受广谱抗生素治疗病人应降低华法林治疗剂量。定时监测凝血酶原时间是必要的，应维持 INR 在 2.0~3.0 之间。华法林可通过胎盘而导致婴儿异常，因此孕妇不能应用此药，而须改用肝素治疗。

抗凝治疗时间

目前治疗静脉血栓栓塞症的抗凝方案是肝素治疗 5~7 天，然后口服抗凝剂华法林治疗 3~6 个月。

最近，对首发静脉血栓栓塞症病人的抗凝治疗时间的随机研究显示[123]，口服抗凝剂 6 个月要明显好于 6 周时间（复发率分别为 9.5%和 18.1%，$P<0.001$），而在出血并发症和死亡率方面无明显差异[123]。

有趣的是，在两组病人中 INR 都能维持在 2.0~2.85 之间，且有近似的低大出血发生率：在 6 个月治疗组为 1.1%，6 周组为 0.2%。这些研究支持在首发血栓栓塞症病人应至少抗凝治疗 3 个月。在老年不明原因的血栓病人中，抗凝治疗应延长至 6 个月。同样，对再发血栓的年轻病人，华法林也应使用 6 个月；而对再发的不明原因血栓的年轻病人应优先考虑 2 年的抗凝治疗期[124]。

对再发血栓或大面积肺栓塞病人延长抗凝治疗时间是合理的，但也会增加病人、特别是老年人的大出血和死亡风险。

近期对维生素 K 拮抗剂不同治疗时间的荟萃研究显示，在治疗期间静脉血栓栓塞症的复发风险降低。整个治疗期间，静脉血栓栓塞症的绝对风险降低了，但并没有降低大出血的风险[125]。最近正在探讨低剂量华法林是否与充分治疗剂量的华法林产生同样抗凝效果的可能性。最近一项随机双盲研究比较了华法林常规治疗剂量（INR 维持 2.0~3.0）与低剂量（INR 维持 1.5~1.9）的差异，显示常规治疗剂量更能有效预防血栓复发，而不增加出血风险。这项在加拿大对 738 名病人进行的研究提示，同标准治疗比较，低剂量华法林治疗既不更有效，也不更安全[126]。

血栓形成倾向病人的静脉血栓栓塞症的治疗

对有血栓形成倾向而未发生静脉血栓栓塞症病人最好依血栓症状进行随诊并提出治疗建议。对存在口服避孕药或 HRT 风险的女性更应当得到治疗建议。在进行外科或内科治疗前必须认真评价血栓风险，合理运用预防措施。正如前面所讨论那样，对以前未发生凝血事件的血栓形成倾向病人而言，长期抗凝治疗的出血风险可能大于血栓进展中的出血风险。在不存在其他风险情况下，即使对曾发生一次血栓栓塞症的凝血倾向病人，权衡风险的结果也许并不主张进行长期的抗凝治疗[127]。临床特点，如血栓部位和严重性（大面积威胁生命的肺栓塞）、血栓是自发形成的还是与易发危险因素有关、育龄妇女、病人职业和家族方面存在出血风险等方面都应当在决定长期抗凝治疗时予以考虑。

其他治疗

已应用纤维蛋白溶酶、纤维蛋白溶酶原进行溶栓治疗，而最常使用的是链激酶、尿激酶和重组 t-PA。起初进行全身性治疗，近来通过导管进行局部受累区域治疗。治疗无疑是要达到溶栓目的，但通常只能部分实现，而就保护静脉瓣膜功能而言，没有临床证据证实溶栓具长远利益[128]。溶栓最好的对象应是严重炎症或肺栓塞导致心肺损害病人。

水蛭素是不常用的直接抑制凝血酶的抗凝剂。它被建议主要应用于急性冠状动脉综合征和免疫型 HIT（Ⅱ型）病人。对不愿中断哺乳的妇女，为华法林治疗而接受水蛭素或许也有意义。此情况下，水蛭素治疗是安全的，在母体血浆中达到治疗水平时母乳中却不能检出水蛭素[129]。

新抗凝剂

低分子肝素应用是重要的治疗进展，它的特别优势在于使用时不需监测剂量。但绝大多数病人愿意口服而非注射治疗，而不需监测剂量的口服制剂正在临床实验中。

戊糖由肝素分子中有抗凝作用的最小部分组成。这些物质具有抗凝血酶高亲和性和抑制因子Ⅹa 高选择性的双重特征。

戊糖在矫形外科大手术病人中进行的溶栓研究显示，其收益好于低分子肝素，使静脉血栓栓塞症总体发生风险降低超过 50%而不增加出血风险[130]。但这些研究因生产者的赞助和预后分析中使用治疗终点的代表指标而存在可能的偏倚受到批评[131]。

这种口服抗凝剂具有希望，但需要更多临床使用经验，特别是需除外它可能比低分子肝素风险更高。

直接抑制凝血酶的口服抗凝剂是另一类具有希望的药物。

在卒中预防（SPORTIF Ⅲ和Ⅳ）、血栓预防（METHRO Ⅱ）、心梗后次级预防（ES-TEEM）和静脉血栓栓塞症的次级预防（THRIVE Ⅲ）等不同研究中，对这类药物中的 Ximelagatran 进行了临床评估[132,133]。

研究显示这些药物类似或好于华法林，而出血风险较低。最常见并发症是在一小部分病人出现转氨酶一过性升高。

预防血栓

肺栓塞仍列心血管疾病最常见死亡原因的第三位。不对近端 DVT 治疗则明显增加早期肺栓塞和晚期血栓后综合征风险。因此，对所有治疗静脉血栓栓塞症风险病人的医生而言，意识到这些风险并预防血栓发生以减少疾病负担是义不容辞之责。血栓预防主要集中于外科病人，但对非手术病人同样需要强调预防。对内科病人提出明确预防建议的临床依据较少。1998 年，美国胸科医师协会第五次共识会建议对某些病人，特别是充血性心力衰竭和胸部感染病人预防性使用低剂量 UFH 和低分子肝素[134]。最近几项在内科完成的研究提示，应建议在高危病人、特别是心力衰竭和缺血性卒中病人中使用低分子肝素[135]。

在众多病人分类中，建议应用临床分类、即低度、中度和高度风险分类法（表 14.1）。风险随手术特点而改变。因此，手术病人预防措施应根据已知最佳风险-收益比例予以调整（表 14.2）[80,136]。

机械方法

存在血栓风险的病人最简单的预防方法是下肢抬高。Ashby 等报告提示抬高下肢的重要性，当下肢抬高并保持 6°时可缩小深静脉口径和明显增加血流速度[137]。下肢低位的病人可警示其血流减慢和深静脉口径明显增宽。因此这似乎表明，常规术后第一天迫使病人坐起离床，不舒服地坐在椅子上且下肢下垂以防血栓发生的方法事实上可能所起的作用正相反。

渐进式压迫弹力袜是简单、安全和相当有效的预防血栓方法[138]。这些弹力袜可能通过压迫加快下肢静脉血流而发挥作用；它在踝部提供 18mmHg 的低压压迫，在小腿部是 14mmHg，在膝部是 8mmHg。因为可能造成组织坏死，故它们应用最大受限之处在于严重外周血管疾病伴踝收缩压低于 70mmHg 的病人。

1994 年，一份详尽的荟萃分析得出结论，渐进式压迫弹力袜可明显降低中度风险病人术后静脉血栓栓塞症的风险达 68%[139]。最近一项回顾研究提示渐进式压迫弹力袜可有效降低外科和内科病人静脉血栓栓塞的风险，特别当它与其他预防方法结合应用时[140]。

间歇式下肢气压压迫装置通过单腔靴状体系向整个下肢间断提供适度而均匀低压。典型的给压方式是，加压 40~60mmHg 一分钟，并有 90 秒的减压期。这种装置可增加静脉回流速度，但也可增加纤溶活性[141]。一种更可能的作用机制在于抑制组织因子途径[142]。有关这种方法效果的研究数据有限，两项荟萃研究显示病人在间歇式下肢气压压迫装置预防 DVT 时其发生率分别 9.9%和 17.6%，而对照组则分别为 20.3%和 27%，差异具有统计学意义。一种

表 14.1 • THRIFT 共识小组风险评估方案

风险水平	类别	预防建议
低度	小手术 大手术<40 岁 轻度创伤 轻度内科疾病	下肢抬高及早期活动
中度	大手术>40 岁 重大创伤或烧伤 重度内科疾病 小手术并存风险 炎性肠病	下肢抬高及早期活动，抗栓塞袜或皮下注射肝素，机械性小腿压迫
高度	髋、骨盆、膝骨折 恶性肿瘤重大手术 手术且有凝血倾向 手术且既往血栓病史 急性下肢麻痹 疾病伴凝血倾向 疾病伴既往血栓病史	抗栓塞袜及皮下注射肝素，机械性小腿压迫有效

注：摘自 血栓栓塞风险因素（THRIFT）共识小组 住院病人静脉血栓栓塞症的风险与预防 英国医学杂志 1992；305：567–574

表 14.2 • 深静脉血栓（DVT）风险分类及未预防时血栓发生率

风险分类	DVT 发生率（%）		肺栓塞发生率（%）	
	小腿	近端	临床	致命性
最高风险	40~80	10~30	4~10	1~5
大手术>40 岁+既往静脉血栓栓塞史，恶性肿瘤或高凝状态				
择期髋或膝手术				
髋骨折				
卒中，多发伤，脊柱损伤				
高风险	20~40	4~8	2~4	0.4~1.0
大手术>60 岁+无附加风险因素				
大手术 40~60 岁+附加风险因素				
心肌梗死或内科病人+风险因素				
中度风险	10~20	2~4	1~2	0.1~0.4
大或小手术 40~60 岁+无附加风险因素				
大手术<40 岁+无附加风险因素				
小手术（任何年龄）+风险因素				
低度风险				
小手术或无并发症手术				
<40 岁+无风险因素				

摘自 Clagett GP, Anderson FA Jr, Geerts W, et al. 静脉血栓栓塞症的预防。胸腔 1998；114：S531–S560。

新的改良方法应用高压、快速充气的气压装置仅向足提供压迫或向足和小腿同时提供压迫。这种方法可明显增加股静脉和腘静脉最大血流速度，特别是在静脉炎后的下肢[143]。足部泵方法的研究得出不同结果，而在全膝置换术病人进行的大宗随机比较研究显示，低分子肝素比足泵预防效果具有优越性，前者较后者 DVT 发生率减少 30%（24% vs 54%）[144]。

一项在 2003 年发表的有关机械泵装置在髋骨折应用有效性的 Cochrane 回顾性研究发现，使用泵装置也许能防止 DVT 和肺栓塞的发生（使用泵发生率 7%，不用泵者为 22%）[145]。对 442 例创伤病人进行的比较间歇气体压迫装置与低分子肝素的随机研究显示两者有相似较低的血栓栓塞症和出血并发症的发生率，从费效比角度出发，作者建议使用间歇气体压迫装置来预防血栓发生[146]。

需要进一步分析这些机械预防的新方法，但如果单独使用它们来预防存在较高风险操作的病人肯定缺乏有效性。

药物方法

一些药物已用于预防 DVT。自 1959 年以来已知华法林用于预防性抗凝可明显降低血栓栓塞症的发生率[147]。然而，外科医师还没有应用这一方法，主要因为自发性出血或与手术相关出血的风险较大。

在抗血小板试验协作组的荟萃分析中，虽然纳入的一些研究的质量有问题而导致对结果存有许多疑问，但发现阿司匹林明显降低 DVT 发生率。然而，阿司匹林也许对低度风险病人有预防效果[136]。其他药物如达那肝素（低分子肝素混合物）、硫酸皮肤素、水蛭素和右旋糖酐也已应用，但没有进行充分评估或未被广泛应用。

应用低剂量 UFH（5000 单位皮下注射每天 2 次或 3 次）已有 20 多年。早在 1988 年，对普外科、矫形外科和泌尿外科病人进行的纳入 62 项随机安慰剂比较试验的荟萃分析中，有 2/3 的试验结果显示 UFH 降低 DVT 和肺栓塞的发生率[148]。同时少量出血事件的发生率增加了 2%。对外科病人进行的一些大宗随机试验比较了低分子肝素与 UFH 的预防作用。这些研究显示低分子肝素至少与 UFH 预防作用相当，但低分子肝素导致出血并发症较少[149]。两项荟萃分析结果显示全髋置换术后低分子肝素降低 DVT 和肺栓塞风险具有优势（分别降低 17%~32% 和 50%）[150,151]。一些研究观察到，髋关节成形术后病人应用低分子肝素比 UFH 或安慰剂获益更多的是在降低近端静脉血栓发生方面（低分子肝素获益 93.2%、UFH 获益 54%、安慰剂获益 57%）[152]。

对中度和高度风险的外科病人而言，低分子肝素预防血栓已显示出良好的费效比[153]。

近期的荟萃分析确认，与不治疗、安慰剂或 UFH 比较，低分子肝素在普外病人预防血栓方面具有有效性和安全性[154]。

毫无疑问，每日一次注射低分子肝素使其更具方便性，并在很大程度上已替代 UFH 而成为药物预防制剂。

然而值得注意的是，Cochrane 在最近更新的有关肝素、低分子肝素和机械性方法在预防髋骨折术后（非常高危病人）血栓的随机对照试验的回顾性研究发现，偏向支持使用低分子肝素的证据不足。虽然这份回顾研究确认注射性肝素在预防 DVT 方面的保护作用，但没有充足证据显示低分子肝素与 UFH 有所差别[145]。这份研究的作者建议设计质量更好的机械性方法的比较试验及肝素组分的直接比较研究。

预防血栓方法总结

现有临床证据显示，低分子肝素和低剂量 UFH 可有效预防 DVT 发生，但也以发生率低而确实存在的、具有潜在临床意义的出血风险为代价。机械性方法没有相关风险但预防作用可能较弱。一些研究显示，低分子肝素联合机械方法、特别是加压袜有明显预防 DVT 的作用。行将结束的试验结果支持以下建议。低危病人最好避免应用肝素，因为存在与出血相关的不利的风险-受益比（表 14.3）[136]。中危病人将从低分子肝素中获益（除非存在出血高危因素，如神经外科手术；这类病人建议使用加压袜），但加用加压袜也许不会产生有益的费效比。低分子肝素联合机械方法对高危病人产生的预期额外保护作用证明其花费是值得的。

表 14.3 • 根据静脉血栓栓塞病（VTE）风险权衡其预防的副作用

VTE 风险分类	未预防时预期发生	（可预防）事件数	预期发生预防副作用事件数
	近端 DVT	致命性肺栓塞	严重出血
高度	200（160）	30（24）	3
中度	50（40）	5（4）	3
低度	5（4）	<1（<1）	3

注：DVT,深静脉血栓；PE，肺栓塞 数据基于假定一组 1000 名外科手术病人，设想预防方法有效性为 80%，产生严重出血副作用的发生率为 0.3%。经获准摘自 Bounameaux H. 药物与机械联合预防静脉血栓栓塞症 Thromb Haemost 1999;82:931–937.

● 要点

- 血栓栓塞症主要发生在老年人；在少部分中年和年轻人中也可发生，而他们多具有原发和继发凝血倾向。
- 血栓栓塞症在外科病人中常见，1/4 所有普外病人、超过 40%矫形外科和严重创伤病人可发生血栓栓塞症。肺栓塞是常见并发症，也是围手术期病残和死亡的主要原因。
- 静脉血栓发生于存在已知风险因素病人，而其他促凝条件或事件如大手术是叠加因素。几乎所有手术病人需要预防。
- 应用病人风险分类、D-二聚体测定和静脉加压超声扫描可准确而可靠地诊断。螺旋 CT、肺血管造影和 CT 扫描对明显肺栓塞病人可准确诊断。
- 及时抗凝（低分子肝素使用 5 天，华法林使用 6 个月）仍是延伸至小腿以上 DVT 的主要治疗方手段。
- 使用渐压式袜和低分子肝素对外科病人预防血栓有很好效果，而间歇式小腿加压装置也是有益的，特别是在髋和膝手术及外伤病人。

（陈　宏）

参考文献

1. Anderson FA Jr, Wheeler HB, Goldberg RJ et al. A population-based perspective of the hospital incidence and case-fatality rates of deep vein thrombosis and pulmonary embolism. The Worcester DVT Study. Arch Intern Med 1991; 151:933-8.
2. Carter CJ, Anderson FA, Wheeler HB. Epidemiology and pathophysiology of venous thromboembolism. In: Hull R (ed.) Venous thromboembolism. New York: Futura, 1996; pp. 3-26.
3. White RH. The epidemiology of venous thromboembolism. Circulation 2003; 107:I1-8.
4. Thomas WA, Davies JMP, O'Neal RM et al. Incidence of myocardial infarction correlated with venous and pulmonary thrombosis and pulmonary embolism. Am J Cardiol 1960; 5: 41-7.
5. Woo KS, Tse LK, Tse CY et al. The prevalence and pattern of pulmonary thromboembolism in the Chinese in Hong Kong. Int J Cardiol 1988; 20:373-80.
6. Lilienfeld DE, Chan E, Ehland J et al. Mortality from pulmonary embolism in the United States: 1962 to 1984. Chest 1990; 98:1067-72.
7. Goldhaber SZ. Epidemiology of pulmonary embolism and deep vein thrombosis. In: Bloom AL, Forbes CD, Tuddenham EGD (eds) Haemostasis and thrombosis, 3rd edn. Edinburgh: Churchill Livingstone, 1994; pp. 1327-33.
8. Sandler DA, Martin JF. Autopsy proven pulmonary embolism in hospital patients: are we detecting enough deep vein thrombosis? J R Soc Med 1989; 82:203-5.
9. Flanc C, Kakkar VV, Clarke MB. The detection of venous thrombosis of the legs using 125-I-labelled fibrinogen. Br J Surg 1968; 55:742-7.
10. Kakkar VV, Howe CT, Flanc C, Clarke MB. Natural history of postoperative deep-vein thrombosis. Lancet 1969; ii:230-2.
11. Huisman MV, Buller HR, ten Cate JW et al. Unexpected high prevalence of silent pulmonary embolism in patients with deep venous thrombosis. Chest 1989; 95:498-502.
12. Doyle DJ, Turpie AG, Hirsh J et al. Adjusted subcutaneous heparin or continuous intravenous heparin in patients with acute deep vein thrombosis. A randomized trial. Ann Intern Med 1987; 107:441-5.
13. Lindhagen A, Bergqvist D, Hallbook T. Deep venous insufficiency after postoperative thrombosis diagnosed with ^{125}I-labelled fibrinogen uptake test. Br J Surg 1984; 71:511-15.
14. Scurr JH, Coleridge-Smith PD, Hasty JH. Deep venous thrombosis: a continuing problem. Br Med J 1988; 297:28.
15. Nicolaides AN, Kakkar VV, Renney JT. Soleal sinuses and stasis. Br J Surg 1971; 58:307.
16. Rollins DL, Semrow CM, Friedell ML et al. Origin of deep vein thrombi in an ambulatory population. Am J Surg 1988; 156:122-5.
17. Kearon C. Natural history of venous thromboembolism. Circulation 2003; 107:I-22-I-30.
18. Schaub RG, Simmons CA, Koets MH et al. Early events in the formation of a venous thrombus following local trauma

and stasis. Lab Invest 1984; 51:218–24.

19. Thomas DP, Merton RE, Hockley DJ. The effect of stasis on the venous endothelium: an ultrastructural study. Br J Haematol 1983; 55:113–22.
20. Hamer JD, Malone PC, Silver IA. The pO_2 in venous valve pockets: its possible bearing on thrombogenesis. Br J Surg 1981; 68:166–70.
21. Sevitt S. Pathology and pathogenesis of deep vein thrombi. In: Bergan JJ, Yao JST (eds) Venous problems. Chicago: Year Book, 1978; pp. 257–63.
22. Thomas DP, Merton RE, Wood RD, Hockley DJ. The relationship between vessel wall injury and venous thrombosis: an experimental study. Br J Haematol 1985; 59:449–57.
23. Thomas DP. Pathogenesis of venous thrombosis. In: Bloom AL, Forbes CD, Tuddenham EGD (eds) Haemostasis and thrombosis, 3rd edn. Edinburgh: Churchill Livingstone, 1994; pp. 1327–33.
24. Karino T, Motomiya M. Flow through a venous valve and its implication for thrombus formation. Thromb Res 1984; 36: 245–57.
25. Sevitt S. The structure and growth of valve-pocket thrombi in femoral veins. J Clin Pathol 1974; 27:517–28.
26. Pandolfi M, Nilsson IM, Robertson B, Isacson S. Fibrinolytic activity of human veins. Lancet 1967; ii:127–8.
27. Hamilton G, Platt SA. Deep vein thrombosis. In: Beard JD, Gaines PA (eds) Vascular and endovascular surgery. London: WB Saunders, 1998; pp. 351–96.
28. Juhan-Vague I, Valadier J, Alessi MC et al. Deficient t-PA release and elevated PA inhibitor levels in patients with spontaneous or recurrent deep venous thrombosis. Thromb Haemost 1987; 57:67–72.
29. Wiman B, Hamsten A. Impaired ?brinolysis and risk of thromboembolism. Prog Cardiovasc Dis 1991; 34:179–92.
30. Erickson LA, Fici GJ, Lund JE et al. Development of venous occlusions in mice transgenic for the plasminogen activator inhibitor-1 gene. Nature 1990; 346:74–6.
31. Carmeliet P, Schoonjans L, Kieckens L et al. Physiological consequences of loss of plasminogen activator gene function in mice. Nature 1994; 368:419–24.
32. Harbourne T, O'Brien D, Nicolaides AN. Fibrinolytic activity in patients with idiopathic and secondary deep venous thrombosis. Thromb Res 1991; 64:543–50.
33. Eriksson BI, Eriksson E, Gyzander E et al. Thrombosis after hip replacement. Relationship to the fibrinolytic system. Acta Orthop Scand 1989; 60:159–63.
34. Mellbring G, Dahlgren S, Reiz S, Wiman B. Fibrinolytic activity in plasma and deep vein thrombosis after major abdominal surgery. Thromb Res 1983; 32:575–84.
35. Wiman B. Plasminogen activator inhibitor 1 (PAI-1) in plasma: its role in thrombotic disease. Thromb Haemost 1995; 74:71–6.
36. Aiach M, Gandrille S, Emmerich J. A review of mutations causing deficiencies of antithrombin, protein C and protein S. Thromb Haemost 1995; 74:81–9.
37. Meade TW, dyer S, Howarth DJ et al. Antithrombin Ⅲ and procoagulant activity: sex differences and effects of the menopause. Br J Haematol 1990; 74:77–81.
38. Tait RC, Walker ID, Davidson JF et al. Antithrombin III activity in healthy blood donors: age and sex related changes and prevalence of asymptomatic deficiency. Br J Haematol 1990; 75:141–2.
39. Dahlbäck B, Stenflo J. The protein C anticoagulant system. In: Stamatoyannopoulos G, Nienhuis AW, Majerus PW, Varmus H (eds) The molecular basis of blood diseases. Philadelphia: WB Saunders, 1994; pp. 599–628.
40. Griffin JH, Evatt B, Zimmerman TS et al. Deficiency of protein C in congenital thrombotic disease. J Clin Invest 1981; 68:1370–3.
41. Miletich J, Sherman L, Broze G Jr. Absence of thrombosis in subjects with heterozygous protein C deficiency. N Engl J Med 1987; 317:991–6.
42. Simioni P, Sanson BJ, Prandoni P et al. Incidence of venous thromboembolism in families with inherited thrombophilia. Thromb Haemost 1999; 81:198–202.
43. Marlar RA, Neumann A. Neonatal purpura fulminans due to homozygous protein C or protein S deficiencies. Semin Thromb Hemost 1990; 16:299–309.
44. Dahlbäck B, Carlsson M, Svensson PJ. Familial thrombophilia due to a previously unrecognized mechanism characterized by poor anticoagulant response to activated protein C: prediction of a cofactor to activated protein C. Proc Natl Acad Sci USA 1993; 90:1004–8.
45. Koster T, Rosendaal FR, de Ronde H et al. Venous thrombosis due to poor anticoagulant response to activated protein

C: Leiden Thrombophilia Study. Lancet 1993; 342:1503–6.

46. Dahlbäck B. New molecular insights into the genetics of thrombophilia. Resistance to activated protein C caused by Arg506 to Gln mutation in factor V as a pathogenic risk factor for venous thrombosis. Thromb Haemost 1995; 74:139–48.
47. Rees DC, Cox M, Clegg JB. World distribution of factor V Leiden. Lancet 1995; 346:1133–4.
48. Price DT, Ridker PM. Factor V Leiden mutation and the risks for thromboembolic disease: a clinical perspective. Ann Intern Med 1997; 127:895–903.
49. Bertina RM, Reitsma PH, Rosendaal FR, Vandenbroucke JP. Resistance to activated protein C and factor V Leiden as risk factors for venous thrombosis. Thromb Haemost 1995; 74: 449–53.
50. Koeleman BP, Reitsma PH, Allaart CF, Bertina RM. Activated protein C resistance as an additional risk factor for thrombosis in protein C–deficient families. Blood 1994; 84: 1031–5.
51. Rosendaal FR. Risk factors for venous thrombotic disease. Thromb Haemost 1999; 82:610–19.
52. Poort SR, Rosendaal FR, Reitsma PH, Bertina RM. A common genetic variation in the 3′–untranslated region of the prothrombin gene is associated with elevated plasma prothrombin levels and an increase in venous thrombosis. Blood 1996; 88:3698–703.
53. Cumming AM, Keeney S, Salden A et al. The prothrombin gene G20210A variant: prevalence in a UK anticoagulant clinic population. Br J Haematol 1997; 98:353–5.
54. Brown K, Luddington R, Williamson D et al. Risk of venous thromboembolism associated with a G to A transition at position 20210 in the 3′–untranslated region of the prothrombin gene. Br J Haematol 1997; 98:907–9.
55. Kraaijenhagen R, Pieternella S, Koopman S et al. High plasma concentrations of factor VIII:C is a major risk of venous thromboembolism. Thromb Haemost 2000; 83:5–9.
56. O'Donnell J, Mumford A, Manning R et al. Elevation of factor VIII:C in venous thromboembolism is persistent and independent of the acute phase response. Thromb Haemost 2000; 83:10–13.
57. Schonauer E, Kyrle PA, Weltermann A et al. Superficial thrombophlebitis and risk for recurrent venous thromboembolism. J Vasc Surg 2003; 37:835–8.
58. Towne JB, Bandyk DF, Hussey CV, Tollack VT. Abnormal plasminogen: a genetically determined cause of hypercoagulability. J Vasc Surg 1984; 1:896–902.
59. Hughes GR. Thrombosis, abortion, cerebral disease, and the lupus anticoagulant. Br Med J 1983; 287:1088–9.
60. Alarcon–Segovia D. Clinical manifestations of the antiphospholipid syndrome. J Rheumatol 1992; 19:1778–81.
61. Nencini P, Baruffi MC, Abbate R et al. Lupus anticoagulant and anticardiolipin antibodies in young adults with cerebral ischemia. Stroke 1992; 23:189–93.
62. Triplett DA. Protean clinical presentation of antiphospholipid–protein antibodies （APA）. Thromb Haemost 1995; 74:329–37.
63. Ginsburg KS, Liang MH, Newcomer L et al. Anticardiolipin antibodies and the risk for ischemic stroke and venous thrombosis. Ann Intern Med 1992; 117:997–1002.
64. Rosove MH, Brewer PM. Antiphospholipid thrombosis: clinical course after the first thrombotic event in 70 patients. Ann Intern Med 1992; 117:303–8.
65. Cervera R, Piette J, Font J et al. Antiphospholipid syndrome: clinical and immunologic manifestations and patterns of disease expression in a cohort of 1,000 people. Arthritis Rheum 2002; 46:1019–27.
66. Warkentin TE, Kelton JG. Heparin–induced thrombocytopenia. Prog Hemost Thromb 1991; 10:1–34.
67. King DJ, Kelton JG. Heparin–associated thrombocytopenia. Ann Intern Med 1984; 100:535–40.
68. Schmitt BP, Adelman B. Heparin–associated thrombocytopenia: a critical review and pooled analysis. Am J Med Sci 1993; 305:208–15.
69. Dryjski M, Dryjski H. Heparin induced thrombocytopenia. Eur J Vasc Endovasc Surg 1996; 11:260–9.
70. Sobel M, Adelman B, Szentpetery S et al. Surgical management of heparin–associated thrombocytopenia. Strategies in the treatment of venous and arterial thromboembolism. J Vasc Surg 1988; 8:395–401.
71. Sobel M. Heparin–induced thrombocytopenia. In: Goldstone J （ed.） Perspectives in vascular surgery. St Louis, MO: Quality Medical, 1992; pp. 1–27.
72. Currie IC, Wilson YG, Scott J et al. Homocysteine: an independent risk factor for the failure of vascular

intervention. Br J Surg 1996; 83:1238–41.

73. den Heijer M, Blom HJ, Gerrits WB et al. Is hyperhomocysteinaemia a risk factor for recurrent venous thrombosis? Lancet 1995; 345:882–5.

74. Falcon CR, Cattaneo M, Panzeri D et al. High prevalence of hyperhomocysteinemia in patients with juvenile venous thrombosis. Arterioscler Thromb 1994; 14:1080–3.

75. Key NS, McGlennen RC. Hyperhomocyst (e) inaemia and thrombophilia. Arch Pathol Lab Med 2002; 126:1367–75.

76. O'Keefe D J, Baglin TP. Travellers thrombosis and economy class syndrome: incidence aetiology and prevention (review) . Clin Lab Haematol 2003; 25:277–81.

77. Martinelli I, Taioli E, Battaglionli T et al. Risk of venous thromboembolism after air travel: interaction with thrombophilia and oral contraceptives. Arch Intern Med 2003; 163: 271–4.

78. Kelman CW, Kortt MA, Becker NG et al. Deep vein thrombosis and air travel: a record link with linkage study. Br Med J 2003; 327:1072–5.

Important study based on linkage of hospital presentations of venous thromboembolic disease and recent long-haul air travel to a remote but civilised area with reliable electronic data gathering (Western Australia) .

79. Thromboembolic Risk Factors (THRIFT) Consensus Group. Risk of and prophylaxis for venous thromboembolism in hospital patients. Br Med J 1992; 305:567–74.

Seminal consensus on risk stratification for venous thromboembolic disease in hospital populations.

80. Campbell B. Thrombosis, phlebitis, and varicose veins. Br Med J 1996; 312:198–9.

81. Jorgensen JO, Hanel KC, Morgan AM, Hunt JM. The incidence of deep venous thrombosis in patients with superficial thrombophlebitis of the lower limbs. J Vasc Surg 1993; 18: 70–3.

82. Enoch S, Woon E, Blair S T. Thromboprophylaxis can be omitted in selected patients undergoing varicose vein surgery and hernia repair. Br J Surg 2003; 90:818–20.

83. Lees TA, Beard JD, Ridler BM, Szymanska T. A survey of the current management of varicose veins by members of the Vascular Surgical Society. Ann R Coll Surg Engl 1999; 81: 407–17.

84. Vandenbroucke JP, Koster T, Briet E et al. Increased risk of venous thrombosis in oral-contraceptive users who are carriers of factor V Leiden mutation. Lancet 1994; 344:1453–7.

85. Bloemenkamp KW, Rosendaal FR, Helmerhorst FM et al. Enhancement by factor V Leiden mutation of risk of deep-vein thrombosis associated with oral contraceptives containing a third-generation progestagen. Lancet 1995; 346:1593–6.

86. Koster T, Small RA, Rosendaal FR, Helmerhorst FM. Oral contraceptives and venous thromboem bolism: a quantitative discussion of the uncertainties. J Intern Med 1995; 238:31–7.

87. Gerstman BB, Piper JM, Tomita DK et al. Oral contraceptive estrogen dose and the risk of deep venous thromboembolic disease. Am J Epidemiol 1991; 133:32–7.

88. Rosing J, Middeldorp S, Curvers J et al. Low-dose oral contraceptives and acquired resistance to activated protein C: a randomised cross-over study. Lancet 1999; 354:2036–40.

Randomised crossover study of second- and third-generation oral contraceptives and their effect on activated protein C.

89. Meade TW. Risks and mechanisms of cardiovascular events in users of oral contraceptives. Am J Obstet Gynecol 1988; 158:1646–52.

Case-control study that confirmed an association between use of HRT and risk of venous thromboembolic disease.

90. Daly E, Vessey MP, Hawkins MM et al. Risk of venous thromboembolism in users of hormone replacement therapy. Lancet 1996; 348:977–80.

91. Jick H, Derby LE, Myers MW et al. Risk of hospital admission for idiopathic venous thromboembolism among users of postmenopausal oestrogens. Lancet 1996; 348:981–3.

Case-control study that confirmed a threefold increased risk of venous thromboembolic disease in current HRT users.

92. Grodstein F, Stampfer MJ, Goldhaber SZ et al. Prospective study of exogenous hormones and risk of pulmonary embolism in women. Lancet 1996; 348:983–7.

93. Verlato F, Zucchetta P, Prandoni P et al. An unexpectedly high rate of pulmonary embolism in patients with superficial thrombophlebitis of the thigh. J Vasc Surg 1999; 30:1113–15.

94. Wells PS, Hirsh J, Anderson DR et al. Accuracy of clinical

assessment of deep-vein thrombosis. Lancet 1995; 345: 1326–30.

95. Chunilal SD, Ginsberg JS. Strategies for the diagnosis of deep vein thrombosis and pulmonary embolism. Thromb Res 2000; 97:V33–V48.

96. Ginsberg JS, Kearon C, Douketis J et al. The use of D-dimer testing and impedance plethysmographic examination in patients with clinical indications of deep vein thrombosis. Arch Intern Med 1997; 157:1077–81.

97. Bernardi E, Prandoni P, Lensing AW et al. D-dimer testing as an adjunct to ultrasonography in patients with clinically suspected deep vein thrombosis: prospective cohort study. The Multicentre Italian D-dimer Ultrasound Study Investigators Group. Br Med J 1998; 317:1037–40.

Prospective multicentre assessment of value of D-dimer in excluding DVT.

98. Wells PS, Anderson BR, Rodger N et al. Evaluation of D-dimer in the diagnosis of suspected deep vein thrombosis. N Engl J Med 2003; 349:1227–35.

Large prospective assessment of D-dimer in diagnosis of DVT in the outpatient setting; negative D-dimer and low clinical probability excludes DVT.

99. Thomas ML, MacDonald LM. The accuracy of bolus ascending phlebography in demonstrating the ilio-femoral segment. Clin Radiol 1977; 28:165–71.

100. Kearon C, Julian JA, Newman TE, Ginsberg JS. Noninvasive diagnosis of deep venous thrombosis. McMaster Diagnostic Imaging Practice Guidelines Initiative. Ann Intern Med 1998; 128:663–77.

101. Kearon C, Ginsberg JS, Hirsh J. The role of venous ultrasonography in the diagnosis of suspected deep venous thrombosis and pulmonary embolism. Ann Intern Med 1998; 129: 1044–9.

102. Lensing AW, Prandoni P, Brandjes D et al. Detection of deep-vein thrombosis by real-time B-mode ultrasonography. N Engl J Med 1989; 320:342–5.

103. Huisman MV, Buller HR, ten Cate JW et al. Management of clinically suspected acute venous thrombosis in outpatients with serial impedance plethysmography in a community hospital setting. Arch Intern Med 1989; 149:511–13.

104. Wells PS, Anderson DR, Bormanis J et al. Value of assessment of pretest probability of deep-vein thrombosis in clinical management. Lancet 1997; 350:1795–8.

105. Mullins ND, Becker DM, Hagspiel KD, Philbrick JT. The role of spiral volumetric computed tomography in the diagnosis of pulmonary embolism. Arch Intern Med 2000; 160:293–8.

106. Barritt DW, Jordan SC. Anticoagulant drugs in the treatment of pulmonary embolism, a controlled study. Lancet 1960; i: 1309–12.

107. Brandjes DP, Heijboer H, Buller HR et al. Acenocoumarol and heparin compared with acenocoumarol alone in the initial treatment of proximal-vein thrombosis. N Engl J Med 1992; 327:1485–9.

Prospective randomised study that confirmed the need for both heparin and oral anticoagulation in early treatment of venous thromboembolic disease.

108. Hull RD, Raskob GE, Hirsh J et al. Continuous intravenous heparin compared with intermittent subcutaneous heparin in the initial treatment of proximal-vein thrombosis. N Engl J Med 1986; 315:1109–14.

109. Hirsh J. Heparin. N Engl J Med 1991; 324:1565–74.

110. Hull RD, Raskob GE, Rosenbloom D et al. Optimal therapeutic level of heparin therapy in patients with venous thrombosis. Arch Intern Med 1992; 152:1589–95.

111. Fennerty AE, Thomas P, Backhouse G et al. Audit of control of heparin treatment. Br Med J 1985; 290:27–8.

112. Wheeler AP, Jaquiss RD, Newman JH. Physician practices in the treatment of pulmonary embolism and deep venous thrombosis. Arch Intern Med 1988; 148:1321–5.

113. Rubin BG, Reilly JM, Sicard GA, Botney MD. Care of patients with deep venous thrombosis in an academic medical center: limitations and lessons. J Vasc Surg 1994; 20:698–704.

114. Koopman MMW, Prandoni P, Piovella F et al. Treatment of venous thrombosis with intravenous unfractionated heparin administered in the hospital as compared with subcutaneous low-molecular-weight heparin administered at home. N Engl J Med 1996; 334:682–7.

Prospective randomised study that confirmed safety of outpatient treatment of proximal DVT with LMWH.

115. Hull RD, Raskob GE, Rosenbloom D et al. Heparin for 5 days as compared with 10 days in the initial treatment of proximal venous thrombosis. N Engl J Med 1990; 322:1260–4.

Treatment with 5 days of heparin is as effective and safe as 10 days.

116. van Dongen CJ, MacGillivray MR, Prins MH. Once versus twice daily LMWH for the initial treatment of venous thromboembolism (Cochrane review). Cochrane Library, issue 4, 2003.

No significant difference between once– or twice–daily LMWH.

117. Lensing AW, Prins MH, Davidson BL, Hirsh J. Treatment of deep venous thrombosis with low–molecular–weight heparins. A meta–analysis. Arch Intern Med 1995; 155:601–7.

Meta–analysis that confirms greater efficacy and safety of LMWH compared with UFH.

118. Levine M, Gent M, Hirsh J et al. A comparison of low–molecular–weight heparin administered primarily at home with unfractionated heparin administered in the hospital for proximal deep–vein thrombosis. N Engl J Med 1996; 334:677–81.

119. Gallus A, Jackaman J, Tillett J et al. Safety and efficacy of warfarin started early after submassive venous thrombosis or pulmonary embolism. Lancet 1986; ii:1293–6.

120. Segal JB, Bolgar DD, Jenckes NW et al. Outpatient therapy with low molecular weight heparin for the treatment of venous thromboembolism: a review of efficacy, safety and cost. Am J Med 2003; 115:324–5.

Efficacy, safety and cost–effectiveness of outpatient LMWH treatment of proximal DVT is confirmed by this review.

121. van den Belt AGM, Prins MH, Lensing AW et al. Fixed dose subcutaneous low molecular weight heparins versus adjusted dose unfractionated heparin for venous thromboembolism (Cochrane review). Cochrane Library, issue 4, 2003.

Cochrane review confirms safety and efficacy of LMWH in prevention of recurrent venous thromboembolic disease and with reduced risk of haemorrhage.

122. Quinlan DJ, McQuillan A, Eikelboom JW. Low–molecular–weight heparin compared with intravenous unfractionated heparin for the treatment of pulmonary embolism: meta–analysis of randomized controlled trials. Ann Intern Med 2004; 140:175–83.

Treatment of pulmonary embolism with LMWH is as effective and safe as UFH.

123. Schulman S, Rhedin AS, Lindmarker P et al. A comparison of six weeks with six months of oral anticoagulant therapy after a first episode of venous thromboembolism. Duration of Anticoagulation Trial Study Group. N Engl J Med 1995; 332:1661–5.

Lower recurrent venous thromboembolic disease rate with 6 months of anticoagulation compared with 6 weeks.

124. Prins MH, Hutten BA, Koopman MM, Buller HR. Long–term treatment of venous thromboembolic disease. Thromb Haemost 1999; 82:892–8.

125. Hutton BA, Prins MH. Duration of treatment with vitamin K antagonists in symptomatic venous thromboembolism (Cochrane review). Cochrane Library, issue 4, 2003.

Recurrent venous thromboembolic disease is prevented for the duration of anticoagulation, the absolute risk of recurrence declines with time, while the risk of haemorrhage does not.

126. Kearon C, Ginsberg JS, Kovacs MJ et al. Comparison of low intensity warfarin therapy with conventional–intensity warfarin therapy for long–term prevention of recurrent venous thromboembolism. N Engl J Med 2003; 349:631–9.

Conventional–dose oral anticoagulation is superior to low dosage in prevention of recurrence of venous thromboembolic disease.

127. Bauer KA. Management of patients with hereditary defects predisposing to thrombosis including pregnant women. Thromb Haemost 1995; 74:94–100.

128. Gallus AS. Thrombolytic therapy for venous thrombosis and pulmonary embolism. Baillières Clin Haematol 1998; 11:663–73.

129. Lindhoff–Last E, Willeke A, Thalhammer C et al. Hirudin in a breastfeeding woman. Lancet 2000; 355:467–8.

130. Turpie AGG, Eriksson BI, Lassen MR for the Steering Committee of the Pentasaccharide Orthopaedic Prophylaxis Studies. Fondaparinux versus enoxaparin for the prevention of venous thromboembolism in major orthopaedic surgery. Arch Intern Med 2002; 162:1833–40.

Meta–analysis suggesting that fondaparinux is superior to enoxaparin in prevention of venous thromboembolic disease, with lower bleeding risk in major orthopaedic surgery.

131. Lowe GDO, Sandercock PAG, Rosendaal FR. Prevention of venous thromboembolism after major orthopaedic surgery: is fondaparinux an advance! Lancet 2003; 362:504–5.

Critical commentary on the fondaparinux meta–analysis which highlights the potential dangers of using surrogate rather than clinical end points and the potential bias inherent in a manufacturer–sponsored trial.

132. Verheugt FW. Can we pull the plug on warfarin in atrial fibrillation? Lancet 2003; 362:1686–7.

133. Schulman S, Wahlander K, Lundstrom T, Clason SB, Eriksson H for the THRIVE III Investigators. Secondary prevention of venous thromboembolism with the oral direct thrombin inhibitor ximelagatran. N Engl J Med 2003; 349:1713–21.

Ximelagatran is superior to placebo in secondary prevention of venous thromboembolic disease.

134. Clagett GP, Anderson FA Jr, Geerts W et al. Prevention of venous thromboembolism. Chest 1998; 114:S531–S560.

135. Haas S. Low molecular weight heparins in the prevention of venous thromboembolism in nonsurgical patients. Semin Thromb Hemost 1999; 25 (Suppl. 3) :101–5.

136. Bounameaux H. Intergrating pharmacologic and mechanical prophylaxis of venous thromboembolism. Thromb Haemost 1999; 82:931–7.

137. Ashby EC, Ashford NS, Campbell MJ. Posture, blood velocity in common femoral vein, and prophylaxis of venous thromboembolism. Lancet 1995; 345:419–21.

138. Agu O, Hamilton G, Baker D. Graduated compression stockings in the prevention of venous thromboembolism. Br J Surg 1999; 86:992–1004.

139. Wells PS, Lensing AW, Hirsh J. Graduated compression stockings in the prevention of postoperative venous thromboembolism. A meta–analysis. Arch Intern Med 1994; 154:67–72.

Graduated compression stockings significantly reduce venous thromboembolic disease in moderate–risk patients (insufficient evidence in high–risk orthopaedic surgery) .

140. Amaragiri SV, Lees TA. Elastic compression stockings for prevention of deep vein thrombosis (Cochrane review) . Cochrane Library, issue 1, 2004.

Review of randomised controlled trials that confirms the ef?cacy of stockings in prevention of venous thromboembolic disease in hospitalised patients.

141. Comerota AJ, Chouhan V, Harada RN et al. The fibrinolytic effects of intermittent pneumatic compression: mechanism of enhanced fibrinolysis. Ann Surg 1997; 226:306–13.

142. Chouhan VD, Comerota AJ, Sun L et al. Inhibition of tissue factor pathway during intermittent pneumatic compression: a possible mechanism for antithrombotic effect. Arterioscler Thromb Vasc Biol 1999; 19:2812–17.

143. Malone MD, Cisek PL, Comerota AJ Jr et al. High–pressure, rapid –inflation pneumatic compression improves venous hemodynamics in healthy volunteers and patients who are post–thrombotic. J Vasc Surg 1999; 29:593–9.

144. Blanchard J, Meuwly JY, Leyvraz PF et al. Prevention of deep –vein thrombosis after total knee replacement. Randomised comparison between a low–molecular–weight heparin (Nadroparin) and mechanical prophylaxis with a foot–pump system. J Bone Joint Surg Br 1999; 81:654–9.

145. Handoll HHG, Farrar MJ, McBirnie J, Tytherleigh–Strong G, Milne AA, Gillespie WJ. Heparin, low molecular weight heparin and physical methods for preventing deep vein thrombosis and pulmonary embolism following surgery for hip fractures (Cochrane review) . Cochrane Library, issue 4, 2003.

Updated Cochrane review that confirms the ef?cacy of both LMWH and UFH in DVT prevention but finds insuf? cient evidence for pulmonary embolism; calf and foot pumps appear to prevent DVT.

146. Ginzburg E, Cohn SM, Lopez J et al. Randomized clinical trial of intermittent pneumatic compression and low molecular weight heparin in trauma. Br J Surg 2003; 90:1338–44.

Calf compression is as effective as LMWH in trauma patients.

147. Browse NL, Burnand KG, Irvine AT, Wilson NM. Deep vein thrombosis: prevention. In: Browse NL, Burnand KG, Irvine AT, Wilson, NM (eds) Diseases of the veins, 2nd edn. London: Arnold, 1999; pp. 359–83.

148. Collins R, Scrimgeour A, Yusuf S, Peto R. Reduction in fatal pulmonary embolism and venous thrombosis by perioperative administration of subcutaneous heparin. Overview of results of randomized trials in general, orthopedic, and urologic surgery. N Engl J Med 1988; 318:1162–73.

149. Kakkar VV, Cohen AT, Edmonson RA et al. Low molecular weight versus standard heparin for prevention of venous thromboembolism after major abdominal surgery. The Thromboprophylaxis Collaborative Group. Lancet 1993; 341: 259–65.

150. Leizorovicz A, Haugh MC, Chapuis FR et al. Low molecular weight heparin in prevention of perioperative thrombosis. Br Med J 1992; 305:913–20.

151. Nurmohamed MT, Rosendaal FR, Buller HR et al. Low-molecular-weight heparin versus standard heparin in general and orthopaedic surgery: a meta-analysis. Lancet 1992; 340: 152–6.

152. Huber O, Bounameaux H, Borst F, Rohner A. Postoperative pulmonary embolism after hospital discharge. An underestimated risk. Arch Surg 1992; 127:310–13.

153. Bergqvist D, Lowe GD, Berstad A et al. Prevention of venous thromboembolism after surgery: a review of enoxaparin. Br J Surg 1992; 79:495–8.

154. Mismetti P, Laporte S, Darmon JY, Buchmuller A, Decousus H. Meta-analysis of low molecular weight heparin in the prevention of venous thromboembolism in general surgery. Br J Surg 2001; 88:913–30.

Efficacy and safety of LMWH in prevention of venous thromboembolic disease in general surgical patients is confirmed; optimal dosage of LMWH needs further study.

第十五章

病人评估与手术风险

Linda de Cossart

介绍

在 21 世纪，风险是继续引发众多讨论与争议的话题。在医学实践中形成了数据、指南和方案，目的在于减少对病人和医疗机构的风险。报纸经常地报道有关内科和外科护理的风险，但这些资料缺乏支持性证据或其声言经不起仔细推敲而产生混淆，让人难以深思何谓风险及其在不同背景下之差别。没有证据表明这些资料能真正帮助病人了解相关内容，也不能消除风险的产生。

良好的病人管理主要通过掌握了相关知识并对手术治疗风险和获益有所理解且具风险-收益告知经验的合格外科医生对病情进行评估而实现。然而，从事卫生保健的专业人员逐步确信应用数据资料作为风险指标告知病人是正确方法。专业病情评价的兴起具有兼职性质，但研究显示医生常选择最具感性的资料告知病人而不愿让患方详知病情发展的来龙去脉[1]。如果外科医生想要很好地从事这项重要的工作，他们必须在向病人及同事，包括医务人员和管理者告知风险时了解他们自身责任。

本章目的是要揭示知识的广泛性并让人了解外科医生评估和告知风险的必要性。本章以策略举例结束，它是有关为了病人管理计划的实施而建立医患交流机制时搜集详尽可行的相关资料的策略。应制订策略而非方案，因为做出良好的决策是复杂的过程，并且在外科实践中（广义上还有卫生保健）个体即使有可能也很难与指南和常规符合。

背景

当今，业已浮现出被医务人员广泛认可的“风险行业”，其目的不仅在于削减医疗疏忽索赔的费用，而且也在于规范职业标准。它的出现有一定道理，而保证手术病人得到了解治疗风险与收益的帮助是医生职业责任的重要部分。病人的信任与尊重是评判外科医生能否很好从事职业的标准。对于正在学习并从事外科技艺者来说，了解如何达到上述标准是一项巨大挑战。

入院手术病人是脆弱的。他们信任他们的外科医生并期待获得明确且富于同情心的病情解答[2,3]。然而，公众的普遍感受通常是医生、特别是外科医生还没有掌握与患方就手术和治疗相关风险进行良好沟通的艺术。由于公众对更加公开性与责任心的需求，迫使外科医生研究他们从未涉足的领域[4,5]。这需要医生携手共同了解如何充分利用有关资料向病人提供治疗建议。

近十年来，许多研究试图就外科医生的业绩汇集成对外科医生有参考价值的资料，但这绝不是件轻松的工作，而且可能遭受诸如在完全迥异条件下应获得相似转归的不切实际的希冀的混淆[6]。虽然许多研究公开了相关人为指标（如住院时间、手术次数、死亡率），但没有证据表明这些指标对病人有所帮助。这些指标还存在偏离对病人预期风险关注的危险，甚至妨碍医患良好的交流。

如何既凭借数据也利用语言技巧就风险问题与患方进行沟通，以及个人对特定治疗阶段的利弊评判将决定他们对治疗方法的取舍[1,7]。将风险简单引述为“在平均水平上”是毫无意义的；而探讨“风险比率”也不能令人满意。运用了相对和绝对风险概念的更加复杂的统计数据仅适用于和具有统计学知识的人员进行讨论时使用。甚至连病人都会认为，除非你准确地知道谁将陷入“不幸”，否则这些数据毫无意义且可能受了更多个人因素的影响。的确，运用数据表明风险概率只占为建立良好沟通所需知识范畴的一小部分。令人惊讶的是，病人也许并不愿意用专业术语进行风险讨论。

个人的评价与期盼明显影响他们看待问题的方式，并且这种评价与期盼也许不同于外科医生。

当医生做出治疗决策时，病人非常注重他们的生存机会是否受到认真地对待[8]。

这就要求外科医生必须学会如何就风险问题进行交流以及可能需要的语言技巧[9]。对治疗作用特定过程的着眼点取决于医患双方理性与非理性的感受、其他对其生命所产生的完全不同影响以及完全有别于治疗与疾病而需优选考虑的问题。因此外科医生必须有意地去探究和了解病人在这些方面的观点。正如 Gigerenzer 所指出的那样，医生利用统计数据来帮助病人了解病情，但可能会陷入缺乏对数据的理解进而降低这些数据利用价值的境地[1]。另外，外科医生倾向于只集中讨论即将进行的手术[10]。

生活中无风险是神话。每天我们面临各式各样的风险而并没有发觉它们的存在。即使清楚地意识到危险的存在，但许多人还是继续承担风险（如吸烟和攀登 K2 存在 50%死亡风险）。然而，当生病时人们对风险的感受才突然成为关注的焦点，因为存在非常真实的和可能立即威胁生命的情况。这一现实连同病人不得不放弃对命运掌控的事实造就了易受伤害的人类，而我们每一个人都逃脱不了这种可能性。

忧心忡忡的病人希望疾病的祛除而寄托于外科医生的治疗方案。此时处于影响病人生存的强势地位的外科医生必须运用他们的学识与才智，以期达到让病人得到最佳治疗和医患有效沟通的目的。外科医生可以有他或她的个人见解，但只有当他们严肃对待病人的希望与要求时才可能达到上述目的。对患者最佳的治疗方案也许并非是由外科医生首先决定的。

以病人为中心的讨论

外科医生必须从病人自身角度出发对他们进行评价，同时还要考虑他们的知识范围以及他们所处的病情状态。治疗方案的选择必须基于上述资料。外科医生要考虑的因素见框 15.1。

了解什么是病人最好的治疗是非常重要的第一步。简要的病史采集和体检是非常重要的，而如何去做已有详述[11-14]。仔细记录所见并要列出诊疗计划。让病人了解诊治计划也许是有帮助的。

在初次与病人讨论病情时也许不可能提出完善的治疗方案，必须向病人讲明还需要一定时间和进一步的检查。然而，一些简单病案如疝气、皮损和其他非致命性疾病也许会让外科医生觉得治疗起来很容易。但是医生觉得容易的事病人不一定觉得容易。所以病情控制计划需要从病人的角度出发加以考虑。

病人想知道他们会怎样以及从短期和长期上看治疗将如何影响他们的生活。必须清醒地记住，外科医生如果把病人的期望值提得过高、轻视了手术风险或夸大了手术益处都将面临医疗诉讼的可能。最好的例子是静脉曲张手术，普外科医生觉得简单也来做这样的手术，却被很多病人起诉。（外科医生认为的）最简单的病案也最有可能比危重病案更引起病人不满，这些均源于期望值的问题。

当病人就病情咨询外科医生时，他们关注的是他们自身。他们到底得了什么病；这种病能治愈吗（有时它有别于可治性）；治疗对他们有什么影响；他们会死吗？病人对医生所言的反应在最好的情况下是敏感，在最最坏的情况下是惊恐万分，特别是当他们对其疾病可能的转归有了先入之见后。

疾病与病情状况的不同决定了病人反应态度的

框 15.1 • 外科医生与病人讨论风险时需要获得的资料

病人的期盼
手术条件与临床检查所见
研究结果
备选方案
有关疾病的理论知识与治疗选择
地区与国家指南
公众对相关学科所掌握的信息
第二种观点的治疗选择
现存的地方委托机构
包含病人资料的委托同意凭单
他们在相关内容方面的个人能力

不同。如一名 28 岁的疝气病人比一名 56 岁需做放疗与手术的结肠癌病人更关心于工作中的空闲时间及何时能做疝修补术。后者则更关注于癌症的死亡风险。然而，这两位病人都认为外科医生会通过其所掌握的医学知识和病情控制能力来解决他们的问题。因而在咨询实际开始前，外科医生已被置于受崇拜的地位。要使上述两位患者满意，就需要广博的知识和深思熟虑的远见。经验可以缓解优越感，却难以控制权威感，进而影响医生对病人的态度。

有意思的是研究显示，病人看重他们所拥有治疗与检查的选择权，这可消除事后他们因未做出抉择而懊恼的情绪。他们的抉择通常不遵循已被科学所证实的结果。例如就拿病人接受前列腺特异抗原作为前列腺癌检查的理由来说，就包括方便性和代表性[15]，尽管缺乏证据证实此检查能挽救更多的生命。同样地，尽管事实上许多女性高估了患乳癌的风险和其死亡率[16]，并且即使面对报纸上写有与激素相关的风险增加的大字标题[17]，但是一些人仍然选择激素替代治疗。这些例子从某种角度反应了人们在特定环境下忽视了真正意义上的风险的特性，而外科医生应对此心知肚明。

传统医学教育培养外科医生制定检查、诊断和治疗策略的能力，以达到能够实施手术的目的。年轻外科医生脑中装满了客观事实，并关注于寻找可能针对病人特定疾病的手术依据。过去，外科医生因以家长式的工作态度对待病人和以“医生最知道”为工作理念而受到责备。在当今社会这种关系已不能让人所接受。许多病人较前得到了更多的医学信息，掌握有关疾病的知识水平也达到空前高度；因而他们非常自信。他们有些人甚至比他们所咨询的医生掌握了更丰富的知识，因为他们事先已上网查找了有关内容并且阅读了相关疾病诊断的最新资料。他们更多地从医生那里获得信息而不仅是客观事实。

病人期望获得并且也应当获得治疗他们疾病的专家的真挚之情和善解人意。他们希望人们给予他们时间；他们在治疗时希望获得尊严；他们希望在作出有关治疗决策时能参与其中并发挥作用。许多病人知道指望奇迹的发生是不现实的，但医生通过经验与悟性获得治疗疾病的信心和病人的尊重是他们才智的展现。

病人与医生能否进行成功的讨论取决于医生所能提供的内容及其是否满足病人欲知要求。他们的关系建立于双方对讨论和预后期望的价值观的理解上。因此重要的是不要以医生为中心提供治疗选择方案从而操纵病人情绪反应。

外科医生的风险

外科医生喜欢被认为是艰苦工作者并从事着很好工作。过去他们在本地建立职业，以此方式管理病人并逐渐获得尊重。虽然现在医生职业仍具备这些显著特点，但却受到公众的监督，这是由于独立研究小组公布了有关疾病的预后（特别是死亡和并发症）。因而外科医生的风险在于他们如何帮助自己应对新的监督方式。

外科医生必须理解风险沟通的含义

当受训的外科医生开始就外科风险与病人交流时，他们可能向病人传递他们临床所见和所知。在现今趋向于在病情告知时通告病人所有信息包括并发症发生率的情况下更是如此。这就不能在与病人交流风险时做到人格化，也没有考虑病人期盼与所求。

将风险以百分比的单独数据形式通告病人毫无意义，以下是例证。5%这一数据通常被血管外科医生引用为主动脉手术的死亡风险概率，在任何进行此类手术医院，由于病人机体条件的不同而存在预后相关百分比数值的差异。在我们医院，根据病人伴发疾病的不同，这一数值在 2%~15%之间。另外，一些人认为 5%似乎数值很低，但对其他人而言也许很高。

Gigerenzer 认为百分比数据从字面上更容易被人接受，外科医生必须理解数据含义并善于以此来与病人沟通[1]。

将上述论点运用于所引用例证中时，病人会被告知 100 名主动脉瘤手术病人中 5 名将死亡，但问题是谁是那 5 名病人？

百分比数字只是从所发表的数据中得来，即使限于对比计算而发表的此类数值可能存在偏倚。引用单独的数字对于个体而言可能会产生误导：如果一个病人严重并发症导致死亡风险最有可能为15%，而仅向其交代5%的平均水平则有失偏颇。此例病人的风险要远高于与其自然病史相关的死亡风险。以作者之经验，病人仍然严重依赖于医生对患者疾病整体管理所作的专业性评价。

好的外科医生在与他们的病人就治疗计划进行磋商时会利用较客观事实和数据更丰富的资料。这需要医生能够采取慎重对待态度；能够善解人意；掌握最新理论知识；具有专业特长；勇于承担责任和进行专业性评价。他们会采取什么方法达此目的呢？虽然采取人道主义的态度对此有所裨益，但是临床经验和对病人的理解也许能助医生达此目的。医生应优先占用更多时间与病人及其家人在一起，并回答他们的问题。如果没有认识到上述方法的重要性并且也不对相关病例的突出特点有所掌握并将之向病人叙述，那么接受培训的外科医生就不会提高其熟练评价与良好沟通能力。然而，要达到上述目标，医学教育应注重培养外科医生在复杂的临床环境下能够知道如何学习及提高自身能力。

框 15.2 • 行业规范

由于与公共利益相关行业具有综合性特点，因而其从业人员在执业前应接受专业培训和专家评价，然后才能执业。为了能继续留在行业中，从业人员必须终身学习以图发展。

从业者要投身于他们的工作，才能提高专业知识兴趣。

执业者的工作是实践性质，需要应用深奥的理论知识、研究基础和高超的技艺（如此包罗万象使外行人根本无法掌握）

由于是涉及易受伤害人的工作，因此需要从业人员承认在道德与伦理方面要有所斟酌。

从业人员工作中所涉及人的处境包含了某些不可预测性，因此不是工作中每一要素都能预先确定。

由于工作涉及的人是特定的个体，从业人员必须运用他们的判断力。因此，其工作的本质是有自主权的。

这反过来要求从业人员自身要有学问，并且意识到自身、专业和职业价值。

“私密性”、“礼仪”和“共同掌权”是从业人员要掌握的重要概念。

他们只能在执业许可的范围内依照行规从事工作。这些行规长期以来已有所发展以适应社会需求与价值观的转变。

行业主体是这些标准的守护者和调控者。

注：获准摘自 de Cossart L, Fish D. 行业规范：其意义与重要性。Educational update issue 13:1, Mersey Deanery PGMDE, April 2002

临床参数的应用

外科医生对所治病人具有责任心且在行业标准范畴内行事是作为职业医生的基本准则。专业行会应当对其成员制订行业规范和执业标准。这一标准具有跨行业的共同价值，举例见框 15.2

执业人员的指导原则随时间而有所改进。已成形的传统惯例使从业人员结合在一起，对于人们如何工作和适应社会产生巨大影响。这些行规具有道德与伦理基础并被其从业人员所遵守，他们用行规作为执业指导标准，并以此来对缺乏执业标准的人员进行规范。

“维护良好的行医规范”[19]是医学总会颁布的、医生所企盼的职业标准；对外科专业，外科医师评议会颁布了相应规范，即“外科医生行医职责[20]”；2000年英国皇家外科医师学会颁布了“外科良好的行医规范”[21]。随着行业标准不断改进，执业规范也会不断地得到更新与完善。

作为雇员，外科医生也应对其所签约的委托机构负有职责。设想外科医生准备并愿意与病人建立相互尊重与信任的关系。诚信在医生能力与管理方面的作用已得到认识[22]。

病人及其疾病风险分类

过去20年中，一些预测评分系统已成熟，其中很多仍在不断完善[14]。评分系统是以满足客观评价病人预后的需要为目的而设立的：① 为评估病人疾病状况以保证适当的治疗[23]；② 为可比性调查建立平台[24]；③ 为同病人个体进行交流时提供更有价值资料及为选择最适合治疗方案[25]。没有任何评分系统具有广泛适应性，并且随着临床实践的不断改进，评分系统的完善过程可能也会是无止境的。然而，虽然评分系统的确为临床提供了有效的研究工具，但它们不能被看作是医生准确判断力的替代品。

对于行医的外科医生而言，理解风险分类工具是重要的。这至少可鼓励寻找和收集准确数据。分析获得的数据并对病情发展和预后判断的过程可使医生对疾病加深了解，并能帮助其改进治疗方案。

针对急性胰腺炎治疗所做的设计良好的多中心调查明确揭示，病人风险分类的缺陷导致糟糕的治疗结果[25]。

虽然当今外科医生临床实践已产生深刻变化[23]，但仍不清楚健康机构能否提供充足的危重监护设备以适应外科医生对提高其治疗水准的责任。

1998 年 5 月，根据医学理事会对 Bristol 心脏外科医生的裁决[26]，时任卫生部长宣布病人有权知晓外科医生从前的结果。这促使医院公布死亡率，也促进医院形成结盟局势。如果这一意图是公布医生个人结果作为原始数据，作为有别于风险分类数据，那么不仅数据会被误解，并且公众也不会处于正确解读这些数据的位置。

因此，对最佳风险分类模式的探索继续面临挑战。然而，探索过程中问题多于答案。其核心还在于对临床实践有较好理解。所有外科医生必须要对这一探索过程有所了解，并投身其中以使他们在专业领域能恰如其分和有效工作地。对专业数据收集的职责必须由受学会支持的专业外科医生承担。这并非易事：尽管学会热情支持这一努力，但 60%的血管外科医生不能向大不列颠血管外科学会和做出风险调整报告的爱尔兰年度登记处提供数据[5]。但是它的好处不仅在于改善病人管理，还能保护医生免受报纸羞辱。自愿接受同行检查和监督应是我们职业中的部分职责。如果我们不能做到这一点，则有愧于病人和我们自己。

医疗机构设置参数的应用

会诊医生和受训外科医生都是医院的雇员，他们在医院中工作和学习。每个人都受限于雇佣合同中的条款规定，这些规章依据以可靠的组织环境保障病人安全的新临床管理安排而扩展（框 15.3）[27]。医院医疗过失赔偿制有助于建立包括过失责任费用在内的免责保险赔偿制[28]。减少各个医院保费资金支出的动机是存在的，包括至少在字面上宣布保证病人安全，减少病人风险并且全体医务人员在每日工作中落实上述保证等。但作用是否有效有待观察。

会诊外科医生和受训外科应运用评分系统进行风险分析。评估过程中应考虑手术的不同区域并对手术进行审查。从为国家注册的数据中所展现的职业性报告责任有助于医生从事风险分析，它也是外科医生在处理此类事情中遵从职业规则的另一充分理由。同样，对受训人员而言，依照教育部长的主张坚持有益的教学实践，包括学习外科实践和手术中的证据从而进行有意义分析则有助于学员从事风险评估。

病人知情同意在地区和国家议事日程安排中占有很重要地位。了解病人评价过程和手术风险对于做好知情同意工作是重要的，并且在获得多学科方面的知情同意的工作量增加了。医生应在此方面扮演主角，但只有当他们从病人和自身角度出发了解知情同意的意义时才能做到这点。

支持风险沟通策略举例

有三点策略可应用于任何新治疗或疗程安排中的任何时间：① 主动采取新诊治方案并列出赞成和反对理由；② 继续采用相同诊治方案并列出赞成和

框 15.3 ● 临床管理：优质的组织将保证达到下列事项

- 组织作为整体而言，质量改进过程（如临床审查）与质量计划相适应和结合
- 在临床团队水平上提高领导技能
- 日常工作中开展得到基层部门支持的循证医学实践活动
- 在组织内外广泛而系统地开展良好实践，更新观念，技术革新
- 高水准的降低临床风险计划的制订
- 发现不良事件，公开调查，迅速吸取教训
- 从病人的抱怨中系统地吸取临床实践中的教训
- 早期发现临床行为中不良问题并予以解决以防对病人产生损害
- 所有专业发展规划反映了临床管理原则
- 收集监测临床护理的数据质量本身是高水准的

注：获准摘自健康部门：新的 NHS：现代的，可靠的。伦敦：文书局，1997

反对理由；③ 检讨所有诊治决定（图 15.1）。下面的病案分析对作者行医中所运用的策略进行了举例说明。这一策略保证医生采取前后一致的诊治方案，并能对病案的方方面面进行彻底而恰如其分的审查。诊治策略制订过程的书面记录有助于对病案的回顾和做出医疗决策，并提供了为何采取此诊治方案的客观记录，而且也为审查提供了资料。

病历分析

一位 83 岁病人，就肾脏下方 7.5cm 大小的腹主动脉瘤和有关外科治疗前景事宜来到血管外科诊所再次咨询。他处于淋巴瘤缓解期。他是从事化工的退休科学家。他非常缺乏自信心，并且也知道每年发生动脉瘤破裂的风险为 10%~20%，他还被告知血管内动脉修补术处于实验阶段而且也危险。医生让他确信开放式动脉手术的死亡风险为 5%~7%。他就诊时带来了 CT 报告和胸部影像学资料。

首次访视

- 询问病人他希望从此次访视中获得什么。
- 与病人建立密切关系。让病人重申他对此疾病的知识与了解以及有关外科治疗的赞同和反对意见。
- 就开刀手术的风险进行更详尽的讨论，由于他的免疫系统损害，向他说明实际死亡风险可能高于他被告之的数字，但并无可信赖的统计数字能论证此点。指出在血管病房内的设施和支持手段达到了适于对他进行手术的标准，如果他愿意，医务人员随时着手对他进行治疗。询问病人的想法。
- 再谈有关血管内修补的选择方案，要说明此方法处于实验阶段，但就死亡率而言可能在短期内获益。如果他愿意采用此方法，要向他表示可优先选择此方法但需指出他将成为国家实验研究的一分子。询问他对此看法。
- 对病人进行检查，显示他身材消瘦，无腹部手术史。记录检查所见的突出特征。
- 在做出决策前保留考虑时间，协商安排一个月内随访预约时间。

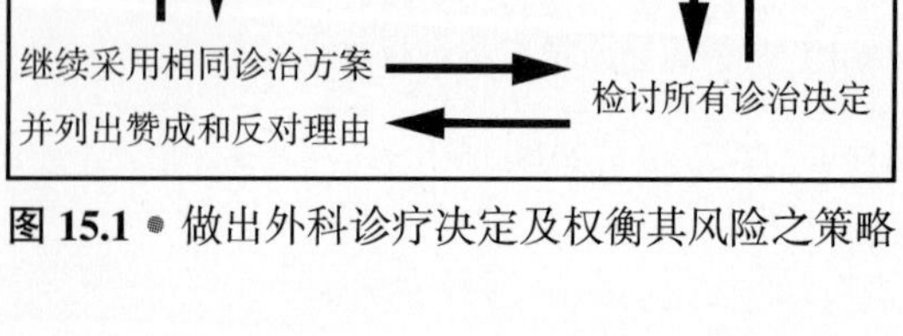

图 15.1 • 做出外科诊疗决定及权衡其风险之策略

策略：接触新病案

这次会面用时约 30 分钟但看来进展顺利。会谈内容口授成文字记录于病历中并储存于电脑里，附咨询时手写记录补充件。所做的新的事情就是建立新的关系并需加以巩固。医生已获得了更多资料；也探询并记录了病人的愿望。

首次随访会面

- 请病人重申有关前次商谈时的期望。
- 外科医生应倾听病人表达的对开放式手术可能增加风险的担忧，以及对淋巴瘤可能复发的恐惧。他没有渴望考虑做实验性的血管内手术。
- 双方同意目前继续对病人采取保守治疗措施，医生会运用超声波扫描技术监测血管瘤的进展。在两个月内再安排一次超声波检查并进一步跟踪随访。

策略：继续采用同样处理方针

此次会面用时 20 分钟，有关诊治进程和决策的摘要记录于病历中并发送至病人的 GP（general practitioner,全科医生）。送一份商议记录的拷贝给病人是有裨益的。这不是我们常规做的事，但如果病人需要或这可能是合适方法的话，我们也愿意去做。

第二次随访会面

- 耐心地告诉病人自上次扫描以来，动脉瘤的大小没有变化。
- 外科医生请病人回顾上次访谈商议内容。
- 请病人阐述他对诊治安排的意见；他还想知道什么，我们如何去做。
- 双方同意继续保守治疗。

- 安排3个月随访
- 审视这些决定

策略：继续采用同样处理方针

此次用时15分钟的会面以诚恳相待而结束，两个月后医生接到病人GP的来信，告知病人因动脉瘤破裂而死于家中。死后尸检并未发现淋巴瘤复发，他的家人对我们的周到服务表示感谢。

此病案的经验

- 每步决策都考虑到了病人期望。
- 医生含蓄表示行血管内手术的期望都遭到否决。
- 不能保证病人能在主动脉术后存活，如果对他进行了手术是否存活时间更长些的问题没有答案。悬而未决的问题是职业生活中不确定性的一部分，医生必须学会处置这些情况。
- 病人和医生对诊治安排的讨论过程清晰地记录在病历中。
- 如果病人治疗时机把握准确，对病人的意愿给予了充分考虑和尊重，那么治疗行为就没有对与错的纠纷。
- 所采取的措施与统计差异相抵触。
- 病人家属并无怨恨，事实上对我们的照顾与厚待表示感谢。
- 在此病案处理过程中所需要的是尊重，而无须外科医生显示出英雄主义气概。如果是另外一位病人，决策可能会正相反。
- 外科医生需要了解和付出专业努力去开发风险校正数据。

结论

做一名好的外科医生需要的远不止是事实。作为外科医生和病人讨论治疗和手术原因时，我们处于陡峭的学习曲线当中。我们必须赢得病人对我们的尊重，这取决于我们如何对待这些需要手术治疗的病人。采取以病人为中心的方法是必要的，同时

要点

- 作为外科职业的一员外科医生负有责任。
- 作为好的外科医生远比知道事实和背诵统计数据要做更多的事情。
- 病人是易受伤害的人群，医生在做出手术治疗决策时应当以病人为中心。
- 外科医生应理解风险分类是了解最佳治疗方案和进行比较性审查的途径。所有外科医生都要参与比较性审查。
- 管理病人策略的外科医生帮助临床照料。
- 应用单个统计数据告知病人风险毫无帮助。

（陈 宏）

参考文献

1. Gigerenzer G. Reckoning with risk. Learning to live with uncertainty. London: Penguin Books, 2002.

   Gigerenzer describes examples of how different ways of expressing statistics can both mislead and confuse patients. He emphasises too that some may use statistics to support an argument rather than to indicate the magnitude of risk that there may be to an individual.
2. Mehta SS, Powell L, Cooper JC. What your patients want to know about their surgery. Ann R Coll Surg Engl 2002; 84: 141–3.
3. Mehta SS, Powell L, Cooper JC. What your patients want to know about their surgery. Ann R Coll Surg Engl 2003; 85: 360–3.
4. Keogh BE, Kinsman R. National Adult Cardiac Surgical Database Report 1999–2000. London: Society of Cardiothoracic Surgeons of Great Britain and Ireland, 2000.
5. Ashley S, Ridler B, Kinsman R. National Vascular Database Report. London: Surgical Society of Great Britain and Ireland, 2002.
6. Bennett–Guerrero, Hyam JA, Shaefi S et al. Comparison of P–POSSUM risk adjusted mortality rates after surgery be–

tween patients in the USA and the UK. Br J Surg 2003; 90: 1593–8.

7. Gigerenzer G, Edwards A. Simple tools for understanding risks: from innumeracy to insight. Br Med J 2003; 327:741–4.

8. Thornton H, Edwards A, Elwyn G. Evolving the multiple roles of 'patients' in health-care research: reflections after involvement in a trial of shared decision making. Health Expectation 2003; 6:189–97. Available at http://www.health-partnership.org/studies/edwards.html

The authors use a qualitative research method to look at this topic from the patients' perspective. 'Being taken seriously', as the patients see it, is being given time for face-to-face contact with their medical practioner to be informed and to ask questions about the options involved in their care. This paper is perhaps most pertinent as 2004 sees the start of 'choice agenda', where patients will be able to choose their hospital consultant and time of appointment. It bears little relationship to the findings in this study.

9. Calman KC. Cancer: science and society and the communication of risk. Br Med J 1996; 313:799–802.

10. Vincent C, Taylor-Adams S, Stanhope N. Framework for analyzing risk and safety in clinical medicine. Br Med J 1998; 316:1154–7.

11. de Cossart L. Patient assessment and risk stratification. In: Paterson-Brown S (ed.) Core topics in general and emergency surgery, 2nd edn. London: WB Saunders, 2001; pp. 389–407.

12. Kirk RM, Ribbans WJ (eds) Patient assessment, clinical surgery in general, 4th edn. Edinburgh: Churchill Livingstone, 2003; Section 2.

13. Cushieri A. Preoperative, operative and postoperative care. In: Cushieri A, Giles G, Moosa B (eds) Essential surgical practice. London: Butterworth, 1995; pp. 372–98.

14. Jones HJS, de Cossart L. Risk scoring in surgical patients. Br J Surg 1999; 86:149–57.

15. Chapple A, Ziebland S, Shepperd S, Miller R, Herxheimer A, McPherson A. Why men with prostate cancer want wider access to prostate specific antigen testing: qualitative study. Br Med J 2002; 325:737–9.

16. Rakovitch E, Franssen E, Kim J et al. A comparison of risk perception and psychological morbidity in women with ductal carcinoma in situ and early breast cancer. Breast Cancer Res Treat 2003; 77:2855–93.

17. Million Women Study Collaborators. Breast cancer and hormone replacement therapy in the million women study. Lancet 2003; 362:419–27.

18. de Cossart L, Fish D. Membership of a profession: what it means and why it is important. Educational update issue 13: 1, Mersey Deanery PGMDE, April 2002. Available at http://www.Merseydeanery.ac.uk

19. Maintaining good medical practice. London: General Medical Council, 1999.

20. The surgeon's duty of care. London: Senate of Surgery of Great Britain and Ireland, 1998.

21. Good surgical practice. London: Royal College of Surgeons of England, 2000.

22. Paling J. Strategies to help patients to understand risks. Br Med J 2003; 327:745–8.

23. Glazer G, Mann DV, on behalf of the working party of the British Society of Gastroenterology. United Kingdom guidelines for the management of acute pancreatitis. Gut 1998; 42 (Suppl. 2) :S1–S13.

24. Copeland GP, Jones D, Walters M. POSSUM: a risk scoring system for surgical audit. Br J Surg 1991; 78:355–60.

25. Mann D, Hershman M, Hittinger R et al Multicentre acute audit of death from acute pancreatitis. Br J Surg 1994; 81: 890–3.

The authors showed clearly that using only clinical assessment without multiple risk factor adjustment may result in less aggressive treatment and more deaths than necessary. Clinical evaluation alone without risk stratification is not as accurate and allows room for error and underscoring of patients.

26. A serious departure from safe professional standards. General Medical Council News 1998; 1:8–10.

27. Department of Health. The new NHS: modern, dependable. London: The Stationary Office, 1997.

28. The Clinical Negligence Scheme for Trust. Available at http:\\www.doh.org

第十六章

外科病人的围手术期处理

Michael R. Grounds

引言

尽管在过去的25~50年间已有证据表明直接由麻醉造成的死亡率已经下降，但手术病人的总体死亡率几乎保持不变。在20世纪50年代中期，许多研究表明，单独与麻醉相关的术后死亡率大约是1/2 500[1-3]。1987年，Buck等在一份围术期死亡的调查报告中指出，单纯由麻醉引起的术后死亡率已经显著下降至1/185 000[4]。而术后死亡率几乎未变。

过去常会出现这样的情况：相当多的病人生理状况并不足以承受对身体创伤很大的手术，但却接受了手术。有些病人的情况在术前就很容易查明，无论手术与否，他们生存的希望都不大，但大部分术后死亡的病人却不容易查明其死因。在英国和威尔士，每年大约实施2 600 000台外科手术，但是NCEPOD（the National Confidential Enquiry into Postoperative Deaths）的报告表明术后28天内至少20 000手术病人死亡[5]。在美国，Shoemaker和他的同事们对于那些经历了相似手术过程后生存和死亡的病人的生理状况进行了研究[6,7]。他们收集了大量的手术数据并指出：有一项或多项指标表明身体状况不好的病人经历过大手术后在医院的死亡率超过30%。基于这些数据，估计在美国每年有二百万或更多的病人面临死亡的危险，还有超过200 000名病人术后28日内处于死亡的边缘。

1990年~1999年，对四个主要重症监护数据库(Scottish Intensive Care Society Audit Group Database, South West Thames Intensive Care database, Intensive Care National Audit and Research Center Case Mix database和Riyadh Intensive Care Program）进行检查分析，数据表明总的住院死亡率高于20%，择期病人和急症病人的死亡率大约分别为11%和33%。四个数据库中共有6 000个接受术后加强护理的病人。

危险因素

对于整个手术人群来说，术后三十天内的死亡危险率不足1%；即使是复杂的手术，例如心脏手术，其择期手术死亡率仅为2%~4%。然而，身体状况不佳的病人经历大手术后的死亡率却较高。对于英国某个地区所有结肠直肠手术病人进行了研究之后，Mella等指出在被研究的3520位患者中，术后30天的总的死亡率为7.6%，但对于那些经历了急症手术的患者死亡率却升至21%[8]。他们把这些病人术前按美国麻醉专家协会分组方案（ASA）进行分类，并且指出ASA I组的病人，无论选择性还是急症外科手术，术后30天内的死亡率均为4%，对于居于ASA IV群的病人（身体状况最差的病人）来说，选择性外科手术术后30天内的死亡率为22%，而急症手术死亡率却超过55%。因此，很明显，许多经历过大手术的病人都要面临这样的危险：术后30天内的死亡或患上术后并发症而延长住院时间。另外，NCEPOD的分析表明大约50%的高危病人在住院期间都没有得到任何形式的加强护理。也有些证据表明，并发症同样发生在并不十分严重的手术患者身上，这使得他们的住院时间大大延长[9]。

围术期风险的判断标准

尽管这样的判断标准多年前就有了，但总的来说，关注其意义的人并不多。而Shoemaker和他的同事们却是例外[6,7,10]。他们已就这个问题做了大量细致的研究并发表了一系列的论文。对几千位经历过大手术的病人实际观测得到的信息说明，高达10%的这样的术后病人的住院期死亡率为30%~40%，即使那些活下来的患者因患上并发症而延长住院时间的概率也很高。根据这些数据，Shoemaker等确定了一系列标准[11]。这些判断标准中的任何一条若发生在腹部手术或脉管手术后的病人身上，均可置其于术后高危组（框16.1）。

例如术前6个月内有心肌梗死或中风史的病人，有明显的气道阻塞疾病的病人和器官功能受损的病人等，都可视为高危人群。这个列表有17条标准，这17条标准就预后来说同等重要。

影响生存的变量

继术前危险因素的诊断标准后，Shoemaker又和他的同事们提出了这样的问题：在高危人群中是否存在一些术后的可变因素而影响到病人的存活。他们对37项标准进行了检验，其中包括大部分常见的检测变量：如心率、血压、体温和排出的尿液。他们得出结论：术后测得大部分变量在存活者和非存活者之间没有明显的不同，直到病人死亡前的一刻。然而重要的是他们还指出那些直接或间接地与血流量有关的变量，尤其是与组织氧气输送量有关的变量是病人大手术后能否存活的更有力的证据。特别是他们还证明了大于600ml/(min·m^2)的组织氧输送量或者大于4.5L/(min·m^2)的心脏指数与生存率有关。有趣的是这些数据进一步证实了Boyd等和Clowes及Del Guercio的早期工作[12]。他们曾经在20世纪50年代末和20世纪60年代初期清楚地证明了大型胸腹手术病人如果手术中不能增加令人满意的心血管反应来为组织提供足够的氧气的话就会有非常高的术后死亡率。

框16.1 • Shoemaker制定的判定高危手术病人的标准

严重的心脏、呼吸疾病史
晚期血管疾病
年龄大于70岁，生理储备有限
大范围的癌症手术：食管切除术、胃切除术、膀胱切除术
血流动力不稳定的急性腹部疾病：腹膜炎、内脏穿孔、胰腺炎
急性大出血>8 U
败血症：血液培养呈阳性或败血症病灶
呼吸衰竭：PaO_2<8.0kPa或FiO_2>0.4或机械通气>48小时
急性肾衰竭：尿素>20mmol/L或肌酐>260mmol/L

组织缺氧

这些发现表明在这组手术病人当中高死亡率很可能是在手术期间或刚结束手术后组织缺氧造成的。Shoemaker和他的同事们推断大型手术会造成巨大的新陈代谢压力，这就导致了各组织对氧气需求的增加。如果这个需求得不到满足，就会造成组织缺氧。手术和组织缺氧会导致炎症范围扩大，重要器官损坏，多个器官衰竭和高死亡率。组织缺氧、器官功能障碍和器官衰竭这一系列情况在临床实践中都能见到。这种器官衰竭将无可避免地导致术后的多种并发症和高死亡率。当然这反映在临床实践中：病人并不是死于术后的单方面原因而是由于手术后几天发生的许多复杂情况而最终死于多器官衰竭，这在后来的资料中被称作多器官功能障碍综合征。NECPOD的报道也同样表明围手术期的死亡通常发生在术后30天内，术后死亡的中间天数是术后第6天。

氧债

在以后的文章中，Shoemaker和他的同事们计算出这类病人手术期间和手术后明显地需要更多地氧气。他们根据已知的与手术有关的代谢率的变化，麻醉和体温变化做出这一推算。他们把计算出来的氧气需求和氧气供应做了比较，总结出手术期间或更长的一段时间内相当多的病人对氧气的需求超过供应。这些资料表明那些在手术后2小时之内偿还所需氧债的病人都存活了下来，也没有发生并发症。而那些只能在24小时之后才能偿还氧债的病人虽然活了下来但都发生了严重的并发症。在鲜明的对比中我们发现，那些氧债随着时间而增加的病人和那些永远不能偿还的病人都发生了严重的并发症而死亡。这些工作都强调了组织灌注和氧气输送对于经历了大型手术的病人来说具有决定性的作用。

改善氧气输送和组织灌注的结果

很明显，如果为了确保大型手术后的存活，手术期间组织缺氧是需要克服的基本问题的话，那么就应该对高危病人的氧气输送进行测量。如果病人没有达到氧气输送大于 600ml/(min·m²) 或者心脏指数大于 4.5L/(min·m²) 的目标，临床医生就要帮助病人达到这一存活目标。在 1988 年，Shoemaker 等发表了一项重要研究，这项研究证明提高心脏指数和氧气输送并达到以上目标就会使死亡率大幅下降。这项含 57 个病人的研究是针对一组高危手术病人进行的。对照组接受普通的常规治疗，而按方案治疗组病人在术前或术后立即插入肺动脉导管，对这组病人给予液体来增加肺毛细血管楔压到正常范围中的上限。如果这不能使心脏指数和氧气输送达到理想的目标，那么加用血管活性药物。对照组的病人死亡率是 33%而按方案治疗组死亡率下降到了 3%，而术后并发症的发生率也下降了 50%。尽管这个结果似乎令人满意，但这项研究仍受到批评。不仅因为参与研究的样本量太小也因为病人分组配对不是很合适，而且治疗方案也不是很精确。

在一次更大的双盲随机对照试验中，参与试验的 107 名病人既有接受择期手术的也有经过急症手术的，通过努力实现氧气输送 600ml/(min·m²) 的目标，Boyd 等再次证明死亡率有了极大降低，从 23% 下降到 5.7%而且术后并发症也有了 50%的下降[15]。在这次研究中，绝大多数病人在手术之前都进入 ICU，同时增加手术前的氧气输送而且在手术期间和结束后一直保持直到病人的血清乳酸和碱不足恢复到正常范围之内。最近 Lobo 等[16]在巴西采用了这种目标导向疗法用于治疗高危手术病人（普外科和血管病人）而且证实了在对照组中死亡率是 50%而在按方案治疗组中仅为 15.7%。

迄今为止所有提到的研究为了测量心脏的输出量都需要插入肺动脉导管。这个过程存在很多缺点，它费时，需要相当高的技术，有许多风险。另外，病人在手术前还不得不进入一个 ICU，这就明显地会造成一些问题。而一个侵袭性较差的方法被用于 60 个经历过心脏手术的病人身上，方法是通过食管内多普勒来监测来自降主动脉的心输出量。[17] 在按方案治疗组中，并发症的发生率、加强护理时间和整个住院时间都有了大幅下降。通过使用相似的方案，Sinclair 等使得一组较年长的经历了股骨颈骨折手术的病人住院时间减少了 40%[18]。

在一些研究中对高危病人术后被立即施以目标导向疗法的情况进行了调查。这样的一项研究已经在 140 个年轻的患有严重贯通伤的创伤病人身上实施。目标就是在病人从手术室出来的短时间内使氧输送量达到 600ml/(min·m²)。这就把主要器官功能衰竭发生率减少了 50%，死亡率也从 37%减少到 18%。其他的一些研究通过 138 个择期手术病人也进一步证实了这个方法的好处。这项研究中有一部分病人只在负责这项手术的临床医生认为加强护理有必要的情况下才进入 ICU。两个按方案治疗组都要进入 ICU ，在那里插入动脉和肺动脉导管，也要给予静脉补液。如果目标导向疗法通过使用额外的静脉补液和补充氧气不能产生大于 600ml/(min·m²) 的氧输送，那病人就要接受肾上腺素或多巴胺以达到预期目标。这项治疗在手术期间和手术后将继续下去。死亡率从对照组的 17%降到在联合治疗组的 3%。另一个益处就是接受多巴胺的一组病人比对照组和接受肾上腺素的一组病人并发症发生率低，加强护理和住院时间也都短得多。此外，接受多巴胺的 43 个病人总住院时间比对照组的病人减少了 41%，比接受肾上腺素组的病人减少了 32%。

迄今为止所讲到的一些研究主要是在术前和术中进行的，尽管 Shoemaker[11]、Boyd[15] 和 Bishop[19] 等研究中的病人有些是术后病人。另外，所有这些研究都是监测和调整心输出量以努力改善灌注，防止组织缺氧和氧债的发生。

使用另一种不同的方法 Polonen 等对 400 多个经历过心脏手术的人进行了研究。在这项研究中，所有的病人都在手术前插入肺动脉导管。从手术室返回后对照组病人接受传统常规治疗。治疗组中，通过补液和血管活性药物调整血液循环以维持混合静脉血氧饱和度在 70%以上而血乳酸在 2.0mmol/L 以下。这两个变量都是组织灌注的标志；混合静脉血氧饱和度依赖于心输出量和组织氧摄取之间的关系，而上升的乳酸是缺氧组织代谢的标志。这些结果和目前为止所讲到的其他的研究结果是相似的，发生并发症和重新进入 ICU 的情况都有大幅下降。

所有在此详述的研究中，都有一个或多个标志表明最终结果得到明显改善，这也似乎进一步证实了 Shoemaker 的假设，即防止组织缺氧是减少高危病人死亡率和发病率的关键因素。通过简略回顾有关高危手术病人的文献会得出一些必然的结论：

1. 有良好的证据表明那些心肺功能储备差的病人经历大手术的时候有较高的死亡率和并发症发生率，大多数这类病人术前通过简单的临床方法就能被鉴别出来。
2. 有可能相当数量经历了各种不同手术的病人面临着并发症和死亡的危险。尽管精确的数字还不确定，但是手术 30 天内有大约 25000 人死亡是很清楚的，而且仅有 50%的这样的病人能得到加强和可靠的监护。
3. 许多随机对照临床研究一致证明通过使用目标导向治疗可提高高危病人的心输出量并使心血管情况得到暂时改善，从而使非生存者和生存者具有同样的心肺功能。
4. 研究表明，在大范围的手术中，包括血管手术、结直肠手术、创伤、矫形手术、重大癌症手术和心脏手术中可以获益。当急症手术的时候获益最大。
5. 从 Shoemaker 及其同事的研究当中，我们可以看出 8%的手术病人在经历大手术后可以定义为存在并发症和死亡风险的高危病人。而且这些病人术后 30 天的死亡率是 20%到 30%，占手术总死亡率的 90%到 95%，这个数字可能会随着病人年龄的增大及手术复杂程度的增加而有所增加。
6. 尽管优化血液循环可以使高危病人死亡率和术后并发症的发生率有极大的下降，但有一点也很清楚，对于那些低死亡率的病人来说，并发症也有很大下降，除非存在明显的并发症风险。
7. 显然可以通过几种不同的方法,在不同的时间（术前、术中、术后）实现优化血液循环。

框 16.2 列举了对高危手术病人实施目标导向治疗的一些补充的临床准则。

框 16.2 • 目标导向疗法在高危手术病人中实施的临床指南

确定高危病人
见框 16.1 Shoemaker 的标准
尤其是确定心肺功能储备欠佳的，伴有心衰的缺血性心脏病的年长病人。
确定手术
手术可能持续超过 1.5 小时
缺乏术后关键医疗设备
急症手术尤其是腹部手术
围术期目标导向治疗
1. 手术评估病人：在可能的地方进行心血管功能检测以评估心脏能力、测量心输出量和氧输送量。
2. 如果心脏指数大于 4.5L/(min·m²) 和/或氧输送大于 600ml/(min·m²) （体表面积）则没必要进一步进行目标导向治疗，病人可以进行麻醉和手术。
3. 如果心脏指数小于 4.5L/(min/m²) 和/或氧输送小于 600ml/(min·m²) （体表面积），则需要在术前进行进一步的目标导向治疗，如果术前不可能进行就在术后在专门的重症监护区立刻 6 进行。
4. 如果心脏指数小于 4.5L/(min·m²)，和/或氧气输送小于 600ml/(min·m²) （体表面积）： (a) 增加静脉输液：通过用直接血流监测设备指导治疗增加血管内充盈压来进行目标导向治疗。 (b) 必要时通过输血来维持足够的血红蛋白的浓度。 (c) 通过供氧和人工通气来维持血氧饱和度在 95%以上。
5. 如果尽管如此测量的心脏指数仍然小于 4.5L/(min·m²) 并且氧输送小于 600ml/(min·m²) （体表面积）那么就要考虑使用血管活性药物治疗。尽管许多不同的血管活性药物已经被使用（包括肾上腺素和多巴胺），但使用多巴胺的结果似乎最好。多巴胺的起始量是 0.5μg/(kg·min)，然后每 10~15 分钟加快一次输入速度，直到达到目标氧输送量，或患者心率比平时加快了 20%，心电图存在缺血表现。（若患者在开始用血管活性药物前已有心动过速，要加以识别并不再试图增加心输出量。）在血管活性药物应用期间要维持血管内充盈压。
手术后维持目标导向治疗，直到能证实手术期间的氧债已经得到偿还（碱不足已恢复正常，血液乳酸浓度在正常范围之内）。

临床应用

现在有相当多的文献讲到了优化血液循环对高危手术病人的影响。因此一个重要的问题是根据现有的知识水平临床医生能否把这些技术应用在日常的临床实践中。不幸的是到目前为止还没有明确的答案。然而这些结果也确实提出了一些重要的问题:何时一项研究发现能在临床实践中被接受,而何时不采纳一项新技术被看作实际上是违反规范的呢?外科医生和麻醉师之所以不普遍采用这些技术有多个原因。非常明显人们普遍怀疑临床上是否真正存在着一类高危手术病人。即使临床医生接受高危病人这个概念,他们可能也会觉得没有足够的科学依据来证明实行这一政策的合理性,该政策将可能引起对这些病人的临床治疗的一些重大改变。然而也有一些临床医生确实接受这样的观点,即增加病人心输出量已经证实是有益的。但是他们也感觉这些资料还不足以证明可把这些草案作为日常临床实践的一部分。他们合理地指出用于容纳术前病人的ICU床位太少,在麻醉室里用于对病人进行适当的仪器监测的时间太少。

最后,在刚刚结束手术这段时间内早期处理血液循环又有了新的意义。有一些证据表明手术后最初的几个小时,可能直至8个小时代表了一个黄金窗口。在这段时间内把心输出量增加到目标值会有相当好的效果。这种做法很明显有许多吸引人的地方:许多从这种方法中获益的病人因为严重的手术作为惯例可能都被送进过ICU,进一步说,肺动脉导管有可能作为标准临床治疗的一部分而置入。缺点是大量的高危病人或许因为床铺不够用或许因为临床医生没能将他确定为高危病人至少在目前阶段不能被送去进行加强治疗。

显然我们还有更多的工作要做。我们需对不同病人应用不同方法进行研究以获得明确的证据。以使医务人员相信通过在少数手术病人身上实施对血液循环的侵袭性操作可对临床结果产生显著的益处。

要点

- 实施大手术,心肺功能储备差的病人有高的术后并发症和死亡率,如果这些病人进行急症手术死亡率会更高。
- 这些病人可以通过简单的临床病史和检查在手术前就被确定。
- 通过围手术期目标导向治疗增强心肺生理功能储备弱的病人的心肺功能可以明显地降低术后并发症和死亡率。
- 目标导向治疗的目的就是确保组织的氧输送达到一个可以保证生存而无术后并发症的水平。

(信明军)

参考文献

1. Beecher HK, Todd DP. A study of the deaths associated with anaesthesia and surgery. Ann Surg 1954; 140:2–5.
2. Edwards G, Morton HJV, Pask EA et al. Deaths associated with anaesthesia. Anaesthesia 1956; 11:194–220.
3. Dornette WHL, Orth OS. Death in the operating room. Anesth Analg 1956; 3:545–69.
4. Buck N, Devlin HB, Lunn JN. The report of a confidential enquiry into perioperative deaths. London: Nuffield Provincial Hospitals Trust and the King Edward's Hospital Fund for London, 1987.
5. Campling EA, Devlin HB, Hoile RW, Lunn JN. National Confidential Enquiry into peri-operative deaths. London: Royal College of Surgeons, 1992.
6. Shoemaker WC. Cardiorespiratory patterns of surviving and non-surviving postoperative patients. Surg Gynecol Obstet 1972; 134:810–14.
7. Shoemaker WC, Montgomery ES, Kaplan E et al. Physiologic patterns in surviving and nonsurviving shock patients. Use of

sequential cardiorespiratory variables in defining criteria for therapeutic goals and early warning of death. Arch Surg 1973; 106:630–6.

8. Mella J, Biffin A, Radcliff AG, Stamatakis JD, Steele RJ. Population–based audit of colorectal cancer management in two UK health regions. Colorectal Cancer Working Group, Royal College of Surgeons of England, Clinical Epidemiology and Audit Unit. Br J Surg 1997; 84:1731–6.

This paper is important because it shows that for a group of patients in the UK the outcome following major surgery is the same as had been predicted by Shoemaker following his work on patients in the USA. The study shows conclusively that the iller the patient (with the worse physiological reserve), the worse they will do postoperatively. It also debunks the myth that UK surgeons do not have a high mortality rate for certain types of surgery. It shows clearly that if the patient is ASA IV and has an emergency operation for bowel cancer, then the postoperative mortality rate is over 50%.

9. Bennett–Guerrero E, Welsby I, Dunn TJ et al. The use of postoperative morbidity survey to evaluate patients with prolonged hospital stay after routine, moderate risk, elective surgery. Anesth Analg 1999; 89:514–19.

10. Shoemaker WC, Czer LS. Evaluation of biological importance of various hemodynamic and oxygen transport variables: which variables should be monitored in postoperative shock? Crit Care Med 1979; 7:424–31.

11. Shoemaker WC, Appel PC, Cram HB et al. Prospective trial of supranormal values of survivors as therapeutic goals in high risk surgical patients. Chest 1988; 94:1176–86.

12. Boyd AD, Tremblay RE, Spencer FC, Bahnson HT. Estimation of cardiac output soon after intracardiac surgery with cardiopulmonary bypass. Ann Surg 1959; 150:613–26.

13. Clowes GHAJ, Del Guercio LRM. Circulatory response to trauma of surgical operations. Metabolism 1960; 9:67–81.

14. Shoemaker WC, Appel PL, Kram HB. Role of oxygen debt in the development of organ failure, sepsis and death in high–risk surgical patients. Chest 1992; 102:208–15.

This study is the culmination of much of Shoemaker's work in which he seeks to suggest that the problem with these patients is their inability to repay an oxygen debt produced during surgery, thus leading to subsequent organ deterioration, multiorgan failure and ultimately death.

15. Boyd O, Grounds RM, Bennett ED. A randomized clinical trial of the effect of deliberate perioperative increase of oxygen delivery on mortality in high risk surgical patients. JAMA 1993; 270:2699–708.

This was the first full well–conducted, randomised, controlled study of goal–directed therapy for perioperative enhancement of the cardiovascular systems of these high–risk surgical patients. It was stopped before it was completed by the local hospital research ethics committee because the surgeons felt that it was obvious which group their patients were in and felt it was unethical to continue when the benefits were so obvious.

16. Lobo SM, Salgado PF, Castillo VG et al. Effects of maximizing oxygen delivery on morbidity and mortality in high–risk surgical patients. Crit Care Med 2000; 28:3396–404.

17. Mythen M, Webb AR. Perioperative plasma volume expansion reduces the incidence of gut mucosal hypoperfusion during cardiac surgery. Arch Surg 1995; 130:423–9.

18. Sinclair S, James S, Singer M. Intraoperative intravascular volume optimisation and length of hospital stay after repair of proximal femoral fracture: randomised controlled trial. Br Med J 1997; 315:909–12.

19. Bishop MH, Shoemaker WC, Appel PL et al. Prospective, randomized trial of survivor values of cardiac index, oxygen delivery, and oxygen consumption as resuscitation end points in severe trauma. J Trauma 1995; 38:780–7.

20. Wilson J, Woods I, Fawcett J et al. Reducing the risk of major elective surgery: randomized controlled trial of preoperative optimisation of oxygen delivery. Br Med J 1999; 318:1099–103.

This study is important because not only did it have a control group where clinicians not involved with the study were able to decide on the postoperative treatment and send patients back to the ward postoperatively (which is common practice in many hospitals in the

UK due to lack of critical care facilities) but it also divided the group admitted to intensive care into two groups for therapeutic intervention and thus showed that there could be a difference in outcome if different drugs were used for goal-directed therapy.

21. Polonen P, Rukonen E, Hippelainen M et al. A prospective, randomized study of goal-orientated hemodynamic therapy in cardiac surgical patients. Anesth Analg 2000; 90:1052-9.

第十七章

外科营养

Steven D. Heys
John Broom

引言

虽然我们已步入新千年，在西方，营养不良仍是临床上一个值得注意的问题，多达40%的入院病人属于营养不良。例如：胃肠手术病人中，据估计轻度和中度营养不良者分别大约为50%和30%。营养不良问题非常重要，因为这往往会引起细胞和器官功能紊乱，还会引发以下情况，这些情况对于手术病人来说具有重要的临床意义。

- 肌肉消耗，从而骨骼肌功能减弱。
- 呼吸肌功能减弱。
- 心肌功能减弱。
- 肠胃系统平滑肌萎缩。
- 免疫力下降。
- 愈合能力差，如伤口和吻合口。

这些营养不良所引起的变化之所以具有重要的临床意义是因为它们会导致术后病人并发症发生率和死亡率上升。此外，手术病人不同时期的禁食（术前和/或术后）也会引起病人细胞和器官功能紊乱。而且，如果术后并发症随之而至（例如败血症），这些影响可能更大。

手术病人常会发生所谓创伤和败血症的代谢性反应，所以首先考虑到新陈代谢和生物化学方面的变化非常重要。因为这与理解重症病人营养支持的基础有明确的意义。

创伤和败血症引起的新陈代谢反应

创伤

创伤后，新陈代谢组织中会发生一系列复杂的变化，人们对这些变化认识的一个大的进展是在50年前，当时 David Cuthbertson 先生描述了创伤后骨骼肌中的氮损失[1]。Cuthbertson 总结说可以把创伤反应分成两种状态（图 17.1）：

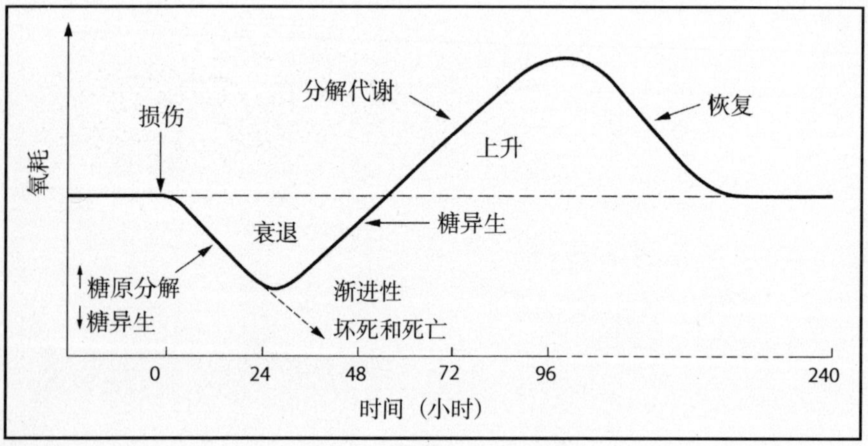

图 17.1 • 图示对创伤的代谢性反应的退潮和涨潮状态。

1. “退潮”状态。这是一种持续时间很短的反应，与低血容量休克有关，它增加了交感神经系统的活动而减缓了新陈代谢的速度。
2. “涨潮”状态。它与体内氮的损失以及由此引起的负氮平衡有关。

这些变化会造成安静状态下消耗更多的能量，产生更多的热量，发热，增加肌肉的分解作用从而浪费和损失了体内的氮，增加了葡萄糖的产量，葡萄糖的不耐受，加快了脂肪的分解，减缓了脂肪的合成，如果这些变化作为“退潮状态”的一部分持续发生的话，那么无论麻醉和手术技巧多么高明，死亡都是难免的。

创伤后中枢神经系统和神经垂体轴在促进这些新陈代谢的变化中起着关键作用，而激素和细胞因子起着重要的调节作用。传入神经冲动也刺激了下丘脑部使它分泌下丘脑促释放因子，进而刺激脑垂体释放催乳激素，血管加压素，生长激素和肾上腺皮质激素（ACTH）。创伤后血浆中激素水平的变化在框17.1中已简述，那些所谓的应激激素（肾上腺素，皮质激素和高血糖素）在这些反应中起着重要作用。

蛋白质代谢的变化

无论病人进食还是禁食，创伤后氮的损失都会增加，这是因为蛋白质的分解速度超过了合成速度。[2]损失氮的量和手术创伤程度成正比。蛋白质的分解主要在骨骼肌里进行，而体内80%的游离氨基酸贮存在骨骼肌里，这其中60%又是谷氨酸[3]。

释放出的氨基酸有下面的用途：

1. 为肌肉提供能量。
2. 机体创伤结构修复必需蛋白质的合成。
3. 免疫或组织修复所需肝合成蛋白。
4. 肝脏由丙氨酸生成葡萄糖（前者是通过一系列的转氨基反应由其他氨基酸产生的）。
5. 用作消化道，淋巴细胞和其他迅速增生组织的能量物质。

糖类代谢的变化

葡萄糖为各种组织提供主要能量，它主要是通过胃肠道的吸收，由肝糖原（肝糖分解）或其他的前体如氨基酸在体内生成的。葡萄糖可用于能量转导，能转换成糖原或脂肪。创伤后，肝糖原的分解增加（由交感活动增加引起的）。这些储备在24小时内大部分被用光，但不是全部。外周葡萄糖的利用也相应地减少。胰岛素抵抗也参入到对创伤的代谢反应中（见框17.1）。

那些受伤的病人对胰岛素有抵抗反应。受伤后血液中葡萄糖和胰岛素的浓度都会增加，但是胰岛素的浓度增加更加明显。血液中胰岛素水平通常在受伤后几天达到最高，然后恢复到正常基础水平。

总之，在刚刚受伤及以后的代谢反应“涨潮”状态中，糖类反应都表现为产生高血糖。这两种反应状态中葡萄糖增高的原因不同。对于危重病人，作为败血症和创伤的直接结果，低血糖的出现是一种死亡前期的表现。

脂肪代谢的变化

创伤后脂肪酸和甘油的量增加。甘油三酯的脂肪分解加快，同时产生游离脂肪酸和甘油。甘油可被肝脏用来糖异生，脂肪酸也作为能源被利用。

败血症

对败血症的代谢反应也以蛋白质，糖和脂肪的变化为特点。然而败血症病人的反应和创伤病人的反应变化是有一定的区别的。败血症病人会发生以下情况：

- 败血症病人骨骼肌分解，大量的氮损失（每天多于15~20g）。肌肉中释放出的氨基酸被肝脏用于产生急性状态和内脏蛋白质以及作为糖异生增加所需的反应底物。
- 肝脏产生的葡萄糖量增加（由于糖异生和糖原分解），从而血浆葡萄糖浓度升高。
- 外周组织对葡萄糖的吸收和氧化作用加快。
- 败血症病人血液中游离脂肪酸水平可能上升或下降。这种差别可能是由于在败血症发生的不同阶段进行浓度测量造成的。
- 通过脂肪分解作用和高甘油三酯血症，储存在脂肪组织中的脂肪分解加快。
- 败血症出现时外周对甘油三酯和不完全的酮体生成减少（与创伤后发生的情况相比）

框 17.1 ● 创伤后血浆中激素水平的变化

儿茶酚胺
肾上腺素和去甲肾上腺素浓度在受伤后几分钟之内的迅速增加是由增加了的交感神经系统的活动引起的，激素水平24小时内恢复正常。
高血糖素
几小时之内升高，创伤后12~48小时达到最高值。
胰岛素
创伤后最初血浆胰岛素水平很低，但是创伤后数天内高于正常水平并且达到最高值。
皮质激素
皮质激素的迅速增加（由ACTH的刺激引起），在刺激后24~48小时恢复正常；也可能持续增高几天。和其他激素如儿茶酚胺等一起具有“许可性”效果。
生长激素
创伤后水平升高，通常24小时内恢复正常。
甲状腺素
创伤后影响全身的甲状腺素水平是正常的，但三碘甲状腺原氨酸低，而反三碘甲状腺原氨酸高。
肾素，醛固酮
创伤后醛固酮水平升高，12小时内恢复正常。肾素刺激醛固酮分泌，反过来又由于肾脏灌注的减少产生肾素。
雄激素
创伤后血浆水平下降并且保持低水平多达七天。
血管加压素
创伤后血浆水平上升并且持续上升几天。
催乳激素
创伤后分泌量增加，但在创伤中的作用未知。
细胞因子
白介素（IL）–2、IL–6、肿瘤坏死因子等分泌量增加；这些变化之间的相互作用导致了创伤和败血症中不同的反应。

败血症病人一个重要的异常表现是肝细胞线粒体微结构的破裂，尤其是内膜。能量转导路径出现阻断，葡萄糖和脂肪酸的有氧代谢也随之减少。机体依靠葡萄糖无氧代谢，从而产生更多的乳酸。所以通过糖异生路径获得足量的葡萄糖是非常必要的。如果葡萄糖缺损或不足，低血糖（和死亡）就会发生。由败血症引发的低血糖是预后差的表现，这通常会导致必然的死亡。

必需营养素

蛋白质和氨基酸

要保持健康状况，维持细胞的正常功能，蛋白质的摄取是必要的。蛋白质有许多作用，例如它们是构成细胞的必要组成成分，许多器官合成各种各样的分泌性蛋白质。在英国平均每天的蛋白质摄取量大约为80g，而推荐日摄取量为每公斤体重0.8g，其中氮的含量大约占其总重量的16%。然而有趣的是世界上50%的人蛋白质日摄取量达不到这个标准却也生存着。

通常氨基酸被分成“必需”和“非必需”两类。必需氨基酸不能在体内合成而必须从饮食中摄入，非必需氨基酸可以被人体合成。然而这两种氨基酸对于正常的组织生长和新陈代谢都是必不可少的。从饮食中摄取的和在体内合成的氨基酸共同维持着体内氨基酸库的适宜含量，并用于补充那些通过尿液排出，通过皮肤和胃肠道而损失掉的氨基酸，用作非蛋白质合成途径的前体，用于补充不可逆转的修饰作用和不能减缩的氧化作用而损失掉的氨基酸。

人们已认识到在体内合成的一些氨基酸通常情况下被认为是不必要的，在一定情况下（如败血症，创伤和生长期），由于体内氮的异常流失而变得不足。因此，这些氨基酸必须从饮食中摄入，否则就会出现异常的组织蛋白质代谢。这类氨基酸被称作“条件必需氨基酸”。似乎实际上只有三种氨基酸是非必需的：L–丙氨酸、L–谷氨酸和L–天冬氨酸。这些氨基酸都是通过一种简单的转氨基反应产生的。

能量需要

能量转导是通过糖、脂肪和蛋白质的分解完成的。可从各种常见营养素中获得的能量如下：

- 脂肪 9.3kcal/g（38.9kJ/g）
- 葡萄糖 4.1kcal/g（17.1kJ/g）

- 蛋白质 4.1kcal/g (17.1kJ/g)
- 乙醇 7.1kcal/g (29.7kJ/g)

饮食中主要的碳水化合物有多聚糖（淀粉和膳食纤维）、糊精和游离蔗糖（单糖）、双糖、低聚糖和糖醇。与食品有关的脂肪包括甘油三酯、长链脂肪酸（C16 至 C18 甘油三酯）、中链脂肪酸（C6 至 C12 甘油三酯）和胆固醇。

如果一个人摄入的能量比消耗掉的能量多，多余的糖就会被合成肝糖原；当肝糖原饱和时，葡萄糖就被代谢变成脂肪酸，进而合成脂肪。多余的脂肪作为甘油三酯被储存在多脂肪组织中。反之，如果消耗掉的能量超过了摄入的能量，则脂肪、肝糖和蛋白质被分解来提供所需的能量。

一天中总的能量消耗（TEE）是由下面几种消耗组成的：

- 基础代谢消耗或 RME (定义为循环和呼吸功能所需能量加合成和维持跨细胞膜电化学梯度所需能量；
- 活动能量消耗（根据机体活动量而不同）；
- 饮食——诱导能量消耗。

正常情况下每天需要大约 25~30kcal/kg（105~125kJ/g)，一些常见情况下的能量需要变化情况在框 17.2 中有说明。

微量营养素

维生素

维生素是对于正常生长和维持机体功能都必不可少的有机化合物。无论对于健康人还是病人来说，维生素都在许多不同的代谢过程中起着关键的作用。

框 17.2 • 不同疾病情况下对能量的额外需求

外伤：0.3×RME
可选性手术：0.1×RME
败血症：0.5×RME
严重败血症：多达 0.6×RME
严重烧伤：1×RME

总的来说，维生素可被分成下面几种：脂溶性维生素（A、D、E 和 K），水溶性维生素、维生素 C 和 B（叶酸、B_{12}、B_1、B_2、B_3、泛酸、生物素和 B_6）。它们的具体作用在普通教材中都能找到，但是一些特例和它们在外科实践中的重要性在框 17.3 中有说明。

在创伤和败血症中各自确切需要那几种维生素还不清楚，而且可能根据所提供的代谢支持类型而发生改变。

微量元素

微量元素是无机元素，它们在许多代谢过程中都起着重要的调节作用。例如锌作为蛋白质和核酸合成酶中的一种辅助因子，对于伤口的愈合必不可少。对于手术病人来说其他的重要微量元素包括铁（参与能量传递）、铜（在糖原合成中必不可少）和硒（在合成抗氧化酶系统中作用重大，能对抗过氧化作用）。对其他微量元素的详细描述，它们的必要性和结构在普通教材中都能找到。

然而应该记住的是，微量元素如果剂量过大，对于组织和器官是有害的。特别是过量的维生素 A 和 D、铁、硒、锌和铜的毒性都很强。当病人长期

框 17.3 • 外科实践中维生素的作用

维生素 A
稳定上皮细胞膜；对于纤维母细胞的分化和胶原的分泌非常必要。
维生素 D
对钙和磷酸盐进行调控
维生素 E
免疫兴奋剂和自由基清除剂
维生素 K
为肝脏合成凝血因子所需要
维生素 B_{12}
对于蛋白质和核酸的合成很重要
维生素 C
对于羟基化作用（如胶原的合成）和能量转导很重要。
维生素 B_1
对于糖类的代谢和 ATP 的合成必不可少。

服用这些微量元素时一定要当心。

营养不良病人的确定

确定手术病人的营养状况，明确哪些病人属营养不良是很重要的。然而对营养状况很难有一个可靠的，可重复使用的评价标准，对营养不良也没有一个确定的检测标准。不过我们对以往临床上使用过的评价标准可归纳成如下几条：

- 人体测量学标准。
- 生物化学评价和身体组成成分评定标准。
- 身体功能（骨骼肌和呼吸肌功能，免疫反应）评定标准。

人体测量学标准

身高和体重

身高和体重是两项最常用的营养状况指标。某个特定病人的体重可以和一系列标准数值进行比较，以此来评定病人的消瘦或肥胖程度。然而这些列表中的标准数据都没有考虑到个人的身架大小问题。因此体重指数（BMI）被认为是成年人身体脂肪总量的最佳评定标准。BMI 指的是体重除以身高的平方。

体重丢失被当成衡量营养状况的一个指标，减少的体重通常是指当病人“康复”时，从生病前的体重减去当前的体重而获得的数值，或者是指从“理想”体重减去当前的体重而获得的数值。“理想”体重指的是公开发行的量表中的体重数值。尽管生病前的体重测量可能不准确，但是只要体重减少超过了10%或超过了4.5kg,，手术死亡率就会大大提高。此外，在体重减少的时间越短，患上术后并发症的危险性就越大。考虑到体重减少的数量和速度，可以把营养不良定义为BMI低于第10百分位数伴体重丢失超过5%。

皮下脂肪厚度

临床上皮肤叠层的厚度常被用来评定身体脂肪含量。因为身体总脂肪量的大约50%都处于皮下层（根据年龄，性别及所测的具体脂肪垫不同而不同）。人们常测的是三头肌处皮肤叠层的厚度，但是对多处皮肤叠层进行测评会更好，更能说明身体脂肪含量的情况。用这些测量数据来评定身体脂肪总含量的回归方程已经产生并可应用于临床实践中。然而皮肤叠层厚度的测量数据很容易受观测者本身和观测者间变化的影响，这又限制了它们在临床上的使用。

生物化学检测

血清蛋白质

白蛋白是血清中的主要蛋白质。血清蛋白质的浓度和蛋白质–能量营养不良之间的关系只是在150多年前才首次被认识到[13]。后来的研究已经表明血清白蛋白水平越低，术后病人患并发症的危险性就越大。

然而实验表明，饥饿并不能使血清白蛋白水平立即降低，可能会保持几周。因为虽然合成减缓了，但血管中可交换白蛋白只占其总量的30%，其余的仍留在血管外间隙中。另外，白蛋白有一个相对较长的半衰期，大约为21天。已表明血管外间隙中的白蛋白可对血管内的白蛋白进行补充，若这种补充不能继续时，血清白蛋白水平便会下降。事实上血管内外白蛋白的转变速度比起合成速度快大约10倍。然而以前的研究表明30%长期中度饥饿引起的体重下降其血清白蛋白浓度升高，由此而证明白蛋白和营养状况没有关系。此外，在恶性肿瘤、创伤和败血症中，即使摄入充足的蛋白质，血清白蛋白仍会降低，因此血清白蛋白水平的高低不能用于评定营养状况。

人们已通过检测其他血清蛋白质浓度作为标志物对营养状况作出评定，其中包括转铁蛋白（半衰期7天）、维生素A–结合蛋白（半衰期1~2小时）和前白蛋白（半衰期2天）。他们在血清中的浓度变化比白蛋白应该能更准确地反映营养状况的急性变化。这些蛋白质的血清水平在应激、败血症和癌症发生时也会改变。

氮的平衡

身体中损失的氮大部分主要以尿素（大约占总尿氮的80%）的形式通过尿液排出体外。只测得的尿素量就可作为氮损失的一个大概指标。也可对总尿氮进行测量，不过这种方法使用不广泛。另外通过皮肤，大便而损失的氮大约每天为2~4g。用于研究氮平衡的一个公式如下：

氮平衡=膳食蛋白质×0.16－［尿素氮（尿）+2g粪便+2g皮肤］

［尿素氮（g）=尿素（mmol）×28］

虽然氮的平衡没有作为预后的一个指标，但它对于评定病人的营养需求及评定对提供营养支持的反应还是很重要的。

身体组成成分

更复杂的评定身体不同成分（如脂肪、游离脂肪重量、身体氮总量和身体矿物质总含量）的方法已存在，但是这些方法往往要求特殊的设备，而且可能在临床实践中用起来不够方便。相对简单的方法，如生物电阻抗可用于临床实践中。

生物电阻抗

这要求交流电通过身体，交流电的两极分别连接在手和脚上。电流通过水和无脂肪组织的电解质成分，测得两电极间的电压差，根据电压的变化可判断身体的总电阻有多大，而总电阻的大小主要是由身体内水和电解质的含量（如去脂体重）决定的。通过细胞内液体间隙的电流被不导电的细胞膜所阻碍，这就引起“时相改变”，而低频电流（<1kHz）降低。高频率电流（>50kHz）所受阻力较小。尽管生物电阻抗在稳定的物质中对身体组成成分的测定是准确的，但对于水肿病人和电解质改变的病人其可靠性就差了。对危重病人的价值尚不明确。

功能测定

免疫力

营养不良时，循环的淋巴细胞总数会减少，多种免疫功能受到破坏，例如对流行性腮腺炎、念珠菌和结核菌（这些都是人体对以前感染过的病菌而产生的抗原）的皮肤反应会降低，还降低了体外淋巴细胞对有丝分裂原的敏感度[18,19]。

免疫力的降低和术后的不痊愈及死亡之间的相关性已被说明，循环淋巴细胞总数的降低也和手术病人预后较差有关[20]。然而免疫功能的这些变化不是特异性的，它还会受到创伤、手术、麻醉和镇静药物、疼痛和心理压力（这些对手术病人都很重要[21]）的影响，因此通常并不太适用于临床实践。

肌肉功能

骨骼肌

营养不良时骨骼肌的结构和功能会发生多方面的错乱。骨骼肌纤维萎缩，进而肌肉功能受到损害。对手术病人进行握力测量（便宜，容易做到）可预知病人是否患上了手术并发症（敏感度>90%）。然而握力大小也会受到其他因素的影响，例如病人的动机和配合。此外这种测量很难适用于危重病人。另外,用不同的电刺激对腕部的尺神经进行刺激会引起拇内收肌的收缩，而其力量大小能反映营养摄入情况[22]。

呼吸肌

呼吸肌的功能也会因营养不良而受到损害，这可由标准呼吸功能测试中的多项指标降低而得知，尤其是肺活量。[23]对呼吸肌力量进行检测有它的优点，它甚至可用于插管病人和受到并发症影响的病人。

营养风险指数

营养风险指数是一个表明营养状况的指标，他以多种变量为基础。虽然有几种指标存在着，但有一种被普遍使用。它的依据是血清白蛋白，当前的体重和病人的平时体重。这些变数可按以下公式来计算：

营养风险指数=1.519×血清白蛋白（g/L）+0.417×（当前体重/平常体重）×100

获得的数据被用来对病人的营养状况进行分类：<83.5“严重”营养不良：83.5~97.5“轻度”营养不良；97.5~100，处于营养不良的边缘。然而这种指标

没有提供与病人的营养状况的关系，是一种纯预后指标。

临床实践中应如何对营养状况作出评估？

上文已概述了对营养状况进行评估的多种方法，虽然它们可以预示某些病人（不是所有病人）有患上并发症的危险，但是目前并没有一种可靠的方法来对营养状况作出评价。Hill 和 Windsor[24] 已提出了有用的指标供床旁进行营养状况评价，它们可很方便地适用于临床实践，包括蛋白质和能量平衡的评估，身体组成成分的评估，最重要的是对生理功能的评估。

蛋白质和能量平衡

蛋白质和能量平衡的评定是由营养专家或临床医生作出的，他们可以决定病人进食的频率和进食量。此信息与病人体重减轻的速度及 BMI 来进行比较。

身体组成成分的评定

体内脂肪的减少可通过观察病人的外表（外形消瘦）及感受病人食指和拇指间皮肤叠层的厚度作出判断。特别是当捏起二头肌和三头肌处的皮肤叠层而能感受到真皮时，说明病人体重减少了相当多。

蛋白质在体内的储量可通过检查不同的肌肉群作出评定。这些肌肉群包括：颞肌、三角肌、肩胛上肌、肩胛下肌、二头肌、三头肌和手的骨间肌。当肌腱非常明显或肩胛骨上的骨质隆凸很突出时，则说明超过 30%的体内储存的蛋白质已失去了。

生理功能的评定

功能评定是通过观察病人的活动作出的。让病人握住临床医生的食指或中指，持续时间不少于 10 秒钟，以此来测定病人的握力大小。让病人用力吹一张离唇大约 10cm 的纸片，以此来测定病人的呼吸功能。测定代谢的损耗需要特殊的设备，但是病人额外的代谢压力也可通过临床检查作出判断。近期的创伤或手术就会形成额外的代谢压力。如果出现明显的败血症症状（体温和/或白细胞数升高、心动过速、呼吸急促、血液培养物呈阳性）或有活性的引起炎症的内脏疾病也会形成额外的代谢压力。另外，还应询问病人以下有关情况：伤口愈合能力（擦伤等），运动耐力变化及“疲倦”感。

外科实践中的营养支持

营养支持的途径

营养的供应或是通过胃肠管道（肠内的）或是通过静脉（肠外的）。一般说来如可能的话通过肠道传送营养是一种更可取的方法，静脉传送用于肠道无法直接吸收的病人。

肠内营养支持

如果胃肠道完整无损，功能正常，那么肠道供应是首选的，肠道供应对以下病人是禁忌的：肠梗阻、肠麻痹、伴有呕吐和腹泻的病人、患有高输出量的肠内瘘的病人或者患有严重腹内感染的病人。动物实验已表明当肠腔内缺乏营养供应时，肠黏膜会发生变化：绒毛高度降低、细胞的增殖减少、黏膜萎缩。另外，营养物对肠道的刺激对于许多与肠有关的激素的释放很重要，包括负责胃肠运动的激素和刺激分泌的激素，而这些对于维持肠黏膜正常却是很必要的。与肠黏膜有关的酶的活动减少，肠黏膜对大分子的通透性提高了。

肠道通过物理的方法或释放化学物质和免疫性物质对细菌还起到了屏障作用。实验研究提供证据表明肠黏膜的萎缩和细胞间失去粘附及细胞间通道开放有关，这更有利于细菌的移位和来自肠腔的内毒素进入门静脉和淋巴系统。因此人们相信肠道失去完整性是相当比例的危重病人患上败血症的原因。然而情况是否真是如此，它在多大程度上导致了败血症的发生目前还不十分清楚。

胃肠道还起到了改变和传输所吸收营养物的作用，而不仅仅是一个消化和吸收器官。通过肠腔表面到达细胞内的葡萄糖被完整地通过肝门系统运送到肝脏。与之形成对照的是通过肠系膜动脉到达的葡萄糖被代谢成乳酸并以这种形式到达肝脏。与此相似的是，通过肠腔表面到达细胞内的谷氨酸被细胞用作能量物质，而通过动脉供应到达的谷氨酸情况却不一样。

肠内营养支持的路径

鼻肠管

通过细的带孔的鼻胃管（由聚氯乙烯或聚氨酯制成）进食，这种方法可用于需要短期营养支持的病人。关于是否插管的位置超过幽门进入十二指肠将会降低胃内容物反流和肺吸入的危险（多达30%的病人出现这种情况），一直以来有相当多的争论。这非常可能发生在胃动力受损的病人身上。在后一种情况中，细的带孔鼻胃管可通过幽门插入十二指肠以降低胃反流的危险。其他与使用鼻肠管有关的并发症包括：肺不张、食管坏死和狭窄、气管-食管瘘、胃窦炎和后环状软骨溃疡。

胃造瘘术

胃造瘘术已在临床上实施了100多年。胃造瘘术的插管在剖腹手术时放入胃部，尽管经由皮肤的内镜和荧光镜技术是更适宜的方法。具体做法在普通教材中都能找到，本章就不进一步讨论了。

胃造瘘术的建立和使用确实有一定的优点和公认的缺点。它是一个侵袭性的操作，可能在穿孔位置造成皮肤感染，坏死性肌炎或深层位置出现败血症，损害到邻近的腹内脏器，胃内容物漏到腹膜腔中（造成腹膜炎），胃出血和去除胃管后持续性胃皮肤瘘。胃造瘘术死亡率大约为1%~2%，15%的病人会发生大大小小的并发症。器械性并发症和管子本身有关，包括管道堵塞，破裂和移位。当管子尖端位于十二指肠或空肠内时，“倾倒”和腹泻类并发症更常见。

空肠造瘘术

当预计病人需长期提供营养供应时，常在剖腹手术时实行空肠造瘘术。配合空肠造瘘术的具体手术方法在普通教材中还没有。与胃造口术相比，其优点如下：

- 空肠造瘘术渗漏少。
- 因为胃分流，胃和胰腺的分泌物减少。
- 恶心，呕吐，腹胀减少。
- 肺吸入的风险降低。

适用于肠内营养的营养液

目前有多种营养液可用于肠道内营养供应。专门的教材中都有实例说明。然而，肠道饮食主要可分成四类：

复合饮食

复合饮食是“营养完全”的饮食，主要提供给那些胃肠功能好的病人，饮食中含有作为氮来源的各种蛋白质，提供能量的复杂的碳水化合物和脂肪，还有维生素，微量元素和标准量的电解质。

基本饮食

如果病人不能产生足量的消化酶或吸收面积减少（如严重的胰腺功能不全或短肠综合征），就需要基本饮食。基本饮食含有提供氮能源的低聚肽。众所周知游离氨基酸不像二肽和三肽混合物那样容易被吸收，能源以葡萄糖聚合物和中链甘油三酯形式来提供。

特殊配方

患有特殊病的病人有特殊的营养饮食，它们包括：①适用于肝性脑病病人的能提高支链氨基酸浓度而芳香族氨基酸浓度低的饮食；②适用于人工通气病人的高脂肪低葡萄糖的饮食；③含有调整免疫反应（见后面部分）关键营养素的饮食。

调整饮食

调整饮食不被广泛应用，但是用于为个别病人提供某种特定的营养。例如，若病人是低蛋白血症，就可使饮食中富含蛋白质，低钠血症时富含钠盐。必要时调整饮食可作为对其他肠内配方和经口摄入的补充。

肠内营养传送和并发症

以前，人们都接受这样的观点：为了减少胃肠并发症，在刚开始肠道营养喂食的前2~3天，输注速度要慢，或者给食量要小。然而最近的研究已说明不需要这样做，营养物在一开始时就可以所希望的速度足量供应。最近的研究已经说明与其他进食计划相比最接近自然进食周期的周期性进食（16小时给食，之后有8小时的吸收时间）是最理想的[30]。

肠内营养可通过容量泵来实施，若没有的话也可靠重力实行滴注。对意识不清或卧床的病人，建议给食时抬高其头部约 25°以减少肺吸入的危险。有些临床医生更喜欢让病人竖直坐着。给食期间每 4 小时胃内容物应该被抽出，如果胃内容物剩余量超过 100ml，肠道营养应暂时停止。

2 小时后重新检查胃排空情况，若情况令人满意(剩余物<100ml)，给食可重新开始。如果每 24 小时胃的抽出量超过 400ml，给食也要停止，胃排空可通过西沙比利或红霉素加以改善，然后给食可继续。

肠道给食比肠外营养代谢紊乱的情况较少发生，虽然也会发生。肠道营养的其他并发症都是一些与进入胃肠道的通道有关的并发症（框 17.4）。

肠外营养支持

对需要营养支持而存在肠内营养禁忌证的患者将需要提供肠外营养。这些包括：

- 胃肠道无功能或不能使用的患者；
- 有高排出量肠瘘的患者（肠内营养可刺激胃肠道分泌）；
- 不能经肠道提供充足营养的患者（如因为剩余肠管过短或吸收不良，严重烧伤，大创伤）。

对住院病人的详细的 TPN 应用的指南已经由 ASPEN 指导委员会公开发表，可供参考。[31]

框 17.4 • 肠内营养的并发症

胃肠道
腹泻，恶心，呕吐，腹部不适和腹胀，胃内容物反流和吸入。
机械性
营养管脱出，导管堵塞，在用空肠造瘘或胃造瘘时胃或肠内容物漏到皮肤上。
代谢
高钾血症、高血糖、高磷血症、低镁血症、低锌血症、低磷血症。
感染性
局部影响（如腹泻，呕吐）或全身影响（如发热，不适）。

肠外营养的途径

中心静脉通道

中心静脉通道可通过自锁骨下静脉或颈内静脉放置导管进入上腔静脉。导管可直接穿过皮肤（通常在皮下脂肪层作一短的通道） 或与前胸壁皮下脂肪层的阀门相连接。目前有一系列中心静脉插管技术应用于临床。例如，导管可经皮盲穿或用切开技术经头静脉进入锁骨下静脉。还可通过放射医师在造影监控下置管。这些技术的细节可在普通教科书上找到。这些技术的利与弊已有充分认识并有详细的描述。[32-34] 然而，重要的是操作者必须对中心静脉插管非常熟练。

营养导管的技术问题

中心静脉导管通常是用聚亚胺酯或硅树脂制作。这些材料在人体内都能良好耐受且形成血栓的可能性较小。而聚亚胺酯还具有下面的好处：

1. 在室温下比硅树脂硬而在体温下会变得非常柔软；
2. 比硅树脂有更好的伸展性，因而不易断裂；
3. 聚亚胺酯导管有更小的外径更易于制作隧道，也对表面形成血栓有更好的抵抗力。

一些导管制造商也尝试将防腐剂（如洗必泰）和抗生素（如磺胺嘧啶银）加入导管结构中来减少细菌定殖。一些导管也有抗微生物袖套，通常是用涤纶制作，包绕在它们的外表面。 这些被认为是微生物屏障的东西可能会沿着导管外表面移动到导管的尖端。尽管有的研究提示应用导管袖套可以减少败血症的风险，这使导管固定在技术上更为困难。中心静脉导管的并发症见框 17.5。

导管护理　导管的适当包扎是必须的。比如，敷料应每周更换；皮肤穿刺点应每周按无菌操作用洗必泰清洁。现有多种敷料用于穿刺点的包扎，但无菌纱布和透明粘贴敷料是最常用的。

导管头端的感染是最严重的。患者通常会有发热和败血症的全身表现。这可通过血培养（至少三次血培养，间隔 1 小时）和导管培养来确诊[35]。抗生

框 17.5 ● 中心静脉导管的并发症及发生率

导管相关的败血症：报道不一，最高达 40%
中心静脉血栓形成：报道不一，最高达 20%
胸腔损伤：气胸 （5%~10%），血胸（2%）
大动脉损伤：锁骨下动脉（1%~2%）
导管问题：血栓形成（1%~2%），栓塞（<1%），空气栓塞（<1%）
其他问题：臂丛神经损伤（<1%），胸导管损伤（<1%）

素治疗可能会根除病原体，但在某些病人必须拔除营养管才能根治感染。然而，很少有严重感染发生在导管进入皮肤处。这可通过周围皮肤红斑和可能的分泌物及脓液来识别。

周围静脉途径

用无菌技术建立周围静脉通道，可用于提供静脉营养，避免中心静脉插管导致的损伤和并发症。周围静脉内营养可用于不需长时间应用营养支持的病人或中心静脉置管有禁忌者（如插管位置有创伤，有增加感染性并发症的风险，中心静脉有血栓形成，或有明显的血凝障碍）。

应用外周途径输送静脉内营养的相关问题包括：

1. 输入营养素的量是有限度的，如果所需蛋白质、热量或电解质较高那么周围营养将难以满足。
2. 有较高的并发症发生率，尤其是静脉炎（可达 45%），保证有一个良好的周围静脉通道是必要的，否则，反复发生的静脉炎必然要求经常更换通道。

周围静脉内通道的寿命可以通过中心通道的抗菌处理和应用能使营养液更好混合和流动的小规格的导管来加以延长。也可通过经常更换穿刺点，应用超细导管，在营养液内加肝素和小量氢化可的松或使用血管扩张剂（如硝酸甘油）来减少静脉炎的危险性。另外，外周静脉营养只应用于脂肪乳剂作为营养素单相输注成分的地方，以免发生血栓性静脉炎。

肠外营养液中营养素的使用

一些常用的商品化供应的肠外营养液（即其成分）见表 17.1。更完整的列表可见 British National Formulary.

氮的来源

通常氮的来源是 L-氨基酸晶体液，包括所有为了蛋白质合成必需的和平衡混合的非必需的氨基酸。然而，相对难溶性氨基酸（如 L-谷氨酸、L-精氨酸、L- 牛磺酸、L-络氨酸、L-蛋氨酸）可能缺乏或含量不足。

由于 L-谷氨酸在代谢中的关键性作用而一度受到特别的关注。它可以由 N-乙酰谷氨酸来提供 （在肾小管内溶解释放出游离 L-谷氨酸，然后重吸收进入血循环）或由 L-谷氨酸二肽如丙氨酰谷氨酸（可分解释放游离 L-谷氨酸）提供。[36] 也有一种方法在肠外营养液中提供鸟氨酸 α-酮戊二酸。以往的研究评价这些营养素是非常有希望的，但需要进一步研究在常规用于肠外营养液之前的确切作用。

能量来源

能量是由葡萄糖和脂肪联合平衡供应的。葡萄

表 17.1 ● 供肠外营养病人使用的营养液

	容量 (ml)	热量 (kcal)	氮（g）	葡萄糖 (g)	脂肪 (g)	Na^+ (mmol)	K^+ (mmol)	Ca^{2+} (mmol)	Mg^{2+} (mmol)	Cl^- (mmol)
Vamin9	1000	250	9.4			50	20	2.5	1.5	50
Vamin14	1000	350	13.5			100	50	5	8	100
Vamin9 Glucose	1000	650	9.4	150		50	20	2.5	1.5	50
Vamin18EF	1000	460	18							
Intralipid10%	1000	1100			100					
Intralipid20%	1000	2000			200					

糖是主要的碳水化合物来源和全身大部分组织能量供应的主要形式。在患重病，禁食状态和输注葡萄糖时，机体主要的能量来源是脂肪。[37,38] 然而，由于目前已知能源物质代谢在氧化水平的缺陷，对于败血症时脂肪的应用还有争议。

在某些患者葡萄糖的利用可能受损，继而葡萄糖通过其他代谢途径进行代谢。这导致脂肪酸类产物增加（如过量则导致肝脏脂肪浸润）和脂肪酸氧化增加，这导致二氧化碳产生增加（必须经肺排出）。另外，如果葡萄糖是唯一的供能物质，那么可能会导致患者必需脂肪酸（亚麻酸、亚油酸）缺乏。

脂肪（如大豆油乳剂）也是一种能量来源。通常对大多数临床情况来说，总热量的 30%~50%是由脂肪提供，非蛋白热量与氮比值在 150∶1~200∶1 (在高分解代谢的状态下可能是较低的)。然而，外源性油脂的提供也存在一些问题。静脉使用脂肪乳剂会造成肺功能损害，抑制网状内皮系统和调节中性粒细胞功能。[39,40]

其他营养素

商品化供应的微量元素 (Addamel, Additrace) 和水溶性维生素 (Solivito) 可以用来供给这些微量营养素的日常需要。另外，总补液量和电解质的量可在日常需要量的基础上进行调整以满足不同病人的需要。

TPN 的运送和使用

在临床工作中，商品化供应的肠外营养液是在无菌条件下混合在薄包装袋中。营养成分装在 3-L 袋（ethylvinyl acetate 制作）中，含各种营养素，在使用前可储存一周，但必须保证各种营养成分间的相容性。按照目前的法规，没有其他药物可以使用这种包装袋。3-L 袋的好处有：

- 经济实用；
- 减少感染风险；
- 更可在经过较长时期后能均衡一致地输注；
- 脂肪乳剂更好稀释和更长的输注期减少了脂质的毒性；
- 易于运送和储存且减少了甘油三脂的长期积累(可发生于以葡萄糖为基础的 TPN)。

最近，预制的包装袋可以分开贮存脂肪乳剂和水溶液，在使用前再打开当即混合。这种包装袋应该是短期支持使用的，因为里面的营养成分可能并不完全适合患者。

肠外营养支持的并发症

通过静脉途径提供营养素，若成分或输注速度不适当的话可以导致代谢性并发症。快速输注高浓度葡萄糖可产生高血糖，进一步发生乳酸血症。电解质紊乱也是个问题，不仅因为通常静脉营养配方已提前 24 小时开出。计划患者的营养素必须如前所述经常进行监测。当钾、镁、磷进入细胞内时，营养素的提供可导致进一步电解质的异常。这对于那些先前营养素摄入欠佳的病人来说尤其需要注意。其他 TPN 并发症见框 17.6.

接受营养支持患者的监测

肠内营养

接受营养支持患者应当保持每日准确记录其出入液量，体重。每日的摄入热量和氮应有记录。生物化学评估包括每周两次检测肝肾功能，调节钾、钙、镁、白蛋白及蛋白质水平和血液学指标，直至患者稳定。平稳后，每周或隔周一次检测是必要的。其他评估方法可间隔进行以明确患者病情进展（见 291 页营养评估)。另外，营养通道需定期检查以保证导管位置正常，使用满意。

肠外营养

接受肠外营养的患者需注意监测包括临床症状及实验室检查。应每天对临床状况进行评价 (每天的体重，液体损耗或超载的征象)。需监测多项生化指标；每日查血清电解质、尿素、肌苷和葡萄糖，同时血清白蛋白、蛋白质、钙、镁、磷、和肝功等需每周检查两次。血液学指标 (血红蛋白、白细胞、红细胞计数) 每周检查两次。血糖水平应每天监测四次，防止病人发生高血糖。

其他评估，如：肌肉功能，氮平衡，微量元素和维生素的监测在必要时也可进行。另外，导管及其位置，输液设备也必须注意检查以免发生并发症或功能不良。

框 17.6 • 肠外营养的代谢并发症

糖代谢紊乱
高血糖：过多输注葡萄糖，胰岛素不足，败血症。 低血糖：如果突然停用葡萄糖而胰岛素水平仍较高会发生反跳性低血糖。
脂代谢紊乱
高脂血症：脂肪输入过多，代谢降低（如：肾功衰竭，肝功衰竭）。 脂肪酸缺乏：必需脂肪酸缺乏导致头发脱落，皮肤干燥，创口愈合不良。
氮代谢紊乱
高氨血症：输液中如缺乏 L-精氨酸、L-鸟氨酸、L-天冬氨酸或 L-谷氨酸。也发生于肝病患者。 代谢性酸中毒：由氯和氯化氨基酸输入过多引起。
电解质紊乱
高钾血症：补钾过多或排出减少。 低钾血症：钾输入不足或过多丢失。 低钙血症：钙补充不足，胰腺炎造成丢失，低蛋白血症。 低磷血症：磷补充不足，组织间流失。
肝脏功能紊乱
由于酶诱导继发性氨基酸代谢失衡或肝脏脂肪和/或糖原沉积，可发生天冬氨酸转氨酶、AKP、GGT 升高。
通气问题
若过多供给葡萄糖，使 CO_2 产生过多，可突发通气功能障碍。

营养支持团队

显然，为了提供理想的营养支持，组建一支多学科的营养支持团队是必需的。这支团队包括一名对营养支持有特殊兴趣而且对代谢途径有相当了解的临床医生、一名生化学家、一名药剂师、一名营养师和一名护理专家。事实表明，一支这样的提供营养支持的团队可使营养支持获得最佳效益并使感染性、代谢性及营养通道的并发症降到最低。

营养支持的临床应用状况

营养支持在围手术期的应用

至于何种患者需要术前和/或术后营养支持目前仍有争议。尽管许多研究对围术期营养支持的效果进行了评价，营养支持的益处仍得不到一致的结果。这可能是因为通常是一些小样本的研究，有许多不同的结果（如发病率、死亡率），经常在开始研究之前没有恰当地随机化或对营养不良量化或分级。

然而，在循证医学时代给出如此之多的实验限制，荟萃分析能够回答关于围手术期营养支持的一些更重要的问题吗？有一份荟萃分析在检测 27 项随机对照研究（2907 例患者）后报告了许多围手术期营养支持的重要问题。[42] 该分析的结果非常重要，为我们提供了围手术期合理应用营养支持的基本情况。总的结果和主要发现见表 17.2。

当营养不良患者术前给以 TPN 时并发症发生率降低（RR 0.52，95%CI：0.30~0.91），但营养状况良好者无改变。而这些患者间的死亡率无显著差异。对术后患者的研究分析表明接受 TPN 组并发症（RR1.08, 95%CI：0.81~1.43）和死亡率无减少。另外，小组分析显示术前营养支持应当考虑到：

- 血清白蛋白低于 30~32g/L 者；
- 体重丢失超过 15%，与生理功能损害相关的患者；
- 营养（预后）风险指数少于 83.5 的病人。

要获得术后发病率的降低，术前营养支持应至

表 17.2 • 围术期营养支持对手术病人并发症发生率和死亡率的影响

	并发症（RR 和 95%CI）	死亡率（RR 和 95%CI）
营养不良患者	0.53 (0.30~1.91)	1.13 (0.78~71)
营养充足者	0.95 (0.75~1.21)	0.90 (0.66~1.2)
术前 TPN	0.70 (0.52~0.95)	0.85 (0.6~1.20)
术后 TPN	1.01 (0.70~1.96)	1.08 (0.73~1.58)
总效应	0.81 (0.65`1.01)	0.97 (0.76~1.24)

CI, 可信区间；RR，相关风险；TPN，全胃肠外营养。

来自 Heyland DK，Montalvo M，MacDonald S，Keefe L，Sy XY，Drover JW. Total parenteral nutrition in the surgical patient: a meta-analysis. Can J Surg 2001; 44; 102-11.

少给 7~10 天。然而对术后死亡率并无影响。

术后营养支持应当考虑：

- 预计术后 7 天以上不能经口进食患者；
- 严重败血症或烧伤病人；
- 肠瘘患者（尤其有高输出量者）；
- 手术前体重丢失超过 15%患者。

急性胰腺炎患者的营养支持

重症胰腺炎发生分解代谢增加，伴有肌蛋白的快速丢失。此类病人的每日氮需求高于正常，达到蛋白质 1.2~2.0 g/kg（氮 0.2~0.3g/kg），每日能量需求也随疾病严重度而增长到 28~35kcal/kg。以往建议胰腺炎患者禁食以避免刺激胰腺。重症胰腺炎患者或有并发症者应经肠外营养。

最近的随机临床对照研究表明，如果胰腺炎患者即刻经口营养，发生重大并发症的风险将会降低。[43,44]

这些初步研究是令人鼓舞的，但还需要设计更完善的临床研究证实这些结果。

炎症性肠病的营养支持

有相当数量的 Crohn 氏病和溃疡性结肠炎可出现营养不良。原因包括营养摄入减少，小肠吸收不良（长度减少，细菌过度繁殖，蛋白丢失），在伴败血症患者中可有能量和氮需求增加。而且，此类患者中也可有某种维生素和微量元素的缺乏。

此类患者进行营养支持有两大作用：1 提供所需营养，纠正可能存在的营养缺乏。2 在 Crohn 氏病患者通过 TPN 提供营养而使肠道休息可能有治疗作用。

研究的结果表明后者是令人失望的，[45,46] 肠外营养本身对炎性肠病并无治疗作用。而且有证据表明肠内营养支持与 TPN 同样有效。[47] 肠内营养还有维持消化道黏膜完整性及刺激产生维持消化道功能必须的消化道激素的作用。

小肠皮肤瘘的营养支持

营养支持对小肠皮肤瘘的治疗具有非常重要的作用。该病患者伴有营养不良的可达 50%。Chapman 等的研究显示了充分的营养支持对该类患者的重要性[48]。他们发现如果肠瘘患者每天接受 TPN 或肠内营养 [>3000kcal (12.6MJ)]，那么，与每天接受营养小于 1000kcal (4.1MJ) 的病人相比其死亡率降低而自愈率增高。肠瘘患者的治疗从纠正体液及电解质不足和消除败血症开始。用 TPN 来纠正营养不足，患者病情稳定后提供维持量。如果肠瘘的输出量较少，那么，由于显而易见的好处，应考虑肠内营养支持。

烧伤病人的营养支持

重度烧伤病人会引起代谢亢进和高分解代谢状态。骨骼肌的分解代谢增加，每天氮丢失 15g 甚至更多，代谢率可成倍增加。对烧伤超过体表面积 20%的患者，经口或鼻肠管的营养支持是必要的。若这些途径不可用，如存在胃瘫、小肠或其他合并伤，就需要进行肠外营养。

有几个公式用来计算每个病人的蛋白质和热量需要。然而，起始的每天氮需要量可能要 20~25g, 非蛋白质热量与氮比值建议达到 100~200。能量由糖类和脂类提供，要求脂类提供的热量占到 35%~50%（以减少高葡萄糖负荷相关问题发生）。

主要营养物质补充的临床应用

各种营养素可以对正常细胞和组织的功能产生显著影响，对各种病理过程中的组织也是如此。而且，某些营养素如果给以超过正常摄入或需要量的时候也可以调节免疫和炎症反应。营养素的这些应用曾被命名为“营养药学”。例如：

- L–精氨酸：作用于免疫反应的多个方面，改善术后氮潴留和促进创口愈合。
- L–谷氨酰胺：促进免疫功能，减少术后氮丢失，也可能在维持消化道屏障功能方面有重要作用。
- 支链氨基酸：可控制肌肉蛋白质合成，促进全身蛋白质合成，特别是对于严重创伤患者。

表 17.3 • 外科病人谷氨酰胺的补充

	患者	结果
Morlion [56]	28 例结直肠切除患者接受含谷氨酰胺的 TPN 或一般 TPN 治疗	含谷氨酰胺的 TPN 治疗组病人住院天数减少
Houdijk [57]	72 例 ISS20 病人接受含谷氨酰胺饮食或普通饮食	接受含谷氨酰胺饮食组病人肺炎和败血症发生减少
Griffiths [58]	伴多器官衰竭 ITU 病人接受含谷氨酰胺饮食或普通饮食	接受含谷氨酰胺饮食组病人 6 月后死亡率降低

- 必需脂肪酸：以往认为可以促进免疫系统，但最近的研究提示他们实际上可以抑制免疫功能。
- 多聚核苷酸与核糖核酸：促进免疫功能。

要说明某一种主要营养素补充的临床益处是困难的，目前人们关注较多的是 L–谷氨酰胺的供给 (30g/日) (见表 17.3)

在最近对实施骨髓移植，癌症手术或创伤患者进行的随机对照临床研究 (11 个单位 1000 多例患者) 的分析表明在感染性并发症，住院天数及死亡率会有减少。

然而还需进一步研究证实 L–谷氨酰胺在临床实践中所处的位置。

营养素在临床的联合应用

多项研究评价了主要营养素在临床实践中 (这些疾病包括创伤，恶性肿瘤手术、烧伤) 联合应用的情况，尤其是在上消化道肿瘤患者。在许多此类临床研究中联合应用了商品化供应的 L–精氨酸，n–3 必需脂肪酸及核糖核酸 (Impact；Sandoz Nutrition，Minneapolis，MN，USA)。

营养补充是在手术后给予 (通过胃肠管或空肠造瘘管)，自术后 12~48 小时开始，持续数天。

最近，对营养补充与标准营养餐进行比较的荟萃分析显示营养补充确实具有临床效果 (图 17.2 和 17.3)。

- 感染性并发症 (切口感染，腹腔内脓肿，败血症)，比值比为 0.47 (95%可信区间为 0.32~0.70)；
- 住院天数平均减少 2.4 天 (95%，可信区间为–4~1 天)。

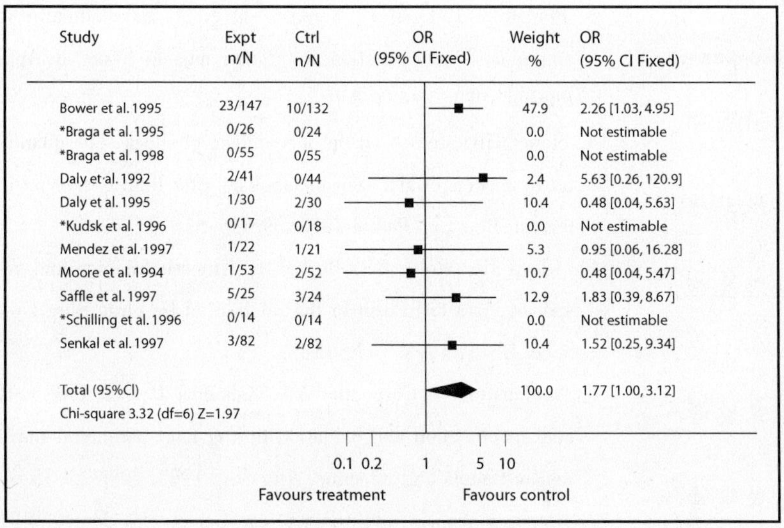

图 17.2 • 免疫增强饮食对主要感染性并发症 (刀口感染、腹腔内脓肿、肺炎、败血症) 发生率的影响。实验组：患者接受免疫增强饮食；对照组：患者接受普通营养；n 发病数；N，每组患者数。OR，比值比；CI，可信区间。 (研究资料来自 Heys 等 [60]) 经 Heys SD, Walker LG, Smith IC, Eremin O 许可。Enteral nutritional supplementation with key nutrients in patients with critical illness and cancer. A meta- analysis of randomized controlled clinical trials. Ann Surg 1999; 229: 467–77.

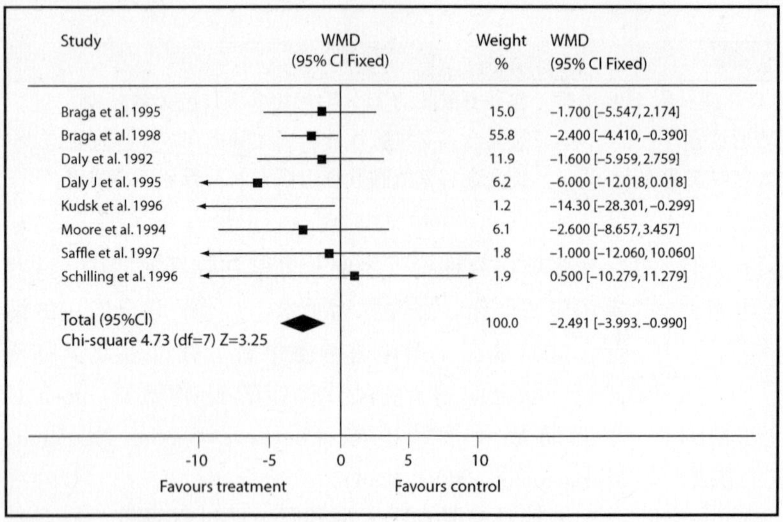

图 17.3 • 免疫增强饮食对住院时间的影响。WMD, 加权均差；CI，可信区间。（研究资料来自 Heys 等[60]）经 Heys SD, Walker LG, Smith IC, Eremin O 许可。Enteral nutritional supplementation with key nutrients in patients with critical illness and cancer. A meta- analysis of randomized controlled clinical trials. Ann Surg 1999; 229: 467–77.

（信明军）

然而，在死亡率方面两组之间无明显区别。随后 17 项研究的荟萃分析证实了这些临床结果[61]。

尽管这些结果是令人振奋的，进一步的研究将会对临床各种关键营养素供给的作用作出更为精确的评价。

要点

- 营养不良与体重下降和器官功能损害相关。
- 代谢改变发生于术后病人或创伤和败血症病人可同时伴有营养供应的不足。
- 营养的需要应充分考虑到根本的病理生理的改变。
- 所有病人都应进行营养状态评估。
- 若认为营养支持是必需的，那么应认真考虑其途径及组成。
- 当进行营养支持时应充分考虑某种关键营养素单用或联合应用对器官和免疫功能的影响。
- 接受营养支持的患者的细致监测与多学科团队的作用都是非常重要的。

参考文献

1. Cuthbertson DP. Observations on the disturbances of metabolism produced by injury to the limbs. Q J Med 1932; 1:233–46.
2. O' Keefe SJD, Sender PM, James WPT. Catabolic loss of body nitrogen in response to surgery. Lancet 1974; ii: 1035–8.
3. Bergstrom J, Furst P, Noree L–O et al. Intracellular free amino acid concentration in human muscle tissue. J Appl Physiol 1973; 36:693–8.
4. Stoner HB. Studies on the mechanism of shock. The quantitative aspects of glycogen metabolism after limb ischaemia in the rat. Br J Exp Pathol 1958; 39:635–51.
5. Allsop JR, Wolfe RR, Burke JF. Glucose kinetics and responsiveness to insulin in the rat injured by burn. Surg Gynecol Obstet 1978; 147:565–73.
6. Nordenstrom J, Carpentier YA, Askanazi J et al. Free fatty acid mobilisation and oxidation during total parenteral nutrition in trauma and infection. Ann Surg 1983; 198:725–35.
7. Broom J. Sepsis and trauma. In: Garrow JS, James WPT (eds) Human nutrition and dietetics, 9th edn. Edinburgh: Churchill Livingstone, 1993; pp. 456–64.
8. Rich AJ, Wright PD. Ketosis and nitrogen excretion in undernourished surgical patients. J Parenteral Enteral Nutr

1979; 3:350–4.

9. Demling RH, DeBiasse MA. Micronutrients in critical illness. Crit Care Clin 1995; 11:651–73.
10. Metropolitan Life Assurance Company. Statistical Bulletin 1959; 40:1.
11. Pettigrew RA. Assessment of malnourished patients. In: Burns HG (ed.) Clinical gastroenterology. London: Baillière Tindall, 1988; pp. 729–49.
12. Durnin JVGA, Womersley J. Body–fat assessed from total body density and its estimation from skin–fold thickness: measurements on 481 men and women aged from 16 to 72 years. Br J Nutr 1987; 32:77–97.
13. Kushner RE, Kunigk A, Alspaugh M et al. Validation of bioelectrical–impedance analysis as a measurement of change in body composition in obesity. Am J Clin Nutr 1990; 52:219–23.
14. Ryan JA, Taft DA. Preoperative nutritional assessment does not predict morbidity and mortality in abdominal operations. Surg Forum 1980; 31:96–8.
15. Rothschild MA, Oratz M, Schreiber SS. Albumin metabolism. Gastroenterology 1973; 64:324–37.
16. Fleck A, Raines G, Hawker F et al. Increased vascular permeability: a major cause of hypoalbuminaemia in disease and injury. Lancet 1985; i:781–4.
17. Lukaski HC. Methods for the assessment of human body composition. Am J Clin Nutr 1987; 46:537–56.
18. Eremin O, Broom J. Nutrition and the immune response. In: Eremin O, Sewell HF (eds) The immunological basis of surgical science and practice. Oxford: Oxford University Press, 1992; pp. 133–44.
19. Bistrian BR, Blackburn GL, Scrimshaw NJ et al. Cellular immunity in semistarved hospitalized adults. Am J Clin Nutr 1975; 28:1148–55.
20. Seltzer MH, Bastidas JA, Cooper DM et al. Instant nutritional assessment. J Parenteral Enteral Nutr 1979; 3:157–9.
21. Heys SD, Khan AL, Eremin O. Immune suppression in surgery. Postgrad Surg 1995; 5:62–7.
22. Lopes J, Russke DM, Whitwell J et al. Skeletal muscle function in malnutrition. Am J Clin Nutr 1982; 36:602–10.
23. Daley BJ, Bistrian BR. Nutritional assessment. In: Zaloga GP (ed.) Nutrition in critical care. St Louis: Mosby Year Book, 1994; p. 28.
24. Hill G, Windsor JA. Nutritional assessment in clinical practice. Nutrition 1995; 11 (suppl.) :198–201.
25. Johnson LR, Copeland EM, Dudrick SJ et al. Structural and hormonal alterations in the gastrointestinal tract of parenterally fed rats. Gastroenterology 1975; 68:1177–83.
26. Levine GM, Deren JJ, Steiger E et al. Role of oral intake in maintenance of gut mass and disaccharide activity. Gastroenterology 1974; 67:975–82.
27. Wilmore D, Smith R, O'Dwyer S et al. The gut: a central organ after sepsis. Surgery 1988; 104:917–23.
28. Fong Y, Marano MA, Barber A et al. Total parenteral nutrition and bowel rest modify the metabolic response to endotoxin in humans. Ann Surg 1989; 210:449–56.
29. Grimble GK, Payne–James JJ, Rees RGP, Silk DBA. Nutrition support. London: Medical Tribune UK, 1989; pp. 32–51.
30. Gayle D, Pinchcofsky–Devlin RD, Kaminski MV. Visceral protein increase associated with interrupted versus continuous enteral hyperalimentation. J Parenteral Enteral Nutr 1985; 9:474–6.
31. ASPEN Board of Directors. Guidelines for the use of total parenteral nutrition in the hospitalised adult patient. J Parenteral Enteral Nutr 1987; 10:441–5.
32. Adam A. Insertion of long term central venous catheters: time for a new look. Br Med J 1995; 311:341–2.
33. Robertson LJ, Mauro MA, Jaques PF. Radiologic placement of Hickman catheters. Radiology 1989; 170:1007.
34. Lameris JS, Post PJM, Zonderland HM, Gerritsen PG, Kappers–Klunne MC, Schutte HE. Percutaneous placement of Hickman catheters: comparison of sonographically guided and blinded techniques. Am J Roentgenol 1990; 155:1097–9.
35. Maki DG, Ringer M. Evaluation of dressing regimens for prevention of infection with peripheral intravenous catheters. JAMA 1987; 258:2396–403.
36. Furst P, Albers D, Stehle P. Stress–induced intracellular glutamine depletion. The potential use of glutamine containing peptides in parenteral nutrition. In: Adibi SA, Fekl W, Oehmke M (eds) Dipeptides as new substrates in nutrition therapy. Munich: Karger, 1987; pp. 117–36.
37. Levinson MR, Groeger JS, Jeevanandam M et al. Free fatty acid turnover and lipolysis in septic mechanically ventilated cancer–bearing humans. Metabolism 1988; 37:618–25.
38. Shaw JHF, Woolfe RR. Energy and protein metabolism in

sepsis and trauma. Aust NZ J Surg 1987; 57:41–7.

39. Venus B, Patel CB, Mathru M et al. Pulmonary effects of lipid infusion in patients with acute respiratory failure (abstract). Crit Care Med 1984; 12:293.

40. Seidner DL, Mascioli EA, Istfan NW et al. Effects of long chain triacylglycerol emulsions on reticuloendothelial system function in humans. J Parenteral Enteral Nutr 1989; 13:614–19.

41. Meguid MM, Campos ACL. Peri-operative feeding. In: Heatley RV, Green JH, Losowsky MS (eds) Consensus in clinical nutrition. Cambridge, UK: Cambridge University Press, 1994; p. 286.

42. Heyland DK, Montalvo M, MacDonald S, Keefe L, Sy XY, Drover JW. Total parenteral nutrition in the surgical patient: a meta-analysis. Can J Surg 2001; 44:102–11.

A meta-analysis of randomised controlled trials of parenteral nutritional support which attempts to draw together the evidence as to which patients benefit from TPN.

43. Croad NR. The management of acute severe pancreatitis. Br J Intensive Care 1999; 2:38–45.

Kanwar A, Windsor ACJ, Li A et al. Benefits of early enteral nutrition in acute pancreatitis. Br J Surg 1997; 84:875.

45. Dickinson RJ, Ashton MG, Axon ATR, Smith RC, Yeung CK, Hill GL. Controlled trial of intravenous hyperalimentation as an adjunct to the routine therapy of acute colitis. Gastroenterology 1980; 79:1199–204.

46. Muller JM, Keller HW, Erasmi H, Pichlmaier H. Total parenteral nutrition as sole therapy in Crohn's disease: a prospective study. Br J Surg 1983; 70:40–3.

47. Jones VA. Comparison of total parenteral nutrition and enteral diet in induction of remission in Crohn's disease: long term maintenance of remission by personalised food exclusion. Dig Dis Sci 1987; 32 (Suppl.) :1005–75.

48. Chapman R, Foran R, Dunphey JE. Management of intestinal fistulas. Am J Surg 1964; 108:157–64.

49. Chiarelli A, Siliprandi L. Burns. In: Zagola GP (ed.) Nutrition in critical care. St Louis: Mosby Year Book, 1994; pp. 587–97.

50. Brittenden J, Park KGM, Heys SD et al. L-Arginine stimulates host defences in patients with breast cancer. Surgery 1994; 115:205–12.

51. Brittenden J, Heys SD, Ross JA, Park KGM, Eremin O. Nutritional pharmacology: effects of L-arginine on host defences, responses to trauma and tumour growth. Clin Sci 1994; 86:123–32.

52. Heys SD, Park KGM, Garlick PJ, Eremin O. Nutrition and malignancy: implications for surgical practice. Br J Surg 1992; 79:614–23.

53. Heys SD, Gough DB, Kahn AL, Eremin O. Nutritional pharmacology and malignant disease: a therapeutic modality in patients with cancer? Br J Surg 1996; 83:608–19.

54. Purasiri P, Murray A, Richardson S, Heys SD, Horrobin D, Eremin O. Modulation of cytokine production in vivo by dietary essential fatty acids in patients with colorectal cancer. Clin Sci 1994; 87:711–17.

55. Purasiri P, McKechnie A, Heys SD, Eremin O. Modulation in vitro of human natural cytotoxicity, lymphocyte proliferative response to mitogens and cytokine production by essential fatty acids. Immunology 1997; 92:166–72.

56. Morlion BJ, Stehle P, Wachtler P et al. Total parenteral nutrition with glutamine dipeptide after major abdominal surgery. Ann Surg 1998; 227:302–8.

57. Houdijk AP, Rijnsburger ER, Jansen J et al. Randomised trial of glutamine-enriched enteral nutrition on infectious morbidity in patients with multiple trauma. Lancet 1998; 352:772–6.

58. Griffths R, Jones C, Palmer TE. Six-month outcome of critically ill patients given glutamine supplemented nutrition. Nutrition 1997; 13:295–302.

59. Heys SD, Ashkanani F. Glutamine. Br J Surg 1999; 86:289–90.

60. Heys SD, Walker LG, Smith IC, Eremin O. Enteral nutritional supplementation with key nutrients in patients with critical illness and cancer. A meta-analysis of randomised controlled clinical trials. Ann Surg 1999; 229:467–77.

This is the frst meta-analysis which indicated that immunonutrition could result in clinically important benefts for patients in terms of reduction in infectious complications postoperatively.

61. Heyland DK, Novak F, Drover JW, Jain M, Su X, Suchner U. Should immunonutrition become routine in critically ill patients? JAMA 2001; 286:944–53.

This is an updated meta-analysis of randomised controlled trials that confrms the previous meta-analysis and extends it further by examining different subgroups of patients in an attempt to try to understand further which patients are the most likely to benefit from immunonutrition.

第十八章

脓毒症及其重症监护

Nick Everitt and Brian J.Rowlands

简介

随着外科治疗复杂性的增加，加上现在很多患者是带有多种慢性健康问题的老年患者，脓毒症的发病率有所增加。现代外科医生不仅要能发现脓毒症的发生更要认识到由它带来的体内反应以及如何正确地治疗。

近几十年来，重症脓毒症已经变得更加普遍，而其死亡率却没有明显变化[1]。在英国，住院病人脓毒症的发生率已经由1985年的1.8%上升到1996年的8.0%[2]。在美国，由脓毒症引起的死亡占所有死亡人数的9%，每1000个人中就有3个脓毒症，而脓毒症的死亡率为28.6%[3]。脓毒症是一个重大的难题，它的存在很大程度上提高了重症监护室患者的死亡率[4]。

在本章第一部分介绍了脓毒症的定义和病理生理过程，概括了脓毒症病人相关的机体状态，讨论了脓毒症患者的治疗。在第二部分介绍了在强调组织氧合作用重要同时，涉及在病危情况下特殊问题的处理。

全身炎症反应综合征、脓毒症及其并发症

脓毒症一词源于希腊词 sépein'，为腐烂之意[5]。它已经被用来描述一种感染综合征，最近脓毒症一词被用来描述感染革兰阴性菌的患者产生的一种精细的生理反应。在19世纪70年代，人们认识到在由严重感染引起的死亡之前，总有多器官功能的恶化[6]。并非所有表现出这些症状的患者都能找到明确的感染灶[7]，但这些患者都有发生多器官功能不全和死亡的风险；而且针对感染灶的特异治疗也不能保证患者康复[8]。在1991年，大家对炎症反应的定义达成共识（框18.1）[9]。这些标准形成了以下讨论的基础。

全身炎症反应综合征

全身炎症反应综合征（SIRS）是对各种损伤（框18.2）的一种常见的早期非特异性的反应（框

框 18.1 • 全身炎症反应综合征的定义及其结局

全身炎症反应综合征
全身炎症反应综合征的诊断需具备以下两项或两项以上： ● 体温>38℃或<36℃ ● 脉搏>90次/分 ● 呼吸频率>20次/分或 $PaCO_2$<4.3kPa ● 白细胞计数>12×10⁹/L（>12 000/ml）或<4×10⁹/L（<4 000/mL）或不成熟细胞>10%
感染
对微生物的炎症反应或者微生物对正常无菌宿主组织的侵入 脓毒症 全身炎症反应综合征+确定的感染过程
重度脓毒症
全身炎症反应综合征+器官功能不全，低灌注或低血压
脓毒症休克
尽管适当的液体复苏但仍伴低血压和低灌注的全身炎症反应综合征
多器官功能不全综合征（MODS）
急性疾病中器官功能的改变，例如不经干预内环境不能维持稳定

18.1)，显然几乎所有的危急病人都存在全身炎症反应综合征。在美国将近 70%需要三级监护的病人存在全身炎症反应综合征，其中 30%病人发展为脓毒症[10]。脓毒症的定义为存在感染灶的全身炎症反应综合征。感染中毒性休克为严重的脓毒症，在框 18.1 中血流低灌注的表现包括酸中毒、少尿和精神状态的急性改变。

根据全身炎症反应综合征的发作并不能准确预测脓毒症[11]和多器官功能不全[12]的发展，然而由全身炎症反应综合征到严重脓毒症的演变却增加了发生器官衰竭的风险[10]。因此及时的发现全身炎症反应综合征有助于临床医师对可能发生的病情恶化保持警觉并积极干预避免灾难发生。休克的发生使全身炎症反应综合征的死亡率由不足 10%上升到超过 50%[9]，使将近 30%的脓毒症患者发生至少一个器官的功能不全[13]。多器官功能不全的死亡率在 20%到 80%之间，一般来讲，其死亡率随着发生功能不全的器官数量[14]以及其过程中发生生理紊乱的严重程度[15]的增加而增加。呼吸系统一般最先发生功能不全，但受累哪些器官以及他们发生功能不全的顺序也取决于原发损伤的位置以及各器官有无合并症存在。

发病机制：介质疾病

全身炎症反应综合征的进展涉及了宿主体液和细胞组成成分的激活（表 18.3）。这些介质参与了级联反应和调控机制。他们依据自身局部浓度及相互作用下调自身释放、刺激拮抗剂的释放并抑制自身功能。可以认为炎症反应是被设计好来保护自身免受损伤的。当某些特异的组分先天缺乏时，反复感染对生命构成了无可争议的威胁[16,17]。然而失控的促炎症介质的激活是有害的，个体是健康还是疾病取决于炎症反应中的反应程度及内在的调节机制[18]。

巨噬细胞是炎症反应中的关键细胞。它释放启动介质（主要是肿瘤坏死因子 TNF-α 和白介素 IL-1 及 IL-6），启动介质激发了其他级联反应并激活了中性粒细胞、血管内皮细胞和血小板。

血管内皮细胞的激活与白细胞粘附分子的表达有关。内皮细胞本身产生包括各种细胞因子和一氧化氮的各种各样的炎症介质。内皮细胞激活后，血管舒张微血管通透性增加[19]，这导致了炎症渗出的形成。内皮发生了从抗凝到促凝的改变：组织因子和血纤溶酶原抑制剂释放。微血管的促凝作用有助于炎症反应和炎症病因的局限。此外，作为血栓形成过程中的参与物质之一凝血酶有内在的促炎作用，可放大全身反应。

内皮细胞也可被局部缺氧或缺血再灌注损伤直接激活。化学介质的释放吸引中性粒细胞粘附并穿透内皮进入组织间隙。中性粒细胞和巨噬细胞都参

框 18.2 • 全身炎症反应综合征的促进因素

感染
内毒素
低血容量，包括出血
缺血
再灌注损伤
较大外伤
胰腺炎
肠道炎性疾病

框 18.3 • 涉及炎症发病机制的因素

细胞
巨噬细胞
中性粒细胞
血管内皮细胞
血小板
内源性介质
细胞因子：白介素（IL）-1、IL-2 和 IL-6；肿瘤坏死因子（TNF）-α、干扰素-α
类花生酸：血栓素、前列腺素、白三烯
补体产物：C3a，C5a，C567 复合化学增活剂
凝血因子：因子Ⅶa 和Ⅻa，冯·维勒布兰德因子
纤维蛋白溶解因子：组织纤溶酶原激活因子，纤溶酶原
血小板激活因子
活性氧类：超氧化物和羟基根，次氯酸，过氧化氢
细胞粘附分子：内皮白细胞粘附分子 1，细胞间粘附分子 1
生长因子：粒细胞和粒细胞-巨噬细胞集落刺激因子
内皮血管活性物质：一氧化氮，内皮素
内源性抗炎介质
细胞因子：IL-4，IL-10，IL-11 和 IL-14
生长因子：TNF-β，集落刺激因子
受体拮抗剂：TNF-α，IL-1 受体的可溶性抗体

与了对感染有机体的破坏和吞噬。随着促炎因素被清除，反向调节机制开始起作用。巨噬细胞通过促进纤维化和血管生成与组织修复相协调，并通过吞噬消化来清除凋亡的中性粒细胞。

发热比较常见，而且神经内分泌系统的激活增加了心率和心搏出量。组织耗氧增加，除非氧供能够维持，否则无氧代谢便产生。这些生理过程在病人和接受脓毒症启动物质输入的健康志愿者体内被观察到[20-22]。

全身炎症反应综合征的发展分三个阶段[18]。最初，促进因素仅引起局部促炎介质的激活。第二阶段，介质从损伤局部“溢出：到全身循环系统，促进急性期蛋白的合成。抗炎机制包含在了这个阶段[23]。在第三阶段，调控机制失败，出现失控的促炎介质扩增的恶性循环，包括心肌收缩和外周血管阻力的下降、间质水和蛋白的减少（第三间隙损失）等有害的生理过程逐渐进展。伴随着引起器官功能不全的组织低灌注和缺氧，低血压可能发生。“两次打击”假说表明从全身炎症反应综合征进展到多器官功能不全需要有效的打击[24]。第一次打击激活了炎症反应，第二次打击则是失控的促炎反应激活和器官损害。研究表明被较大剂量的炎症介质预处理后的炎性细胞再被激活时只需要较小剂量的同一介质的刺激[25]。

代谢改变

全身炎症反应综合征的进展伴随着高代谢[26]。分解代谢加快，静息状态下能量消耗和氧耗增加。呼吸商增加，指示混合燃料氧化，大部分的能量来源于氨基酸和脂肪，与之伴随的是瘦肉质体重的快速下降。大多数能量消耗的增加是通过代谢中间产物的无效循环实现的。这些变化在病因被解除之前不会被进食所抑制。脓毒症的时候会有胰岛素的抵抗，同时伴随的是儿茶酚胺、生长激素和皮质醇的增加，从而导致了高血糖的发生。脓毒症的代谢影响在第17章有更详细的介绍。

生化指标

在脓毒症中血浆白蛋白的减少是常见的，但不能反应营养受损的状态[27]。白蛋白的浓度不仅受体内蛋白池总量的影响，更重要的是，它还受血浆容量和毛细血管通透性的影响。因此，血浆白蛋白减少很可能反映的是血浆的稀释和毛细血管的漏出。血浆白蛋白的减少是反映预后较差的一个指标[28]，而且低白蛋白血症和营养不良有可能共同存在。选择营养支持是因为别的理由，在脓毒症的问题被解决之前，血浆白蛋白的水平不可能回到正常。细胞因子的激活与急性期反应相关[29]，血浆白蛋白和c-反应蛋白的测定可为评价脓毒症病人的病情进展提供有价值的信息。

脓毒症代谢反应的治疗调整

高血糖促进脓毒症、肌肉病变和神经病变的发生，而肌肉病变和神经病变均可阻碍病人的恢复。

最近一项研究表明了在成年辅助通气的病人严格控制血糖的益处[30]。病人被随机分为两组，一组给予精细的胰岛素治疗，使之血糖控制在4.4到6.1mmol/L之间，另一组只是在血糖高于11.9mmol/L时才给予胰岛素治疗，目的是使血糖控制在10到11.1mmol/L之间。精细的血糖控制显著降低了病人的死亡率，并使患者需要重症监护的时间缩短5天。这个巨大的作用可以推广到由脓毒症引起的多器官功能不全而导致死亡的过程。精细的胰岛素治疗可以缩短辅助通气时间、缩短重症监护时间并降低血液滤过的需要。

多器官功能不全综合征

器官的功能不全是一个渐进的过程而不是一种全或无的现象，所以“多器官功能不全综合征”要优于“多器官衰竭”的说法。它指的是一个健康的功能正常的器官在主要疾病的打击下不再能维持内环境的稳定的有可逆潜力的状态。如下列出了一些可能加重多器官功能不全的一些合并症（框18.4）。在一些严重疾病中器官功能不全的表现被总结在框18.5中。一些特定情况，比如急性呼吸窘迫综合征已经有了可以接受的定义[26,31]，此前有人提过一些对于各种器官系统功能不全的定义[24]，的目前尚无共识。最初的多器官功能不全是一个明确打击的直接后果，它引起了早期的器官功能不全。当多器官功能不全的后果是由宿主本身的反应引起时第二阶段的多器官功能不全便发生了。在第二阶段，器官功能不全进展一段时间之后最初的打击和全身炎症反应综合征一般变得更加明确。

框 18.4 • 可能促进全身炎症反应综合征及其后遗症发展的身体条件

高龄
营养不良
存在恶性肿瘤
间发病
肝脏损害或黄疸
肾脏损害
呼吸系统损害
糖尿病 mellitus
免疫抑制状况
脾切除术后
器官移植受体
HIV 感染
原发性免疫缺陷疾病
免疫抑制治疗
皮质激素和硫唑嘌呤
细胞毒性的化疗
放疗

脓毒症病人的治疗

尽管严重脓毒症病人的治疗需要复杂的检查和操作，而没有前期的复苏这些操作的结果经常是欠佳的甚至是致命的。一个系统的方法已经被推荐，作者建议的方法在 Care of the Critically Ill Surgical Patient 课程[32]中有所描述。紧急评价遵循高级创伤生命支持课程[33]中所教的威胁生命条件的纠正的评价原则。最终的评价应该决定引起各种确定问题的原因并排除如不及时治疗将会使病情恶化的其他情况。它包括病人全身情况的彻底评价。一个高度的临床怀疑并考虑到可能存在的并发症在处理重症病人时是非常必要的。病人应该在临床干预后病情有所改善，如果没有改善或进一步恶化则提示出现新的问题。

框 18.5 • 多器官功能不全的临床表现

肺
低氧
高碳酸血症
酸碱平衡紊乱
心血管低血压
心律失常
液体过量
代谢性酸中毒
肾
肾浓缩功能下降
少尿
液体过量
电解质和酸碱平衡紊乱
肝
黄疸
凝血障碍
低血糖
代谢性酸中毒
脑病
胃肠道
梗阻
胰腺炎
胆囊炎
消化道出血
吸收不良
代谢
低血糖
血液
凝血障碍
贫血
白细胞减少
神经
意识状态改变
抽搐
神经病变
肌病

脓毒症的抗微生物治疗

脓毒症确定治疗需要确定感染源。病史和检查可以提供线索，任何干预的时间和特点都可以表明可能存在的并发症。当怀疑有脓毒症时，血培养、尿、伤口拭子和痰均应作紧急的革兰染色和培养。拔出血管内导管时，其末端也应作培养。应当给予恰当的抗生素，其抗菌谱应覆盖预计的感染微生物的范围。治疗方案必须保证足够的血浆药物浓度并确保药物能够适当地穿透到组织中。一般静脉输液是必要的，但在某些特殊情况下其他的途径可能更具优势，比如中枢神经系统感染时的鞘内注射。在病危患者，肾脏或肝脏功能受损时可能需要调整药物的剂量。在大多数情况下，病原微生物为细菌，但也需要抗真菌药物。在选择抗生素的最佳方案存在困惑时，临床微生物学家的建议应被首先考虑。

抗生素的耐药是一个很重要的难题[34]，涉及了多种耐药机制。耐药一般发生在最近应用抗生素治疗之后，经常发生于应用抗生素比较密集、病人容易接受有创操作的地方（比如：在ICU）。好像严格的遵循感染控制规章和较高护士患者比例[35]的原则严格应用抗生素的并不多见。通过医护人员的交叉感染不能被低估。在英国微生物抵抗在机械通气的病人及教学医院中更多见。一直被推荐的是在微生物诊断[36]出来之前只有当感染对正规治疗带来足够威胁的时候才根据经验给予抗生素，很多重症病人遵循这一标准。广谱抗生素可能比应用特异的抗生素更容易引起耐药，但这可能是没有别的选择的。抗生素一旦开始应用就应用足够的时间以阻止所消灭的微生物耐药性的产生。所开出的抗生素处方应有规律地回顾，因为应用时间过长会增加医院共栖微生物产生耐药的风险。

脓毒症病人的影像

各种各样的影像学技术可以用来定位感染灶。大多数病人有一张胸部X线照片便足够了。对于能够安全转移到检查扫描仪前并成像、没有输液和排泄障碍、没有金属假体的患者计算机断层摄影术（CT）或磁共振成像（MRI）能在胸部、腹部和盆腔脓肿中提供重要准确的信息。超声检查也是有价值的选择，当怀疑有心内膜炎时超声是可选的检查[37]。当脓肿的部位通过影像学不能确定时，同位素的方法可能会有一些帮助[38]。用铟-111标记的白细胞扫描对于隐匿脓肿的诊断有很高的敏感性，但在无菌性炎症中也可为阳性，因此特异性较低[39]。

脓肿的开腹手术和引流

在钝性腹部损伤或者腹腔和盆腔手术之后继发的脓肿，剖腹探查可能是清除和治疗腹腔或盆腔感染灶最快捷的方式[40]。开腹探查在很多情况下并不能发现病灶[41]，但当多器官功能不全发展迅速或在肺功能不全之前发生血流动力学改变或肾功能不全时应该考虑到隐匿性的腹腔病变[13]。而且病情不稳定的患者在手术室要比在放射科安全得多。

积聚的感染需要引流，不论是经皮穿刺还是开放手术，标本应迅速送检进行革兰染色。应排除或事先纠正凝血障碍并备血。尽管引流是解决脓毒症一个关键性的前提，但作为治疗的结果，菌血症仍不少见，这引起了病人病情的暂时恶化。实际上，菌血症可能是参与多器官功能不全的第二次“打击”。应该预料到这样的情况发生，操作前应该安排好引流后适当水平的监护。经皮穿刺可能比开腹手术创伤更小，但只有保证引流的通畅才会有效。当感染的液体比较黏稠或者包含很多坏死组织时，大多数的经皮穿刺引流会显得狭窄而不适合。开放手术因病变的不同具体手法也不同。不管怎样，应用一般原则和最直接的手法在复杂耗时的手术中经常是比较合适的。其目的是既能改善病人的身体状况又没有进一步发生并发症的风险。失去活力的组织必须被切除，甚至需要扩大清创，处理组织必须轻柔以免进一步影响组织灌注。操作完成后建议充分的冲洗，当冲洗物污染较重时，应考虑连续的灌洗和麻醉下的再探查。延迟伤口愈合要比一期缝合更适合，如果脓毒症较重可考虑伤口二期关闭愈合。偶尔需要延期的皮肤移植和塑型重建。病人及家属在开始就应被告知在病人恢复后才可能做这种手术，而做这种手术可能是一段时间之后的事情。

在脓毒症时炎症介质的治疗性调节

促炎介质的发现促进了特异性拮抗剂的发展。其中一些拮抗剂是抗微生物组分（例如：内毒素[42]）的特异性抗体、宿主介质（例如：TNF-α[43]）或者介质受体（例如：IL-1受体[44]）。另外一些有药理作用，例如血小板激活因子拮抗剂[45]，布洛芬制剂[46]和皮质醇（见下文）。尽管在动物实验中这方面已经取得了令人鼓舞的结果，但几乎没有把炎症介质拮抗剂应用于脓毒症患者而带来全面益处的证据。

对此存在很多可能的解释，但存在的假设可能是不全面的。尽管介质浓度的增加和脓毒症的严重性及较差的结果相关，但不能推论出他们是脓毒症病因。目前确定的介质可能是激发炎症过程的一些基础性事件的标志。如果如此，那么拮抗剂的提出可能试图阻止介质参与的处于强大势头的级联反应。

当然临床医师缺乏关于引起脓毒症的损伤发生及强度的控制，实际上，引起脓毒症的原因是多方面的。几乎没有临床研究着眼于单一病因的病理过程；事实上病因通常不会很明显地呈现出来。尽管介质和拮抗剂之间的相互作用在体外被确定，但在体内并不能保证有相似的关系。一个介质可能会因其局部浓度的不同而有不同的作用[47-49]。一个介质的作用可能会被其他炎症介质、其在炎症环境中出现的时间和抗炎反应系统的代偿作用影响[50]。临床研究会因为病人和治疗的不同而变得复杂，其他治疗干预的影响也是无法估计的。几乎没有研究对这类复杂概念达成共识，在一些时候，根本就没有好的概念。当应用多中心或 meta 分析研究的时候，这样的问题才认为有较大的相关性。理想的研究应该有明确的病人分组，他们在脓毒症的病因和严重性方面都是可以对照的。观察截至点的定义必须达到一致。只有这样我们才有可能观察是否炎症介质拮抗剂影响了结果。相同的问题同样应用于脓毒症时其他干预的研究。

在脓毒症时促血栓形成反应的治疗性调节

不管怎样炎症介质拮抗剂已经证明有效，其调节了凝血和纤维蛋白溶解的过程并由此可以影响到脓毒症的转归，这方面的证据正在逐渐出现。脓毒症与蛋白 C 和抗纤维蛋白酶Ⅲ的不足有关，这增加了微循环衰竭及随后的器官功能不全的机会[51]。蛋白 C 抑制了纤维蛋白合成促进了纤维蛋白降解。与它抗血栓形成独立的是蛋白 C 拮抗了促炎反应并可能避免内皮细胞发生内毒素诱导的凋亡。抗纤维蛋白酶Ⅲ也抑制了纤维蛋白合成，并通过前列环素诱导抑制了血小板、中性粒细胞和内皮细胞的很多促炎反应。

在一项随机、对照、多中心的研究中（PROWESS 研究），在不考虑试验开始时重组激活蛋白 C 的不足时，成年重症脓毒症病人接受重组激活的重组激活蛋白 C 后，其 28 天的死亡率显著下降。在每组中接近 25%的病人接受了手术，肺和腹部是最常见的感染源。治疗伴随着出血风险的增加，总体来说，出血最常见于消化性溃疡、出血性外伤和凝血机制障碍的病人[52]。然而在一项分离随机对照多中心的研究中（KyberSept 试验），对成年重症脓毒症患者应用抗纤维蛋白酶Ⅲ并不能显著降低死亡率[53]。对这种矛盾的研究结果的解释是多方面的[54]。重组激活蛋白 C 和抗纤维蛋白酶Ⅲ的作用不同，在 PROWESS 研究中剂量根据体重被调整，而在 KyberSept 试验中剂量却是固定的。在 PROWESS 研究中没有严重器官功能不全处于疾病早期的患者可以被纳入。而且在 KyberSept 试验中对照组的死亡率是比较高的，表明这些患者在纳入的时候病情较重。在 KyberSept 试验中更多的患者经历了手术，这可能会导致所报道的出血性并发症的发生率较高。不管怎么说，重组激活蛋白 C 明显的益处是令人鼓舞的。

脓毒症时内分泌反应的治疗性调节

肾上腺激素不足可使脓毒症病情变得复杂，给予促肾上腺皮质激素治疗后肾上腺皮质激素反应迟钝与死亡率升高有关[55]。与高血清肾素相联系的醛固酮减少也可能发生[56]。在脓毒症休克时应用氢化可的松有助于提高血管对儿茶酚胺的反应性[57]。然而系统回顾已经表明在重症感染病人大剂量应用肾上腺皮质激素是没有好处[58]的可能甚至是带来灾难的[59]。

> 然而，一项随机对照研究表明对成年辅助通气的脓毒症休克患者应用生理剂量的氢化可的松和氟可的松治疗 7 天可以明显降低 28 天的死亡率而不再增加患病率[60]。如此治疗的病人能够较早地脱离血管升压药的治疗。对于促肾上腺皮质激素有正常反应的病人醛固酮应用的好处是非常明显的。

在病危患者肾上腺不足的临床特征是不明显的，因此对于所有的此类病人根据经验短期低剂量应用皮质醇是适合的[61]。

进入高依赖病房或重症监护病房

高依赖病房护士和病人的比例为 1∶2，病人一般由外科组负责，但必要时应咨询重症监护学家的建议。高依赖病房应该有脉搏、氧饱和度、全身动脉压和中心静脉压的自动监护。需要高依赖病房监护的病人有单一器官功能的衰竭或者是需要比在普通病房更加密切的监测和管理[62]。

重症监护病房提供了更高水平的监护，护士与病人比例为 1∶1，监护学家 24 小时关注，专业的住院医师 24 小时凭借恰当的技术连续管理病人。重症监护病房应提供辅助通气设备、心输出量监测和有创肾脏支持。需要重症监护病房的病人一般需要机械通气，病人有两个或更多系统的器官功能不全，或者在有其他系统器官慢性功能损害的基础上一个器官发生急性功能不全。尽管监护学家对病人的重症监护负主要责任，但外科医生也应参与他们病人的病情评估和治疗方案的制定。多学科的监护能给病人最佳的治疗并可为病人转向低一级别的监护提供平稳的过渡。

如果病人病情恶化，应该在失代偿之前考虑将病人转到更高一级别的监护，术前将患者转入 HDU 或 ICU 可以使重病患者在术前得到较理想的复苏。不管什么样的指征，转科应在立即威胁生命的情况平稳并在高年资外科和麻醉科医生讨论之后进行。证据表明很多病人在进入 ICU 之前接受欠理想的基本监护，对病人损伤的评价经常被延误。从普通病房转入 ICU 的患者的死亡率要高于那些从手术室或急诊收入 ICU 的病人的死亡率[63]，病房及时恰当的治疗能够减少需要更高级别监护的病人的数量[64,65]。常常遇到的问题包括气道、呼吸和循环的管理，加上与病人很差的交流以及对临床急症认识的不足。请求监护学家帮助和 ICU 及 HDU 监护的指征见框 18.6[66] 和框 18.7。

预警评分和病人病情严重程度评分系统[67-69]（也见第十五章）可能会在鉴别哪些病人处在一个病情尚未严重恶化但可以从一个更高级别的监护获益方面有用。然而，这样的工具在特定的病人中有效，当一些复杂情况混杂在一起的时候就变得不可靠了。他们很少带着充足的准确性预测单一的结果，以说明什么时候更高级别的护理没有价值。

当考虑病人从 ICU 转出时，应保证适当级别的监护。转出之后的死亡率高达 15%[70]，但是如果用 HDU 作为转到普通病房的一个过渡，死亡率将明显降低[71]。

框 18.6 • 向监护专科医师寻求建议的指征

气道
受到威胁的气道
呼吸
呼吸停止
呼吸频率>40 或<8 次/分
吸入 50%的氧时 SaO_2<90%
伴有酸中毒的 $PaCO_2$ 升高
循环
心跳停止
脉搏<40 或>140 次/分
代谢性酸中毒
残疾
意识水平突然下降（Glasgow Coma 评分下降超过 2 分）
反复发作或发作期延长的癫痫
能够给出急性病因的其他系统

重症监护治疗

框 18.7 • 需要进入重症监护或高依赖监护的病人的指征

先进的呼吸支持
经口气管内插管和/或机械通气（ICU）
潜在的突然的气道 compromise（ICU）
基本的呼吸支持
需要吸入>50%的氧气（HDU）
呼吸可能的恶化，如疲劳（HDU）
需要规律的气道分泌物的清理（HDU）
通过面罩持续正压通气或其他无创通气（HDU）
心血管支持
动脉内气囊泵（ICU）
需要血管活性药物来支持循环（HDU^+）
对于适度补液无反应的低血容量（HDU）
伴出血的凝血异常（HDU）
心肺复苏后（HDU）
肾脏支持
需要急性血滤或急性血液透析（ICU）
神经系统支持
气道协调或反射的意识性改变（ICU）
监测
肺动脉导管（ICU）
经食管多普勒（ICU）
颅内压变换器（ICU）
动脉导管（HDU）
中心静脉导管（HDU）
胃压力测定（HDU）

在多器官功能不全综合征中，器官功能不全通常指的是其他潜在的病理学改变，应用组织学的方法来评价是需要的。在病危患者组织缺氧有助于多器官功能不全综合征的发展，而作为结果的器官功能不全可能会导致更加严重的缺氧。这一部分以组织氧合和达标治疗的一个概述为开始（也见 16 章）。随后谈到了病危外科病人常遇到的呼吸道、心血管和肾脏问题的处理的概况，也谈到了病危和腹部病理的关系。

病危患者氧合与灌注的评估

基本的临床技能辅助以脉搏、血压、尿量的规律监测是无法取代的；然而对于病危患者也需要一些其他的监测。

脉搏血氧饱和仪

脉搏血氧饱和仪能够连续测定脉率和外周动脉氧饱和度（SaO_2）。灌注不良、黄疸、寒战和抽搐可能会使读数不准确。贫血和碳氧血红蛋白能引起氧饱和度读数偏高而且氧定量不能提供关于动脉二氧化碳分压的信息；不管怎么说脉搏血氧饱和仪是一个有价值的工具，它能检测到氧饱和度的细微变化。

动脉血气分析

动脉血气分析能够提供关于气体交换和酸碱状态方面的信息。对于接受氧气治疗的病人，期望的最低动脉氧分压（PaO_2）通过吸入氧的浓度计算（FiO_2）：

$PaO_2=FiO_2\times500$（mmHg）

或者

$PaO_2=FiO_2\times65$（kPa）

当吸入空气的时候，如果观察到 PaO_2 降低，那么病人则是缺氧[72]。

代谢性酸中毒反映全身性酸中毒，是预后较差的一个指征[73]。存在的病理变化可以是局部的（如：小肠缺血）或者是全身的（如：休克）。代谢性酸中毒经常反映组织缺氧，但其他情况，包括糖尿病酮症酸中毒和肾小管疾病均是缺氧以外引起酸中毒的其他原因。继发于低灌注的酸中毒经常能反映循环恢复的情况，除非有碳酸氢盐的持续丢失（例如：胰瘘），一般不需要补充碳酸氢盐。

有创动脉血压

一根非顺应性的外周动脉导管连接压力转换器能够连续的测量脉率和外周血压。平均动脉压计算如下

平均动脉压=舒张压+脉压/3（mmHg）

脉搏波型分析可以提供容量状态的信息，另外动脉导管也可以为重复动脉血气标本取样提供途径。

中心静脉压

中心静脉压测量能够评价左心室舒张末期的压力和心脏前负荷，反映大静脉、右心和肺循环的容量。然而，中心静脉压置管并非没有并发症[74]。多腔管可以作为静脉抽血和输液的途径，但也可能成为重要的感染源[75]。中心静脉压和静脉充盈的关系也不是线性的，除非中心静脉压特别高或特别低，中心静脉压的改变液体对于容量改变的意义仅是提供参考而不是绝对[76]。中心静脉压通过测压器或转换器来测量。后者可以提供中心静脉压变化的波型以及其随呼吸而发生的变化，能够提示低血容量的发生。

肺动脉漂浮导管

肺动脉漂浮导管（PAFC；Swan-Ganz 导管）通过颈静脉或锁骨下静脉插入可以测量到肺动脉楔压（PAWP）。导管上的温度转换器可以通过热稀释法测得心输出量。肺动脉楔压比中心静脉压能更加直接地反映左心室舒张末期的压力，而且不受中心静脉状态和右心疾病的影响。但它仍然受肺动脉紧张度和二尖瓣功能的影响。肺动脉楔压对血容量变化的反应与中心静脉压相似。如果知道外周血压，外周血管阻力和与组织氧合有关的其他指标可以计算得出。动脉氧含量的计算

$CaO_2=(SaO_2\times Hb\times1.34)+(0.023\times PaO_2)$（ml/dL）

第一个名词表示氧与血红蛋白的结合能力（Hb）而第二个名词表示的是氧在血清中的溶解。氧供（DO_2）可如下计算

$DO_2=10\times CO\times CaO_2$（ml/min）

维持生命静息状态需要携氧能力最低为 300ml/min[77]。氧耗（VO_2）指

$VO_2=10\times CO\times(CaO_2-CvO_2)$（ml/min）

这里 CvO_2 指的是混合静脉氧含量。这些参数根据病人的体表面积不同，这里提供了一些参考值。

参考值见表 18.1。

肺动脉漂浮导管相关的严重并发症[78]已经上升到了 20%，肺动脉楔压测量的技术错误也发生在 20%的病人中[79]。研究已经表明死亡率的升高与肺动脉漂浮导管的应用相关[80]。尚没有肯定精确的解释[81]，但可能与病历选择误差、导管相关疾病、所得数据解释的不理想和治疗结果的并发症有关[82]。正在等待前瞻性的研究结果，创新出更低创的技术操作可能会更有效。

经食管多普勒

经食管多普勒评价左室搏出量的准确性为 85%~90%[83]，并由此可以计算出心搏出量和心肌收缩功能。波型分析能够评价前负荷、收缩压和后负荷[84]。一项在经历过选择性冠状动脉搭桥的成年人中进行的研究表明通过多普勒的方法来评价心输出量要优于通过热稀释法的测量[85]。

锂稀释法测量心输出量

锂稀释法能够在不需要肺动脉漂浮导管的情况下几乎连续测量心输出量。氯化锂经过中心或外周静脉注射，通过置于动脉内的锂敏感的感受器可以描绘出锂的稀释曲线[85]。初步的临床研究表明了这种方法的可靠性，包括心脏手术后不久当体温经常发生明显变化时仍可靠[87]。

胃黏膜张力测定法

黏膜缺氧可导致无氧代谢，因此黏膜内 pH 降低 (pHi)。张力测定法可以通过带有透气气囊的鼻胃管测量肠内黏膜二氧化碳的张力进而计算出黏膜内 pH。在病危患者肠内黏膜内 pH 较低与较差的预后相关[88]，创伤后促进黏膜内 pH 的纠正会改善预后[89]。不管怎么说，张力测定法对于酸中毒的治疗是否有意义或者说黏膜内 pH 异常是否仅仅是病情严重的一项标志，目前还不是很清楚[90]。

表 18.1 • 生理指标的参考值

变量	符号	参考值
心输出量	CO	4.0~7.0 L/min
心脏指数		2.8~42 L/min per m^2
周围血管阻力（后负荷）	SVR	770~1500 dyne s cm^{-5}
氧供	DO_2	640~1200 ml/min
氧供指数		500~600 ml/min per m^2
氧耗	VO_2	100~180 ml/min
氧耗指数		120~160 ml/min per m^2

组织氧合的生理

生理状态下，氧供要远大于氧摄取和氧消耗，成为不依赖供应。低于一个关键点的时候，氧摄取与氧转运成比例下降；因此氧消耗依赖于氧供和无氧代谢。当氧的需求超过最大摄取或者说当线粒体不能有效利用氧的时候无氧代谢便产生了。线粒体不能有效利用氧经常发生于一氧化碳中毒，也可能发生于脓毒症时。无氧代谢的能量供应是不足的，细胞内乳酸的积聚可以导致酸中毒。

8kPa 的氧分压对应 90%的氧饱和度，但由于氧离曲线的陡峭上升部分，氧分压进一步少量降低会导致氧饱和度的明显下降。相反，通过补充氧气来升高氧分压会导致氧饱和度和氧转运能力的大幅上升。

低的氧饱和度和贫血会大幅度降低氧供。组织氧合也可由心输出量和局部血流影响。在肺中，通气/血流的不协调（V/Q 不协调）会降低氧合,局部动脉张力也可影响组织氧供。在急性肺病时分流影响了肺泡血对氧气的装载，但在慢性肺病中 V/Q 的失衡是更重要的[91]，它可能会因低或高的心输出量而进一步恶化。在高动力状态下循环时间的减少影响了氧气进出红细胞的过程。氧供的降低可能与血流由能增加氧气摄取的器官（如:肠道）重新分布维持供氧有限制的器官（如：脑）以维持其氧合[92]。

呼吸支持

呼吸衰竭

呼吸衰竭分为两种类型，但实际上这两种类型经常共同存在。在低氧血症性呼衰（Ⅰ型呼衰）时氧分压下降，而二氧化碳分压正常或下降。在通气衰竭（Ⅱ型呼衰）时，气体交换功能受损，氧分压降低而二氧化碳分压升高。

缺氧

低氧血症衰竭可以由动静脉分流、通气/血流比失衡、弥散功能受损和氧与血红蛋白结合能力的改变引起。临床上引起分流的原因包括肺不张、实变、ARDS 以及发绀性心脏病，而通气/血流比例的失衡常常由于慢性肺病和慢性肺水肿引起。肺栓塞既能引起动静脉分流又能引起通气血流比例失衡。

通气衰竭

通气衰竭起因于呼吸机制和调控的不全。通气的控制中枢可能因头部外伤或阿片等药物而损伤。高位脊髓损伤可能会使呼吸肌麻痹，胸壁破裂也会损伤通气功能。胸壁运动可能会因疼痛和因腹水或胃肠道扩张引起的膈肌受压而受限制。有效肺容量也会因气胸、液胸、肺膨胀不全或实变而减少，此时合并呼吸肌疲劳通气不足便发生了。在哮喘时，气体交换可能会因肺水肿和气道阻力的增加而进一步受损。

呼吸道管理

病危病人经常需要气道支持。气管吸痰对于清除分泌物是必要的，同时雾化器能够逆转气管收缩并使黏液分解。理疗能够使气道分泌物更易清除，气管镜能够清除黏膜栓。当机械通气需要一个确切气道或有胃内容物误吸危险时，通常首先应用带套囊的气管内插管，但当发生急性上呼吸道阻塞时有必要行环甲膜切开。

气管切开的指征 气管内插管的长期应用会使病人感到不舒适，经常依赖镇静剂并可能引起声门下狭窄。如果预料到气管内插管应用时间较长应考虑到应用气管切开。需要定期进行气道清洗的病人可从气管切开中获得较大的益处；如果应用时间较短可以选择小切口气道切开。对于喉切除或咽切除术后或一个有感觉并不能保护气道的病人永久性的气管切开是不可避免的。在头颈外伤后或者在颈部放疗前可能需要临时的气管切开。

补充氧供

大多数外科病人会从吸氧中得到益处，几乎没有病人依赖低氧血症来刺激呼吸。只要有可能治疗用的氧气都应被加湿。

面罩给氧

吸入氧的浓度取决于氧流量和病人的呼吸模式。在氧流量为 4L/min 时鼻导管和面罩能够提供 0.3~0.4 的吸入氧浓度。高流量空气环境中面罩能够提供固定的吸入氧浓度而与通气模式无关。根据面罩的类型和氧流量，大小为 0.28~0.6 的持续的吸入氧浓度能够得到保障，但要想获得更高的吸入氧浓度则需一个储器。

持续气道正压

持续气道正压[93]可以通过一个紧密的大小适合的鼻罩或面罩获得，其能够恢复塌陷的肺泡或者减轻肺水肿。在心衰时能够提高左心功能减低呼吸用功。恰当的持续气道正压给氧可能避免使用机械通气或是使机械通气更早停止。气道正压释放通气有两个水平，在一个变化中，亚水平的气道正压在持续气管正压通气的基础上间断减压以帮助气体呼出[94]。

无创正压通气　无创正压通气与机械通气相比能够降低死亡率缩短 ICU 住院日[95]。它可能对慢性肺病患者尤为适合，它有助于早日脱离机械通气。在免疫受到抑制的病人避免气管内插管能够降低发生威胁生命的感染的机会。无创正压通气对于清醒病人较为适合，病人能够使自己的呼吸与通气气流模式相协调[96]。

机械通气

通气指征

低氧血症通过相对保守的方式不能纠正时为机械通气的指征。当二氧化碳潴留快速进展为了使二氧化碳分压达到正常以降低颅内压时也是机械通气的指征。选择合适的机械通气对病危患者是有益的，尤其是当呼吸肌疲劳的时候。一些病人可能会在短期内接受多种外科处理，他们经常需要持续的机械通气。需要开腹的病人需要呼吸肌麻痹下的机械通气以保证取出内脏不再存在什么风险。

通气模式

机械通气可能是容量和压力控制的[97]。容量控制能够调整不同压力以保证的气流量。由于肺的顺应性是不同的，高顺应行的区域张力较高，低顺应行的区域张力较低。张力较高可能会带来肺损伤，因此压力控制模式为一个不错的选择。

呼气末正压通气

呼气末附加正压通气[93]与持续正压通气的作用

相似。可以通过延长与呼气时间相应的吸气时间来增加潮气量（改变I∶E比）。这种改变也能够通过使半开放的肺泡[98]开放来改善气体的重新分布同时提供了呼气末的正压通气。这种不正常的通气模式会使病人不舒服，经常需要给予镇静和肌松药。

间断正压通气

间断正压通气能提供全程的呼吸支持不受病人呼吸的影响；因此镇静和肌松是通常要给的。

控制-辅助通气

在控制-辅助通气中病人的吸气动作激发了完全的机械呼吸，同时压力支持通气在病人每次尝试吸气时提供压力支持。辅助控制通气能够减少呼吸做功[99]，与传统的通气相比较少引起血流动力学紊乱。它可能对慢性肺病患者或正欲脱离呼吸机的患者比较有用。

同步间断强制通气

通气模式也可与病人的需求相匹配。例如，大量的强制呼吸可被预先设置来保证适当的通气（同步间断强制通气）或者如果病人自主呼吸不充分时呼吸机可以被设定好来干预（强制每分通气）。

正压技术的并发症

肺部并发症

呼气末正压通气可能因气管压力的增高而引起裂隙肺气肿[100]以及可能的张力性气胸或气体栓塞。反复的剪切力可能导致透明膜的发展和表面活性剂的活性受损[101]参与急性肺损伤。通气本身可能导致促炎介质的释放[102]。理论上，通气频率、压力和潮气量的降低应该减低肺压力性损伤的风险，但病人的情况可能不会因这些调整而改善。

血流动力学并发症

肺容积的增加增加了肺血管的张力，除已经存在的肺部高压外，低氧也可引起血管收缩。胸内压力的增高减少了前负荷，在大多数情况下心输出量下降。然而，在心衰的时候，静脉回流的减少可能会改善心输出量。在血容量正常的情况下，胸内压力的增高减少了心脏后负荷，减少了心脏做功。呼气末正压通气减少了肝脏和肠系膜的血流灌注。

肾脏并发症

呼气末正压通气可以使尿量和钠盐的排出受损。另外减少了肾脏的灌注压，通气改变了压力感受器的活性增加了血管紧张素和肾素的分泌，然而减少了心钠素的分泌[103]。

全身并发症

长期使用紧压的面罩可能导致面部压力性坏死，在应用持续正压通气或无创正压通气时胃扩张也并不少见。

呼吸支持的其他策略

俯式通气

肺水肿导致了部分肺的压缩和膨胀不全。这些受累的部分仍然被灌注但通气受损，导致了通气血流比失衡[104]。肺在切面上是三角型的，后面有更多的部分，未受累的肺泡接受了更多的通气。俯式的意义在于提高急性呼衰时的氧分压[105]，但结局是否得到改善尚不确定。

高频喷射通气（HFJV）

高频喷射通气以60~600/min的脉冲喷射氧气，在成年人可能在气瘘（例如：支气管胸膜瘘或者气管破裂[106]）或易于发生气胸时有应用指征。常应用低压给氧，气体的分布更多取决于气道抵抗力而不是顺应性。在这种情况下，适当的肺泡通气能够被维持而裂口得到关闭。在急性肺损伤时HFJV也可以减少肺的损伤。最初的研究结果[107]是令人鼓舞的但确切的证据还没有。

吸入一氧化氮

在正常情况下吸入一氧化氮是无效的，但当有肺血管收缩时，它能减少肺血管的张力而没有全身反应[108]。其作用仅局限于通气的肺泡因此通气/血流比能被改善。然而低的一氧化氮浓度可能有益，高剂量的却益处不大[109]，可能是它诱导了未通气肺泡的通气血流比失衡。在急性呼吸衰竭时吸入一氧化氮能够提高氧分压与吸入氧浓度的比例[110]，但对慢性阻塞性肺疾病是无益处的[111]，因为也可以导致通气血流比失衡的加剧。一项随机对照试验的 meta 分析表明常规吸入大剂量一氧化氮与吸入安慰剂相比在治疗成年和儿童的急性缺氧性呼吸衰竭时不能显著降低死亡率[112]。

体外膜氧合

尽管体外膜氧合在提高成年人生存率方面的作用还没有被对照试验证明[113]，但它确实能够显著降低新生儿急性呼衰的死亡率[114]。

液体通气

液体通气是指通过肺灌入溶解有氧气和二氧化碳的溶液[115]。受累的肺泡能被恢复其顺应性能被改善，这方面已有报道，但这种方法还处于实验阶段，在成年患者中应用的经验有限[116]。

急性肺损伤

急性肺损伤也被称作急性呼吸窘迫综合征在25%的脓毒症患者中发生[31,117]。间质水肿引起低氧血症降低肺的顺应性，然而回缩力的下降导致了气体潴留使肺更易发生压力性损伤。另外肺泡过度扩张和反复机械通气引起的张和关导致的反复的张力和剪切力可加速肺的炎症反应。急性肺损伤最早期的表现可能仅是低氧血症，典型的放射学的肺浸润表现发生的要相对晚些。

急性肺损伤全身治疗

最主要的是支持治疗；必须维持氧合和循环血容量而不发生液体过负荷。尽管有时需要机械通气但持续正压给氧可能是有益的。一项随机对照研究表明延长应用甲强龙可能会帮助未治愈急性肺损伤患者康复降低死亡率，但这项研究纳入的病例数较少[118]。

急性肺损伤时的通气治疗

塌陷和实变的肺泡导致了有功能的肺容积的减少。通气治疗的目的是恢复尽可能多的肺泡单位而不引起进一步的肺损伤。塌陷的肺比实变的组织更易恢复，因此当引起急性肺损伤的是其他原发性肺疾病时其恢复肺功能的潜力较大[119]。

通过机械通气来维持一个“开放型的肺”的观点已经提出；其方法有三方面。第一，需要一个超过塌陷肺组织开放压的通气压。这个压力受胸壁弹力的影响也受腹压的影响[120]。第二，呼气末应用足够的压力来阻止随后的再塌陷。最后，肺泡的通气血流比例必须合适以阻止气体吸收引起的肺膨胀不全：低频高潮气量叹气样通气可能是有效的。对于治疗肺部疾病细心的呼吸机设置的随时调节可能比经验参数和通常建议的严格执行更适合[121]。

在一项随机研究中表明成年应用机械通气的急性肺损伤患者应用低的潮气量和吸入压力其死亡率和需要机械通气的时间显著减少[122]。尽管其他的研究没有能成功地证实这些发现，但最近一项 Meta 分析表明混合数据支持容积和压力限制的方法[123]。

压力控制通气能够逆转吸气/呼气比例，亚水平正压通气对于急性肺损伤患者也值得提倡[124]；另外有人建议应用俯式通气。HEJV、体外膜氧合和液体通气也可能有效的，但确切的证据仍需等待。

心血管支持

如果呼吸功能是令人满意的，那么组织氧合就取决于心输出量和良好的循环。

心输出量=心率×每搏输出量

外周血压=心输出量×SVR

每搏输出量取决于回心血量（前负荷）、心肌收缩性和 SVR（后负荷）。心率和每搏输出量是内在相关的；心动过速或者其他心率失常尽管增加了心率但损害了左心房的充盈而减少了心输出量。另外，心肌缺血减少了心肌收缩力。随着心脏做功的增加和舒张期的延长冠状动脉充盈增加心肌缺血可能会减少。对于应激的生理反应已经发展到维持大脑的氧合而牺牲不仅仅是肠道的其他系统。心血管系统的支持应该使循环满足所有组织，但很多提高心功能的处理都牺牲了内脏循环。

休克

当循环不能维持组织灌注和氧合时休克便存在。这里描述了不同类型的休克，在病危患者这些休克都可能存在。

低血容量性休克

低血容量性休克是液体丢失的结果。它经常由出血或大面积烧伤引起但包括大量胃肠道液体在内的体液丢失，尤其是虚弱的时候以及极度贫乏的年代更易发生。在失血性休克的早期，低血压并不是最明显的[33]。治疗包括补液和积极止血。

脓毒症休克

在脓毒症休克时，炎症介质激活引起外周血管的舒张，间质液体潴留和心肌抑制。血管舒张喷射血流减少。尽管到后期脓毒症休克与低血容量性休克不易区分，但其特点是高动力状态和发热。除了维持血容量外可能存在的病灶必须明确。

神经源性休克

神经源性休克起因于交感神经紧张度的下降，通常与脊髓损伤有关。舒张压低，经常伴随颈部去交感神经继发的相对或绝对心动过缓。治疗需要补充血容量并有可能应用血管紧张的药物，创伤后，可能有低血容量的因素共存。

过敏性休克

过敏性休克表现为机体对外源物质强大的免疫反应。与组胺和激肽的释放与大量液体的再分布以及心脏抑制有关。气道水肿和气管痉挛比较常见。紧急治疗应包括停止引起过敏的药物同时吸氧、给予肾上腺素和液体快速治疗[125]。

心源性休克

在有急性心衰的时候可发生心源性休克。其特点是在中心静脉压和肺动脉楔压正常或增高的时候心输出量下降。此时，一旦伴随的低血容量得到纠正补液变成为禁忌。张力性气胸和心包填塞通过影响静脉回流也可引起心源性休克，同时可能伴有创伤后的低血容量。可以相应地选择胸腔穿刺或心包穿刺治疗。重症病人有心肌梗死、心律失常和肺栓塞的风险，而这些都能引起心源性休克。由过度的补液或肾功能衰竭引起的液体过多也可引起心衰。既往有心功能损害的病人风险更大。心肌梗死后心源性休克的治疗是复杂的；可能存在肺水肿，后负荷或高或低[126]。最佳的治疗决定于肺充血与外周低张力的矛盾的平衡中。心输出量和前负荷的监测可能会对治疗提供方便。心衰时，对心输出量下降的神经内分泌反应增加了静脉张力和中心静脉压以维持心脏的灌注和外周血管阻力。然而，在心脏做功和肺水肿增加时，可能形成一个恶性循环；在这种情况下应用血管舒张药治疗是必要的。

液体复苏

目前对于病危患者选用理想的液体来复苏还存在很多争议。

由流行病学家做的两个 meta 分析报告了死亡率的增加与应用胶体[127]和白蛋白[128]而不愿用晶体相关。在每一个分析中都有各种各样的液体被应用，其临床假设和结论是相悖的。相反，一项由重症监护学者进行的 meta 分析表明应用胶体和晶体没有明显差别[129]。当然，与晶体相比一般胶体和白蛋白均不能显著提高患者生存率。白蛋白价钱昂贵而且是蛋白酶传染性因子感染的潜在载体。它并不能有效地提高胶体渗透压[130]，脓毒症时其不能很好地保留在血管内而且可能会导致水盐的过量[131]。这些观点影响了它的应用。然而其他胶体液不能用在复苏中的结论没有纳入试验研究，该结论现在还不能得到支持。

一般来讲，液体的应用应该反应那种成分丢失，在失血时，血液的重要性也不能被忽视。血红蛋白溶液可能会很快应用到临床[132]。

重症监护中的输血

在病危患者中平衡输血带来的风险和益处的矛盾尚不是很明朗。已经有报道贫血增加了死亡率[133]。然而，输血可能会带来免疫抑制损害微循环的血流。

一项加拿大的对照研究表明，在血容量正常的患者随机分为严格限制和自由输血两组[134]。前者输血的指征是血红蛋白低于 7.0g/dL,后者在血红蛋白低于 10 g/dL 时便可输血。两组总体生存率是相似的，但对于各组中年龄较小及病情较轻者严格限制输血的死亡率显著低于自由输血组。因为复苏的失败，这项研究在早期便得到终止，不管怎样作者坚持认为这些发现可以推广到重症病人中。然而在大多数研究的病人中大多数患的是心脏呼吸疾病，几乎没有脓毒症或手术病人。与英国实践不同的是这项研究没有应用无白细胞血。

提高收缩性和血管升压

正性肌力药物增加了心肌耗氧的同时能增加心肌收缩性，增加每搏输出量。血管升压药物增加了外周血管阻力而被用来维持外周血压，但也增加了后负荷和心脏做功。大多数维持循环的药物模拟儿茶酚胺并且有复杂的激动作用。他们的活性可能在心输出量、全身血管压力、局部血液供应的方面不同。心肌收缩力和心率的增加通过激活 β_1 肾上腺素能受体来实现。血管舒张通过 β_2 肾上腺素能受体来实现，而血管的收缩则通过 α_1 肾上腺素能受体实现。多巴胺能受体 D1a 激活能够引起脾和肾血管舒张。脓毒症时其在健康体内和体外的收缩作用是不一样的。炎症介质促进血管舒张并且可能直接拮抗某些收缩血管效应，其合并症和多器官功能不全混淆了临床研究的结果。脓毒症时总体来说肠道的氧供要比身体其他部位多[135]。随着心输出量的增加脾脏灌注增加，但脾脏的氧耗要多于全身总体水平[136]。结果是即便当全身氧供令人满意时胃肠道可能继续出现氧依赖。另外血管收缩剂可能直接与炎症反应[137]和应激的神经内分泌反应相互作用。

多巴酚丁胺

多巴酚丁胺主要是 β_1 受体激动剂，它的阳性收缩作用和慢性收缩作用成为需要收缩性药物时常用的选择。在血管内血容量令人满意的时候应用多巴酚丁胺与应用多巴胺相比能够获得较好的心输出量和氧供[138]。

去甲肾上腺素

去甲肾上腺素是 α_1 受体激活剂同时还有小量的 β_1 和 β_2 效应。在补液治疗证明不足量，维持平均动脉压需要提高外周血管阻力时经常应用它。在健康体内去甲肾上腺素能增加内脏血管张力，但动物实验表明这种情况不会发生在脓毒症时[139]。在脓毒症血压低的病人去甲肾上腺素的应用与尿量的增加相关，可能是通过提高平均动脉压而不是通过直接的肾脏作用[140]。

肾上腺素

肾上腺素低剂量时主要激动 β_1 和 β_2 受体，但在较大剂量时其 α_1 受体激活作用占主要。脓毒症时肾上腺素增加平均动脉压、心输出量、全身氧供和氧耗[141]，但这是以损害内脏灌注为代价[142]。

多巴胺

多巴胺，低剂量时主要是 D_1a 受体激动，中等剂量时 β_1 受体效应高剂量时为 α_1 受体激动，尽管脓毒症时多巴胺作为恢复平均动脉压的第一选择药物[143]，其血管收缩效应正在得到关注。在一项大的研究中，多巴酚丁胺在提高氧供和氧耗方面比多巴胺更有效[144]。在休克病人应用多巴胺比应用多巴酚丁胺的 pH 值更低[145]。下文讨论了多巴胺的肾脏毒性。

多培沙明

多培沙明在具有 D_{1A} 受体激动效应的同时主要有 β_2 效应，在低心输出量心衰时其好像能提高心肌收缩性[146]。多培沙明能够增加全身炎症反应综合征病人内脏血流和 pH 值，该药物已经用在了关于达标治疗的几项研究中（见下文）[147]。然而，一项成年人重症监护的病人的随机对照研究表明为了提高内脏血流应用 7 天静脉输入多培沙明后病人的胃肠黏膜通透性或肌酐清除率并没有明显改善[148]。因此现在还不是很明确多培沙明是否有很好的肠道保护作用。

依诺西蒙和氨吡酮

依诺西蒙和氨吡酮是磷酸二酯酶Ⅲ抑制剂，其能够增加细胞内 AMP 的循环。它们比较肯定的促心脏收缩的性质，能降低外周血管阻力（内扩张）在心源性休克中有效[149]。另外多巴酚丁胺可能与其有协同作用[150]。对于年龄超过 80 岁做过心脏手术易于发生全身炎症反应综合征和多器官功能不全的病人与安慰剂相比预防性应用依诺西蒙能够降低术后炎症标记物水平，减少肝酶的改变和肾小管损害[151]。在心脏动脉搭桥手术前应用依诺西蒙和氨吡酮能够提高术后心脏功能和氧供[152]。是否内扩张药物确实能够影响预后或者说是否其在脓毒症休克中起到关键作用尚无定论。

机械辅助装置

动脉内气囊反搏能够提高心输出量和心肌供氧主要用于心脏手术的辅助治疗。气囊通过股动脉植入至胸主动脉，随着心电活动膨胀和收缩。在舒张期膨胀用以增加左心室舒张末期压和冠状动脉灌注同时从主动脉流向全身的血流也增多。收缩期的时候气囊收缩从而使血液循环流畅，动脉血容量的突然增加减少了心肌做功和氧耗[153]。

血管舒张剂治疗

三硝酸甘油（硝酸甘油）和硝普盐溶液引起血管舒张降低前负荷和后负荷。他们半衰期短能够根据心血管反应随时调整药物剂量。在应用收缩剂时，血管舒张剂常常用在心源性休克中以及动脉夹层的保守治疗中。

心律失常的治疗

心律的改变可能代表着心脏的一些原发疾病但是也应考虑到如缺氧、低血容量、贫血、酸碱平衡失调电解质紊乱等其他原因。应该排除心衰、肺栓塞等情况，用药过程也应该回顾一下。低钾、低钙和低镁可能引起心律失常；它们可能同时存在。只有它们全都被纠正了心律失常的问题才能被解决。在病危病人进行营养支持时出现的“再喂养综合征”这可能与低磷和维生素缺乏并存[154]。疼痛、发热和焦虑都可以单独引起窦性心动过速。心律失常的治疗应包括血流动力学稳定性的评价和纠正存在的病因。应该提到的是很多抗心律失常药物有负性肌力作用。

快速性心律失常

明显的血流动力学损害是立即复律的指征。很多室上性心动过速可以通过颈动脉窦反射或腺苷逆转。即便快速性心律失常不能逆转，这也能够使其减慢以便进行更加细致的诊断。严重的房颤或房扑能够应用地高辛或胺碘达隆治疗。短暂的室性心动过速未必必须治疗，但持续的或有症状的室性心动过速可以用利多卡因（利诺卡因）或胺碘达隆，难治性可以用电复律。心脏纤颤需要电复律治疗以及后续的利多卡因治疗。

慢速性心律失常

无症状的窦性心动过缓不需要治疗，但是如果有低血压，应该应用阿托品或β受体激动剂。对于难治性有症状的慢速性心律失常和轻型阻滞可能发展为完全阻滞时有起搏指征。

达标治疗

心输出量较低、外周阻力的增加、氧耗的降低是大手术后预后较差的指标[155-157]。这些指标可能比脉率、中心静脉压和尿量等检测指标更准确[158]。心脏指数大于 4.5L/min/m^2，DO_2 大于 600ml/min/m^2，VO_2 大于 170ml/min/m^2 被证明是所有病危患者治疗的目标，不管其对手术的需要与否[159]，其形成了达标复苏的基础。

一项 meta 分析表明当预期死亡率高于 10%时达标治疗与降低死亡率相关。而当预期死亡率低于 10%时达标治疗是无效的。在脓毒症时应用达标治疗对于改善存活率是无效的[160]。

一项类似的研究在有明显重症脓毒症症状的病人中进行。亚组分析表明当心脏指数为 4.5L/min/m^2 时脓毒症休克的死亡率明显降低[161]，尽管后续的实验对此表示反对[162]。大多数研究结合了液体替代与收缩性药物支持，所以不可能去评价两者是否都重要；一些病人可能只是从单独补液中获益。

经历腹部大手术的病人随机分为标准的术前护理和通过肺动脉置管、输液以及肾上腺素或多培沙明的应用来进行积极的达标治疗[163]。接受收缩性药物治疗组与标准治疗组相比有显著低的死亡率。然而该实验没有设计单独的补液组，接受收缩性药物治疗的病人术前平均接受了 1500ml 以上的液体治疗。另外该实验只有进行干预的病人术前术后均在 ICU 或 HDU 中进行治疗，而对照病人直接从普通病房进入手术室并有 35%的病人术后直接回到普通病房。

一项随机对照试验表明了对于伴有全身炎症反应综合征及低灌注需要收入监护室的成年患者在急诊室早期应用达标治疗的价值[164]。早期的干预包括以获得最佳的前后负荷和心肌收缩性为目标的治疗。标准治疗和早期干预的病人接受了相似的液体体积，但后者的复苏更快。早期干预组改善了酸碱平衡状态和中心静脉氧合同时降低了 APACHE Ⅱ 评分以及院内死亡率。

对于严格保守的病人，对需预先确定的参数不了解而盲目治疗是有害的。在一些个体中，对单独的补充血容量没反应时，大剂量应用收缩剂也可能是有害的。术后患者即刻氧气治疗与预后相关[165]，脓毒症患者幸存者在他们的循环生理状况恢复之后有比较好的氧气运输和利用的能力[166]。否则将预示着线粒体功能的不全并可能成为提示预后较差的一个指标。事实上，meta分析证明只有在组织低灌注或器官功能不全发生之前提高氧的运输能力才能提高生存率[160]。

在英国国家报道已经反复地强调术前恰当复苏的重要性[167]，但达标治疗并不是没有风险，它可能引起大量的输液过量[168]、肺水肿和胃肠道功能损伤[169]。需要进一步的实验来决定达标治疗中最有影响的部分，而不仅仅是简单地把它当作并发症的来源。

肾脏支持

90%需要补液的急性肾衰病人能够存活；然而当急性肾衰和呼衰并存的时候（50%）生存率明显下降，当出现梗阻性黄疸（25%）[170]或多器官功能不全（10%）[171]时生存率非常低。尽管评价血清尿素氮和肌酐是非常关键的，但在肾功能大量受损之前这些指标不会明显恶化。同样，水肿的出现也是比较晚的，而肾脏浓缩功能的丢失则提供了肾功能受损的早期证据。

重症疾病中急性肾功能衰竭的发病机制

在健康情况下逆流循环容易导致外周髓质相对于整个肾脏的低灌注。而且因为活跃的肾小管转运外周髓质有很强的代谢活性[172]。微循环的改变与代谢活性的增加与脓毒症相关，另外低血容量可以导致这个敏感区域的缺氧。炎症介质可以直接引起肾脏损害，肾小管的凋亡可以通过管型引起肾单位的栓塞进一步恶化肾功能。预先存在的肾脏损伤、黄疸、肝衰和横纹肌溶解均可以使急性肾损伤易于发生。包括非甾体抗炎药、氨基糖甙抗生素、β受体阻滞剂、血管转化酶抑制剂、环孢霉素和细胞毒性等药物都有对肾脏造成损害的潜力。血管造影剂也能促进急性肾衰的发生，尤其存在低血压的时候更容易发生，在进一步检查之前进行有效的液体复苏是必不可少的[173]。

肾功能不全的治疗

通过纠正低血容量改善心输出量的方法必须维持肾脏的灌注。急性高钾血症、酸中毒和液体过量的问题也应该被正确治疗，引起肾功能不全的原因应该明确。尿流出道的梗阻可以通过膀胱导尿管植入予以排除；导尿的病人绝对无尿表明导管错位或阻塞。各种测量表明早期肾功能不全的病人在纠正低血容量后尿量恢复。有人建议应用低剂量（<3mg/kg）的多巴胺或多培沙明。另有一些人建议应用髓袢利尿药例如呋塞米250mg或丁尿酸1mg。一项安慰剂对照的随机、对照、前瞻性研究表明在急肾衰患者应用大剂量、小剂量及安慰剂在死亡率及对透析的需求方面无明显区别[174]。多巴胺的α肾上腺能作用无法预计，目前尚没有证据表明在急性肾衰时应用多培沙明能够影响预后[175]。袢利尿剂一直被推荐使用，因为他们能够抑制外周髓质的溶质转运活性并有可能阻止严重的低氧血症[176]，但是目前尚不确定它是否能够改善预后。大多数的药理学研究是在已经发生急性肾衰竭的病人体内进行的，在急性肾衰竭发展以前真正能有效恢复尿量的药物目前尚不知道。在急性肾衰竭病人血容量过负荷是引起死亡的主要原因。精细的液体平衡，如果可能每天测体重是必要的。血清钾和pH值必须严密监测，另外建议从肾病学家那里得到帮助。

人工肾脏支持

人工肾脏支持的指征包括液体过负荷、高钾、持续酸中毒和血肌酐浓度快速升高（>550mmol/L）。开始人工肾脏支持的标准随不同情况而不同，当有多器官功能不全时其标准要比单纯的急性肾衰竭低。在重症疾病时，但液体灌注总量超过病人耐受力的时候经常应用人工肾脏支持。常见的是当病人需要静脉营养时应用人工肾脏支持来为其“制造空间”。

血液透析

在血液透析时血液和透析液隔以半透膜沿相反方向流动。溶质通过逆流扩散和顺压力梯度被移走。紧急时行静脉-静脉途径以避免动脉套管植入的并发症，但需要慢性透析的病人需通过外科造成人工分流。对于那些存在外科急症的病人，需要一些努力来保护分流；而且这是并不常规的血管途径。需要用肝素和前列环素抗凝来阻止滤器血栓形成。血液透析能够快速移走大量液体但可能引起严重的低血压。对于没有并发症的急性肾衰竭可以应用血液透析，但对于伴有严重脓毒症或多器官功能不全的病人耐受性较差。快速纠正威胁生命的高钾血症时血液透析可能是一个治疗选择。

持续静脉-静脉血滤

在持续静脉-静脉血滤（CVVH）中，抗凝的血液被推送通过一个滤器以及成分与血清组成成分相似的超滤液而被过滤。液体可以以比血液透析较低的速率被移走，因此持续静脉-静脉血滤较少引起血流动力学的异常。如果持续静脉-静脉血滤不是因为液体负荷过量而是因为其他原因应用，那么过滤出的液体可以被补充。在脓毒症的动物模型中血滤可以通过清除促炎介质而改善预后[177]，尽管目前还没有确切的证据证明其在人体内有效。

成年入住ICU需要血滤的病人根据超滤过的速度分为20、35和45ml/h组，最低血滤速度的病人的存活率是显著低的[178]。其他两组没有观察到显著区别。该实验中大多数病人的肾衰竭都有外科原因，但每组脓毒症的发生率是相对低的。但可以得出低血流速度的病人很难达到较高的滤过速度。

腹膜透析

腹膜透析在病危时的对急性肾衰竭的治疗作用不大，在腹腔感染时也是禁忌的。在已经存在肾衰竭并经过腹膜透析的病人，腹腔感染可能是脓毒症的病因。正在接受腹膜透析的病人需要开腹手术时应尽各种努力保留腹腔导管，建议之前与治疗肾病的专业组讨论。

危重病的腹部与胃肠道

腹室隔综合征

大的腹部外伤，破裂的腹主动脉瘤的手术和大量输液可以导致肠管扩张和后腹膜水肿，这增加了闭合腹腔的压力。结果，通气的阻力增加，低氧血症随之产生。心输出量可能下降，少尿或无尿也可发生。行腹部减压伴，暂时关闭腹腔经常是必要的[179]（也见13章）。

胃肠道对脓毒症的影响

原发的胃肠道疾病可以引起全身炎症反应综合征、脓毒症和多器官功能不全。而且，当最初的打击来源于其他系统时肠道可能会加重病人病情的恶化。肠道可能是参与多器官功能不全进展过程的“第二次打击”的来源；实际上，已经有人给肠道贴上了“多器官功能不全的马达”的标签[180]。暴露于内毒素以及内脏的再灌注损伤可能增加黏膜的通透性[181]和细菌移位到网状内皮组织[182]，那里事先预处理的巨噬细胞和Kuffer细胞被激活。这个可能解释了为什么在多器官功能不全时肠道细菌菌血症甚至是在没有明确感染灶的时候也经常出现。

可能使主要疾病变得复杂的胃肠道条件

腹部问题可能使一系列疾病变得复杂或者引起一系列疾病。症状可能较轻，尤其是在机械通气的病人，高度的临床怀疑是必要的。例如，一个无法解释的代谢性酸中毒可能有腹部的原因。

胃肠道运动异常

急性胃扩张　急性大量胃扩张可能引起误吸[184]并限制膈肌运动损害通气。如果得不到治疗，大量胃扩张可能进展成气肿性胃坏死。紧急处理包括呼吸支持和放置鼻胃管。

胃排空延迟　胃排空延迟与糖尿病自主神经病变、胃次全切除或因梗阻而行的胃肠吻合相关。远端肠道运动通常正常但鼻胃管仍然需要来阻止误吸并方便液体和电解质的监测治疗。静脉应用红霉素1mg/kg每天4次[185]可能促进症状缓解，但恢复时间需要几周的病人需要营养支持。

肠梗阻　术后小肠梗阻不管累及肠管的长度如何通常会在几天内恢复[186]。药物应用及电解质异常可能会延迟恢复，如不能恢复常常表示有腹膜后或腹腔病变。粘连性肠梗阻较难鉴别，对照研究可能对此有帮助。粘连性肠梗阻通常能恢复但顽固性病例需要开腹。在瘦长体型的病人膝胸位时可见一种少见的肠梗阻为肠系膜上动脉压迫阻塞十二指肠[187]。一般不需要外科治疗但在胃肠动力恢复之前需要经鼻胃管吸引以及营养支持。

慢性假性肠梗阻　慢性假性肠梗阻（也见第十章）与运动减少、电解质紊乱以及脊柱、骨盆和下肢骨折有关[188]。肠管扩张很明显但很少有触痛。如果慢性扩张非常明显或者出现腹膜炎时，有必要急行造影剂灌肠或内镜以排除器质性梗阻。也可以通过精密的乙状结肠镜或结肠镜达到减压的目的。

消化性溃疡

严重疾病、机械通气和凝血机制障碍均可促进消化性溃疡的发生。可能发生大出血其有相当高的死亡率[189]。真正的预防措施尚有争议。减少胃酸分泌可能促进致病菌的移位并可能引起肺炎的发生。

一项 meta 分析表明在重症患者应用硫糖铝对于预防消化性溃疡来讲要优于 H_2 受体拮抗剂。硫糖铝与降低肺炎发作相关并可能降低死亡率[190]。

同样这些作者开展了随机对照试验来验证他们的结论。矛盾的是雷尼替丁与硫糖铝相比显著降低了临床重要的出血而并不促进肺炎的发生[191]。

因为其他的原因，应激相关性黏膜病变的预后比消化性溃疡更差[192]。积极的诊断是至关重要的，这类病人中的出血应考虑早期手术因为低血容量的手术耐受性差。质子泵抑制剂可能优于 H_2 受体拮抗剂，但当前的数据是有限的[193]。

胆胰疾病

急性非胆石性胆囊炎可能导致胆汁性腹膜炎。非特异的肝生化紊乱是常见的但不是普遍的。超声能够揭示胆囊的厚度，显示壁内气体应特别注意。治疗是急诊胆囊切除（也见第 8 章）[194]。创伤后的胰腺炎可能出现的比较晚，其可能使上腹部手术、体外循环和内镜胰胆管逆行造影及经皮经肝胆道造影等检查变得复杂。血清淀粉酶升高可以帮助诊断，治疗通常是支持性的。病人根据不同的生化标准预测预后而分为不同的等级[195]，那些伴有严重疾病的病人应行动态轴向 CT 检查。一些人建议对于严重疾病者应该应用广谱抗生素[196]，但目前的观点尚不统一[197]。当重症胰腺炎由常见的胆管结石引起则急诊行 ERCP 是有益的[198]，对于感染的胰腺坏死组织建议行清创术[199]。

肝功能不全

脓毒症和静脉营养能够引起非特异的肝脏生化指标的紊乱[200]。肝脏检查不正常也可能是由感染性肝炎、肝脓肿或药物及输血反应引起。影像学检查可以排除胆道梗阻揭示引起肝功能不全的隐蔽性病灶。对于肝外胆管梗阻尤其是伴有胆管炎的时候应急诊行胆道减压。在大多数其他情况下肝功能不全的治疗是支持性的直到问题解决。应停止引起胆汁淤积的药物治疗，但血管内营养应继续使用除非出现肝功能的恶化。肝性脑病、低血糖、酸中毒、凝血紊乱可能表示肝脏失代偿，这时需要专业的处理[201]。慢性肝病或者肝切除后不久会促进肝衰竭，另外肝衰和肾衰之间的联系不能被忽视。适当的水化是至关重要的，但应避免钠过量。

肠道缺血

小肠缺血可继发于心输出量下降、血栓或静脉淤血。血管加压素和地高辛能够促进非闭塞性肠系膜血管栓塞，而其有高的死亡率[202]。早期诊断是困难的但除腹部体征外出现血性腹泻或疼痛是不良的征象。最近研究表明谷胱苷肽 S-转移酶可能是小肠缺血的一个标记[203]。重症患者的治疗应是切除和旷置。大肠缺血经常发生于左侧，常与心输出量的减低及涉及主动脉的手术有关。肠缺血一般仅影响黏膜，通常只需保守治疗[204]，但全身恶化或出现腹膜炎时是肠切除旷置的指征。

大肠炎

伪膜性肠炎继发于难治性梭状芽孢杆菌感染，常与应用抗生素有关。诊断应依靠粪便中检测内毒素。在乙状结肠中一般不会见到黏膜脱落。大多数病人可通过肠内应用灭滴灵或万古霉素治疗后治愈。然而在重症疾病患者中有必要行部分结肠切除术及旷置。中性粒细胞减少性肠炎与血液恶性肿瘤的化疗相关。右半结肠经常受累，腹放射平片可能显示出肠管扩张和水肿。推荐包括应用广谱抗生素的支持治疗。对于治疗失败或出现腹膜炎的患者可行切除术[205]。

病危患者的营养

许多病危患者需要营养支持（见 17 章）。首选肠内营养因为它安全、有效、经济；另外它可以保护肠黏膜屏障。小肠梗阻或者没有足够的小肠黏膜吸收营养时肠内营养是禁忌的。在这种情况下需要行肠外营养。空肠造瘘管或经鼻空肠置管能够达到肠内喂养，甚至在有近端吻合口或胃排空延迟时也可应用，在远端肠管运动正常时。最近研究表明术后[206]及胰腺炎[207]时即刻应用肠内营养是安全的。在胃排空正常的时候机械通气和肠鸣音消失均不是肠内营养的禁忌[208]。

作为治疗的营养支持

在动物体内饥饿和肠外营养与肠黏膜屏障功能下降及细菌移位有关[209]，但在人体内未发现同样的现象。不管怎样，营养治疗已经成为减少脓毒症发生率的一种途径。

钝性损伤后早期的肠内营养能够减少感染性并发症的发生[210]，这些结果被一项涉及8个前瞻性随机研究的meta分析所支持[211]。

一些营养素除了作为能量和氮源还被认为有特定的药理作用。肠内营养素包括精氨酸、ω-3多不饱和脂肪酸和核糖核酸，这些对脓毒症病人是有益的[212]，但仍需要进一步研究。在动物体内谷氨酰胺对于维持黏膜的完整性至关重要，静脉补充谷氨酰胺可以逆转由饥饿或肠内营养所引起的肠黏膜改变[213]。然而目前尚缺乏肠外营养补充谷氨酰胺能改善临床预后的证据（见17章）[214]。

在病危患者治疗中的伦理考虑

不可治愈疾病的重症监护是令人沮丧的、不体面的和不能统一规范的[215]。相似的，外科医生不应试图将技术服务强加于没有生存前景的病人身上[216]。当治疗对病人没有合理有益的选择机会时，撤销治疗是伦理支持的[215]。在坚持和撤销治疗之间没有道德和法律上的区别[217]。在重症患者，并发症经常是不可避免的，当他们发生的时候，应该向病人及家属解释。诚实的方法很可能减少焦虑和可能的诉讼。不好的消息必须被传递，医生应该确保拥有足够可利用的时间来回答可能的问题，并让谈话在一种充满同情的氛围中进行。安排咨询师来继续讨论可能是有益的。医务工作者必须考虑到患者的最大利益。如果一个医生对能够给患者带来益处的治疗反对，那么这个病人的治疗就应移交给其他同事[215]。在英国，是医生而不是家属对病人的治疗有合法的决定权。当医务工作者和家属在治疗问题上不统一时，可听从病人代表或其他医生的建议。

要点

- 脓毒症在英国住院病人中是常见的，死亡率高。
- 脓毒症的发展与炎症介质复杂的相互作用相关。
- 基于对病理生理的正确理解的一项全身治疗是成功治疗脓毒症的关键。
- 炎症介质活性的治疗性调节及其相关的代谢影响可能影响脓毒症的预后。
- 维持组织氧合是关键，这可能需要气道、通气和循环的支持，外科医生都应对此熟悉。
- 腹部病变可能参与脓毒症的发生，而严重疾病也可能促进腹部并发症的发生。

（齐宝聚）

参考文献

1. Friedman G, Silva E, Vincent JL. Has the mortality of septic shock changed with time. Crit Care Med 1998; 26:2078–86.
2. Crowe M, Ispahani P, Humphreys H et al. Bacteraemia in the adult intensive care unit of a teaching hospital in Nottingham, UK, 1985–1996. Eur J Clin Microbiol Infect Dis 1998; 17:377–84.
3. Angus DC, Linde–Zwirble WT, Lidicker J et al. Epidemiology of severe sepsis in the United States: analysis of incidence, outcome, and associated costs of care. Crit Care Med 2001; 29:1303–10.
4. Alberti C, Brun–Buisson, Buchardi H et al. Epidemiology of sepsis and infection in ICU patients from an international multicentre cohort study. Intensive Care Med 2002; 28:108–21.
5. Simpson JA, Weiner ESC (eds) Oxford English Dictionary, 2nd edn. Oxford: Oxford University Press, 1993.
6. Baue AE. Multiple and progressive sequential systems failure, a syndrome of the 1970s. Arch Surg 1975; 110:779–81.
7. Goris RJ, Beokhorst PA, Nuytinck KS. Multiple organ fail–

ure: generalized autodestructive inflammation. Arch Surg 1985; 120:1109–15.

8. Norton LW. Does drainage of intra–abdominal pus reverse multiple organ failure. Am J Surg 1985; 149:347–51.
9. American College of Chest Physicians/Society of Critical Care Medicine Consensus Conference. Definitions for sepsis and organ failure and guidelines for the use of innovative therapies in sepsis. Crit Care Med 1992; 20:864–74.
10. Rangel–Frausto MS, Pittet D, Costigan M et al. The natural history of the systemic inflammatory response syndrome (SIRS) . A prospective study. JAMA 1995; 273:117–23.
11. Pittet D, Rangel–Frausto S, Li N et al. Systemic inflammatory response syndrome, sepsis, severe sepsis and ICU patients. Intensive Care Med 1995; 21:302–9.
12. Smail N, Messiah A, Eduoard A et al. Role of systemic inflammatory response syndrome and infection in the occurrence of early multiple organ dysfunction syndrome following severe trauma. Intensive Care Med 1995; 21:813–16.
13. Pinskey MR, Vincent JL, Deviere J et al. Serum cytokine levels in human septic shock. Relation to multiple–system organ failure and mortality. Chest 1993; 103:565–75.
14. Fry DE, Pearlstein L, Fulton RL et al. Multiple system organ failure: the role of uncontrolled infection. Arch Surg 1980; 115:136–40.
15. Zimmerman JE, Knauss WA, Wagner DP et al. A comparison of risks and outcomes for patients with organ system failure: 1982–90. Crit Care Med 1996; 24:1633–41.
16. Segal AW, Peters TJ. Characterisation of the enzyme defect in chronic granulomatous disease. Lancet 1976; i:1363–5.
17. Kuijpers TW, Van–Lier RA, Hamann D et al. Leukocyte adhesion defciency type 1 (LAD–1) /variant. A novel immunodeficiency syndrome characterised by dysfunctional beta2 integrins. J Clin Invest 1997; 100:1725–33.
18. Bone RC. Toward a theory regarding the pathogenesis of the systemic inflammatory response syndrome: what we do and do not know about cytokine regulation. Crit Care Med 1996; 24:163–72.
19. Hunt BJ. Endothelial cell activation. Br Med J 1998; 316: 1328–9.
20. Watters JM, Bessey PQ, Dinarello CA et al. Both inflammatory and endocrine mediators simulate host response to sepsis. Arch Surg 1986; 121:179–90.
21. Starnes HF, Warren RS, Jeevanandam M et al. Tumour necrosis factor and the acute metabolic response to stress in man. J Clin Invest 1988; 82:1321–5.
22. Revhaug A, Mitchie HR, Manson JM et al. Inhibition of cyclo–oxygenase attenuates the metabolic to endotoxin in humans. Arch Surg 1988; 123:162–70.
23. Goldie AS, Fearon KCH, Ross JA et al. Natural cytokine antagonists and endogenous anti–endotoxin core antibodies in sepsis syndrome. JAMA 1995; 274:172–7.
24. Deitch EA. Multiple organ failure. Pathophysiology and potential future failure. Ann Surg 1992; 216:117–34.
25. Cochrane CG. The enhancement of inflammatory injury. Am Rev Respir Dis 1987; 136:1–3.
26. Cerra FB. Hypermetabolism, organ failure, and metabolic support. Surgery 1987; 101:1–14.
27. O′Keefe SJD, Dicker J. Is plasma albumin concentration useful in the assessment of nutritional status of hospital patients? Eur J Clin Nutr 1988; 42:41–5.
28. McCluskey A, Thomas AN, Bowles BJ et al. The prognostic value of serial measurements of serum albumin concentration in patients admitted to an intensive care unit. Anaesthesia 1996; 51:724–7.
29. Whicher JT, Evans SW. Acute phase proteins. Hosp Update 1990; 16:899–905.
30. van den Burghe G, Wouters P, Weekers F et al. Intensive insulin therapy in critically ill patients. N Engl J Med 2001; 345:1359–67.

    Strict blood sugar control is associated with lower mortality in the critically ill.

31. Bernard GR, Artigas A, Brigham KL et al. Report of the American–European consensus conference on ARDS: definitions, mechanisms, relevant outcomes and clinical trial coordination. Intensive Care Med 1994; 20:225–32.
32. Anderson ID. Assessing the critically ill surgical patient. In: Anderson ID (ed.) Care of the critically ill surgical patient. London: Arnold, 1999; pp. 7–15.
33. American College of Surgeons Committee on Trauma. Shock. In: Advanced trauma life support (ATLS) for doctors, instructor course manual. Chicago: American College of Surgeons, 1997; pp. 97–122.
34. Hiramatsu K, Aritaka N, Hanaki H et al. Dissemination in Japanese hospitals of strains of *Staphylococcus aureus* resis–

tant to vancomycin. Lancet 1997; 350:1670–3.

35. Vandenbrouke–Grauls C. Management of methicillin–resistant *Staphylococcus aureus* in the Netherlands. Rev Med Microbiol 1998; 9:109–16.

36. Standing Medical Advisory Committee Subgroup on Microbial Resistance. The path of least resistance. London: Department of Health, 1998.

37. Durack DT, Lukes AS, Bright DK et al. New criteria for diagnosis of infective endocarditis: utilization of specifc echocardiographic findings. Am J Med 1994; 96:200–9.

38. Merrick MV. Blood, infection and inflammation. In: Essentials of nuclear medicine, 2nd edn. London: Springer, 1998; pp. 203–19.

39. Datz FL. Indium–111–labelled leukocytes for imaging infection: current status. Semin Nucl Med 1994; 24:92–109.

40. Anderson ID, Fearon KCH, Grant IS. Laparotomy for abdominal sepsis in the critically ill. Br J Surg 1996; 83:535–9.

41. Hinsdale JG, Jaffe BM. Re–operation for intra–abdominal sepsis: indications and results in a modern critical care setting. Ann Surg 1984; 199:31–6.

42. Zeigler EJ, Fisher CJ, Sprung C et al. Treatment of Gram–negative bacteraemia and septic shock with HA–1A human monoclonal antibody against endotoxin. A randomised double–blind, placebo–controlled trial. N Engl J Med 1991; 324:429–36.

43. Reinhart K, Karzai W. Anti–tumour necrosis factor therapy in sepsis: update on clinical trials and lessons learned. Crit Care Med 2001; 29 (Suppl.) :S121–S125.

44. Fisher CJ, Dhainault JF, Opal SM et al. Recombinant human interleukin 1 receptor antagonist in the treatment of patients with sepsis syndrome. Results from a randomized, double–blind, placebo–controlled trial. JAMA 1994; 271:1836–44.

45. Dhainault JF, Tenaillon A, Le Tulzo Y et al. Platelet–activating factor receptor antagonist BN52021 in the treatment of severe sepsis: a phase III randomized, double–blind, placebo–controlled, multicentre clinical trial. Crit Care Med 1994; 22:1720–8.

46. Zeni F, Freeman B, Natanson C. Anti–inflammatory therapies to treat sepsis and septic shock: a reassessment. Crit Care Med 1997; 25:1095–100.

47. Fong Y, Moldawer LL, Shires GT et al. The biological characteristics of cytokines and their implications in surgical injury. Surg Gynecol Obstet 1990; 170:363–78.

48. Tracey KJ. Tumour necrosis factor (cachectin) in the biology of septic shock syndrome. Circ Shock 1991; 35:123–8.

49. Arai K, Lee F, Miyajima A et al. Cytokines: coordinators of immune and inflammatory responses. Annu Rev Biochem 1990; 59:783–836.

50. Bone RC. Sir Isaac Newton, sepsis, SIRS, and CARS. Crit Care Med 1996; 24:1125–8.

51. Levi M, ten Cate H. Disseminated intravascular coagulation. N Engl J Med 1999; 341:586–92.

52. Bernard GR, Vincent J–L, Laterre P–F et al. Efficacy and safety of recombinant human activated protein C for severe sepsis. N Engl J Med 2001; 344:699–709.

Administration of activated protein C reduces sepsis–related mortality in the critically ill.

53. Warren BL, Eid A, Singer P et al. High dose antithrombin III in severe sepsis: a randomized controlled trial. JAMA 2001; 286:1869–78.

54. DePaulo V, Kessler C, Opal SM. Success or failure in phase III sepsis trials: comparisons between the Drotrecogin Alfa (activated) and Antithrombin III clinical trials. Adv Sepsis 2001; 1:114–24.

55. Annane D, Sebille V, Troche G et al. A 3–level prognostic classification in septic shock based on cortisol levels and cortisol response to corticotrophin. JAMA 2000; 283:1038–45.

56. Findling JW, Waters VO, Raff H. The dissociation of renin and aldosterone during critical illness.J Clin Endocrinol Metab 1987; 64:592–5.

57. Annane D, Bellissant E, Sebile V et al. Impaired pressor sensitivity to noradrenaline in septic shock patients with and without adrenal function reserve. Br J Clin Pharmacol 1998; 46:589–97.

58. Lefering R, Neugebauer EA. Steroid controversy in sepsis and septic shock: a meta–analysis. Crit Care Med 1995; 23:1294–303.

59. Cronin L, Cook DJ, Carlet J et al. Corticosteroid treatment for sepsis: a critical appraisal and meta–analysis of the literature. Crit Care Med 1995; 23:1430–9.

60. Annane D, Sebille V, Charpentier C et al. Effect of treatment with low doses of hydrocortisone and fludrocortisone on mortality in patients with septic shock. JAMA 2002; 288:862–71.

Physiological-dose steroid replacement improves outcome in severe sepsis.

61. Cooper MS, Stewart PM. Corticosteroid insufficiency in acutely ill patients. N Engl J Med 2003; 348:727-34.
62. Department of Health guidelines on admission to and discharge from intensive care and high dependency units. London: Department of Health, 1996.
63. Singer M, Little R. ABC of intensive care: cutting edge. Br Med J 1999; 319:501-4.
64. McQuillan P, Pilkington S, Allan A et al. Confidential enquiry into quality of care before admission to intensive care. Br Med J 1998; 316:1853-8.
65. McGloin H, Adam S, Singer M. The quality of pre-ICU care influences outcome of patients admitted from the ward. Clin Intensive Care 1997; 8:104.
66. Smith GJ, Nielsen N. ABC of intensive care. Criteria for admission. Br Med J 1999; 318:1544-7.
67. Knaus WA, Draper EA, Wagner DP et al. APACHE II: a severity of disease classification system. Crit Care Med 1985; 13:818-29.
68. Copeland GP, Jones D, Walters M. POSSUM: a scoring system for surgical audit. Br J Surg 1991; 78:355-60.
69. Champion HR, Sacco WJ, Copes WS et al. A revision of the Trauma Score. J Trauma 1989; 29:623-9.
70. Franklin CM, Rackow EC, Mamdani B et al. Decreases in mortality on a large urban medical service by facilitating access to critical care. Arch Intern Med 1988; 148:1403-5.
71. Rowan KM, Kerr JH, Major E et al. Intensive Care Society's APACHE II study in Britain and Ireland II: outcome comparisons in intensive care units after adjustment for case mix by the American APACHE II method. Br Med J 1993; 307:977-81.
72. Shapiro BJ. Blood gas analysis. In: Webb AR, Shapiro MJ, Singer M et al. (eds) Oxford textbook of critical care. Oxford: Oxford University Press, 1999; pp. 1119-23.
73. Schlichtig R. Base excess is a powerful tool in the ICU. Critical care symposium. Soc Crit Care Med 1996; 1:1-30.
74. Whitman ED. Complications associated with the use of central venous access devices. ourr Probl Surg 1996; 33:309-88.
75. Nystöm B, Oleson Larsen S, Dankert J et al. Bacteraemia in surgical patients with intravenous devices: a European multicentre incidence study. J Hosp Infect 1983; 4:338-49.
76. Webb AR. Fluid management in intensive care: avoiding hypovolaemia. Br J Intensive Care 1997; 7:59-64.
77. Mythen M, Clutton-Brock T. The oxygen trail: measurement. Br Med Bull 1999; 55:109-24.
78. Elliot CG, Zimmerman GA, Clemmer TP. Complications of pulmonary artery catheterization in the care of critically ill patients. Chest 1979; 76:647-52.
79. Groenveld ABJ. Pulmonary artery catheterisation. In: Webb AR, Shapiro MJ, Singer M et al. (eds) Oxford textbook of critical care. Oxford: Oxford University Press, 1999; pp. 1094-8.
80. Connors AF, Speroff T, Dawson NV et al. The effectiveness of right heart catheterization in the initial care of the critically ill. JAMA 1996; 276:889-97.
81. Soni N. Swan song for the Swan-Ganz catheter? Br Med J 1996; 313:763-4.
82. Gnaegi A, Fiehl F, Perret C. Intensive care physicians' insufficient knowledge of right heart catheterization at the bedside. Time to act. Crit Care Med 1997; 25:213-20.
83. Espersen K. Comparison of cardiac output measurement techniques: thermodilution, Doppler, CO_2-rebreathing and the direct Fick method. Acta Anaesthesiol Scand 1995; 39:245-51.
84. Singer M, Clarke J, Bennet ED. Continuous haemodynamic assessment by esophageal Doppler. Crit Care Med 1989; 17:447-52.
85. Zhao X, Mashikian J, Panzica P et al. Comparison of thermodilution bolus cardiac output and Doppler cardiac output in the early post-cardiopulmonary bypass period. J Cardiothorac Vasc Anesth 2003; 17:193-8.
86. Jonas MM, Tanser SJ. Lithium dilution measurement of cardiac output and arterial pulse waveform analysis: an indicator dilution calibrated beat-by-beat system for continuous estimation of cardiac output. Curr Opin Crit Care 2002; 8:257-61.
87. Hamilton TT, Huber LM, Jessen ME. Pulse CO: a less invasive method to monitor cardiac output from arterial pressure after cardiac surgery. Ann Thorac Surg 2002; 74:1408-12.
88. Guttierrez G, Palizas F, Doglio G et al. Gastric intramucosal pH as a therapeutic index of tissue oxygenation in critically ill patients. Lancet 1992; 339:195-9.

89. Ivatury RR, Simon RJ, Havriliak D et al. Gastric mucosal pH and oxygen delivery and oxygen consumption indices in the assessment of adequacy of resuscitation after trauma: a prospective randomised study. J Trauma 1995; 39:128–36.

90. Hamilton MA, Mythen MG. Gastric tonometry: where do we stand? Curr Opin Crit Care 2001; 7:122–7.

91. Wagner PD, Dueck R, Clausen JL et al. Ventilation–perfusion inequality in chronic obstructive pulmonary disease. J Clin Invest 1977; 59:203–16.

92. Schlichtig R, Pinsky MR. Flow distribution during progressive haemorrhage is a determinant of critical O_2 delivery. J Appl Physiol 1991; 70:169–78.

93. Duncan AW, Oh TE, Hillman DR. PEEP and CPAP. Anaesth Intensive Care 1986; 14:236–50.

94. Hormann C, Baum M, Putenen C et al. Biphasic positive airway pressure (BiPAP) : a new mode of ventilatory support. Eur J Anaesthesiol 1994; 11:37–42.

95. Antonelli M, Conti G, Rocco M et al. A comparison of noninvasive positive pressure ventilation and conventional mechanical ventilation in patients with acute respiratory failure. N Engl J Med 1998; 339:429–35.

96. Meduri GU. Non–invasive positive–pressure ventilation in patients with acute respiratory failure. Clin Chest Med 1996; 17:513–53.

97. McKibben A, Ravenscroft SA. Pressure–controlled and volume–cycled mechanical ventilation. Clin Chest Med 1996; 17:395–410.

98. Shanholz C, Brower R. Should inverse ratio ventilation be used in adult respiratory distress syndrome? Am J Respir Crit Care Med 1994; 149:1354–8.

99. Brochard L, Harf A, Lorino H et al. Inspiratory pressure support prevents diaphragmatic fatigue during weaning from mechanical ventilation. Am Rev Respir Dis 1989; 139:513–21.

100. Rouby JJ, Lherme T, de Lassale EM et al. Histologic aspects of pulmonary barotrauma in critically ill patients with acute respiratory failure. Intensive Care Med 1993; 19:383–9.

101. Ito Y, Veldhuizen RAW, Yao L et al. Ventilation strategies affect surfactant aggregate conversion in acute lung injury. Am J Respir Crit Care Med 1997; 155:493–9.

102. von Bethmann AN, Brausch F, Nusing R et al. Hyperventilation induces release of cytokines from perfused mouse lung. Am J Respir Crit Care Med 1998; 157:263–72.

103. Farge D, de la Coussaye JE, Beloucif S et al. Interactions between hemodynamic and hormonal modifications during PEEP induced antidiuresis and antinatriuresis. Chest 1995; 107:1095–100.

104. Gattinoni L, Pesenti A, Bombino M et al. Relationships between lung computed tomographic density, gas exchange, and PEEP in acute respiratory failure. Anesthesiology 1988; 68: 824–32.

105. Douglas WW, Rehder K, Beynen FM et al. Improved oxygenation in patients with acute respiratory failure: the prone position. Am Rev Respir Dis 1977; 115:559–66.

106. Brimouille S, Rocmans P, de Rood et al. High–frequency jet ventilation in the management of tracheal laceration. Crit Care Med 1990; 18:338–9.

107. Gluck E, Heard S, Patel C. Use of ultrahigh frequency ventilation in patients with ARDS. A preliminary report. Chest 1993; 103:1413–20.

108. Frostell CG, Blomqvist H, Hedenstierna G et al. Inhaled nitric oxide selectively reverses human hypoxic pulmonary vasoconstriction without causing systemic vasodilatation. Anesthesiology 1993; 78:427–35.

109. Gerlach H, Rossaint R, Pappert D et al. Time–course and dose–response of nitric oxide inhalation for systemic oxygenation and pulmonary hypertension in patients with adult respiratory distress syndrome. Eur J Clin Invest 1993; 23:49–52.

110. Rossaint R, Falke KJ, Lopez F et al. Inhaled nitric oxide for the adult respiratory distress syndrome. N Engl J Med 1993; 328:399–405.

111. Barbera JA, Roger N, Roca J et al. Worsening of pulmonary gas exchange with nitric oxide inhalation in chronic obstructive pulmonary disease. Lancet 1996; 347:436–40.

112. Sokol J, Jacobs SE, Bohn D. Inhaled nitric oxide for acute hypoxemic respiratory failure in adults and children. Cochrane Database of Systematic Reviews 2003; 1: CD002787.

113. UK Collaborative ECMO Trial Group. UK collaborative randomised trial of neonatal extracorporeal membrane oxygenation. Lancet 1996; 348:75–82.

114. Zapol WM, Snider MT, Hill JD et al. Extracorporeal membrane oxygenation in severe acute respiratory failure. JAMA

1979; 242:2193–6.

115. Leonard RC. Liquid ventilation. Anaesth Intensive Care 1998; 26:11–21.

116. Hirschl RB, Pranikoff T, Wise C et al. Initial experience with partial liquid ventilation in adult patients with adult respiratory distress syndrome. JAMA 1996; 275:383–9.

117. Evans TW, Smithies M. ABC of intensive care: organ dysfunction. Br Med J 1999; 318:1606–9.

118. Meduri GU, Headley AS, Golden E et al. Effect of prolonged methylprednisolone therapy in unresolving acute respiratory distress syndrome: a randomised controlled trial. JAMA 1998; 280:159–65.

119. Gattinoni L, Pelosi P, Suter PM et al. Acute respiratory distress syndrome caused by pulmonary and extrapulmonary disease: different syndromes? Am J Respir Crit Care Med 1998; 158:3–11.

120. Malbrain ML. Abdominal pressure in the critically ill: measurement and clinical relevance. Intensive Care Med 1999; 25:1453–8.

121. Gattinoni L, Vagginelli F, Chiumello D et al. Physiological rationale for ventilator setting in acute lung injury/acute respiratory distress syndrome patients. Crit Care Med 2003; 31: S300–S304.

122. Acute Respiratory Distress Syndrome Network. Ventilation with lower tidal volumes as compared with traditional tidal volumes for acute lung injury and the acute respiratory distress syndrome. N Engl J Med 2000; 342:1301–8.

123. Brower RG, Rubenfeld GD. Lung-protective ventilation strategies in acute lung injury. Crit Care Med 2003; 31: S312–S316.

Volume- and pressure-limited ventilation improves outcome in acute lung injury.

124. Keogh BF, Ranieri VM. Ventilatory support in the acute respiratory distress syndrome. Br Med Bull 1998; 55:140–64.

125. Association of Anaesthetists of Great Britain and Ireland. Suspected anaphylactic reactions associated with anaesthesia. London: Association of Anaesthetists of Great Britain and Ireland, 2003.

126. Forrester JS, Diamond GA, Swann HJC. Correlative classification of clinical and haemodynamic function after acute myocardial infarction. Am J Cardiol 1977; 39:137–45.

127. Schierhout G, Roberts I. Fluid resuscitation with colloid or crystalloid solutions in critically ill patients: a systematic review of randomised trials. Br Med J 1998; 316:961–4.

128. Cochrane Injuries Group Albumin Reviewers. Human albumin administration in critically ill patients: systematic review of randomised trials. Br Med J 1998; 317:235–40.

129. Choi P T-L, Yip G, Quionnez LG et al. Crystalloids vs. colloids in fluid resuscitation: a systematic review. Crit Care Med 1998; 27:200–10.

130. Grootendorst AF, van Wigenburg MGM, de Laat PHJM et al. Albumin abuse in intensive care medicine. Intensive Care Med 1988; 14:554–7.

131. Moon MR, Lucas CE, Ledgerwood AM et al. Free water clearance after supplemental albumin replacement for shock. Circ Shock 1989; 28:1–8.

132. Mallick A, Bodenham AR. Present and future prospects of haemoglobin solutions in resuscitation and intensive care. Br J Intensive Care 1999; 9:87–97.

133. Hebert PC, Wells G, Tweeddale M et al. Does transfusion practice affect mortality in critically ill patients? Am J Respir Crit Care Med 1997; 155:1618–23.

134. Hebert PC, Wells G, Blajchman MA et al. A multicenter, randomized, controlled clinical trial of transfusion requirements in critical care. N Engl J Med 1999; 340:409–17.

Liberal transfusion of non-leucocyte-depleted blood may be detrimental in normovolaemic critical care patients.

135. Nelson DP, Samsel RW, Wood LD et al. Pathologic supply dependence of systemic and intestinal O_2 uptake during endotoxaemia. J Appl Physiol 1988; 64:2410–19.

136. Dahn MS, Lange P, Lobdell K et al. Hepatic blood flow and splanchnic oxygen consumption measurements in clinical sepsis. Surgery 1989; 107:295–301.

137. Bennet ED. Dopexamine: much more than a vasoactive agent. Crit Care Med 1998; 26:1621–2.

138. Vincent JL, van der Linden P, Domb M et al. Dopamine compared with dobutamine in experimental septic shock: relevance to fluid administration. Anesth Analg 1987; 66:565–71.

139. Bersten AD, Hersch M, Cheung H et al. The effect of various sympathomimetics on the regional circulations in hyperdynamic sepsis. Surgery 1992; 112:549–61.

140. Hesselvik JF, Brodin B. Low dose norepinephrine in patients

with septic shock and oliguria: effects on afterload, urine flow, and oxygen transport. Crit Care Med 1989; 17:179–80.

141. Bollaert PE, Bauer PH, Audibert G et al. Effects of epinephrine on haemodynamics and oxygen metabolism in dopamine–resistant septic shock. Chest 1990; 98:949–53.

142. Meier–Hellman A, Hannemann L, Specht M et al. The relationship between mixed venous and hepatic venous O_2 saturation in patients with septic shock. Adv Exp Med Biol 1994; 345:701–7.

143. Vincent JL. Preiser JC. Inotropic agents. New Horiz 1993; 1: 137–44.

144. Shoemaker WC, Appel PL, Kram HB et al. Oxygen transport measurements to evaluate tissue perfusion and titrate therapy: dobutamine and dopamine effects. Crit Care Med 1991; 19: 672–88.

145. Marik PE, Mohedin M. The contrasting effects of dopamine and norepinephrine on systemic and splanchnic oxygen utilization in hyperdynamic sepses. JAMA 1994; 272:1354–7.

146. Tan LB, Littler A, Murray RG. Beneficial haemodynamic effects of intravenous dopexamine in patients with low–output cardiac failure. J Cardiovasc Pharmacol 1987; 10:280–6.

147. Maynard N, Bihari DJ, Dalton RN et al. Increasing splanchnic blood flow in the critically ill. Chest 1995; 108:1648–54.

148. Ralph CJ, Tanser SJ, Macnaughton PD et al. A randomised controlled trial investigating the effects of dopexamine on gastrointestinal function and organ dysfunction in the critically ill. Intensive Care Med 2002; 28:884–90.

149. Chatterjee K. Enoximone in heart failure: mechanisms of action. Br J Clin Pract 1988; 64:19–25.

150. Gage J, Rutman H, Lucido D et al. Additive effects of dobutamine and amrinone on myocardial contractility and ventricular performance in patients with severe heart failure. Circulation 1986; 74:367–73.

151. Boldt J, Brosch C, Suttner S et al. Prophylactic use of phosphodiesterase III inhibitor enoximone in elderly cardiac surgery patients: effect on hemodynamics, inflammation, and markers of organ function. Intensive Care Med 2002; 28: 1462–9.

152. Kikura M, Sato S. The efficacy of preemptive milrinone or amrinone therapy in patients undergoing coronary artery bypass grafting. Anesth Analg 2002; 94:22–30.

153. Weber KT, Janicki JS. Intraaortic balloon counter–pulsation. A review of physiologic principles, clinical results, and device safety. Ann Thorac Surg 1974; 17:602–36.

154. Solomon SM, Kirby DF. The refeeding syndrome: a review. J Parenteral Enteral Nutr 1990; 14:90–7.

155. Shoemaker WC. Cardiorespiratory patterns of surviving and non–surviving surgical patients. Surg Gynecol Obstet 1972; 134:810–14.

156. Shoemaker WC, Montgomery ES, Kaplan E et al. Physiologic patterns in surviving and non–surviving shock patients. Use of sequential cardiorespiratory parameters in defining criteria for therapeutic goals and early warning of death. Arch Surg 1973; 106:630–6.

157. Shoemaker WC, Chang PC, Czer LSC et al. Cardiorespiratory monitoring in postoperative patients. 1. Prediction of outcome and severity of illness. Crit Care Med 1979; 7:237–42.

158. Shoemaker WC, Chang PC, Czer LSC et al. Evaluation of the biologic importance of various haemodynamic and oxygen transport variables. Crit Care Med 1979; 7:424–9.

159. Bland RD, Shoemaker WC, Shabot MM. Physiologic monitoring goals for the critically ill patient. Surg Gynecol Obstet 1978; 147:833–41.

160. Boyd O, Bennet ED. Enhanced perioperative tissue perfusion as a therapeutic strategy. New Horiz 1996; 4:453–65.

Goal –directed therapy is efficacious when expected mortality is high.

161. Tuchschmidt J, Fried J, Astiz M et al. Supranormal oxygen delivery improves mortality in septic shock patients. Crit Care Med 1991; 19:S66.

162. Hayes MA, Timmins AC, Yau AH et al. Elevation of systemic oxygen delivery in the treatment of critically ill patients. N Engl J Med 1994; 330:1717–22.

163. Wilson J, Woods I, Fawcett J et al. Reducing the risk of major elective surgery: randomised controlled trial of preoperative optimisation of oxygen delivery. Br Med J 1999; 318: 1099–103.

Aggressive optimisation before surgery is associated with reduced mortality.

164. Rivers E, Nguyen B, Havstad S et al. Early goal –directed therapy in the treatment of severe sepsis and septic shock. N Engl J Med 2001; 345:1368–77.

Early institution of goal –directed therapy is associated

with improved outcome.

165. Kusano C, Baba M, Takao S et al. Oxygen delivery as a factor in the development of post-operative complications after oesophagectomy. Br J Surg 1997; 84:252–7.
166. Vallet B, Chopin C, Curtis SE et al. Prognostic value of the dobutamine test in patients with sepsis syndrome and normal lactate values: a prospective multicenter study. Crit Care Med 1993; 21:1868–75.
167. Buck N, Devlin HB, Lunn JN. The report of a confidential enquiry into perioperative deaths. London: Kings' Fund Publishing Office, 1987.
168. Lobo DN, Bjarnason K, Field J et al. Changes in weight, fluid balance and serum albumin in patients referred for nutritional support. Clin Nutr 1999; 18:197–201.
169. McRay PM, Barden RP, Randin IS. Nutritional oedema: effect on the gastric emptying time before and after gastric operations. Surgery 1937; 1:53–64.
170. Wait RB, Kahng KU. Renal failure complicating obstructive jaundice. Am J Surg 1989; 157:256–63.
171. Standards and audit. In: Galley HF (ed.) Critical care focus I: renal failure. London: BMJ Books, 1999.
172. Brezis M, Rosen S. Mechanisms of disease: hypoxia of the renal medulla: implications for disease. N Engl J Med 1995; 332:647–55.
173. Solomon R, Werner C, Mann D et al. Effects of saline, mannitol and furosemide to prevent acute decreases in renal function induced by radiocontrast agents. N Engl J Med 1994; 331:1416–20.
174. Chertow GM, Sayegh MH, Allgren RL et al. Is administration of dopamine associated with adverse or favourable outcomes in renal failure. Am J Med 1996; 101:49–53.
175. Woolfson RG. Dopamine and dopexamine in the prevention of renal failure. In: Galley HF (ed.) Critical care focus I: renal failure. London: BMJ Books, 1999; pp. 35–44.
176. Brezis M, Agmon Y, Epstein FH. Determinants of intrarenal oxygen I. Effects of diuretics. Am J Physiol 1994; 267: F1059–F1062.
177. Lee PA, Matson JR, Pryor RW et al. Continuous arteriovenous haemoflltration therapy for *Staphylococcus aureus*-induced septicaemia in immature swine. Crit Care Med 1993; 21:914–24.
178. Ronco C, Bellomo R, Homel P et al. Effects of different doses in continuous veno-venous haemofiltration on outcomes of acute renal failure: a prospective randomised trial. Lancet 2000; 355:26–30.

Improved outcome associated with higher ultrafiltration rates.

179. Ivatury RR, Diebel L, Porter JM et al. Intra-abdominal hypertension and the abdominal compartment syndrome. Surg Clin North Am 1997; 4:783–800.
180. Meakins JL, Marshall JC. The gut: the 'motor' of MOF. Arch Surg 1986; 121:197–201.
181. O'Dwyer ST, Michie HR, Zeigler TR et al. A single dose of endotoxin increases intestinal permeability in healthy humans. Arch Surg 1988; 123:1459–64.
182. Deitch EA, Berg R, Specian R. Endotoxin promotes the translocation of bacteria from the gut. Arch Surg 1987; 122: 185–90.
183. Border JR, Hasset JM, LaDuca J et al. Gut origin in septic states in blunt multiple trauma (ISS-40) in the ICU. Ann Surg 1987; 206:427–48.
184. Barr H. Gastric volvulus and acute gastric dilatation. In: Morris PJ, Malt RA (eds) Oxford textbook of surgery. Oxford: Oxford University Press, 1994; vol. I, pp. 953–5.
185. Summers GE, Hocking MP. Preoperative and postoperative motility disorders of the stomach. Surg Clin North Am 1992; 72:467–86.
186. Condon RE, Cowles VE, Schulte WJ et al. Resolution of post-operative ileus in humans. Ann Surg 1986; 203:574–81.
187. Ahmed AR, Taylor I. Superior mesenteric artery syndrome. Postgrad Med J 1997; 73:776–8.
188. Doradi S, Berry AR, Kettlewell MGW. Acute colonic pseudo-obstruction. Br J Surg 1992; 79:99–103.
189. Cook DJ, Fuller H, Guyatt GH. Risk factors for gastrointestinal bleeding in the critically ill. N Engl J Med 1994; 330:377–81.
190. Cook DJ, Reeve BK, Guyatt GH et al. Stress ulcer prophylaxis in critically ill patients: resolving discordant meta-analyses. JAMA 1996; 275:308–14.
191. Cook DJ, Guyatt G, Marshall J et al. A comparison of sucralfate and ranitidine for the prevention of upper gastrointestinal bleeding in patients requiring mechanical ventilation: Canadian Critical Care Trials Group. N Engl J Med 1998; 338:791–7.

Ranitidine is effective and safe prophylaxis.

192. Peura DA, Johnson LF. Cimetidine for prevention and treatment of gastroduodenal mucosal lesions in patients in an intensive care unit. Ann Intern Med 1985; 103:173-7.

193. Steinberg KP. Stress-related mucosal disease in the critically ill patient: risk factors and strategies to prevent stress-related bleeding in the intensive care unit. Crit Care Med 2002; 30 (Suppl.) :S362-S364.

194. Barie PS, Fisher E. Acute acalculous cholecystitis. J Am Coll Surg 1995; 180:232-4.

195. Imrie CW, Benjamin IS, Ferguson JC et al. A single-centre double-blind trial of Trasylol therapy in acute pancreatitis. Br J Surg 1978; 65:337-41.

196. Powell JJ, Miles R, Siriwardena AK. Antibiotic prophylaxis in the initial management of severe acute pancreatitis. Br J Surg 1998; 85:582-7.

197. Barie PS. A critical review of antibiotic prophylaxis in severe acute pancreatitis. Am J Surg 1996; 172 (Suppl. 6A) :38S-43S.

198. Neoptolemos JP, Carr-Locke DL, London NJM et al. Controlled trial of urgent endoscopic retrograde cholangiopancreatography and endoscopic sphincterotomy versus conservative treatment in patients with acute pancreatitis due to gallstones. Lancet 1988; ii:979-83.

199. Bradley EL. Necrotizing pancreatitis. Br J Surg 1999; 86:147-8.

200. Fisher RL. Hepatobiliary abnormalities associated with total parenteral nutrition. Gastroenterol Clin North Am 1989; 18:645-66.

201. Stanley AJ, Lee A, Hayes PC. Management of acute liver-failure. Aetiology, complications and management. Br J Intensive Care 1995; 5:8-16.

202. Bassiouny HS. Non occlusive mesenteric ischaemia. Surg Clin North Am 1997; 77:319-26.

203. Delaney CP, O'Neill S, Manning F et al. Plasma concentrations of glutathione S-transferase isoenzyme are raised in patients with intestinal ischaemia. Br J Surg 1999; 86:1349-54.

204. Robert JH, Mentha G, Rohner A. Ischaemic colitis: two distinct patterns of severity. Gut 1993; 34:4-6.

205. Willams NS, Scott ADN. Neutropenic colitis. Br J Surg 1997; 84:1200-5.

206. Carr CS, Lang KDE, Boulos P et al. Randomised trial of safety and efficacy of immediate postoperative enteral feeding in patients undergoing gastrointestinal resection. Br Med J 1996; 312:869-71.

207. Kalfarentzos F, Kehagias N, Mead N et al. Enteral versus parenteral nutrition in acute pancreatitis.
Br J Surg 1997; 84:1665-9.

208. Columb MO, Shah MV, Sproat LJ et al. Assessment of gastric dysfunction. Current techniques for the measurement of gastric emptying. Br J Intensive Care 1992; 2:75-80.

209. Alverdy JC, Aoys E, Moss GS. Total parenteral nutrition promotes bacterial translocation from the gut. Surgery 1988; 104:185-90.

210. Moore FA, Moore EE, Jones TN et al. TEN versus TPN following major torso trauma: reduced septic morbidity. J Trauma 1989; 29:916-23.

211. Moore FA, Feliciano DV, Andrassy RJ et al. Early enteral feeding compared with parenteral reduces postoperative septic complications: the results of a meta-analysis. Ann Surg 1992; 216:172-83.

Early enteral nutrition is associated with improved outcome after blunt abdominal trauma.

212. Bower RH, Cerra FB, Berdashadsky B et al. Early enteral administration of a formula (Impact®) supplemented with arginine, nucleotides and fish oil in intensive care patients: results of a multicentre, prospective, randomised, clinical trial. Crit Care Med 1995; 25:436-9.

213. O'Dwyer ST et al. Maintenance of small bowel mucosa with glutamine-enriched parenteral nutrition. J Parenteral Enteral Nutr 1989; 13:579-85.

214. Powell-Tuck J, Jamieson CP, Bettany GEA et al. A double blind, randomised, controlled trial of glutamine supplementation in parenteral nutrition. Gut 1999; 45:82-8.

215. British Medical Association. Withdrawing and withholding life-prolonging medical treatment: guidance for decision making. London: BMJ Books, 1999.

216. Hoyle RW. In: Gray AJG, Hoyle RW, Ingram GS et al. (eds) National confidential enquiry into perioperative death 1996-1997. London: National Confidential Enquiry into Perioperative Death, 1998.

217. *Airdale NHS Trust v. Bland* [1993] 1 All ER 821.